Enders

Bewährte Anwendung
der
homöopathischen Arznei

Meinem Lehrer und Freund

Professor Dr. med.
Mathias Dorcsi

liebevoll zugeeignet

Bewährte Anwendung
der
homöopathischen Arznei

Teil I: Von Kopf zu Fuß

Teil II: Auslösung, Verfassung, Anlage, Geist und Gemüt

Von Dr. med. Norbert Enders

HAUG

Karl F. Haug Verlag · Heidelberg

Die Deutsche Bibliothek – CIP-Einheitsaufnahme

Enders, Norbert:
Bewährte Anwendung der homöopathischen Arznei / von Norbert Enders. – Heidelberg: Haug, 1992
Enth.: Teil 1. Von Kopf zu Fuß. Teil 2. Auslösung, Verfassung, Anlage, Geist und Gemüt
ISBN 3-7760-1256-0

Titel-Nr. 2256 · ISBN 3-7760-1256-0

Gesamtherstellung: Pfälzische Verlagsanstalt, 6740 Landau/Pfalz

Inhalt

Teil I: Von Kopf zu Fuß

Kopf

Augen

INHALT

Ohr

Nase

Mund

Zähne

Rachen

Kehlkopf

Speiseröhre

Hals

INHALT

Brustkorb

Brustdrüse

Herz

Lunge

Bauch

Magen

Darm

Weibliches Genitale

Schwangerschaft

Haut

Haare

Nägel

Muskeln

Gelenke

Knochen

INHALT

Wirbelsäule

Arme

Beine

Blut

Drüsen

Gefäße

Nerven

Teil II: Auslösung, Verfassung, Anlage, Geist und Gemüt

Auslösung (Ätiologie)

Verfassung (Konstitution)

Anlage (Diathese)

INHALT

Geist

Gemüt

Listen

Die Fähigkeit des Arztes ist es,
das zu Heilende im Menschen zu erkennen
und das Heilende in der Arznei
(nach Hahnemann - Organon §3)

Vorwort

Viele Jahre habe ich emsig notiert, was mir die Großen unter den Homöopathen vermittelt haben. Jeder hatte ein "Goldkörnchen" darzureichen, eine "heilende Botschaft", ein "Mosaiksteinchen" aus dem Reich der Arzneibilder. Mit Liebe zum Patientenalltag und mit liebevoller Sorgfalt wurden sie für uns gesammelt, geschöpft aus einem reichen Schatz jahrzehntelanger homöopathischer Praxis. Ihnen allen, und jedem Einzelnen unter den Großen bin ich dafür dankbar. Besonders *Dorcsi* und seinen Wiener Schülern.

Nun ist es an der Zeit, die gesichteten Notizen, die Botschaften, die Steinchen als zusammengefügtes Mosaik an Sie weiterzugeben. Denn das Lesen und Erarbeiten von Arzneibildern allein hinterläßt meist einen bitteren Nachgeschmack. Wer, wie ich anfangs, über dem augenscheinlichen morbiden Kränkeln unseres menschlichen Daseins verzweifelte und noch verzweifelt, den wird die *"Bewährte Anwendung der Arznei"* wieder erfrischen. Denn sie ist klar, durch zwei Jahrhunderte hindurch erprobt und zu hohem Prozentsatz erfolgreich.

Für den Allgemeinpraktiker und den homöopathischen Studien-Anfänger ist sie eine willkommene Hilfe. Einerseits als eine Therapiemöglichkeit angesichts des häufigen Therapienotstandes in der täglichen Praxis, andererseits ist sie eine Lernhilfe zum Verstehen der Arznei und zum Verständnis des Menschen in seiner Krankheit.

Auch für uns Fortgeschrittene ist sie unentbehrlich. Einerseits zur Vertiefung unseres bisherigen Verständnisses um die Arznei, andererseits zur Vertiefung unseres Verstehens um die Krankheitsprozesse im Menschen.

Ganz gewiß unentbehrlich ist sie, wenn unser Geist nach langer Tagesarbeit unfähig wird, schöpferisch nachzuvollziehen, was in unserem Gegenüber im Eigentlichen vorgeht. Dann können wir aus der Kiste der Bewährtheit schöpfen, die wir immer neben uns stehen haben, deren Inhalt wir gut erlernen und stets gegenwärtig haben sollten. Zu gegebener, weniger müden Tageszeit finden wir dann die bessere, tiefergreifende Arznei. Wenn wir bedenken, daß es Ärzte gibt, die sich ausschließlich dieser bewährten Arznei bedienen und auch Erfolge verzeichnen, dann sollten wir ihren Alltagswert schätzen lernen. Denn die Frage ist ja nur, wie tief ich mit einer Arznei in den

Heilungsprozeß eingreifen möchte. Eine oberflächliche, körperliche, leibliche oder gar nur funktionelle Schicht des Erkrankten erreicht sie allemal. Und wenn wir gottgeleitet sind, haben wir das Glück, zufällig besser gewählt und geheilt zu haben, als wir es ahnen.

Wenn wir - unverdienterweise - von einem solchen Heilerfolg erfahren, dann müssen wir die Arzneilehren zur Hand nehmen und nicht nur die Prüfsymptome, sondern mehr noch die biochemischen, pharmakologischen und toxikologischen Daten der erfolgreichen Arznei studieren. Nur so haben wir eine Chance, noch erfahrener zu werden.

Nicht zuletzt gehören auch wir Ärzte zu jenen kranken Menschen, von denen ich rede. Zu oft stellen wir uns außerhalb des Bedarfs einer Arznei und werden somit unfähig, sie in uns zu erleben, sie in uns zu verinnerlichen. Wagen wir, unsere Unvollkommenheit einzugestehen und kosten selbst die Heilwirkung der Arznei, dann werden wir zusammen mit unseren Patienten gesünder, verständiger für uns und verständlicher für andere.

Es verbleibt mir, all jenen Menschen zu danken, die mir die Zusammenstellung des Buches ermöglichten: Meiner liebenswerten "Aunty Kaye", *Mrs. K. M. Littlejohn* für die atlantische Sonne, meiner Tochter *Chantal* für ihre sonnige Bedachtsamkeit, meinem Sohn *Jorgie Alfredo*, der das Trübwetter mit sonnigem Herzen vertrieb, *Matthias Kiebel* für seinen unermüdlichen Datenbank-Beistand, *Axel Treiber* - Seele des Haug-Verlags - für seine unerschöpfliche gestalterische Betreuung und meinem Verleger-Freund *Dr. Ewald Fischer*, der ungebrochen dem Ruhestand widersteht.

Paignton in Devon, im Frühjahr 1992 *Norbert Enders*

Einführung

Dieses Nachschlagebuch füllt eine Lücke auf dem ohnedies spärlichen Markt der "Bewährten Anwendungen". Die wenigen zugänglichen Werke nährten meine Anfänger-Verzweiflung dahingehend, daß sie nur Arzneien aufführen und nur gelegentlich eingestreute Hinweise, die sich selten auf die Beschwerden beziehen. Vor die endgültige Verzweiflung setzte ich die Tat und fügte zu jeder Arznei einen möglichst zur Diagnose und zur Beschwerde bezogenen Hinweis. Er soll unsere Arzneiwahl klar umreißen. Das ist neu! So ist dieses Buch entstanden.

Die Handhabung des Buches ist nach klinischen Diagnosen und nach seltenen, auffallenden, aber uns aus dem Umgang mit kranken Menschen geläufigen Beschwerden aufgebaut. Beschwerden, von denen manche behaupten, sie seien nervös, funktionell oder eingebildet, eben nicht nachweisbar. Der homöopathische Beobachter und Behandler hat lernen müssen, derlei Beschwerden ernst zu nehmen und sie einer Arznei zuzuordnen. Und ich behaupte, daß er über deren Wirkung im kranken Menschen nicht unglücklich ist.

Die Zuordnung der Bewährtheit der Arznei zur klinischen Diagnose entspricht jedoch eher unserer kulturellen Gesundheits- oder Krankheitserziehung, und es fällt uns leichter zu lesen, zu lernen und anzuwenden. Die mutige Anwendung wiederum erleichtert dem Anfänger den Zugang zur Homöopathie, untermauert sein Vertrauen in ihre Wirkung und macht uns Fortgeschrittene gelehriger.

Die voraussagbare Sicherheit der praktischen Anwendung einer Arznei, ihre organbezogene und klinische Bewährtheit erlesen wir aus dem Wissen um ihren Angriffspunkt, um ihre Wirkungsrichtung, die wir aus den Daten der Biochemie, der Pathophysiologie, der Pharmakologie und der Toxikologie ableiten - einem höchst wissenschaftlichen Unterfangen also!

Der äußere Aufbau des Buches ist in 2 Teile getrennt. *Teil I* ist - wie im Inhaltsverzeichnis aufgelistet - dem bewährten "Kopf-zu-Fuß-Schema" entlehnt, als höchstem objektivem Ordnungskriterium. *Teil II* wird von einer noch höherwertigen subjektiven Ordnung angeführt, die wir die "subjektiven Daten der Person" nennen. Diese Daten sind nur durch Anschauen und Anhören des kranken Menschen im Gespräch mit uns ermeßbar. Somit vervollständigt *Teil II* als Lernhilfe unser Verständnis für die Arznei und unser Verstehen um den kranken Menschen. Die Daten formen gewissermaßen das

Elixier des Fortgeschrittenen und füllen die Hauptabschnitte: Auslösung, Konstitution, Diathese, Geist und Gemüt.

Auslösung (Ätiologie)

Durch das Anschauen und Anhören eines Menschen erfahren wir das, was er uns verschweigt, aber nicht verbergen kann. Denn seine Wirklichkeit liegt in dem, was er uns nicht mit Worten offenbart. Kummer, Sorge, Ärger, Kränkung, Demütigung, Angst, Heimweh, Nöte und Zwänge stehen häufig am Beginn nicht nur seelisch-geistiger, sondern auch schwerer organischer Erkrankungen wie Herzinsuffizienz, Hochdruck, Diabetes, Rheuma, usw. Es ist uns leicht verständlich, daß sich dieser Beginn eines Krankheitsprozesses in unserer Arzneiwahl hochwertig widerspiegeln muß. Denn die Auslösung ist ja nichts anderes als das äußere Ereignis auf eine innere Vorgegebenheit. Das heißt, ein Mensch, der sich häufig und leicht äußerlich verletzt, ist innerlich häufig und leicht verletzbar.

Verfassung (Konstitution)

Aussehen, Haltung und Verhalten, Ausstrahlung oder Fahlheit, Mimik und Gestik, Sprache und Stimme, Weinen und Lachen sind keine kontrollierbaren Willensäußerungen, sondern spontane Spiegelungen der inneren Verfassung. Sie formen die "Körpersprache" als Instrumentarium der Seele. Sie formen den Habitus, das Temperament und die Diathese als den Ausgangspunkt und die Ursachen für die Krankheitsbereitschaft. Die Voraussage über einen Krankheitsprozeß wird dadurch erst möglich.

Denn jedes Lebewesen ist eine Ganzheit, ein Individuum. Es hat seine ihm eigene Erscheinungsform und Reaktionsart, seine subjektive seelisch-geistige Verfassung, die wir Konstitution nennen. Sie setzt sich aus angeborenen und erworbenen Strukturen zusammen und begegnet uns in der Anpassung des Individuums an seine Umwelt und in seiner Reaktion auf diese Anpassung.

Anlage (Diathese)

Geist und Gemüt sind Teile der Konstitution. Sie sind nur aus Gründen der darstellenden Vermittlungsweise getrennte Hauptabschnitte. Noch tiefere Einsichten gewährt uns die Diathese in das Angeborensein unserer Minderwertigkeit, unserer Unvollkommenheit, unserer Organ- und Systemschwäche. Sie erklärt unsere Bereitschaft zu bestimmten Krankheitsgruppen, die sich je nach erlebter milder oder mächtiger Umweltbedingungen als Krankhaftigkeit

Ausdruck verleihen. Sie bestimmt im Wesentlichen unsere kränkelnde Verfassung, denn sie ist die eigentliche Auslösung unserer Konstitution.

Die toxikologischen und pharmakologischen Daten der Arznei entscheiden den krankmachenden Grad der Diathese. Das heißt, sie bestimmen, inwieweit unsere vorgegebene Krankhaftigkeit, unsere angeborene Minderwertigkeit leiblich als Kranksein offenbar wird. Denn sie verdeutlichen uns den Angriffspunkt der Arzneiwirkung als örtlichen Schmerz und begründen durch ihren Angriff die Entstehung der Schmerzen, der Empfindungen und der Beschwerden.

Die Zuordnung des kranken Menschen zu einer der Diathesen: lymphatisch, lithämisch, destruktiv *(siehe Glossar)* verspricht durch die bessere Arzneiwahl einen besseren Heilerfolg.

Gebrauchsanweisung

Dieses Buch erhebt keinen Anspruch auf Vollständigkeit. Es ist ein Nachschlagebuch für Fortgeschrittene, die sich der Homöopathie verschrieben haben, und für Studierende der Homöopathie, denen hierdurch Mut gemacht werden soll, umgehend ihre Patienten mit homöopathischen Arzneien zu versorgen. Die empfohlenen Anwendungen sind bewährter Natur. Jede offenbare und äußerliche Erscheinung ist jedoch nur eine Spur zur Tiefe der Person. Bei jedem Zweifel in der Entscheidung sollten Sie einen erfahreneren homöopathischen Arzt zu Rate ziehen.

Diagnose

Zur besseren Auffindung sind die Diagnosen alphabetisch geordnet. Sie sind in allgemeinverständlicher deutscher Sprache gehalten, um das übliche Durcheinander von Latein und Deutsch zu vermeiden. Vom Verdeutschen ausgenommen sind solche Diagnosen wie Ekzem, Rheuma, Diabetes, Bronchitis, die inzwischen volkstümlich wurden. In Klammerzusatz finden diejenigen die lateinische Bezeichnung, die sich der deutschen nicht mehr erinnern.

Beschwerde

Diagnose und Beschwerde bilden eine Einheit. Die Auflistung der Beschwerden erfolgt in erster Linie nach sinngemäßem Zusammenhang, dann nach dem Kopf-zu-Fuß-Schema, zuletzt erst alphabetisch und oder nach Begleitbeschwerden. Die praktische Anwendung wird Ihnen den Sinn dieser Ordnung klarmachen.

Hinweistext

Der Hinweis unter der Arznei stellt eine Erweiterung der Beschwerde dar. Er hebt das Charakteristische, das Besondere, das Wesentliche einer Beschwerde (das Wo, Wie, Wann) hervor, die sich vorwiegend auf die Diagnose beziehen. Bei ähnlichen Erscheinungen stützt sich der Hinweis auf personenbezogene Merkmale wie "rot" oder "blaß", auf Aussehen und Verhalten der Person oder auf Begleitbeschwerden und Begleiterscheinungen. Sie sind durch einen Strichpunkt (Semikolon) voneinander getrennt.

Häufig begegnet Ihnen im Text die Folge von "unterdrückter Behandlung". Das ist so zu verstehen, daß die natürlichen Beschwerden und Erscheinungen einer Störung durch eine chemische, chemotherapeutische, antibiotische oder auch pflanzliche Behandlung unterdrückt wurden. Die Unterdrückung erschwert zunächst die homöopathische Behandlung, da sich die Arzneiwahl nur auf die offen hervorgebrachten Erscheinungen stützen kann. Der Beschwerde-Zusatz "kurativ" weist auf ein beliebtes "Kochrezept" hin, mit der eine Behandlung nach bewährter Weise beginnt. Meist ist sie erfolgreich und kann nach Belieben wiederholt werden. Bleibt der Erfolg aus, so bedeutet dies, daß es sich um eine personenbezogene Beschwerde handelt und sie einer personenbezogenen Arznei bedarf.

Arznei

Wenn möglich ist die bewährteste aller Arzneien zu Beginn aufgeführt. Bei ähnlichen Erscheinungen und Eigenarten muß der Hinweistext die Entscheidung fällen. Bei den metallischen Arzneien habe ich den Zusatz "metallicum" fallenlassen. Bei Unklarheiten mit Ihrem Apotheker, der statt dessen gern "aceticum" ausgibt, fügen Sie den Zusatz mündlich bei. Einige Arzneinamen haben sich seit diesem Jahrzehnt "verändert". Angeblich sollen sie jetzt wissenschaftlicher klingen. Obwohl diese Änderung für die Herstellerfirmen bereits Gültigkeit besitzt, habe ich sie vorerst in einer Liste am Ende des Buches aufgeführt. Denn wir können uns nur stufenweise daran gewöhnen, daß unsere bildhafte Vorstellung, die uns mit dem bisherigen Namen verbindet, eine andere Dimension erfahren muß. Der Umgewöhnungsprozeß ist hier so ähnlich wie bei einem Menschen, dessen bei Geburt gegebener Rufname "man" auf Anordnung von "sonstwo" ändert. Jeder Name - gleich wofür, gleich für wen - ist so wichtig wie die Vorstellungen und Empfindungen, die wir mit ihm verknüpfen.

Die Arzneien **Coca** und **Cannabis indica** sind in Deutschland wegen des "Rauschmittelgesetzes" und **Radium bromatum** wegen des "Strahlenschutzgesetzes" verboten. **Opium** ist nur auf "Betäubungsmittelrezept" erhältlich. Welch ein widersprüchlicher Beamtenschwachsinn! Alle 3 Arzneien können jedoch im toleranteren Ausland besorgt werden.

Gabe

Eine Gabe entspricht fünf Tropfen oder fünf Kügelchen oder einer Tablette. Eine Gabe lassen Sie zehn Minuten vor oder nach dem Essen oder Trinken ohne Wasser auf der Zunge zergehen. Die meisten Arzneien werden in allen diesen drei Darreichungen angeboten. Einige Arzneien sind nur flüssig haltbar. Die Arzneien sind nur in der Apotheke erhältlich (apothekenpflichtig).

Sie brauchen jedoch nicht vom Arzt verschrieben zu werden (nicht verschreibungspflichtig), können also ohne Rezept erworben werden.

Bei akuten Störungen können Sie eine Gabe 1stündlich, 2stündlich, usw. oder täglich (D30) wiederholen, wie im Text angegeben. Bei Nachlassen der Beschwerden nehmen Sie die Gabe weniger häufig, d.h. Sie richten sich bei der Gabeneinnahme nach der Intensität der Beschwerde. Nach Besänftigung der akuten Störung werden die verschiedenen Potenzierungen mit folgender Regelmäßigkeit eingenommen:

bis D3	- 3x täglich eine Gabe zu je 15 Kügelchen oder Tropfen
bis D6	- 3x täglich eine Gabe
bis D12	- 2x täglich eine Gabe
D30	- 1x wöchentlich eine Gabe oder nach Bedarf
LM6	- 3x wöchentlich eine Gabe (Fläschchen vorher 10x kräftig schütteln)

Wenn nach einer Arzneigabe eine Besserung der Beschwerden eintritt, so warten Sie mit ihrer Wiederholung bis Sie den Eindruck haben, daß die Wirkung der Arznei nachläßt. Eine Steigerung der Arzneiwirkung durch Erhöhung der Einzelgabe oder durch vermehrte Wiederholung der Gabe ist nicht zu erwarten. Der Arzneireiz benötigt einen gewissen Zeitraum und einen bestimmten Zeitablauf, bis er anspricht. Dieser Arzneireiz wird durch ein Kügelchen oder einen Tropfen genauso erreicht wie durch zwanzig oder hundert. Aus diesem Grunde ist es auch nicht besorgniserregend, wenn Kinder - wie so gerne - ein ganzes Fläschchen mit Kügelchen auf einmal leer essen. Dies entspricht im Grunde einer Gabe.

Bei akuten Störungen setzen Sie die von Ihrem Arzt verschriebene Basisbehandlung vorübergehend ab. Nachdem Sie die akute Störung überstanden haben, nehmen Sie die Basisbehandlung wieder auf.

Im Notfall können Sie jede Arznei in einem Viertel Liter Wasser auflösen ("in Wasser") und davon alle 5 Minuten einen gewöhnlichen Schluck trinken oder mit einem Plastikteelöffel eingeben.

Die homöopathischen Arzneien haben keine Nebenwirkungen. Bei sehr empfindsamen Menschen und bei zu häufiger Wiederholung der Arzneigabe kann es zu überschießenden Reaktionen kommen, die jedoch nicht als schädliche Arzneiwirkung zu betrachten sind, sondern als Zeichen der richtigen Arzneiwahl. Nach Absetzen der Arznei klingt diese sogenannte Erstverschlimmerung schnell wieder ab. Im allgemeinen empfehle ich, Arzneien in D6 bis D12 drei Tage auszusetzen und danach mit weniger häufigen täglichen Gaben fortzufahren.

Teil I

Von Kopf zu Fuß

Kopf

Alterswarzen, hornig, im Gesicht und am Kopf

Beryllium D12 - 2x tägl.
auch knotig entzündetes Kopfhaarekzem

Basilaris-Insuffizienz-Syndrom (Hirndurchblutungsstörung)

Cocculus D3 - 3x tägl.
Leeregefühl, "Brett vor dem Kopf", Schraubstockgefühl, Schwindel

Ekzem im behaarten Kopf

Acidum nitricum D6 - 3x tägl.
nässend, übelriechend; eher an den Haargrenzen

Graphites D12 - 2x tägl.
feucht, borkig; mäßiger Juckreiz

Hepar sulfuris D200 - 1x monatl.
nässend, eitrig, riecht nach altem Käse

Sarsaparilla D6 - 3x tägl.
nässend; heftiger Juckreiz

Staphisagria D12 - 2x tägl.
eher trocken oder übelriechende nässende Krusten

Viola tricolor D4 - 3x tägl.
feucht, borkig; bei Kindern, Einrisse der Ohrläppchen

Embolie des Gehirns

Lachesis D12 - 3stündl.
plötzlicher zerreißender Schmerz; blaß, kaltschweißig, Ohnmacht

Gehirnerschütterung, frisch

Arnica D200 - 2x tägl.
"alles ist zu hart", möchte weich liegen, Erschütterung schmerzt

Opium D200 - 1x tägl.
"alles ist zu weich", will hart liegen, Erschütterung macht schmerzlos

Hirnentzündung (Enzephalitis), akut

Apis D4 - stündl.
rotes Fieber ohne Durst; Stiche, Kopf zurückgezogen, schrille Schreie

Bryonia D4 - stündl.
rotes Fieber viel Durst; Stiche, Schwindel, Erbrechen bei geringster Bewegung

Helleborus D4 - stündl.
blaß; gerunzelte Stirn, Kopfrollen, Kissenbohren, Kauen, Zupfen

Lachesis D12 - 3stündl.
rotes Fieber, trocken; viel Durst, Frost, Kopf heiß, Körper kalt

Folge von Hirnentzündung, verblödet

Tuberculinum GT D200 - 1x monatl.
schlägt sich mit der Hand an den Kopf, Kopfrollen; zusätzlich:

Helleborus D4 - 3x tägl.
verstört, dümmlich, gedunsen, wortkarg, ablehnend, schläft sitzend ein

Folge von Hirnentzündung, sonstige

Cocculus D4 - 3x tägl.
starkes Linsenschlottern

Gelsemium D4 - 3x tägl.
Augen- und Lidschwäche, Lidlähmung

Argentum nitricum D6 - 3x tägl.
Lahmheit

Lathyrus sativus D6 - 3x tägl.
krampfartige Lähmung

Kreosotum D6 - 3x tägl.
Blase

Hirnhautentzündung (Meningitis), akut

Apis D4 - stündl.
rotes Fieber ohne Durst; Stiche, Kopf zurückgezogen, schrille Schreie

Bryonia D4 - stündl.
rotes Fieber mit viel Durst; Stiche, Schwindel, Erbrechen bei geringster Bewegung

Helleborus D4 - stündl.
blaß, gerunzelte Stirn, Kopfrollen, Kissenbohren, Kauen, Zupfen

Lachesis D12 - 3stündl.
rotes Fieber, trocken, viel Durst, Frost, Kopf heiß, Körper kalt

Folge von Hirnhautentzündung; rot

Tuberculinum GT D200 - einmalig
schlägt sich mit der Hand an den Kopf, Kopfrollen; zusätzlich:

Arnica D12 - 2x tägl.
kräftig; Geburtstrauma?

Phosphorus D12 - 2x tägl.
kraftlos; Hirnstoffwechsel?

Folge von Hirnhautentzündung; blaß

Tuberculinum GT D200 - einmalig
schlägt sich mit der Hand an den Kopf, Kopfrollen; zusätzlich:

Helleborus D4 - 3x tägl.
verstört, dümmlich, gedunsen, wortkarg, ablehnend, schläft sitzend ein

Cuprum D6 - 3x tägl.
blaß-bläulich, krampfig, drückt den Krämpfen mit der Hand entgegen

Plumbum D6 - 3x tägl.
wie bei Cuprum, nur die Muskeln schwinden schon

Folge von Hirnhautentzündung, böse

Hyoscyamus D12 - 2x tägl.
blaß, Tobsucht, grimassenhaft, Veitstanz; bei Glanz, Wasserfließen

Stramonium D12 - 2x tägl.
rot, roter Bruder der blassen Hyoscyamus

Zincum D6 - 3x tägl.
Folgetherapie, wenn sich die Kinder beruhigt haben

Folge von Hirnhautentzündung, Krampfanfälle

Cuprum D200 - 1x monatl.
zusätzlich zur Basisarznei bei Krämpfen überall oder:

Zincum D200 - 1x monatl.
bei Folgen einer unterdrückenden Behandlung

Folge von Hirnhautentzündung, sonstige

Cocculus D4 - 3x tägl.
starkes Linsenschlottern

Gelsemium D4 - 3x tägl.
Augen- und Lidschwäche, Lidlähmung

Argentum nitricum D6 - 3x tägl.
Lahmheit

Lathyrus sativus D6 - 3x tägl.
krampfartige Lähmung

Kreosotum D6 - 3x tägl.
Blase

Folge von Hirnhautentzündung, unbeeinflußbar

Mercurius solubilis D30 - 1x tägl.
zusätzlich:

Luesinum D200 - 1x monatl.
3x insgesamt

Hirnhautreizung (Meningismus), akut

Apis D4 - stündl.
zurückgezogener Kopf, trockenes Fieber, durstlos, benommen, schreit schrill (cri encéphalique), heiß, deckt sich ab

Folge von Hirnhautreizung

Calcium phosphoricum D4 - 3x tägl.
überaktiv, laut, hampelig

Berberis D3 - 3x tägl.
müde, matt, schläfrig

Hirnhauttumor (Meningeom) mit Hirnschwellung

Helleborus D4 - 3x tägl.
dösig, starr, bewußtlos, gerunzelte Stirn, Kaubewegungen, gieriger Durst

Cantharis D6 - 3x tägl.
Blutandrang, klopfend, reißend; todesängstliche Unruhe; Harnverhaltung, Brennen

Apis D4 - 3x tägl.
Kissenbohren, Kopfrollen, schriller Schrei; eine Hälfte gelähmt, andere verkrampft

Hirnhauttumor mit Lähmungen und Ausfallserscheinungen

Argentum nitricum D4 - 3x tägl.
krampfartig, veitstanzähnliche Bewegungen, steif, stolpert

Causticum D4 - 3x tägl.
allmählich, eine Hälfte krampft, stimmlos unwillkürlicher Harnverlust

Lathyrus sativus D12 - 2x tägl.
plötzlich, krampfartig, Lähmung aller Glieder, kein Muskelschwund

Hirnhauttumor, sich verhärtend

Acidum hydrofluoricum D12 - 2x tägl.
4 Wochen lang; danach:

Calcium fluoratum D4 - 3x tägl.
4 Wochen lang; danach:

Silicea D4 - 3x tägl.
4 Wochen lang; danach personenbezogen:

Aurum D4 - 3x tägl.
roter, machtstrebender Mensch

Platinum D4 - 3x tägl.
blasser, besitzstrebender Mensch

Natrium muriaticum D12 - 2x tägl.
edler, adliger, kummervoller Mensch

Hirnschaden, entzündlich oder traumatisch, Folge

Helleborus D4 - 3x tägl.
fortlaufend; zusätzlich:

Tuberculinum GT D200 - 1x halbjährl.
danach:

Medorrhinum D200 - 1x halbjährl.
danach:

Luesinum D200 - 1x halbjährl.

Hirnschaden, will aus dem Bett fliehen

Stramonium D30 - 1x bei Bedarf
rot

Hyoscyamus D30 - 1x bei Bedarf
blaß

Juckreiz im behaarten Kopf

Natrium muriaticum D200 - 1x monatl.
mäßig aber anhaltend; ganzer Kopf, viele kleine Schuppen

Berberis D3 - 3x tägl.
zusätzlich bei fressendem Hinterkopf- und Stirnjucken

Alumina D12 - 2x tägl.
in der Bettwärme unerträglich, kleine Schuppen, dünne trockene Haare

Arsenicum album D12 - 2x tägl.
eher in der Kälte, brennt nach Kratzen, Kleieschuppen auf rotem Grund

Calcium carbonicum D12 - 2x tägl.
kratzt sich beim Erwachen; Kleieschuppen auf hellem Grund

Thuja D12 - 2x tägl.
juckt, brennt, Wärme lindert; größere Schuppen, glanzloser Haarausfall

Kiefergelenk-Arthrose, Knarren, Schaben

Petroleum D12 - 2x tägl.
auch Luxation des Kiefergelenkes

Acidum nitricum D6 - 3x tägl.
Gelenkzerfall

Kiefersperre durch Muskelverkrampfung

Magnesium phosphoricum D30 - 1x bei Bedarf
beim Kauen

Zincum D30 - 1x bei Bedarf
beim Gähnen

Kissenbohren, Kind gefährdet!

Tuberculinum GT D200 - einmalig
zweimal jährlich eine Gabe

Apis D4 - 3x tägl.
Hirndruck gesteigert, Wasserkopf, Entzündung; ist schon blaß, durstlos

Belladonna D30 - 1x bei Bedarf
heißer Kopf, kalte Füße, Entzündung, H rnkrämpfe, Schielen, Starre

Helleborus D4 - 3x tägl.
blaß, dösig; Stirnrunzeln, Kopfrollen, Wasserkopf, Entzündungsfolge

Stramonium D12 - 2x tägl.
rot, heftig, Entzündung, Hirndruck, Delir, Krämpfe, Schwindel

Zincum D6 - 3x tägl.
sehr blaß, Krämpfe, Hirnerweichung, Entzündung, Blutleere

Kopfrollen (Jactatio capitis) durch Hirnreizung

Calcium phosphoricum D12 - 2x tägl.
Suppenkaspar, überbeweglich

Agaricus D4 - 3x tägl.
Hampelmann, überbeweglich

Hyoscyamus D12 - 2x tägl.
Schimpfhahn; Geburtstrauma, nach Hirnhaut- oder Hirnentzündung

Stramonium D12 - 2x tägl.
Draufhauer, Spielverderber; roter Bruder von Hyoscyamus

Zincum D12 - 2x tägl.
Kümmerling; Hirnschaden, Epilepsie, zum Beispiel infolge Impfungen!

Kopfrollen durch Hirndruck

Apis D12 - 2x tägl.
rot, unruhig, erregt; Auslösung beachten: Sonne, Impfung, Infekt, usw.

Helleborus D4 - 3x tägl.
blaß, dösig, stirnrunzelnd; zum Beispiel Geburtsschaden, nach Hirnentzündung

Kopfrollen durch sexuelle Erregung

Tuberculinum bovinum D200 - einmalig
Therapiebeginn zur Terrainsäuberung

Cina D4 - 3x tägl.
bei Wurmkindern

Staphisagria D12 - 2x tägl.
mit geilen Phantasien

Tarantula hispanica D12 - 2x tägl.
onaniert bei rhythmusstarker Musik

Millefolium D12 - 2x tägl.
ganzer Oberkörper beteiligt; Erektion

Schuppen im behaarten Kopf

Natrium muriaticum D200 - 1x monatl.
mäßiges anhaltendes Jucken

Arsenicum album D200 - 1x monatl.
brennendes Jucken, blutendes Kratzen

Lycopodium D200 - 1x monatl.
Leberjucken, blutendes Kratzen

Staphisagria D200 - 1x monatl.
beißendes Fressen am Hinterkopf

Sulfur D200 - 1x monatl.
brennendes Jucken nachts

Thuja D200 - 1x monatl.
brennendes Jucken tagsüber

Milchschorf der Säuglinge

Calcium carbonicum D12 - 2x tägl.
kreideartige oder dick-eitrige Abschilferung; Haarausfall

Vinca minor D6 - 3x tägl.
feucht, übelriechend, heftig juckend; Haar verfilzt wie Weichselzopf

Viola tricolor D4 - 3x tägl.
eitrig, krustig; Haar verfilzt, strähnig; Harn stinkt nach Katzenurin

Milchschorf bei Kleinkindern

Oleander D12 - 2x tägl.
Ausschlag wie Impetigo (Eitergrind); Haargrenzen, hinter den Ohren

Magnesium carbonicum D12 - 2x tägl.
braune große Schuppen, Milchunverträglichkeit

Luesinum D200 - einmalig
dunkelbraune Schuppen, riechen nach Maggiwürze

Kopfschmerz, Auslösung

Augenstörungen

Gelsemium D6 - 3x tägl.
dumpfer empfindlicher Augapfelschmerz, fortschreitende Sehschwäche

Causticum D6 - 3x tägl.
Sehschwäche, Lider und Muskeln wie gelähmt

Sepia D12 - 2x tägl.
Sehschwäche bei Gebärmutterleiden, trockene Augen, morgens und abends

Onosmodium D4 - 3x tägl.
Sehschwäche von überanstrengten Augen; Akkommodation schwach, Spannung

Calcium-Salze D12 - 2x tägl.
zur Behandlung der Person

Kopfschmerz durch Autofahren, Fliegen

Cocculus D12 - 2x tägl.
erbricht im Schwall

Petroleum D12 - 2x tägl.
würgt das Erbrechen hervor

Hyoscyamus D12 - 2x tägl.
ist eher verstimmt dabei

Kopfschmerz durch Blutdruckkrise

Aconitum D30 - stündl.
hochrot; panische Angst, Schädeldecke hebt sich ab; Ärger, Aufregung

Belladonna D30 - 2stündl.
kirschrot, eher rundlich, schwitzt; Schwüle

Glonoinum D30 - 2stündl.
blaurot, verwirrt; Gefäßverkalkung, Schlaganfall

Kopfschmerz durch zu viel Essen

Nux moschata D12 - 2x tägl.
schon nach geringen Mengen; schnell satt, gebläht

Kopfschmerz durch Föhnwetter

Tuberculinum bovinum D200 - 1x monatl.
lymphatische Diathese

Crataegus D2 - 3x tägl.
Stirn, Schwindel, Herzbeklemmung

Gelsemium D30 - 1x bei Bedarf
wie ein Band, Schwindel, müde, matt

Kopfschmerz bei Frauenleiden

Sepia D12 - 2x tägl.
chronischer reichlicher Ausfluß; eher links, nach rückwärts ziehend

Crocus D12 - 2x tägl.
Scheinschwangerschaft; Blutandrang, Hitze, Schweiß, Nasenbluten

Platinum D12 - 2x tägl.
Eierstocktumor, Myom; Taubheit am Kopf, wie in einem Schraubstock

Cimicifuga D12 - 2x tägl.
Unterleibsneuralgien; als sei das Gehirn zu groß, drückt nach außen

Kopfschmerz durch alte Gehirnerschütterung

Arnica D12 - 2x tägl.
Therapiebeginn, auch wenn Ereignis lange zurückliegt; danach:

Natrium carbonicum D12 - 2x tägl.
2 bis 3 Monate lang; bei Nichterfolg mit:

Natrium sulfuricum D12 - 2x tägl.
versuchen; ebenso lange geben

Kopfschmerz durch frische Gehirnerschütterung

Arnica D12 - 2x tägl.
rot

Hyoscyamus D12 - 2x tägl.
blaß

Kopfschmerz in der Genesungszeit

Natrium muriaticum D200 - einmalig
zusätzlich entweder:

China D4 - 3x tägl.
rot; oder:

Abrotanum D4 - 3x tägl.
blaß

Kopfschmerz mit Anfällen von Heißhunger, Essen bessert

Ignatia D12 - 2x tägl.
kummervoll, elegisch, weiß nicht, was sie essen soll

Anacardium D12 - 2x tägl.
bösartig, schlägt zu, spuckt aufs Trottoir, nachts schlimmer

Mandragora D12 - 2x tägl.
stechender Hungerschmerz vom Magen bis zum Schulterblatt, streckt sich

Jodum D12 - 2x tägl.
frißt sich durch den Tag, setzt sich vor den Eisschrank und leert ihn

Hedera D6 - 3x tägl.
ähnlich Jodum, aber weniger dramatisch, weniger hitzig

Kopfschmerz bei Hitze, Sonne, Überwärmung; rot

Aconitum D30 - 2stündl.
hochrot; panische Angst, Schädeldecke hebt sich ab

Belladonna D30 - 2stündl.
kirschrot, eher rundlich; schwitzt, pulsierend

Glonoinum D30 - 2stündl.
blaurot; verwirrt, pochend

Lachesis D30 - 2stündl.
tiefrot; benommen, klopfend

Kopfschmerz bei Hitze, Sonne, Überwärmung; blaß

Apis D30 - 2stündl.
motorische Unruhe

Helleborus D30 - 2stündl.
döst vor sich hin oder läuft unmotiviert auf und ab

Zincum valerianicum D30 - 2stündl.
findet keine Ruhe im Bett, muß Beine bewegen

Kopfschmerz bei Kälte und Erkältlichkeit

Aconitum D30 - 1x bei Bedarf
trockene kalte Winde, Sturm, Zugluft

Belladonna D30 - 1x bei Bedarf
Entblößen des Kopfes, nach Haarwaschen

Hepar sulfuris D200 - 8stündl., 3x insgesamt
geringste Zugluft an schönen trockenen Tagen

Silicea D12 - 2x tägl.
geringste Zugluft an feuchten kalten Tagen

kindliche Migräne

Digitalis D3 - 3x tägl.
blaß, gedunsen; Schwindel beim Aufrichten und Stehen

Kopfschmerz bei Jugendlichen nach Koitus

Acidum phosphoricum D6 - 3x tägl.
zart; Herzklopfen

Acidum picrinicum D6 - 3x tägl.
eckig; Rückenweh

Kopfschmerz durch Kränkung

Ambra D12 - 2x tägl.
akute Probleme

Natrium muriaticum D200 - 1x monatl.
alte Kränkung; falls dabei blutarm: D30 jeden 2.Tag

Ignatia D30 - 1x bei Bedarf
frische Kränkung; seufzt und frißt

Sepia D200 - 1x monatl.
in ihrer Weiblichkeit gekränkte Frauen

Kopfschmerz bei Lebererkrankungen

Carduus D4 - 3x tägl.
liebenswert, rot, rund, gutmütig

Chelidonium D4 - 3x tägl.
beklagenswert, blaß, schlank

Taraxacum D4 - 3x tägl.
bedauernswert, ausgemergelt, chronische Leberentzündung

Kopfschmerz bei Leber-, Galle-, Bauchspeicheldrüsen-Beschwerden

Chelidonium D3 - 3x tägl.
gelbe breiige Stühle

Lycopodium D4 - 3x tägl.
kleinknoddelig verstopft

Bryonia D3 - 3x tägl.
großkalibrig verstopft

Iris D6 - 3x tägl.
saures Erbrechen, saure Stühle

Mandragora D6 - 3x tägl.
saures Aufschwulken

Kopfschmerz bei chronischen Magenbeschwerden

Nux vomica D12 - 2x tägl.
Übersäuerung, saures Erbrechen

Iris D4 - 3x tägl.
Übersäuerung, galliges Erbrechen

Pulsatilla D4 - 3x tägl.
Untersäuerung, Speisenerbrechen

Bryonia D4 - 3x tägl.
Stein im Magen, bitteres Erbrechen

Antimonium crudum D4 - 3x tägl.
überfüllter Magen, saures Erbrechen, Zunge weiß

Kopfschmerz bei Medikamentenmißbrauch

Nux vomica D30 - jeden 2.Tag
viele Medikamente durcheinander

Sulfur D30 - jeden 2.Tag
Antibiotika

Opium D30 - jeden 2.Tag
Psychopharmaka

Chamomilla D30 - jeden 2.Tag
Tees, Pflanzen, Homöopathika durcheinander

Kopfschmerz bei Nierenerkrankungen

Berberis D3 - 3x tägl.
Reizblase, Entzündung, Grieß, Steine

Helleborus D4 - 3x tägl.
Wasserniere; müde, matt, dösig

Apis D6 - 3x tägl.
Wassersucht; kein Durst

Apocynum D2 - 3x tägl.
Wassersucht; unstillbarer Durst

Kopfschmerz bei schweren Nierenerkrankungen

Cuprum arsenicosum D6 - 3x tägl.
kaltschweißig, schreckhaft, verkrampft

Phosphorus D12 - 2x tägl.
Schwindel, Stirnkopfschmerz, Magen drückt, brennt, Urin fettiger Film

Plumbum D6 - 3x tägl.
ausgezehrt, gequollen, schmutziges Gesicht; Muskeln krampfen, schwinden

Arsenicum album D6 - 3x tägl.
abgemagert, ängstlich, wächsern gequollen; viel Eiweiß im Urin;
Durst brennt, aber er trinkt nur winzige Schlucke

Kopfschmerz um die Periode, allgemein

Pulsatilla D12 - 2x tägl.
bei unterdrückter Regel

Aristolochia D12 - 2x tägl.
bei unterdrückter Regel und vor Regel

Cimicifuga D12 - 2x tägl.
bei Regel, hysterisch

Sepia D12 - 2x tägl.
bei Regel, melancholisch

Lachesis D12 - 2x tägl.
vor Regel, alles besser wenn die Säfte fließen

Kopfschmerz vor Periode

Cimicifuga D3 - stündl.
Nackenkrampf, als ob das Hirn zu groß sei, nach außen drückend

Calcium carbonicum D12 - 2x tägl.
halbseitig mit Völle und Blutwallung zum Kopf

Pulsatilla D12 - 2x tägl.
als ob Stirn und Schläfe zersprängen, bindet den Kopf fest ein, braucht frische Luft

Xanthoxylum D4 - 3x tägl.
über linkem Auge ein Tag vorher

Kopfschmerz vor und bei Periode

Gelsemium D6 - 2- bis 3stündl.
Nackenkrampf, übel, erbricht, sehr apathisch, massig heller Urin

Asarum D6 - 2- bis 3stündl.
Stirn und Hinterkopf klopfen beim Bücken; Kaltwaschen lindert

Ammonium carbonicum D6 - 2- bis 3stündl.
nach dem Erwachen mit erhitztem Gesicht, oft Durchfall

Kopfschmerz vor, bei und nach Periode

Natrium muriaticum D200 - 1x monatl.
berstend am ganzen Kopf mit Gesichtsröte, Übelkeit und Erbrechen

Kopfschmerz bei Periode

Belladonna D30 - 1x in Wasser
rot; plötzlich klopfend, wellenartig bei Erschütterung, beim Bücken

Sanguinaria D6 - stündl.
rot; pulsiert vom Hinterkopf zum rechten Auge, Sonnenverlauf

Veratrum viride D4 - 3stündl.
rot; pulsiert vom Nacken aufwärts; heißes gedunsenes Gesicht

Cyclamen D6 - 3stündl.
blaß; rasend mit Flimmern vor den Augen

Caulophyllum D4 - 3x tägl.
blaß; spannend im Hinterkopf; Magen-, Blasen-, und Darmkrämpfe

Graphites D12 - 2x tägl.
blaß; pressend nach dem Erwachen mit Hitzegefühl, erbricht

Kopfschmerz bei und nach Periode

Sepia D12 - 2x tägl.
berstend am Hinterkopf mit Blutwallung, Übelkeit und Erbrechen,
heiße Umschläge lindern; Leeregefühl im Magen!

Kopfschmerz nach Periode

Crocus D12 - 2x tägl.
dumpf, heftiger Schlag gegen die Schläfe, Blutwallungen

Lachesis D12 - 2x tägl.
links hämmernd, beim Erwachen; tief rotes Gesicht

Lilium D12 - 2x tägl.
links, Stirn, Schläfe, Auge mit Blutandrang; schwarz vor den Augen

schlaflose Nacht bei Kopfschmerz

Cocculus D12 - stündl.
durchzechte Nacht, Nachtwachen; kann nicht auf dem Hinterkopf liegen

Schulkopfschmerz

Calcium phosphoricum D12 - 2x tägl.
geistige Anstrengung; Knochennahtschmerzen, stützt Kopf, appetitlos

Phosphorus D200 - 1x bei Bedarf
geistig erschöpft; Hinterkopfweh; hungrig, Essen bessert

Cocculus D12 - 2x tägl.
übernächtigt, zu viel Fernsehen; Kopfweh mit Leere im Hirn

Pulsatilla D12 - 2x tägl.
wegen muffiger Luft im Klassenzimmer, braucht Frischluft

Natrium muriaticum D200 - 1x monatl.
geistig erschöpft; zu viel Kummer zu Hause

Kopfschmerz bei Schulmädchen während der Periode

Calcium phosphoricum D12 - 2x tägl.
geistige Anstrengung; Knochennähte schmerzen, stützt ihren Kopf auf

Natrium muriaticum D200 - 1x bei Bedarf
Periode verunsichert Gemüt; tausend kleine Hämmer schlagen gegen Schädeldecke

Kopfschmerz durch Süßigkeiten

Iris D6 - stündl.
im Hinterkopf; erbricht so sauer, daß die Zähne stumpf werden

Kopfschmerz bei Taxifahrern, LKW-Fahrern

Zincum D12 - 2x tägl.
Nacken krampft

Kopfschmerz bei Trinkern

Nux vomica D30 - 1x bei Bedarf
Krampfkopfschmerz

Acidum sulfuricum D12 - 2x tägl.
Stauungskopfschmerz

Kopfschmerz durch Überanstrengung im Alter

Conium D12 - 2x tägl.
bei alten Männern

Hyoscyamus D12 - 2x tägl.
bei alten Frauen

Kopfschmerz durch Überanstrengung der Augen

Gelsemium D30 - 1x bei Bedarf
dumpf vom Nacken durch das Gehirn zu einem Auge

Onosmodium D6 - 3x tägl.
dumpf vom Rücken zum Nacken oder nur links zum Auge; steif, gespannt

Acidum phosphoricum D6 - 3x tägl.
dumpf, schwach, schwindelig im Hinterkopf; müde, lichtempfindliche Augen

Kopfschmerz durch geistige Überanstrengung

Acidum phosphoricum D6 - 3x tägl.
zarte erschöpfte Menschen mit Liebeskummer

Phosphorus D30 - 1x bei Bedarf
zarte erschöpfte, aber rasch erholte Menschen, die stets verliebt sind

Silicea D12 - 2x tägl.
zarte, stille, erschöpfte Menschen; erholen sich schlecht

Cocculus D12 - 2x tägl.
hampelige, leistungsschwache Menschen; erholen sich bei Wärme und Ruhe

Cimicifuga D12 - 2x tägl.
hysterische, geschwätzige Menschen; erholen sich schlecht

Kopfschmerz bei chronischen Unterleibsentzündungen

Aurum D6 - 3x tägl.
rot, kräftig

Platinum D6 - 3x tägl.
blaß, stolz

Kopfschmerz bei Hitzewallungen in den Wechseljahren

Acidum sulfuricum D12 - 2x tägl.
wie mit Wasser übergossen

Sanguinaria D12 - 2x tägl.
wie ein rotes Gemälde, trocken

Lachesis D12 - 2x tägl.
kräftig, hitzig, schwitzig, dann blaß, frostig, trocken

Glonoinum D30 - 1x in Wasser
am heftigsten von allen; trocken, klopft im ganzen Körper

Kopfschmerz in den Wechseljahren ohne Hitzewallungen

Sepia D12 - 2x tägl.
Demütigung im Hinterkopf

Crocus D12 - 2x tägl.
Albernheit im ganzen Kopf

Platinum D12 - 2x tägl.
Hochmut an der Kopfbasis

Kopfschmerz durch Wein

Zincum D30 - 1x in Wasser
selbst von wenigen Schlucken

Kopfschmerz im Wochenbett

China D4 - 3x tägl.
nach blutreicher Geburt

Wochenend-Migräne

Iris D6 - stündl.
bei blassen Geistesarbeitern in der Entspannung; saures Erbrechen

Sulfur D6 - 3x tägl.
bei roten aktiven Unternehmern, sobald sie zur Ruhe kommen; ganzer Kopf

Kopfschmerz bei Zahnschmerz und Kieferneuralgie

Colocynthis D4 - stündl.
stechend

Chamomilla D30 - 1x in Wasser
schreiend

Plantago major D6 - stündl.
hin und her schießend

Kopfschmerz, Empfindung

Augen wie aus ihrer Höhle gepreßt

Usnea barbata D4 - 3x tägl.
hinter den Augen sitzt eine Faust

Prunus spinosa D4 - 3x tägl.
rechts; als ob der innere Teil des Auges nach außen gezogen würde

Bryonia D4 - 3x tägl.
morgens nach dem Aufstehen, berstend bei jeder Bewegung

Augen wie an einer Schnur zurückgezogen

Paris quadrifolia D4 - 3x tägl.
zur Mitte des Gehirns

wie ein Band um den Kopf

Gelsemium D30 - 1x in Wasser
genau über den Ohren; bei Föhn, bei schwülem Wetter

Glonoinum D30 - 1x in Wasser
über der Stirn; bei Hitzewallungen in den Wechseljahren

Anacardium D4 - stündl.
wie ein Pflock im Hirn; bei geistiger Arbeit, bei leerem Magen

Theridion D12 - 2stündl.
krampfartig umklammert; bei Lärm

Kopfschmerz mit vorangehender Blindheit

Gelsemium D30 - 1x in Wasser
Nebelsehen, Schielen, Doppelbilder bleiben während Kopfschmerz

Natrium muriaticum D200 - 1x in Wasser
teilweise; Trübsehen dauert an

Iris D6 - stündl.
teilweise oder verschwommenes Sehen; verschwindet bei Schmerzbeginn

Kalium bichromicum D12 - 2x tägl.
völlige Verdunklung; verschwindet, sobald sich ein kleiner intensiver Schmerz am Kopf festsetzt

Digitalis D3 - 3x tägl.
alles weiß oder buntfarben, Übelkeit; bevor der Schmerz beginnt

Kopfschmerz mit Blutandrang zum Kopf

Aconitum D30 - 1x bei Bedarf
hellrot, Ärger, Wetterwechsel, Zugluft, plötzlich, Unruhe, will Kühle

Belladonna D30 - 1x bei Bedarf
rot wie angemalt; Zugluft, plötzlich, hüllt sich warm ein

Arnica D30 - 1x bei Bedarf
kräftig rot; Folge von Unfall, verlangt Kühle

Sanguinaria D6 - stündl.
chronische Belladonna, wie Gemälde; Sonne, allmählich, rechts, pulsiert

Gelsemium D30 - 1x bei Bedarf
dunkelrot; Wetterwechsel, Schwüle, schlapp, müde, Hinterkopf, wie Band

Glonoinum D30 - 1x bei Bedarf
blaurot; Sonne, Bluthochdruck, pulsierend, ganzer Kopf

Brett vor dem Kopf

Cocculus D12 - stündl.
Leeregefühl in der Stirn

Kopf wie eingeschnürt, zusammengepreßt

Apis D30 - 1x in Wasser
erst rot, dann blaß; wie zum Platzen; Hirndruck vermehrt

Bryonia D3 - stündl.
rot; wie zum Bersten; Hirndruck vermehrt

Spigelia D4 - stündl.
blaß; neuralgisch stechend linker Scheitel, linkes Auge

Silicea D12 - 2x tägl.
erst blaß, dann rot; nervös, erschöpft, friert

Kopfschmerz mit Flimmern vor den Augen

Gelsemium D6 - 3x tägl.
Schwindel, Kopf wie in einem Eisenring, dunkelrotes Gesicht, Mattheit

Cyclamen D12 - 2x tägl.
eher Frauen, Hysterie, bei Heuschnupfen, durch künstliches Licht

Natrium muriaticum D200 - 1x monatl.
durch Feinarbeit, viel Lesen, viel Grübeln

Gehirn wie locker, schwappt

Belladonna D30 - 1x in Wasser
nach Unterkühlung und Entblößen des Kopfes; sitzt aufrecht im Bett

Hyoscyamus D30 - 1x in Wasser
nach enttäuschter Liebe; verkriecht sich, zieht die Decke über den Kopf

Rhus tox D30 - 1x in Wasser
nach Anstrengung; bewegt sich gemächlich auf und ab

kann die Haare nicht berühren

Silicea D12 - 2x tägl.
bei Kummer, Schwäche, Kälte

Natrium muriaticum D200 - 1x monatl.
bei Kummer, Sorgen, Demütigung

China D4 - 3x tägl.
in der Genesungszeit, bei Blutarmut, nach Säfteverlust

Kopfschmerz, hämmernd

Natrium muriaticum D200 - 1x in Wasser
tausend kleine Hämmer schlagen von innen gegen Schädeldecke; übel

Psorinum D200 - 1x in Wasser
Empfindung wie bei Natrium; hungrig, Essen erleichtert

wie eine Kugel im Gehirn

Staphisagria D12 - 2x tägl.
als ob eine Kugel in der Stirn festsäße

Platinum D200 - 1x monatl.
beim Gehen schlägt eine Kugel von innen gegen den Schädel

als ob ein Nagel eingehauen würde

Ignatia D30 - 1x in Wasser
in den Schläfen; durch Angst, Sorgen, Streitereien

Thuja D6 - 3x tägl.
linker Scheitel, linker Stirnhöcker

Coffea D12 - stündl.
einseitig, bei Erregung, bei Freude

Kopfschmerz, neuralgisch

Spigelia D30 - 1x in Wasser
vom Hinterkopf über den linken Scheitel zum linken Auge

Cimicifuga D30 - 1x in Wasser
von den Augen zum Scheitel, vom Hinterkopf die Wirbelsäule hinunter

Stannum D12 - 2x tägl.
an verschiedenen Stellen, allmählich zunehmend, allmählich abnehmend

Kopfschmerz, pochend

Belladonna D30 - 1x in Wasser
kirschrot, heftig schießende Schmerzen, zum Wildwerden

Glonoinum D30 - 1x in Wasser
tiefrot, gestaut; pocht unerträglich im ganzen Kopf

China D4 - stündl.
blaß, blutarm, Ohrenklingen

Kopfschmerz, von einem Punkt des Kopfes ausgehend

Acidum oxalicum D4 - 3x tägl.
nach allen Seiten ausstrahlend

als ob die Schädeldecke bersten wolle

Belladonna D30 - 1x in Wasser
pochend in Stirn und Schläfen; sitzt aufrecht!

Melilotus D4 - stündl.
klopfend, pressend in Stirn

Glonoinum D30 - 1x in Wasser
pochend, drückend im Nacken, Schädeldecke

Sanguinaria D6 - stündl.
pulsierend vom Hinterkopf zum rechten Auge; erbricht, legt sich flach!

Nux vomica D30 - 1x in Wasser
plump, dumpf; vom Hinterkopf eher zum linken Auge; ganzer Kopf

Bryonia D3 - stündl.
bei geringster Bewegung; ganzer Kopf, Augen

als hebe sich die Schädeldecke ab

Rhus tox D30 - 1x in Wasser
Gehirn schwappt hin und her

Cimicifuga D3 - stündl.
als flöge sie davon

Schädeldecke öffnet und schließt sich

Cimicifuga D3 - stündl.
schießend, als ob der Schädel wegfliegen wolle

Cocculus D12 - stündl.
betäubt, leer, dumpf; Schwindel, Übelkeit

Cannabis sativa D4 - stündl.
heftig, Kopf wie enorm vergrößert

als ob der Kopf am Scheitel offen stünde

Spigelia D6 - stündl.
links

Kopfschmerz mit Sehstörungen

Gelsemium D30 - 1x in Wasser
verschwommen, blind, Schielen, Doppelbilder; müde, schwindelig

Cyclamen D12 - stündl.
Flimmern vor den Augen, morgens beim Aufstehen; verwirrt, schwindelig

Belladonna D30 - 1x in Wasser
plötzlicher Sehverlust oder Flimmern und Schwindel

Kopf wie verlängert

Hypericum D12 - 2x tägl.
nach Verletzung

Kopfschmerz, wandernd

Pulsatilla D6 - 3x tägl.
niemals am gleichen Ort wieder

Ignatia D30 - 1x bei Bedarf
kommt immer wieder zum gleichen Ort zurück

Lac caninum D6 - 3x tägl.
mal links, mal rechts

wellenartiges Gefühl im Hirn

Cimicifuga D3 - stündl.
Gehirn scheint sich in Wellen zu bewegen, vom Hinterkopf zur Stirn

Melilotus D4 - stündl.
Gehirn scheint durch die Stirn gepreßt zu werden; Nasenbluten bessert Kopfweh

Kopfschmerz, Modalität

Augenbewegung schlimmer

Belladonna D30 - 1x in Wasser
Augen rot, glänzend, pulsierend

Bryonia D3 - stündl.
Stiche bei Bewegung, beim Öffnen der Lider

Natrium muriaticum D200 - 1x in Wasser
Augen fahl, dumpf, hält sie geschlossen

Gelsemium D30 - 1x in Wasser
Augen müde, steif, spannend

Nux vomica D30 - 1x in Wasser
Augen wie der Kopf verkatert, kann sie kaum öffnen

Blähungsabgang bessert

Cicuta virosa D12 - 2x tägl.
krampfend

Agaricus D12 - 2x tägl.
hampelnd

festes Einbinden des Kopfes bessert

Silicea D12 - 2x tägl.
gibt Halt und Wärme

Argentum nitricum D12 - 2x tägl.
gibt Halt

Pulsatilla D12 - 2x tägl.
gibt Gegendruck

Menyanthes D12 - 2x tägl.
gibt Druck

Erbrechen erleichtert Kopfweh

Iris D6 - stündl.
Schmerz kommt wieder

Sanguinaria D6 - stündl.
Schmerz nimmt ab

Kopfschmerz nach dem Erwachen

Nux vomica D12 - 2x tägl.
im Hinterkopf oder über linkem Auge; Schwindel, Übelkeit, Würgen

Lachesis D12 - 2x tägl.
links pulsierend; Blutandrang, Hitze, Frostschauer

Phosphorus D12 - 2x tägl.
im Hinterkopf nach zu langem Schlaf; Schwindel, wäscht sich kalt ab

Kopfschmerz mit Harnflut, die Besserung anzeigt

Aconitum D30 - 1x bei Bedarf
nach Spaziergang in kaltem trockenem Wind

Gelsemium D30 - 1x bei Bedarf
bei schönem feuchtem, schwülem Wetter

Ignatia D30 - 1x bei Bedarf
bei akuten Sorgen, Plagen und Kümmernissen

Silicea D12 - 2x tägl.
bei geistiger Anstrengung

Kopfschmerz mit Harnflut, die nicht bessert

Lac defloratum D12 - 2x tägl.
Körper eiskalt, wird selbst an der Heizung nicht warm

Kopfschmerz morgens

Sulfur D200 - 1x monatl.
10 Uhr; ißt fettes Schmalzbrot

Natrium muriaticum D200 - 1x monatl.
11 Uhr; ißt Salzstangen

Magnesium carbonicum D200 - 1x monatl.
12 Uhr; ißt trockenes Schwarzbrot

Kopfschmerz eher nachmittags

Belladonna D30 - 1x in Wasser
rot gedunsen; pochend, schießend, berstend; Stirn, rechts

Melilotus D4 - stündl.
rot, blutunterlaufene Augen; berstend, klopfend, wellenartig; Stirn

Lycopodium D200 - 1x monatl.
gelblich blaß; klopfend, reißend, berstend; ganzer Kopf

Arsenicum album D30 - 1x in Wasser
blaß, gedunsen; neuralgisch wärmebedürftig; mit Hitze kältebedürftig

Luesinum D200 - 1x bei Bedarf
aschfahl; bohrend tief in den Knochen; Schädelbasis

Kopfschmerz mit Nasenbluten infolge Blutandrang

Sanguinaria D6 - alle 10 Min.
hellrot, klumpig, übelriechend; Gesicht wie rot angemalt; rechtsseitig

Glonoinum D6 - alle 10 Min.
dunkel, wogend; dunkelrotes Gesicht; Kopfweh pochend, zerspringend

Bellis D4 - alle 10 Min.
aktiv, nach Anstrengung, beim Erwachen; Kopfweh ziehend, beim Bücken, beim Bewegen

Nasenbluten bessert Kopfweh

Ferrum phosphoricum D4 - alle 10 Min.
hellrot, gußweise, Röte schießt zum Gesicht; hellhäutig, blutarm

Bryonia D6 - alle 10 Min.
dunkel, passiv; Kopfschmerz stechend bei geringster Bewegung, Ärger

Rhus tox D6 - alle 10 Min.
dunkel, nachts, beim Bücken; Kopfweh wie zum Platzen

Melilotus D4 - alle 10 Min.
rot, plötzlich abends; Kopfweh wogt, drückt berstend; übel, erbricht, Hitzewallungen

Nasenbluten bessert Kopfweh nicht

Crocus D6 - alle 10 Min.
teerartig, zäh, wie Perlen an einer Schnur; dunkelrotes Gesicht

Erigeron D6 - alle 10 Min.
heftig, hell, gußweise, stoßweise, morgens, beim Bewegen

Rückwärtsbeugen verschlimmert Kopfweh

Gelsemium D30 - 1x in Wasser
Kopf hängt nach vorne, Nackenmuskeln wie gelähmt

Cimicifuga D3 - stündl.
Vorwärtsbeugen erleichtert, Nackenmuskeln verkrampft

Glonoinum D30 - 1x in Wasser
Vorwärtsbeugen erleichtert das berstende Gefühl im Hirn

Kopfschmerz im Verlauf der Sonne zu- und abnehmend

Spigelia D4 - stündl.
neuralgisch links

Sanguinaria D6 - stündl.
blutvoll pulsierend rechts

Natrium muriaticum D200 - 1x in Wasser
blutarm pulsierend im Hinterkopf

Strontium carbonicum D12 - 2x tägl.
nimmt pausenlos bis zum Höhepunkt zu; hüllt Kopf ein

Stannum D12 - 2x tägl.
neuralgisch am ganzen Kopf

Vorwärtsbeugen verschlimmert Kopfweh

Belladonna D30 - 1x in Wasser
Blutandrang, Schwindel, fällt

Cocculus D12 - stündl.
Leeregefühl, Schwindel, taumelt

warmes Zudecken bessert Kopfweh

Belladonna D30 - 1x bei Bedarf
trotz Fiebrigkeit; rundlicher Mensch

Hepar sulfuris D200 - 8stündl., 3x insgesamt
zieht die Decke über den Kopf; untersetzter Mensch

Calcium phosphoricum D12 - 2x tägl.
zieht die Decke bis zum Hals; zarter Mensch

Silicea D12 - 2x tägl.
verschwindet unter der Decke; dürrer Mensch

Strontium carbonicum D12 - 2x tägl.
trotz innerer Hitze; kräftiger Mensch

Kopfschmerz, Sitz

eher rechts

Sanguinaria D6 - stündl.
pulsieren vom Hinterkopf zum Auge; Kälte bessert

Silicea D12 - 2x tägl.
bohrend vom Hinterkopf zum Stirnhöcker; Wärme bessert

Chelidonium D3 - stündl.
ziehend vom Nacken zum Auge; Essen und Wärme bessern

Kopfschmerz eher links

Argentum nitricum D12 - 2x tägl.
als sei der Kopf vergrößert, Bohren im Stirnhöcker

Spigelia D4 - stündl.
als stünde der Scheitel offen, Stechen über dem Auge

Thuja D12 - 2x tägl.
als würde auf dem Scheitel ein Nagel eingehämmert

Lachesis D12 - 2x tägl.
als würde das Auge nach hinten gezogen, Pochen ganze Seite

Kopfschmerz in der Stirn

Belladonna D30 - 1x in Wasser
pocht, berstet

Nux vomica D30 - 1x in Wasser
drückt, berstet

Sanguinaria D6 - stündl.
rechter Höcker; klopft

Argentum D30 - 1x in Wasser
rechter Höcker; bohrt

Thuja D12 - 2x tägl.
linker Höcker; bohrt

Spigelia D4 - stündl.
linker Höcker; sticht

Kopfschmerz in der Stirn, unbeeinflußbar

Ptelea trifoliata D6 - 3x tägl.
wenn andere Arzneien versagt haben

Kopfschmerz in den Schläfen

Ignatia D30 - 1x in Wasser
nervös, sorgenvoll; zum Hinterkopf, zum Scheitel

Natrium muriaticum D200 - 1x in Wasser
still, kummervoll; pulsiert

Cyclamen D12 - stündl.
nervös, hysterisch; pulsiert

China D4 - 3x tägl.
schwach, erschöpft; pocht

Kopfschmerz auf dem Scheitel

Natrium carbonicum D12 - 2x tägl.
Hitze

Bryonia D200 - 1x in Wasser
Stechen

Sulfur D200 - 1x in Wasser
Brennen!

Silicea D200 - 1x in Wasser
Nagel einhämmern

Kopfschmerz im Hinterkopf

Gelsemium D30 - 1x in Wasser
durchs Gehirn zu einem Auge; fröstelt, schläft

Nux vomica D30 - 1x in Wasser
zu einem Auge ziehend, meist links; schaudernd

Cocculus D12 - stündl.
zum linken Stirnhöcker, zur linken Augenhöhle; fröstelt

Sanguinaria D6 - stündl.
setzt sich über dem rechten Auge fest; hitzig

Silicea D12 - 2x tägl.
setzt sich über dem rechten Auge fest; friert

Iris D6 - stündl.
setzt sich über beiden Augen fest, meist rechts; erbricht

Kopfschmerz im Hinterkopf, eher bei Frauen

Cimicifuga D3 - stündl.
krampfend; Gehirn nach außen drückend, besser durch Gegendruck

Pulsatilla D12 - 2x tägl.
drückend, klopfend, bindet ein kühles Tuch fest um den Kopf

Sepia D12 - 2x tägl.
heftige Stöße und Schläge zur linken Schläfe, zum linken Auge hin

Kopfschmerz im Nacken, unbeeinflußbar

Menyanthes D12 - 2x tägl.
ein schweres Gewicht steigt vom Rücken auf, vor allem treppauf, bergan

Kopfschmerz an der Nasenwurzel

Zincum D12 - 2x tägl.
nervös, Brillenträger

Nux vomica D12 - 2x tägl.
blutarm, erkältlich

Kalium bichromicum D12 - 2x tägl.
akute Nebenhöhlen-Entzündung

Cinnabaris D4 - 3x tägl.
chronische Nebenhöhlen-Entzündung

Schwindel, Auslösung

alte Leute

Conium D12 - 2x tägl.
blaß, beim Aufstehen, treppab, im Liegen, beim Umdrehen im Bett, alles dreht sich

Ambra D12 - 2x tägl.
blaß, sorgenvoll

Rhus tox D12 - 2x tägl.
blaß, beim Erheben vom Sitz, schwere Glieder, Hirnerweichung

Viscum album D12 - 2x tägl.
rot, mit Hochdruck, beim Zubettgehen, bei Änderung der Lage

Bellis D12 - 2x tägl.
rot, herzlich, warmherzig, übel, erbricht

Jodum D12 - 2x tägl.
rot, ständiger Blutandrang

Schwindel in der Dunkelheit

Calcium carbonicum D12 - 2x tägl.
versteckt sich

Causticum D12 - 2x tägl.
fällt

Phosphorus D12 - 2x tägl.
zittert

Argentum nitricum D12 - 2x tägl.
stolpert

Schwindel bei Föhnwetter

Tuberculinum bovinum D200 - 1x monatl.
lymphatische Diathese

Crataegus D2 - 3x tägl.
Stirnkopfschmerz, Herzbeklemmung

Gelsemium D30 - 1x bei Bedarf
Bandkopfschmerz, müde, matt

Schwindel bei Gehirnerschütterung

Arnica D12 - 2x tägl.
rot

Hyoscyamus D12 - 2x tägl.
blaß

Natrium carbonicum D12 - 2x tägl.
noch nach vielen Jahren; oder:

Natrium sulfuricum D12 - 2x tägl.
4 Wochen lang; danach:

Cicuta virosa D6 - 3x tägl.
4 Wochen lang; Kur bedarfsweise wiederholen

Schwindel durch Geräusche

Lolium D12 - 2x tägl.
und Unsicherheit

Theridion D12 - 2x tägl.
und Übelkeit

Arnica D12 - 2x tägl.
und Benommenheit, auffallend rotes Gesicht

Schwindel bei organischen Hirnerkrankungen

Causticum D12 - 2x tägl.
Fallschwindel, fällt plötzlich auf der Straße in Ohnmacht

Argentum nitricum D12 - 2x tägl.
zittert beim Überqueren einer Straße, eines Platzes, in engen Gassen

Schwindel bei rotem Hochdruck

Arnica D12 - 2x tägl.
Verkalkung der großen Gefäße, Herzvergrößerung

Aurum D12 - 2x tägl.
destruktiv; Gefäßwandverhärtung, Leberverfettung, Nierenverfettung

Viscum album D12 - 2x tägl.
funktionell, alte Menschen, bei Lageänderung, beim Zubettgehen

Aconitum D12 - 2x tägl.
plötzlich, Blutdruckkrise, als hebe sich die Schädeldecke ab

Sanguinaria D12 - 2x tägl.
wie rot angemalt, Gefäßerregung

Glonoinum D12 - 2x tägl.
plötzlich dunkelrot; warmes krankes Gefühl am Herz, im Magen; verwirrt

Schwindel bei blassem Hochdruck

Barium carbonicum D6 - 3x tägl.
dick, Gefäßverkalkung

Cuprum D6 - 3x tägl.
dünn, Gefäßkrämpfe

Schwindel bei niedrigem Blutdruck

Gelsemium D6 - 3x tägl.
zittert, MS, Parkinson

Veratrum album D6 - 3x tägl.
blaß, kaltschweißig

Tabacum D30 - 1x bei Bedarf
blaß, kaltschweißig, Brechdurchfall; Diabetes

Kalium carbonicum D6 - 3x tägl.
blaß, schwach, bei jeder Anstrengung, beim Kopfdrehen

Schwindel nach Koitus mit Übelsein

Acidum phosphoricum D6 - 3x tägl.
erschöpft, enttäuscht

Agnus castus D12 - 2x tägl.
nervenzerrüttet, hypochondrisch

Selenium D12 - 2x tägl.
jung, geil, exzessiv, erschöpft, kann nicht mehr

Schwindel nach dem Lesen

Argentum nitricum D12 - 2x tägl.
Kopf verwirrt, wie zu groß

Cocculus D12 - 2x tägl.
Kopf wie leer, hat nichts behalten

Phosphorus D12 - 2x tägl.
erschöpft, Buchstaben verschwimmen

Ruta D12 - 2x tägl.
durch überanstrengte Augen

Zincum D12 - 2x tägl.
Gesicht verdunkelt sich

Schwindel im Lift

Argentum nitricum D30 - 1x bei Bedarf
Magen hebt sich oder senkt sich

Borax D30 - 1x bei Bedarf
Magen hebt sich ängstlich beim Abwärtsfahren

Schwindel bei Magenstörungen

Bryonia D12 - 2x tägl.
erbricht, wird ohnmächtig, sobald er Kopf vom Kissen hebt

China D4 - 3x tägl.
Schwäche, Blutarmut, Säfteverlust

Nux vomica D12 - 2x tägl.
überfressen, übersäuert

Pulsatilla D12 - 2x tägl.
gebläht, benommen

Phosphorus D12 - 2x tägl.
morgens bei leerem Magen zittert er ohnmachtsnah

Cocculus D12 - 2x tägl.
rot, heiß, übel, nach dem Essen

Menière (Innenohr-Schwindel), kurativ

Lachesis D200 - einmalig
sofort geben, solange akut; danach:

Tabacum D30 - 1x tägl. morgens
und

Phosphorus D12 - 2x tägl.
zur Nachbehandlung eventuell:

Cocculus D4 - 3x tägl.
6 Wochen lang; danach:

Conium D4 - 3x tägl.
6 Wochen lang

Menière, sonstige

Arnica D12 - 2x tägl.
rot; beim Gehen, bei Erschütterung, Ohrknorpel schmerzt wie zerbrochen

Bryonia D12 - 2x tägl.
rot; bei plötzlicher Bewegung, beim Erheben vom Stuhl

Melilotus D12 - 2x tägl.
rot; mit Blutstau, Nasenbluten erleichtert

Veratrum album D12 - 2x tägl.
blaß, kreislaufschwach; als bliese ein kalter Wind durch den Kopf

Theridion D12 - 2x tägl.
blaß; bei Geräuschen, beim Augenschließen

Arsenicum album D12 - 2x tägl.
blaß; bei Geräuschen, Flimmern vor den Augen; letzte Wahl!

Schwindel bei Nikotinmißbrauch

Conium D12 - 2x tägl.
Gegenstände drehen sich beim fixierten Schauen

Schwindel beim Reisen

Cocculus D12 - stündl.
übel, erbricht im Schwall

Petroleum D12 - stündl.
übel, würgt elendig

Arsenicum album D6 - stündl.
übel, würgt sterbenselend

Hyoscyamus D30 - 1x bei Bedarf
übel, aufgeregt, geschwätzig, verstimmt, beleidigt

Tabacum D30 - 1x bei Bedarf
sehr übel, erbricht, kalter Schweiß, Schiff und Flugzeug

Theridion D12 - 2x tägl.
todkrank, nervöse Frauen schließen widersprüchlich die Augen

Schwindel, Empfindung

anfallsartig, plötzlich

Borax D12 - 2x tägl.
alte Frauen, Kinder, Schwangere

Argentum nitricum D12 - 2x tägl.
beim Überqueren der Straße, im Dunkeln

Belladonna D12 - 2x tägl.
mit Blutandrang, Übelkeit, Erbrechen

Iris D12 - 2x tägl.
mit Übelkeit, saurem Erbrechen

Secale D12 - 2x tägl.
gefäßgestört, geht wie auf Watte

Schwindel mit Doppeltsehen

Gelsemium D12 - 2x tägl.
im Hinterkopf, bei Föhn, Schwüle, Rückenmarkserkrankungen, MS

Oleander D12 - 2x tägl.
schwache Akkommodation, beim Hinuntersehen, alles dreht sich

Physostigminum D12 - 2x tägl.
schwache Akkommodation, als schwanke das Gehirn

Schwindel mit zerebralem Erbrechen

Belladonna D6 - alle 10 Min.
durch Blutandrang im Kopf

Camphora D1 - alle 10 Min.
anhaltend bei Kindern mit Gehirnerkrankungen

Apomorphinum D3 - alle 10 Min.
plötzlich, reichlich, ohne Übelkeit

Cocculus D4 - alle 10 Min.
in hohem Bogen, kaum Übelkeit

Schwindel mit Brechdurchfall

Veratrum album D4 - alle 10 Min.
heftig, reichlich, grün, trinkt viel

Arsenicum album D6 - alle 10 Min.
Nahrung, Säure, Galle ohne Erleichterung, 0 bis 3 Uhr, trinkt wenig

Cuprum D4 - alle 10 Min.
Magen krampft, blaues Gesicht, vergebliche Würgeversuche

Secale D4 - alle 10 Min.
Galle, Blut, verfällt rasch, runzelig, großer Durst, kein Schweiß

Schwindel, geht wie auf Watte

Secale D12 - 2x tägl.
Gefäßstörung

Schwindel, geht wie auf Wolken

Asarum D12 - 2x tägl.
schwebend

Cocculus D12 - 2x tägl.
schwerelos

Nux moschata D12 - 2x tägl.
taumelnd

Cannabis sativa D12 - 2x tägl.
fliegend

Argentum nitricum D12 - 2x tägl.
stolpernd

Valeriana D12 - 2x tägl.
körperlos

Schwindel, nervös

Phosphorus D12 - 2x tägl.
erschöpft; beim Gehen mit Klopfen im Hinterkopf, zittert, morgens

Theridion D12 - 2x tägl.
übel, beim Schließen der Augen, bei Geräuschen

Ambra D12 - 2x tägl.
alte Leute mit Sorgen

Acidum phosphoricum D12 - 2x tägl.
übel, nach Koitus, Enttäuschung

Zincum D12 - 2x tägl.
neigt zum Fallen

Cocculus D12 - 2x tägl.
leerer heißer Kopf; Hinterkopfweh, Rückenweh

Schwindel, Modalität

beim Abwärtssehen

Argentum nitricum D12 - 2x tägl.
Hochhausschwindel, Karussellschwindel

Schwindel beim Augenschließen

Calcium carbonicum D12 - 2x tägl.
Angst steigt aus der Seele, ist verlassen

Arnica D12 - 2x tägl.
Angst, jemand könnte ihn berühren, ihn vergiften

Lachesis D12 - 2x tägl.
verliert die intellektuelle Sicht, Angst vor unbewußten Impulsen

Argentum nitricum D12 - 2x tägl.
Angst zu stolpern, macht große Schritte

Theridion D12 - 2x tägl.
Angst vor Geräuschen

Schwindel beim Gehen über Brücken, über Wasser

Ferrum D12 - 2x tägl.
auch bei stehenden, ruhigen Gewässern

Bromum D12 - 2x tägl.
beim Schauen auf strömende Gewässer

Schwindel beim Erheben, Aufrichten

Cocculus D12 - 2x tägl.
leere Stirn, Brett vor dem Kopf

Ferrum D12 - 2x tägl.
bei Blutarmut, errötet

Rhus tox D12 - 2x tägl.
mit schweren Gliedern

Conium D12 - 2x tägl.
Kopf wie betäubt, Schwäche

Aconitum D30 - 1x bei Bedarf
wird rot beim Erheben des Kopfes, wenn er gebückt war

Bryonia D30 - 1x bei Bedarf
sobald er liegend den Kopf hebt

Schwindel beim Hinaufschauen

Phosphorus D12 - 2x tägl.
zuviel zu überwinden

Pulsatilla D12 - 2x tägl.
mag keine Vorhänge aufhängen, bleibt lieber in der Küche

Silicea D12 - 2x tägl.
ist schon geknickt, kann nicht mehr

Schwindel beim Hinunterschauen

Oleander D12 - 2x tägl.
sieht den Boden doppelt

Ferrum D12 - 2x tägl.
auf Brücken wie betrunken

Sulfur D12 - 2x tägl.
beim Bewegen, Bücken, morgens

Schwindel, treppab, bergab

Conium D12 - 2x tägl.
alte Leute, Treppe schwankt

Ferrum D12 - 2x tägl.
Blutarmut

Borax D12 - 2x tägl.
ängstlich

Schwindel, treppauf, bergan

Calcium carbonicum D12 - 2x tägl.
zieht unteres Niveau vor!

Coca D2 - 3x tägl.
höhentrunken, Höhenkoller!

Phosphorus D12 - 2x tägl.
liebt schwindelnde Höhen, aber nur im Flug

Verkalkung des Gehirns

Arnica D4 - 3x tägl.
rot, starr, kräftig; lehnt Arzt ab, glaubt er vergifte ihn

Aurum D4 - 3x tägl.
rot, untersetzt, schwermütig; sehnt sich nach dem Tod, suizidgefährdet

Strontium carbonicum D12 - 2x tägl.
rot, cholerisch, starr, mürrisch, streitsüchtig, hüllt seinen Kopf ein

Barium carbonicum D6 - 3x tägl.
blaß, kindisch, verlangsamt, schwerfällig, verblödet, friert

Helleborus D4 - 3x tägl.
blaß, geschwollen, döst vor sich hin, dümmlich, gerunzelte Stirn

Hyoscyamus D6 - 3x tägl.
blaß, abgemagert, erregt, geile Reden, fühlt sich verfolgt, vergiftet

Wasserkopf, akut

Belladonna D6 - 3x tägl.
feuchtes Fieber, Aufschreien, Zähneknirschen, klopfender Kopfschmerz

Apis D4 - 3x tägl.
trockenes Fieber, Kissenbohren, Kopfrollen, Aufschrei, Stiche; durstlos

Calcium carbonicum D6 - 3x tägl.
frühe Stadien; Bauch aufgetrieben, Glieder ungeschickt, Kopfschweiß nachts, häufiges Schreien ohne Grund

Wasserkopf, personenbezogen

Calcium carbonicum D6 - 3x tägl.
blaß, munter, altklug, großköpfig, dicker Bauch, Kopfschweiß, Durchfall

Calcium phosphoricum D6 - 3x tägl.
bleich, kalt, unruhig, verlangt ständig Brust oder Kartoffeln, Salz

Barium carbonicum D6 - 3x tägl.
möchte nicht spielen, großköpfig, ausgezehrt, dürrer Nacken mit Drüsen

Silicea D6 - 3x tägl.
rotes Gesicht, kalte Glieder, großer schweißbedeckter Kopf, schreckt nachts auf

Zincum D6 - 3x tägl.
starrer Blick, Beinunruhe, rollt, bohrt Kopf, hinten heiß, vorne kalt

Sulfur D6 - 3x tägl.
Augen halboffen, Kopf fällt nach hinten, starr, zuckt, Großzehkrämpfe

Wasserkopf, seröse Ausschwitzung (Exsudation)

Helleborus D4 - 3x tägl.
dösig, gerunzelte Stirn, Kaubewegungen, gieriger Durst, cri encéphalique

Cantharis D6 - 3x tägl.
Blutandrang, klopfend, reißend, todesängstliche Unruhe, Harnverhaltung, Brennen

Apocynum D2 - 3x tägl.
Stirnhöcker, offene Fontanellen, schielt; stete unwillkürliche einseitige Bewegungen der Glieder, kein schrilles Schreien!

Wasserkopf, mangelhafte Auflösung (Resorption)

Apis D4 - 3x tägl.
am Beginn und am Ende

NOTIZEN:

Augen

Aderhaut-Entzündung (Chorioiditis) im Innenauge

Belladonna D30 - 3stündl.
heftig krampfender Augapfelschmerz, große Lichtempfindlichkeit

Bryonia D3 - stündl.
stechender Augapfelschmerz

Gelsemium D6 - 3stündl.
dumpfer Augapfelschmerz, Doppelbilder, Schwindel, schwere Lider

beachte: frische Entzündung = Hintergrund verschwommen; alte Entzündung = scharf begrenzte Herde; ein solcher Herd in der Mitte der Netzhaut = Toxoplasmose

Aderinnenhaut-Entzündung (Uveitis) des dunklen Anteils (Uvea)

Lachesis D12 - 2x tägl.
Rheuma? beachte: Netzhautblutung!

Crotalus D12 - 2x tägl.
Herzinfarkt? beachte: Blutung ins Augeninnere!

Phosphorus D12 - 2x tägl.
Tuberkulose, Grüner Star, Grauer Star?

Arsenicum album D6 - 2x tägl.
Netzhauterkrankung? beachte: Erblindung!

Astigmatismus

Tuberculinum GT D200 - 1x monatl.
lymphatische Diathese

Gelsemium D6 - 3x tägl.
zunehmende Sehschwäche, müde Augen

Augenflimmern (Flimmerskotom), Auslösung

Gelsemium D6 - 3x tägl.
kann nicht rasch akkommodieren; Schwindel, Kopfweh, dunkelrotes Gesicht

Euphrasia D12 - 2x tägl.
durch künstliches Licht

Natrium muriaticum D200 - 1x monatl.
Feinarbeit, viel Lesen; Kopfschmerz

Bindehaut-Entzündung, akut

Belladonna D30 - 3stündl.
trocken, heftig, rot; keine Tränen

Ferrum phosphoricum D4 - 3x tägl.
trocken, brennend bei Bewegung; besser als Aconit

Apis D4 - 3x tägl.
wäßrige rote Schwellung, stechende Schmerzen

Hepar sulfuris D200 - 8stündl., 3x insgesamt
eitrig, mild; nach Belladonna

Sulfur D6 - 3x tägl.
rot, brennt, Splitterschmerz; nach Aconit, nach Ferrum phosphoricum

Bindehaut-Entzündung, chronisch

Argentum nitricum D6 - 3x tägl.
dünn eitrig, Lider durch reichlichen Eiter geschwollen

Petroleum D6 - 3x tägl.
brennend, trocken; Augenwinkel blutig rissig

Graphites D6 - 3x tägl.
brennend, Tränenfluß; Augenwinkel nässend rissig

Alumina D6 - 3x tägl.
alt, ausgetrocknet; Augenwinkel trocken rissig

Arsenicum album D6 - 3x tägl.
letzte Rettung! brennt wie Feuer, nachts, aber Wärme lindert

Bindehaut-Entzündung, allergisch

Euphrasia D12 - 2x tägl.
mild

Euphorbium D6 - 3x tägl.
juckt

Arsenicum album D6 - 3x tägl.
brennt

Bindehaut-Entzündung, traumatisch

Aconitum D30 - 3stündl.
durch Fremdkörper, Wunden, Verbrennung, Verätzung

Euphrasia D12 - 2x tägl.
durch künstliches Licht; rote Augen, wunde Tränen, verschleierte Sicht

Sulfur D12 - 2x tägl.
durch Fremdkörper; ätzende heiße Tränen, muß die Augen schließen

chronische Rötung der Bindehaut mit Jucken

Pulsatilla D6 - 3x tägl.
rundlich, schwächlich; reibt sich ständig die Augen

Silicea D6 - 3x tägl.
schlank, zäh; chronische Pulsatilla

Frühlings-Bindehautentzündung

Sepia D6 - 3x tägl.
morgens und abends schlimmer!

Bindehaut-Entzündung mit Gelenk- und Harnleiterentzündung (Reiter)

Acidum benzoicum D4 - 3x tägl.
blaß, kaltschweißig; kleine Gelenke, Kniegelenke, Gicht; 4 Wochen lang, dann:

Acidum oxalicum D4 - 3x tägl.
rot, warmschweißig; Finger- und Zehengelenke; 4 Wochen lang, dann:

Acidum nitricum D4 - 3x tägl.
blaß, trocken; große Gelenke, Schienbein; 4 Wochen lang

Bindehaut-Entzündung durch Arbeiten am Feuer, Hochofen

Glonoinum D30 - 1x tägl. morgens
durch helles Licht, Verblitzen, Hochofenarbeiter; dunkelrot

Mercurius solubilis D30 - 1x tägl.
Schmiede; dünner, schleimiger Eiter, Lider verdickt; nachts Schmerzen

Bindehaut-Entzündung durch Kälte, Durchnässung

Aconitum D30 - 3stündl.
Zugluft; Sandgefühl, lichtscheu

Pulsatilla D6 - 3x tägl.
Erkältung; morgens verklebt, abends fließen Tränen und milder Schleim

Calcium carbonicum D6 - 3x tägl.
Durchnässen; lichtscheu, Tränen fließen stetig

Rhus tox D30 - 3stündl.
Unterkühlung; lichtscheu, heiße beißende Tränen; verkrampfter Lidschluß

Mercurius solubilis D30 - 1x tägl.
Kälte; unerträglich brennende, beißende Tränen; vor allem nachts

Bindehaut-Entzündung durch künstliches Licht

Mercurius solubilis D30 - 1x tägl.
gelbe Augenbutter

Euphrasia D12 - 2x tägl.
scharfe eitrige Augenbutter

Bindehaut-Entzündung durch Masern

Graphites D6 - 3x tägl.
verklebt, lichtscheu

Pulsatilla D6 - 3x tägl.
verklebt, mild

Argentum nitricum D6 - 3x tägl.
verklebt, eitrig, wund

Blindheit (Amaurosis), toxisch

Tabacum D6 - 3x tägl.
Sehnervlähmung, degeneriert

Phosphorus D12 - 2x tägl.
bei Diabetes, sieht kreisrunde Wellen

Boxerauge, Brillenhämatom

Acidum sulfuricum D3 - 2stündl.
Rand wie ausgefranst, glasige Schwellung

Ledum D3 - 2stündl.
Rand glatt, wie gemalt, möchte kalte Auflage

Doppeltsehen bei Schwindel

Gelsemium D12 - 2x tägl.
im Hinterkopf, bei Föhn, Schwüle, Rückenmarkserkrankungen, MS

Oleander D12 - 2x tägl.
schwache Akkommodation, beim Hinuntersehen, alles dreht sich

Physostigminum D12 - 2x tägl.
schwache Akkommodation, als schwanke das Gehirn

Ekzem um die Augenbrauen

Causticum D200 - 1x monatl.
eher trocken, nur im Sommer

Graphites D12 - 2x tägl.
eher nässend, nur im Sommer

Petroleum D12 - 2x tägl.
trocken und nässend, nur im Winter in der Kälte

Hepar sulfuris M - 1x monatl.
eitrig, nur im Winter beim Einbruch sonniger, trockener, warmer Tage

Entzündungen mit Tränenfluß, muß die Augen schließen

Sulfur D6 - 3x tägl.
heiße Tränen beim Öffnen, verträgt keine Hitze; Bindehaut, Hornhaut

Rhus tox D6 - 3x tägl.
Schwall von heißen, brennenden, hautreizenden Tränen beim Öffnen

Conium D4 - 3x tägl.
Tränen spritzen heraus beim Öffnen; geringe Entzündung ohne Rötung

Clematis D4 - 3x tägl.
heiße Tränen beim Öffnen, verträgt keine kalte Luft

Calcium carbonicum D6 - 3x tägl.
ständiger Tränenfluß, deckt Augen fest zu; Bindehaut, Hornhauttrübung

Entzündungen ohne Rötung

Spigelia D6 - 3x tägl.
neuralgisch, Lidkrampf

Kalium bichromicum D6 - 3x tägl.
Hornhautgeschwüre, chronische Bindehaut

Conium D4 - 3x tägl.
neuralgisch, große Lichtscheu wegen empfindlicher Augennerven

Medorrhinum D200 - einmalig
morgens beim Erwachen; lithämische rheumatische Anlage

Kalium chloratum D4 - 3x tägl.
nicht gefäßbedingt; langwierig; keinerlei Reizung!

Flügelfell (Pterygium) am inneren Augenwinkel

Tuberculinum GT D200 - einmalig
Bindegewebshaut; degenerativer Prozeß; 4 Wochen warten; dann:

Mercurius solubilis D30 - 1x tägl.
dünn, wund

Argentum nitricum D6 - 3x tägl.
schleimig

Aethiops antimonialis D4 - 3x tägl.
sahnig, eitrig

Zincum D6 - 3x tägl.
heftiges Stechen am inneren Augenwinkel

Ratanhia D4 - 3x tägl.
Gefühl, als ob eine Haut über das Auge wächst!

Gerstenkorn (Hordeolum), akut

Staphisagria D30 - einmalig
ist meist ausreichend!

Apis D30 - einmalig
mit umgebender Schwellung

Pulsatilla D30 - einmalig
vor Eiterbildung

Hepar sulfuris D200 - 1x tägl., 3x insgesamt
bei Eiterbildung, Splitterschmerz bei Berührung

Grauer Star (Katarakt), akut

Causticum D12 - 2x tägl.
Flimmern, Funken, trübe, teilblind

Conium D12 - 2x tägl.
lichtscheu, Nerven gereizt, keine Rötung; nach Verletzung der Linse

Grauer Star, chronisch, nach Anstrengung

Agaricus D12 - 2x tägl.
Lider zucken, Augenmuskeln zucken

Phosphorus D12 - 2x tägl.
feine Arbeiten, viel Lesen, Erschöpfung

Grauer Star, Auslösung

Conium D4 - 3x tägl.
nach Verletzung der Linse

Grauer Star, kurativ

Naphthalinum D12 - 2x tägl.
Folge von Körpersprays, bei Damen vor allem Haarsprays; 3 Monate lang; dann:

Causticum D12 - 2x tägl.
6 Wochen lang; danach:

Calcium fluoratum D12 - 2x tägl.
6 Wochen lang; danach:

Magnesium fluoratum D12 - 2x tägl.
6 Wochen lang; zusätzlich:

Cineraria maritima D2 - 3x tägl.
äußerlich! ins Auge tropfen; Kur bedarfsweise wiederholen

Grauer Star mit teilweiser Blindheit

Calcium fluoratum D12 - 2x tägl.
schwarze Punkte flimmern vor den Augen

Grauer Star, rheumatisch, lithämisch

Colchicum D4 - 3x tägl.
Herbstrheuma

Grüner Star (Glaukom), akut bis chronisch

Aconitum D30 - 3stündl.
Augen wie voller Sand, verträgt keine Zugluft

Belladonna D30 - 3stündl.
kann nicht ins Licht sehen; kein Tränenfluß; heftig krampfend

Bryonia D4 - 3x tägl.
Augapfel wie vergrößert, als würde er aus der Höhle hinausgedrückt

Opium D12 - 2x tägl.
tiefrot gestaute glänzende starre Augen, Augapfel wie zu groß

Aurum D6 - 3x tägl.
sehr gerötete empfindliche Augen, Tränenfluß

Grüner Star, Auslösung

Glonoinum D30 - 1x tägl.
helles Licht, Hitze, Verblitzen; vorstehende, dunkelrote Augen

Mephitis putorius D6 - 3x tägl.
Anstrengung; heiße, rote Augen; kann Buchstaben nicht unterscheiden

Grüner Star, schmerzlindernd

Gelsemium D6 - 3x tägl.
weitet Pupillen; dunkelrotes Gesicht

Phosphorus D12 - 2x tägl.
wiederholte neuralgische Anfälle im Beginn; verhindert Degeneration

Spigelia D6 - 3x tägl.
scharfe schneidende Schmerzen; keine Rötung

Paris quadrifolia D6 - 3x tägl.
scharf schießende Schmerzen; als ob ein Faden das Auge in den Kopf zöge

Arsenicum album D6 - 3x tägl.
periodische Schmerzen, nachts, brennend wie Feuer; Wärme lindert!

Haarausfall der Augenbrauen

Sulfur D12 - 2x tägl.
Ekzem, trocken, nässend, juckend

Natrium muriaticum D12 - 2x tägl.
Schuppen, juckend

Arsenicum album D12 - 2x tägl.
Schuppen, brennend

Selenium D6 - 3x tägl.
nach hormoneller und sexueller Überlastung

Alumina D6 - 3x tägl.
Ausfall der äußeren Hälfte bei frostigen, ausgezehrten Frauen

Thallium D6 - 3x tägl.
Ausfall überall, auch an anderen Körperteilen; Vergiftung

Hagelkorn (Chalazion); immer chronisch!

Calcium fluoratum D12 - 2x tägl.
derb, zystisch, reizlos

Lycopodium D12 - 2x tägl.
hart; Lider nachts verklebt, tagsüber fließen Tränen

Halbsichtigkeit (Hemianopsie)

Asa foetida D12 - 2x tägl.
waagrecht; untere Hälfte blind; Entzündungen

Aurum D6 - 3x tägl.
waagrecht; obere Hälfte blind; Entzündungen

Acidum muriaticum D6 - 3x tägl.
senkrecht; rechts oder links; Schwäche

Lithium carbonicum D4 - 3x tägl.
senkrecht; rechte Seite blind; Gicht, Rheuma, Niere

Lycopodium D12 - 2x tägl.
senkrecht; rechte Seite blind; Gicht

Hornhaut-Entzündung (Keratitis); Anlage beachten!

Acidum nitricum D6 - 3x tägl.
dünn, ätzend, Splitterschmerz

Hepar sulfuris D200 - 1x tägl., 3x insgesamt
dick, eitrig, mild; sichtbarer Eiterspiegel vordere Augenkammer

Sulfur D6 - 3x tägl.
dick, ätzend, chronisch

Hornhaut-Geschwüre (Ulcus corneae), beginnend

Acidum nitricum D6 - 3x tägl.
oberflächlich; dünne ätzende Absonderung, Splitterschmerz

Hepar sulfuris D200 - 1x tägl., 3x insgesamt
dick, eitrig, mild; sichtbarer Eiterspiegel in vorderer Augenkammer

Mercurius jodatus flavus D30 - 1x tägl.
als ob ein Stück mit dem Fingernagel herausgegraben sei; dünn, eitrig

Aethiops antimonialis D4 - 3x tägl.
falls die Schleimhaut mehr entzündet ist als die Hornhaut

Aurum D6 - 3x tägl.
stark gerötete, empfindliche Augen, Tränen fließen

Arsenicum album D6 - 3x tägl.
Brennen der Augen wie Feuer, muß warme Kompressen auflegen!

Hornhaut-Geschwüre, reizlos, schmerzlos

Kalium bichromicum D12 - 2x tägl.
Ränder wie ausgestanzt, Lider morgens geschwollen und verklebt

Silicea D6 - 3x tägl.
träge Heilungstendenz, dünne Absonderung

Kalium chloratum D4 - 3x tägl.
langwierig, keinerlei Reizung; schwächliche Menschen

Hornhaut-Geschwüre, Lider verklebt

Calcium carbonicum LM6 - jeden 2.Tag
immer verklebt, pustulöse Geschwüre

Lycopodium LM6 - jeden 2.Tag
nachts verklebt, tagsüber fließen Tränen

Natrium muriaticum LM6 - jeden 2.Tag
morgens verklebt, tagsüber fließen scharfe Tränen, krampfiger Augenschluß

Kalium bichromicum LM6 - jeden 2.Tag
morgens verklebt und geschwollen; keine Rötung

Hornhaut-Geschwüre mit Narben

Graphites D12 - 2x tägl.
weich, krallenartig

Calcium fluoratum D12 - 2x tägl.
härter

Silicea D12 - 2x tägl.
kieselhart

Hornhaut-Geschwüre mit rissigen blutigen Rändern

Graphites LM6 - jeden 2.Tag
brennende Tränen

Hornhaut-Geschwüre neigen zum Durchbruch

Mercurius corrosivus D30 - 1x tägl.
rasche Ausbreitung der Geschwüre

Kalium bichromicum D12 - 2x tägl.
tief ausgestanzt

Hornhaut-Herpes (Herpes corneae), akut

Graphites D6 - 3x tägl.
heftiges Brennen, Tränenfluß, Augenwinkel rissig und blutig

Hornhaut-Herpes, wiederkehrend

Borax D3 - 3x tägl.
frisch, juckt, reibt; Lid nach innen gestülpt (Entropium)

Mezereum D6 - 3x tägl.
frisch, brennt, nachts

Acidum nitricum D6 - 3x tägl.
chronisch, brennt, sieht Funken, Absonderungen scharf, wundmachend

Kalium chloratum D6 - 3x tägl.
chronisch, dazu Bindehautentzündung mit weißem, schaumigem Sekret

Hornhaut-Krümmung (Keratokonus)

Argentum nitricum D4 - 3x tägl.
angeboren; Pubertät, Aufregung

Aethiops antimonialis D4 - 3x tägl.
angeboren; Entzündungen

Pulsatilla D4 - 3x tägl.
Pubertät, Hemmung

Euphrasia D12 - 2x tägl.
Pubertät, Sehstörungen, Entzündungen

Hornhaut-Trübung durch abgelaufene Entzündungen

Calcium carbonicum D6 - 3x tägl.
milde Absonderung, Lider verdickt

Aurum D6 - 3x tägl.
Augen gerötet, empfindlich; Tränen fließen

Zincum D6 - 3x tägl.
stechende Schmerzen ohne Absonderung

Krebs (Melanom)

Crotalus D12 - 2x tägl.
im Augenweiß schwarzer Fleck

Lid-Einstülpung (Entropium)

Graphites D6 - 3x tägl.
Lider entzündet, brennen; Augenwinkel rissig, blutig

Borax D3 - 3x tägl.
Lider entzündet, jucken; reibt sie

Lid-Entzündung (Blepharitis chronica), verstopfte Meibom-Drüsen

Pulsatilla D6 - 3x tägl.
Lider verklebt durch vermehrte Absonderung der Drüsen

Mercurius bijodatus D30 - 1x tägl.
durch Kälte, durch Arbeiten am Feuer; dünn, eitrig, nachts

Aurum D6 - 3x tägl.
viele Drüsen entzündet (trachomatös); tiefergreifend als Pulsatilla

Lidkrampf (Blepharospasmus), akut

Belladonna D30 - 1x bei Bedarf
bei Entzündungen, höchste Empfindlichkeit gegen Licht

Lidkrampf chronisch, klonisch

Agaricus D12 - 2x tägl.
heftig; Augen und Geist überanstrengt

Cuprum D6 - 3x tägl.
und Krämpfe untere Gliedmaßen, faßt sich an die Lider

Zincum D6 - 3x tägl.
lichtscheu, Flimmern und Farben vor den Augen

Magnesium phosphoricum D4 - 3x tägl.
Wadenkrämpfe

Lycopodium D4 - 3x tägl.
eher rechts, ganze Gesichtshälfte

Hyoscyamus D4 - 3x tägl.
weite Pupillen, Funken und Blitze vor den Augen

Lidlähmung (Ptose)

Causticum D4 - 3x tägl.
chronisch, angeboren; sehr lange geben

Gelsemium D4 - 3x tägl.
schlaff und halb geöffnet über dem Auge; nach Polio, nach Diphtherie

Variolinum D200 - 1x monatl.
Folge von Impfungen

Rhus tox D6 - 3x tägl.
rheumatisch, Unterkühlung

Lidlähmung aus Schwäche

Sepia D4 - 3x tägl.
vorübergehend; schlimmer morgens, abends, bei Hitze; trockene Augen

Kalium carbonicum D4 - 3x tägl.
bei hirn- und herzschwachen Menschen

Arnica D200 - 1x monatl.
nach Überanstrengung

Nux vomica D6 - 3x tägl.
bei Managern mit unregelmäßigem, verkrampftem Lebensstil

Alumina D12 - 2x tägl.
bei alten Menschen mit allgemeiner Schwäche und Trockenheit

Lidlähmung nach Verletzung des Oberlides

Ledum D4 - 3x tägl.

Lidrand-Entzündung (Blepharitis), frisch

Euphrasia D12 - 2x tägl.
rot, heftig, wund, geschwürig

Hepar sulfuris D200 - 1x tägl., 3x insgesamt
Wimpernwurzeln vereitert

Graphites D6 - 3x tägl.
rissig, blutig; Wimpern wachsen nach innen

Lidrand-Entzündung, chronisch

Petroleum D12 - 2x tägl.
rot, rauh, nässend

Silicea D12 - 2x tägl.
blaß, rauh, trocken

Alumina D12 - 2x tägl.
ausgetrocknet bei alten Menschen

Lidrand-Entzündung nach Baden in chloriertem Wasser

Argentum nitricum D6 - 2stündl.

Lidschwellung (Ödem)

Kalium carbonicum D6 - 3x tägl.
Oberlid

Apis D12 - 2x tägl.
Unterlid

Phosphorus D12 - 2x tägl.
Ober- und Unterlid

Arsenicum album D12 - 2x tägl.
zarte Schwellung des ganzen Gesichts

Lidschwellung, allergisch (Quincke-Ödem)

Apis D200 - 1x bei Bedarf
sticht, juckt, brennt, kältebedürftig

Lidzucken, nervös

Agaricus D12 - 2x tägl.
heftig; Hampelmänner

Cuprum D200 - 1x wöchentl.
Waden-, Fuß-, Zehenkrämpfe

Pulsatilla D12 - 2x tägl.
durch geblendetes Sehen

Linsenschlottern (Nystagmus)

Agaricus D12 - 2x tägl.
kurzsichtig, Nebelsehen, kann Farben und Größen nicht einschätzen

Cocculus D12 - 2x tägl.
Leeregefühl im Kopf, enge Pupillen, trübsichtig, mouches volantes

Hyoscyamus D12 - 2x tägl.
Glänzen und Funkeln der Augen, weite Pupillen, sieht farbige Umrandungen, Funken und Blitze

Conium D4 - 3x tägl.
bei Rückenmarkserkrankungen; Akkommodation gestört, Drehschwindel

Gelsemium D6 - 3x tägl.
mangelhafte Akkommodation, Doppeltsehen, Schwindel, schwere Lider

Nervenschmerz (Neuralgie) der Wimpern

Prunus spinosa D4 - 3x tägl.
Auge wie von hinten nach außen gepreßt

Cimicifuga D6 - 3x tägl.
schießend, reißend, Gefühl wie geschwollen

Secale D4 - 3x tägl.
krampfig

Natrium muriaticum D200 - einmalig
an der See, gegen Mittag

Mezereum D6 - 3x tägl.
brennt nachts; kaltes Gefühl im Auge

Nervenschmerz über dem Auge (supraorbital)

Stannum D12 - 2x tägl.
tagsüber; beginnt langsam, hört langsam auf

Cimicifuga D12 - 2x tägl.
jeden Nachmittag bis Abend; Gebärmutterreflex!

Cedron D12 - 2x tägl.
jeden Abend auf die Minute wieder; links, Augen brennen

Spigelia D12 - 2x tägl.
zuckend, ziehend, stechend; bei Berührung läuft Schauder über Körper

Nervenschmerz unter dem Auge (infraorbital)

Belladonna D12 - 2x tägl.
abends bis Mitternacht; schneidend; Tränen, Speichelfluß; Wärme heilt

Calcium carbonicum D12 - 2x tägl.
rechts, über Jochbein zum Ohr; häufiges Wasserlassen, Wärme lindert

Netzhaut-Ablösung, frisch

Apis D4 - stündl.
plötzlicher Stich, Schwellung

Phosphorus D12 - stündl.
plötzliche Blutung, Gefäßdurchlässigkeit

Arsenicum album D4 - stündl.
entzündlich, Diabetes, blasser Hochdruck

Arnica D4 - stündl.
nach Verletzung, Verkalkung

Crotalus D12 - 2stündl.
Blutung, schlimmer durch feuchte Hitze

Lachesis D12 - 2stündl.
Blutung, schlimmer durch jede Art von Hitze

Netzhaut-Ablösung, Nachbehandlung

Gelsemium D4 - stündl.
empfindliche Augäpfel mit dumpfem Schmerz, Schwindel, schwache Lider

Aurum D12 - stündl.
chronische destruktive Gefäßentzündung, Gefäßverkalkung

Luesinum D200 - 1x monatl.
zugehörige Nosode für degenerative Prozesse

Netzhaut-Blutung, akut

Phosphorus D200 - alle 10 Min.
plötzliche Verdunklung

Netzhaut-Blutung, Nachbehandlung

Crotalus D12 - 2x tägl.
sofort beginnen, nachdem die Blutung steht

Netzhaut-Degeneration bei Bluthochdruck

Plumbum D6 - 3x tägl.
Gefäßstarre, verkalkt

Phosphorus D12 - 2x tägl.
Gefäßverfettung, brüchig, Blutung, überarbeitete Augen

Arsenicum album D6 - 3x tägl.
Gefäßverfettung, blaß

Secale D6 - 3x tägl.
Gefäßkrämpfe

Netzhaut-Degeneration bei Diabetes

Phosphorus D12 - 2x tägl.
sieht Blitze und farbige Kreise, lichtempfindlich

Arsenicum album D6 - 3x tägl.
sehr lichtscheu, Flimmern vor den Augen

Tabacum D6 - 3x tägl.
Augenmuskel- und Sehnervlähmung, Schielen, Doppeltsehen

Netzhaut-Degeneration infolge Durchblutungsstörungen

Phosphorus D12 - 2x tägl.
sieht Blitze und farbige Kreise, lichtempfindlich

Arsenicum album D6 - 3x tägl.
sehr lichtscheu, Flimmern vor den Augen

Tabacum D6 - 3x tägl.
Augenmuskel- und Sehnervlähmung, Schielen, Doppeltsehen

Nux vomica D6 - 3x tägl.
Sehschwäche der Raucher

Aurum D6 - 3x tägl.
Gefäßverkalkung alter Menschen; Hochdruck, Herzdruck; Gemütsdruck

Netzhaut-Degeneration bei chronischen Nierenerkrankungen

Cuprum D6 - 3x tägl.
Gefäßkrämpfe; schreckhafter, verkrampfter Mensch

Plumbum D6 - 3x tägl.
Gefäßstarre; ausgezehrter Mensch mit gequollenem, schmutzigem Gesicht

Phosphorus D12 - 2x tägl.
Gefäßverfettung; ängstlicher Mensch mit gequollenen Lidern, Schwindel

Arsenicum album D6 - 3x tägl.
Gefäßverfettung; abgemagerter, ängstlicher, wächsern gequollener Mensch

Netzhaut-Entartung (Makuladegeneration), einfache trockene Form

Plumbum D6 - 3x tägl.
Gefäße starr

Phosphorus D12 - 2x tägl.
Gefäße verfettet

Arsenicum album D6 - 3x tägl.
Gefäße degeneriert

Netzhaut-Entzündung (Retinitis), akut mit Blutstau

Belladonna D30 - 3stündl.
plötzlich, heftig, krampfig; keine Tränen!

Glonoinum D30 - 3stündl.
durch Verblitzen; vorstehende Augen

Asa foetida D12 - 2x tägl.
klopfend, brennend, bohrend, Druck und Bewegen erleichtert

Netzhaut-Entzündung mit Blutaustritt (R. haemorrhagica)

Lachesis D12 - 2x tägl.
Gefäße sind bei Blutvergiftung durchlässig

Störungen nach Augenoperation

Aconitum D6 - 3x tägl.
Hauptarznei! Augen wie voll von feinem Sand

Asarum D6 - 3x tägl.
Zucken im Auge, Erbrechen, Durchfall

Crocus D6 - 3x tägl.
Hämmern und Zucken im Auge

Rhus tox D6 - 3x tägl.
Regenbogenhaut entzündet oder sonstige eitrige Entzündung

Senega D4 - 3x tägl.
löst Linsentrümmer auf

Strontium carbonicum D12 - 2x tägl.
Gegenstände sind blutig gefärbt

Schläfenschmerz nach Augenoperation

Ignatia D6 - 3x tägl.
heftig drückend

Thuja D6 - 3x tägl.
stechend

Kopfschmerz nach Augenoperation

Rhus tox D6 - 3x tägl.
Schmerzen vom Auge zum Kopf ziehend

Bryonia D6 - 3x tägl.
stechend mit Erbrechen

Phlegmone der Augenhöhle

Rhus tox D6 - 3stündl.
große Lichtempfindlichkeit, hält Augen geschlossen, heißer Tränenguß, sobald er die Lider öffnet

Regenbogenhaut-Entzündung (Iritis), Auslösung

Aconitum D30 - 1x bei Bedarf
Fremdkörper, Verätzung

Belladonna D30 - 1x bei Bedarf
entzündlich

Rhus tox D30 - 1x bei Bedarf
rheumatisch

Mercurius corrosivus D30 - 1x tägl.
destruktiv

Clematis D4 - 3x tägl.
rheumatisch, durch Kälte; nach Mercur

Regenbogenhaut-Entzündung, akut, 1. Stadium

Aconitum D30 - 1x bei Bedarf
plötzlich, trocken, brennend; keine Lichtscheu

Belladonna D30 - 1x bei Bedarf
plötzlich, trocken, krampfend; größte Lichtscheu

Ferrum phosphoricum D4 - 3x tägl.
trocken, brennend beim Bewegen des Auges

Regenbogenhaut-Entzündung, akut, 2. Stadium

Bryonia D4 - 3x tägl.
scharfe schießende Schmerzen beim Augenbewegen zum Hinterkopf, Scheitel

Rhus tox D4 - 3x tägl.
verkrampfter Augenschluß, heiße Tränen Einschießen in den Kopf, nachts

Spigelia D4 - 3x tägl.
scharfe schneidende Schmerzen; keine Rötung, Augapfel wie zu groß

Jaborandi D6 - 3x tägl.
mildert Entzündung, verhindert Krampf, löst Verwachsungen auf

Gelsemium D6 - 3x tägl.
dumpfe Schmerzen, Doppelbilder, Schwindel, schwere Lider

Euphrasia D12 - 2x tägl.
brennend, stechend, schießend, nachts; verwischtes Sehen

Regenbogenhaut-Entzündung, traumatisch

Aconitum D30 - 1x bei Bedarf
durch Fremdkörper, Wunden, Verbrennungen, ätzende Substanzen

Arnica D30 - 1x bei Bedarf
durch Schlag

Hamamelis D4 - stündl.
bei Blutungen in die Regenbogenhaut und in die vordere Kammer

Regenbogenhaut-Entzündung mit Knochenschmerz der Augenhöhle

Asa foetida D12 - 2x tägl.
klopfend, brennend oberhalb der Augenbrauen; Gegendruck lindert!

Mercurius corrosivus D30 - 1x tägl.
unerträglich brennend, rasend überall

Cinnabaris D4 - 3x tägl.
brennend, von einem Augenwinkel rund um die Augenbraue zum anderen

Aurum D4 - 3x tägl.
bohrend, kreisend, überall

Regenbogenhaut-Ziliarkörper-Entzündung (Iridozyklitis), akut

Asa foetida D4 - 3x tägl.
heftigster, unerträglichster brennender Schmerz

Spigelia D4 - 3x tägl.
scharfe schneidende Schmerzen, Augapfel wie zu groß; keine Rötung!

Cedron D4 - 3x tägl.
scharfer schießender Schmerz; tägl. zur gleichen Minute

Gelsemium D6 - 3x tägl.
heftig, dumpf bei Bewegung; Doppelbilder, Schwindel

Erbnosoden D200 - 1x monatl.
danach Luesinum D200, 1x monatl.

Calcium carbonicum D6 - 3x tägl.
personenbezogen

Schielen durch Muskellähmung

Belladonna D4 - 3x tägl.
akut

Causticum D4 - 3x tägl.
nach Kinderlähmung oder Polio-Impfung

Gelsemium D200 - 1x monatl.
nach Diphtherie oder DTP-Impfung

Schielen, nervöser Art, ohne Muskellähmungen

Cina D4 - 3x tägl.
2 Monate lang; danach:

Agaricus D4 - 3x tägl.
2 Monate lang; danach:

Spigelia D4 - 3x tägl.
2 Monate lang; Kur bedarfsweise wiederholen

Schrunden, Einrisse (Rhagaden) an den Augenlidern

Alumina D12 - 2x tägl.
Jucken, Brennen, trockene Lidrand-Entzündung, Wimpernausfall

Antimonium crudum D12 - 2x tägl.
Lidwinkel rissig, chronische trockene Lidentzündung

Petroleum D12 - 2x tägl.
eitrig, jeden Winter wiederkehrend

Silicea D12 - 2x tägl.
trocken, jeden Winter Lidrandentzündung, zugluftempfindlich

Graphites D12 - 2x tägl.
eitrig, rissig, Lider nach innen oder außen gestülpt (Entropium, Ektropium)

Sulfur D12 - 2x tägl.
eitrig, wund, verklebt

Sehnerv-Degeneration (Optikusatrophie), entzündlich

Crotalus D12 - 2x tägl.
mit Netzhautblutung

Lachesis D12 - 2x tägl.
eher funktionell

Sehnerv-Degeneration, toxisch

Nux vomica D6 - 3x tägl.
Gefäße krampfen; bei Säufern, Rauchern, übermäßigen Genießern

Cuprum D6 - 3x tägl.
Nerven schwinden, Gefäße krampfen

Plumbum D6 - 3x tägl.
Nerven und Muskeln schwinden, Gefäße krampfen

Arsenicum album D6 - 3x tägl.
Gefäße verkalkt, Nerv schwindet

Phosphorus D12 - 2x tägl.
Gefäße verkalkt, sieht Blitze und Kreise; Diabetes, Drüsen

Tabacum D6 - 3x tägl.
Gefäße krampfen

Sehnerv-Entzündung (retrobulbäre Neuritis)

Phosphorus D12 - 2x tägl.
zentrale Gesichtsfeldausfälle (Skotom), bis zur Blindheit

Kurzsichtigkeit

Phosphorus D12 - 2x tägl.
schlank

Pulsatilla D12 - 2x tägl.
dick

Weitsichtigkeit

Sepia D12 - 2x tägl.
bei Gebärmuttererkrankungen, bei Samenverlust; verschwindet plötzlich

Natrium muriaticum D200 - 1x monatl.
Augen wie steif bei Bewegung, Buchstaben laufen zusammen

Argentum nitricum D12 - 2x tägl.
durch schlechte Akkommodation

Silicea D12 - 2x tägl.
durch Gewebsschwäche

jugendliche Weitsichtigkeit

Conium D6 - 3x tägl.
wirkt nicht bei Erwachsenen

Sehschwäche infolge schlechter Akkommodation

Argentum nitricum D12 - 2x tägl.
sieht graue Linien und schlangenartige Gebilde

Artemisia vulgaris D12 - 2x tägl.
Buchstaben verschwimmen, sieht Wolken

Paris quadrifolia D4 - 3x tägl.
Augen können nicht fest fixieren; als ob der Sehnerv zu kurz sei

Sehschwäche ohne krankhaften Befund (Amblyopie)

Phosphorus D12 - 2x tägl.
anlagebedingt, nicht durch Linsen korrigierbar

Tränensack-Entzündung (Dakryozystitis), akut

Belladonna D6 - 2stündl.
plötzlich, heftig, Wärme lindert

Apis D4 - 2stündl.
Schwellung, Kälte lindert

Bryonia D3 - 2stündl.
Schwellung, mäßige Wärme lindert

Tränensack-Entzündung, chronisch

Mercurius solubilis D30 - 1x tägl.
dünn, eitrig

Hepar sulfuris D200 - 8stündl., 3x insgesamt
dick, eitrig

Calcium fluoratum D3 - 2stündl.
narbig

Silicea D6 - 3x tägl.
trocken

Tränensack-Fistel, chronisch; personenbezogen

Calcium carbonicum D12 - 2x tägl.
rund, phlegmatisch

Natrium muriaticum D200 - 1x monatl.
dünn, melancholisch

Silicea D12 - 2x tägl.
dürr, fühlt sich minderwertig

Überanstrengung der Augen

Ruta D4 - stündl.
Augen brennen wie Feuerbälle, jede Faser wie gereizt

Onosmodium D4 - stündl.
Augen dumpf, schwer, wund, ohne Rötung; Hinterkopfweh, Schwäche

Agaricus D12 - 2x tägl.
heftiges Lidzucken, Sehschwäche, grauer Star

Asarum D12 - 2x tägl.
Augen steif, brennen oder werden kalt empfunden, schlimmer bei Sonne, kalte Auflage lindert

NOTIZEN:

Ohr

Außenohr-Entzündung (Otitis externa), akut

Aconitum D30 - 1x bei Bedarf
stechend, schneidend, nachts, bei Wärme; Ohr dunkelrot

Belladonna D30 - 1x bei Bedarf
bohrend, grabend, in wellenartigen Anfällen; Ohr kräftig rot

Außenohr-Entzündung, bläschenartig

Apis D4 - 3x tägl.
wäßrige Schwellung

Croton D4 - 3x tägl.
eitrige Bläschen

Cantharis D6 - 3x tägl.
helle, große, wäßrige Bläschen

Mezereum D6 - 3x tägl.
viele winzige Bläschen

Petroleum D12 - 2x tägl.
nässende, verkrustende Bläschen

Außenohr-Entzündung mit Zerstörung der Knorpel

Calcium fluoratum D12 - 2x tägl.
4 Wochen lang; danach:

Silicea D12 - 2x tägl.
4 Wochen lang; danach:

Strontium carbonicum D12 - 2x tägl.
4 Wochen lang; danach:

Thallium D6 - 2x tägl.
4 Wochen lang

Frostbeulen an den Ohrmuscheln

Petroleum D6 - 3x tägl.
sehr schmerzhaft, übel aussehend

Agaricus D4 - 3x tägl.
juckt wie von tausend Eisnadeln

Furunkel im Gehörgang

Aconitum D30 - 1x bei Bedarf
nur bei Schmerzbeginn wirksam; danach:

Belladonna D30 - 1x bei Bedarf
hart, berührungsempfindlich; danach:

Hepar sulfuris D200 - 3stündl., 3x insgesamt
bei beginnender eitriger Erweichung

Gehörgangekzem, juckend

Alumina D12 - 1x tägl. morgens
sehr lange geben

Hörsturz, akut

Arnica D30 - 1x tägl. abends
plötzlich wie ein Schlag; Gefäße verkalkt, Blutung?

Lachesis D12 - 2x tägl.
merkt es irgendwann; entzündlich-allergisch, Blutung?

Tabacum D30 - 1x tägl. morgens
plötzlich mit heftigem Schwindel und kaltem Schweiß; Gefäßprozeß

Hörsturz, später

Causticum D6 - 3x tägl.
seine eigene Stimme hallt im Kopf wider

Kalium chloratum D4 - 3x tägl.
sehr bewährt; Tube geschlossen?

Innenohr-Schwindel (Menière), kurativ

Lachesis D200 - einmalig
sofort geben, solange akut; danach:

Tabacum D30 - 1x tägl. morgens
und

Phosphorus D12 - 2x tägl.
zur Nachbehandlung eventuell:

Cocculus D4 - 3x tägl.
6 Wochen lang; danach:

Conium D4 - 3x tägl.
6 Wochen lang

Innenohr-Schwindel, sonstige

Arnica D12 - 2x tägl.
rot; beim Gehen, bei Erschütterung, Ohrknorpel schmerzt wie zerbrochen

Bryonia D12 - 2x tägl.
rot; bei plötzlicher Bewegung, beim Erheben vom Stuhl

Melilotus D12 - 2x tägl.
rot; mit Blutstau, Nasenbluten erleichtert

Veratrum album D12 - 2x tägl.
blaß, kreislaufschwach; als bliese ein kalter Wind durch den Kopf

Theridion D12 - 2x tägl.
blaß; bei Geräuschen, beim Augenschließen

Arsenicum album D12 - 2x tägl.
blaß; bei Geräuschen, Flimmern vor den Augen; letzte Wahl!

Mittelohr-Entzündung (Otitis media), Diathese

Scarlatinum D200 - einmalig
oft schlecht ausgeheilter Scharlach in der Vorgeschichte

Mittelohr-Entzündung, Auslösung

Aconitum D30 - einmalig
plötzlicher Temperaturabfall, Zugluft, kalter Wind

Ferrum phosphoricum D12 - 2x tägl.
naßkaltes Wetter

Dulcamara D12 - 2x tägl.
jeder Wetterwechsel, nachts schlimmer, trockene Wärme lindert

Mittelohr-Entzündung, akute Schmerzen

Aconitum D30 - einmalig
plötzlich, stechend, schneidend, wahnsinnig; nachts, verlangt Kälte

Belladonna D30 - einmalig
plötzlich wellenartig grabend, bohrend, rasend; nachts, mag Wärme

Chamomilla D30 - einmalig
heftig, nachts, mag Kälte; höchst empfindliche unleidliche rote Kinder

Ferrum phosphoricum D12 - 2x tägl.
anfallsartig, klopfend, stechend; blasse Kinder

Mittelohr-Entzündung, akut, Trommelfell

Aconitum D30 - einmalig
dunkelrot

Belladonna D30 - einmalig
tiefrot

Chamomilla D30 - einmalig
kräftig rot

Ferrum phosphoricum D12 - 2x tägl.
blutrot

Mittelohr-Entzündung, schwelend (subakut)

Pulsatilla D12 - 2x tägl.
heiß, rot; schießt, rast, pulsiert, eher nachts; mild, dick, gelb-grün

Kalium sulfuricum D12 - 2x tägl.
wie bei Pulsatilla, nur orangegelbes Sekret

Hepar sulfuris D200 - 8stündl., 3x insgesamt
drohende Eiterung; wundes Gefühl, zugluftempfindlich; Schmerzen nehmen mit beginnender dicker, sahniger, stinkender Absonderung zu; eitrig nach Scharlach

Mittelohr-Entzündung, nervöser Schmerz

Magnesium phosphoricum D12 - 2x tägl.
in kalter Luft, Wärme bessert

Sanguinaria D12 - 2x tägl.
in den Wechseljahren; Brausen, Summen, geräuschempfindlich

Mittelohr-Entzündung, chronische Schmerzen

Calcium carbonicum D12 - 2x tägl.
Trommelfell juckt, Summen, Brausen, hört schlecht; Polypen!

Sulfur D12 - 2x tägl.
Ohren hochrot, rauh

Psorinum D12 - 2x tägl.
Ohren hochrot, rauh; heruntergekommene Verfassung

Mercurius solubilis D30 - 1x tägl.
Ohren wie verstopft, wunde Rauhheit, Rauschen, Knochenschmerzen nachts

Kalium phosphoricum D12 - 2x tägl.
morgens, bei Kälte

Tellurium D6 - 3x tägl.
Gehörgang äußerst berührungsempfindlich

Mittelohr-Entzündung, chronisch, eitrig stinkender Ohrfluß

Calcium carbonicum D12 - 2x tägl.
mild

Sulfur D12 - 2x tägl.
übel, wundmachend

Psorinum D12 - 2x tägl.
faul, wundmachend

Mercurius solubilis D30 - 1x tägl.
dünn, scharf

Kalium phosphoricum D12 - 2x tägl.
dick, dreckig oder bräunlich, wäßrig

Tellurium D6 - 3x tägl.
dünn, scharf, reichlich

Mittelohr-Entzündung, Karies der Hörknöchelchen

Silicea D12 - 2x tägl.
dünne, stinkende, ätzende Absonderung mit Knochenteilchen

Aurum D12 - 2x tägl.
anhaltendes Bohren, Rauschen, Stinken

Tellurium D6 - 3x tägl.
Gehörgang sehr empfindlich; reichlich dünne, scharfe Absonderung

Mater perlarum D6 - 3x tägl.
verschlampter Zustand

Mittelohr-Entzündung, Trommelfell geschwürig

Kalium bichromicum D12 - 2x tägl.
scharfe, stechende Schmerzen; zähe fadenziehende eitrige Absonderung

Mittelohr-Entzündung, Trommelfell perforiert (Loch)

Calcium carbonicum D12 - 2x tägl.
milder Eiter; Trommelfell juckt, Summen; Polypen!

Capsicum D12 - 2x tägl.
gelber Eiter, höchst empfindlich, eher tagsüber

Aurum D12 - 2x tägl.
dicker, stinkender Eiter, bohrende Schmerzen, nachts

Silicea D12 - 2x tägl.
dünner, wunder, stinkender Eiter

Ohrgeräusche (Tinnitus aurium), kurativ

Chininum sulfuricum D4 - 3x tägl.
6 Wochen lang; danach:

Lachesis D12 - 2x tägl.
8 Wochen lang; danach

Phosphorus D12 - 2x tägl.
8 Wochen lang; Kur bedarfsweise wiederholen

Ohrgeräusche, personenbezogen

Pulsatilla LM6 - jeden 2.Tag
dicker, schüchterner Mensch, der seine Hemmungen zu verstecken sucht

Silicea LM6 - jeden 2.Tag
geknickter, schüchterner Mensch, der seine Hemmungen zeigt

Lycopodium LM6 - jeden 2.Tag
schlanker, würdevoller Mensch, der seine Hemmungen versteckt

Carbo animalis LM6 - jeden 2.Tag
ziemlich am Ende; kann nicht sagen, woher Geräusche kommen

Lachesis LM6 - jeden 2.Tag
es brüllt und singt im Ohr, er schüttelt und rüttelt es mit dem Finger, dann atmet er erleichtert auf

Ohrgeräusche, hört Glocken läuten

Plumbum D12 - 2x tägl.
Gefäße verkalkt, verkrampft; ängstlich, niedergeschlagen

Cresolum D12 - 2x tägl.
Rückenmarkserkrankung; ist aber recht heiter

Ledum D12 - 2x tägl.
bei rheumatischer Erkrankung

Coffea D12 - 2x tägl.
bei nervlicher Belastung; höchst euphorisch mit überreizten Sinnen

Ohrschmalz, Beschaffenheit

Conium D6 - 3x tägl.
rot, vermehrt

Causticum D6 - 3x tägl.
gelb, vermehrt

Pulsatilla D6 - 3x tägl.
schwarz, verhärtet

Lachesis D12 - 2x tägl.
weiß

Ohrspeicheldrüsen-Entzündung (Parotitis), anfangs

Belladonna D30 - 1x bei Bedarf
bei anfänglichem Fieber, verlangt nach einem warmen Schal

Mercurius solubilis D30 - 1x tägl.
weiche Schwellung, Speichelfluß, verlangt Kühle; beachte: Keimdrüsen!

Barium carbonicum D4 - 3x tägl.
harte Schwellung; bis zur Auflösung der Entzündung geben

Ohrspeicheldrüsen-Entzündung, Komplikationen

Pulsatilla D6 - 3x tägl.
Brustdrüse, Eierstock, Hoden

Clematis D4 - 3x tägl.
Hoden, Samenstrang

Ohrtrompeten-Katarrh (Tubenkatarrh), Tube "wie zu"

Pulsatilla D4 - 3x tägl.
mild

Kalium sulfuricum D4 - 3x tägl.
weiß-klar

Kalium chloratum D4 - 3x tägl.
weiß-zäh; Trommelfell zurückgezogen mit weißen Auflagerungen

Hydrastis D4 - 3x tägl.
dick-zäh; Ohrgeräusche

Ohrtrompeten-Katarrh, schwelend (subakut)

Capsicum D12 - 2x tägl.
brennend; Rachen heiß und trocken

Kalium bichromicum D12 - 2x tägl.
scharf stechend; Rachen zäh-schleimig

Ohrtrompeten-Katarrh, chronisch

Mercurius dulcis D12 - 2x tägl.
Trommelfell dick, zurückgezogen, unbeweglich; tieftönende Geräusche

Graphites D12 - 2x tägl.
klebriger Ausfluß; schwerhörig, besser beim Autofahren

Schrunden, Einrisse am Ohransatz

Petroleum D12 - 2x tägl.
in jedem Winter; Fingerkuppen, Genitale, After

Viola tricolor D4 - 3x tägl.
Milchschorf, Kopfhaarekzem der Kinder

Graphites D12 - 2x tägl.
eitrige Ekzeme, Ohrmuschel, Gehörgang

Schwerhörigkeit im Alter

Conium D12 - 2x tägl.
eher Männer

Crocus D12 - 2x tägl.
eher Frauen

Schwerhörigkeit, anhaltend nach Entzündung

Kalium chloratum D12 - 2x tägl.
sehr bewährt!

Schwerhörigkeit, anhaltend durch viele Entzündungen

Calcium carbonicum D12 - 2x tägl.
rundlich, unbeholfen

Barium carbonicum D12 - 2x tägl.
rundlich, dümmlich

Barium jodatum D12 - 2x tägl.
schlank, dümmlich

Calcium fluoratum D12 - 2x tägl.
eckig, wild

Silicea D6 - 2x tägl.
dürr, schwach

Schwerhörigkeit durch Lärmbelastung

Arnica D12 - 2x tägl.
als Folge von Verletzung verstanden

Schwerhörigkeit infolge geschwollener Mandeln

Barium carbonicum D12 - 2x tägl.
taub, verkalkt, Geräusche

Mercurius solubilis D30 - 1x tägl.
stinkender Atem, dicke schmutzige Zunge

Schwerhörigkeit durch Verkalkung mit Ohrensausen

Chininum sulfuricum D4 - 3x tägl.
6 Wochen lang; danach:

Lachesis D12 - 2x tägl.
8 Wochen lang; danach

Phosphorus D12 - 2x tägl.
8 Wochen lang; Kur bedarfsweise wiederholen

Schwerhörigkeit ohne krankhaften Befund

Phosphorus D12 - 2x tägl.
für die menschliche Stimme, aber hört Geräusche überlaut

Causticum D12 - 2x tägl.
hört nur die eigene Stimme im Kopf widerhallen

Chenopodium D12 - 2x tägl.
für tiefe Töne, hört hohe Töne deutlich; Hörnervschaden

Warzenfortsatz-Entzündung bei chronischer Mittelohrentzündung

Capsicum D12 - 2x tägl.
drückend, berstend; Ohren heiß, empfindlich; Kopfschmerz, fröstelt

Lachesis D12 - 2x tägl.
links beginnend, schwelend (subseptisch)

Aurum D12 - 2x tägl.
bohrend; stinkendes Sekret; Rauschen, geräuschempfindlich

Acidum nitricum D6 - 3x tägl.
Abszeß im Warzenfortsatz

NOTIZEN:

Nase

Geruchsverlust bei Erkältung

Natrium muriaticum D200 - einmalig
zusätzlich:

Luffa D4 - 3x tägl.
verstopfte Nase

Haarbalg-Entzündung auf der Nase (Follikulitis)

Arnica D2 - 3x tägl.
ganze Nase, besonders Nasenspitze, eher dunkelrot

Heuschnupfen, Vorbeugung

Acidum formicicum D200 - 1x monatl.
ab Januar bis April unter die Haut spritzen; zusätzlich:

Galphimia glauca D4 - 3x tägl.
bis zum Beginn des Heuschnupfens; wirkt gegen allergischen Prozeß

Pollen LM6 - 1x tägl. abends
sobald der Pollenflug beginnt

beachte: Die beste Vorbeugung ist die personenbezogene Behandlung!

Heuschnupfen, epidemisch

Arsenicum album D6 - 3x tägl.
je kühler und feuchter das Wetter

Sabadilla D12 - 2x tägl.
je frischer die Luft

Gelsemium D30 - 1x tägl. morgens
je wärmer und feuchter das Wetter

Jodum D12 - 2x tägl.
je heißer und schwüler das Wetter

Lachesis D12 - 2x tägl.
beim ersten warmen Sonnenstrahl, Kopfschmerz, Halsenge

Heuschnupfen, fiebrig

Arsenicum jodatum D4 - 3x tägl.
heftiges Niesen, heftiger Fluß, bei feuchter Wärme

Sabadilla D12 - 2x tägl.
immer zur gleichen Stunde, trotzdem Frost

Euphorbium D6 - 3x tägl.
Augen und Nase trocken, hitzig, brennend

Arum triphyllum D4 - 3x tägl.
geschwürige, rissige, verklebte Nase; liebt es, darin zu bohren

Heuschnupfen ohne Ausfluß

Aconitum D30 - einmalig
Nase dick, heiß, geschwollen; fröstelt, unruhig

Sinapis nigra D4 - 3x tägl.
Nase heiß, geschwollen; nachmittags und abends

Histaminum hydrochloricum D6 - 3x tägl.
Nase schmerzhaft trocken; Nasenlöcher wie weit geöffnet

Heuschnupfen, eine Nasenhälfte verstopft

Sabadilla D12 - 2x tägl.
anhaltend, mal diese mal jene, besser im Warmen

Nux vomica D6 - 3x tägl.
nachts, mal diese mal jene

Histaminum hydrochloricum D6 - 3x tägl.
Hitze, Kugel im Hals; besser draußen, Kälte, Kaltwaschen

Heuschnupfen eher links

Naphthalinum D3 - 3x tägl.
wunde, geschwollene Schleimhäute

Heuschnupfen eher rechts

Sanguinaria D6 - 3x tägl.
trockene, brennende Schleimhäute, periodisch

Heuschnupfen eher bei Frauen

Cyclamen D6 - 3x tägl.
hysterisch

Pulsatilla D6 - 3x tägl.
widersprüchlich, wechselhaft

Heuschnupfen eher bei Männern

Naphthalinum D3 - 3x tägl.
wunde, geschwollene Nase und Augen; Asthma

Heuschnupfen besonders an schönen trockenen Tagen

Sarsaparilla D6 - 3x tägl.
fließend oder schleimig mit verstopfter Nase; rauher Kitzelhusten im Kehlkopf

Heuschnupfen mit Frösteln

Aconitum D30 - einmalig
geht trotzdem nach draußen

Mercurius solubilis D30 - 1x tägl.
braucht kühle Luft

Gelsemium D30 - 1x tägl. morgens
sitzt an der Heizung

Arsenicum album D6 - 3x tägl.
sitzt auf der Heizung

Sabadilla D12 - 2x tägl.
liegt in der heißen Badewanne

Silicea D12 - 2x tägl.
liegt im warmen Bett und zieht die Decke übern Kopf

Heuschnupfen mit Lichtscheue

Arsenicum album D6 - 3x tägl.
bleibt drinnen, trägt dunkle Augengläser

Phosphorus D12 - 2x tägl.
geht raus, trägt auffällige Sonnenbrille

Euphrasia D12 - 2x tägl.
blinzelt draußen, verdunkelt drinnen das Zimmer

Heuschnupfen mit mildem Nasenfluß

Euphrasia D12 - 2x tägl.
Augen schwimmen in brennenden Tränen; blinzelt, lichtscheu

Heuschnupfen mit mildem Tränenfluß

Allium cepa D3 - 3x tägl.
Augenwinkel bitzeln; scharfer, tränenreicher Nasenfluß

Heuschnupfen, Nasenwurzel schmerzt

Sabadilla D12 - 2x tägl.
krampfend, zieht die Stirn zusammen

Sanguinarium nitricum D6 - 3x tägl.
brennend, juckend

Kalium jodatum D6 - 3x tägl.
drückend im Warmen, beim Bücken, um 3 Uhr

Silicea D6 - 3x tägl.
drückend, juckend; auch Eingang der Ohrtube

Ranunculus bulbosus D6 - 3x tägl.
drückend, juckend, auch in der hinteren Nase

Arum triphyllum D4 - 3x tägl.
bohrend

Heuschnupfen mit morgendlichem Niesen

Natrium muriaticum D200 - 1x wöchentl.
ununterbrochen nach dem Aufstehen

Nux vomica D30 - 1x tägl. morgens
beim ersten Luftzug, reißt das Fenster auf

Silicea D12 - 2x tägl.
beim ersten Luftzug, schließt Fenster und Türen

Heuschnupfen mit anhaltendem Niesen

Allium cepa D3 - 3x tägl.
drinnen; milde Tränen, wunde Nase

Kalium jodatum D4 - 3x tägl.
drinnen; wunde, schorfige Nase

Arsenicum jodatum D4 - 3x tägl.
drinnen; dünner, scharfer, tränenreicher Nasenfluß

Natrium muriaticum D200 - 1x wöchentl.
morgens nach dem Aufstehen; dünner, schaumiger Nasenfluß

Sanguinaria D6 - 3x tägl.
draußen; Schleimhäute brennen, eher rechts, wenig Fluß

Sanguinarium nitricum D6 - 3x tägl.
draußen; zugluftempfindlich, viel Nasenfluß

Heuschnupfen mit krampfhaftem Niesen

Sabadilla D12 - 2x tägl.
drinnen; erschüttert den ganzen Körper, Nase und Augen laufen über

Pulsatilla D12 - 2x tägl.
draußen; geht trotzdem in die frische Luft

Cyclamen D12 - 2x tägl.
draußen; Augen flimmern, rasendes Hämmern in der Stirn

Natrium muriaticum D200 - 1x wöchentl.
morgens; wäßriges, scharfes, schaumiges Fließen; Herpesbläschen

Phosphorus D12 - 2x tägl.
draußen; Brennen mit wenig Ausfluß

Cinnabaris D4 - 3x tägl.
draußen; Niesen und Husten zum Platzen, Nasenwurzel drückt und klopft

Heuschnupfen mit versagendem Niesen

Natrium muriaticum D200 - 1x wöchentl.
morgens

Phosphorus D12 - 2x tägl.
drinnen

Silicea D12 - 2x tägl.
draußen

Euphorbium D6 - 3x tägl.
überall; heftiger Niesreiz, juckende Stirnhöhle

Heuschnupfen mit Niesen in der frischen Luft

Arsenicum album D6 - 3x tägl.
mit scharfem, tränenarmem Nasenfluß

Phosphorus D12 - 2x tägl.
brennend; muß nach draußen

Cyclamen D6 - 3x tägl.
krampfhaft; Sehstörungen, Stirnkopfschmerz

Sabadilla D12 - 2x tägl.
mit wäßrigem, tränenreichem Nasenfluß

Sanguinarium nitricum D6 - 3x tägl.
mit brennendem, tränenreichem Nasenfluß

Heuschnupfen mit Niesen in der Wärme, im Zimmer

Allium cepa D3 - 3x tägl.
juckend; Augenwinkel bitzeln

Kalium jodatum D4 - 3x tägl.
brennend; draußen schleimiger, scharfer, tränenreicher Nasenfluß

Histaminum hydrochloricum D6 - 3x tägl.
brennend; wenig Ausfluß

Jodum D12 - 2x tägl.
ätzend; viel Ausfluß

Heuschnupfen, Niesen erleichtert nicht

Arsenicum album D6 - 3x tägl.
nur Wärme erleichtert

Heuschnupfen mit verstopfter Nase

Arsenicum album D6 - 3x tägl.
draußen; drinnen alles besser

Kalium jodatum D4 - 3x tägl.
drinnen; wunde Nase läuft draußen

Luffa D6 - 3x tägl.
drinnen; in der Wärme

Nux vomica D6 - 3x tägl.
drinnen; Tränen und Niesen im Freien

Allium cepa D3 - 3x tägl.
drinnen und draußen; heftig juckende, wäßrige Nase, milde Tränen

Arum triphyllum D4 - 3x tägl.
drinnen und draußen; reichlich gelber, scharfer Nasen- und Tränenfluß

Heuschnupfen steigt in den Hals ab

Sabadilla D12 - 2x tägl.
Kloß im Hals, trockenes Kratzen, Räusperzwang

Sanguinarium nitricum D6 - 3x tägl.
heiser; muß sich räuspern bevor er spricht

Euphrasia D12 - 2x tägl.
Taghusten durch Kehlkopfkitzel; Schleimräuspern, Schleim schwer löslich

Allium cepa D3 - 3x tägl.
berstender Kehlkopfhusten, frische Luft lindert

Heuschnupfen steigt in die Bronchien ab

Arsenicum jodatum D6 - 3x tägl.
feucht brennend, schlimmer im Zimmer, bei feucht-warmem Wetter

Euphorbium D6 - 3x tägl.
trocken brennend, anhaltender Hackhusten von Kitzel in der Brustmitte

Phosphorus D12 - 2x tägl.
trocken brennend, heiser, schlimmer beim Reden und draußen

Naphthalinum D3 - 3x tägl.
trocken brennend, Lider stark geschwollen, eher links

Ranunculus bulbosus D4 - 3x tägl.
trocken kitzelnd, heiser, Kehlkopfhusten; Muskeln schmerzen

Alumen chromicum D2 - 2x stündl.
trocken kitzelnd, kratzend; Husten morgens mit reichlich klarem Schleim

Knollennase (Rhinophym)

Abrotanum D3 - 3x tägl.
sommers rot, winters blau

Acidum hydrofluoricum D12 - 2x tägl.
nur sommers schlimm

Petroleum D12 - 2x tägl.
nur winters schlimm

Pulsatilla D12 - 2x tägl.
Gefäßzeichnung; große Hemmung

Aurum D12 - 2x tägl.
Säufernase, dunkelrot

Nasenbluten bei Fieber mit ängstlicher Unruhe

Aconitum D30 - alle 10 Min.
hellrot, plötzlich, reichlich

Nasenbluten, gewohnheitsmäßig (habituell)

China D4 - 3x tägl.
stark, dunkel, klumpig; Ohrenklingen; will frische Luft zugefächert haben; schwach

Arsenicum album D6 - 3x tägl.
anhaltend mit Brennen; ausgezehrte Menschen

Nasenbluten infolge Blutandrang mit Kopfschmerz

Sanguinaria D6 - alle 10 Min.
hellrot, klumpig, übelriechend; Gesicht wie rot angemalt; rechtsseitig

Glonoinum D6 - alle 10 Min.
dunkel, wogend; dunkelrotes Gesicht; Kopfweh pochend, zerspringend

Bellis D4 - alle 10 Min.
aktiv, nach Anstrengung, beim Erwachen; Kopfweh ziehend, beim Bücken, beim Bewegen

Nasenbluten bei Kindern

Ferrum phosphoricum D4 - alle 10 Min.
hellrot, gußweise; blutarme, blasse Kinder mit leichtem Erröten

Phosphorus D200 - alle 10 Min.
hellrot, ohne Anlaß wiederkehrend; blasse, zarte, hübsche Kinder

Belladonna D30 - alle 10 Min.
rot, pulsierend; rundliche rote Kinder

Arnica D30 - alle 10 Min.
nach Anstrengung, nach Verletzung, nach Popeln, kräftige rote Kinder

Hamamelis D4 - alle 10 Min.
dunkel, Spannung und Druck in der Stirn

Nasenbluten bei Heranwachsenden

Arnica D30 - alle 10 Min.
hellrot, kräftig; Neigung zu Verletzungen (zum Beispiel beim Sport); Nasepopeln

Phosphorus D200 - alle 10 Min.
hellrot, ohne Anlaß; blasse, hochgeschossene, hübsche Jugendliche

Trillium D6 - alle 10 Min.
hell oder dunkel, klumpig, allgemeine Kälte, schwacher Puls, Ohnmacht

Bryonia D6 - alle 10 Min.
dunkel, passiv, Kopfschmerz, anstatt Periode

Pulsatilla D6 - alle 10 Min.
dick, klumpig; liebe Mädchen mit wechselhafter Periode

Crocus D6 - alle 10 Min.
schwarz, zäh wie Teer; hysterische Mädchen und klimakterische Frauen

Nasenbluten anstelle der Periode

Pulsatilla D6 - stündl.
massiv, dunkel

Bryonia D6 - stündl.
passiv, dunkel, bessert Kopfweh

Nasenbluten bessert Kopfschmerz

Ferrum phosphoricum D4 - alle 10 Min.
hellrot, gußweise, Röte schießt zum Gesicht; hellhäutig, blutarm

Bryonia D6 - alle 10 Min.
dunkel, passiv; Kopfschmerz stechend bei geringster Bewegung, Ärger

Rhus tox D6 - alle 10 Min.
dunkel, nachts, beim Bücken; Kopfweh wie zum Platzen

Melilotus D4 - alle 10 Min.
rot, plötzlich abends; Kopfweh wogt, drückt berstend; übel, erbricht, Hitzewallungen

Nasenbluten bessert Kopfschmerz nicht

Crocus D6 - alle 10 Min.
teerartig, zäh, wie Perlen an einer Schnur; dunkelrotes Gesicht

Erigeron D6 - alle 10 Min.
heftig, hell, gußweise, stoßweise, morgens, beim Bewegen

Nasenbohren bei Kindern (und Erwachsenen)

Cina D12 - 2x tägl.
nervöse Wurmkinder

Arum triphyllum D12 - 2x tägl.
beißt sich die Lippen auf

Sulfur D12 - 2x tägl.
bohrt und zupft sich überall

Nasengeschwüre der Schleimhäute

Acidum nitricum D6 - 3x tägl.
oberflächlich; übelriechender Belag, dünne ätzende Absonderung

Argentum nitricum D12 - 2x tägl.
Blut haftet am Finger beim Nasepopeln

Aurum D6 - 3x tägl.
tiefgreifend; zerstört Knorpel und Knochen

Hydrastis D6 - 3x tägl.
oberflächlich; dicke, zähe, scharfe Absonderung

Kreosotum D6 - 3x tägl.
leicht schwärzlich blutend; übelriechende Absonderung

Borax D3 - 3x tägl.
Soorbelag

Nasengeschwüre an der Scheidewand (Septum)

Kalium bichromicum D12 - 2x tägl.
Geschwür wie ausgestanzt; trockene schorfige Nase

Nasenpolypen, lymphatisch

Calcium carbonicum D6 - 3x tägl.
Nase geschwollen, verstopft; übler Geruch wie faule Eier

Kalium carbonicum D6 - 3x tägl.
Nase verstopft, trocken, gelb-grüner Schleim; höchst kälteempfindlich

Sanguinaria D6 - 3x tägl.
Nase trocken, brennt, Fließschnupfen wund, Niesen

Cistus D6 - 3x tägl.
eingeatmete kalte Luft verursacht quälende Schmerzen; höchst erkältlich

Bacillinum D200 - einmalig
zugehörige Nosode

Nasenpolypen, lithämisch

Calcium phosphoricum D6 - 3x tägl.
draußen fließt die Nase, drinnen verstopft; Nase blutet; schwerhörig

Marum verum D6 - 3x tägl.
wie bei Calc.phosph., Schneuzen bessert nicht; abends, Niederlegen, Herbst

Thuja D6 - 3x tägl.
wie bei Calc.phosph., dick-grüner Schleim, Geschwüre; naßkalt, feucht, 16 Uhr bis 4 Uhr

Medorrhinum D200 - einmalig
zugehörige Nosode

Nasenpolypen, destruktiv

Hydrastis D6 - 3x tägl.
Nase verstopft; dicker, gelber Schleim

Kalium bichromicum D6 - 3x tägl.
Nase trocken, verstopft, krustig; zäher, fadenziehender Schleim

Phosphorus D6 - 3x tägl.
Nase fließt oder ist trocken, brennend; Ausschneuzen kleiner Blutungen

Luesinum D200 - einmalig
zugehörige Nosode

Nasenschuppen, äußerlich, fettig

Sulfur D4 - 3x tägl.
ganze Nase, großschuppig

Selenium D4 - 3x tägl.
ganze Nase, kleinschuppig

Natrium muriaticum D200 - 1x monatl.
Nase-Mundwinkel-Falte (Nasolabialfalte)

Nebenhöhlen-Entzündung (Sinusitis), akut, fiebrig

Camphora D1 - stündl.
nur allererstes Stadium; Klopfschmerz hinter Augen; verstopfte Nase

Aconitum D30 - 1x bei Bedarf
nur erstes Stadium; Kribbeln, Niesen, geschwollen, heiß, trocken

Belladonna D30 - 1x bei Bedarf
Völle, Druck, Hitze, Klopfen

Eupatorium perfoliatum D6 - 3x tägl.
viel Niesen, reichliche Absonderung; Fieber morgens höher

Cinnabaris D4 - 3x tägl.
Druck und Schmerz beim Bücken; trockene Nase, zäher Schleim im Rachen

Nebenhöhlen-Entzündung, chronisch

Thuja D6 - 3x tägl.
dicke, grüne, milde Absonderung

Silicea D12 - 2x tägl.
dünne, ätzende Absonderung

Nebenhöhlen-Entzündung, verschleppt

Hydrastis D6 - 3x tägl.
dick, zäh, gelb, wundmachend

Kalium bichromicum D12 - 2x tägl.
trocken, schorfig, geschwürig; Stirnkopfschmerz

Causticum D6 - 3x tägl.
trocken verstopfte, wunde, krustige Nase; heiser; Feuchtigkeit lindert

Nebenhöhlen-Entzündung mit Ausscheidung

Hydrastis D6 - 3x tägl.
dick, zäh, gelb, wundmachend

Kalium sulfuricum D6 - 3x tägl.
dick, weiß, schleimig, mild

Nebenhöhlen-Entzündung ohne Ausscheidung

Cinnabaris D4 - 3x tägl.
Schleim sitzt in der hinteren Nase

Kalium bichromicum D12 - 2x tägl.
Schleim läuft den Rachen runter

Sulfur D12 - 2x tägl.
Schleim verstopft alle Ausgänge; Nase rot, brennt

Nebenhöhlen-Entzündung bei Nasenpolypen

Thuja D6 - 3x tägl.
dicke, grüne, milde Absonderung

Hydrastis D6 - 3x tägl.
dicke, zähe, wundmachende Absonderung

Sanguinaria D6 - 3x tägl.
wäßrige, wunde, brennende Absonderung, Niesen

Marum verum D4 - 3x tägl.
Gefühl, als seien die Nasenlöcher verstopft

Sattelnase

Aurum D6 - 3x tägl.
regelmäßig und lange nehmen; zusätzlich:

Luesinum D200 - 1x monatl.
angeborenes syphilitisches Zeichen

Schnupfen, Vorbeugung

Camphora D1 - 1x tägl. morgens
einen Tropfen; an kalt-feuchten Tagen vor Verlassen des Hauses

Influencinum D200 - 1x monatl.
ab Oktober unter die Haut spritzen

Influencinum D30 - 1x wöchentl.
bei beginnender Erkältung

Tuberculinum bovinum D200 - 1x monatl., 3x insgesamt
bei jährlichen Rückfällen

Schnupfen, Auslösung

Aconitum D30 - einmalig
kalter trockener Wind; trockenes unruhiges Fieber, Frösteln, Niesen

Nux vomica D30 - 1x tägl. morgens
trockene Kälte; Halskratzen; Nase fließt tagsüber, nachts zu

Mercurius solubilis D30 - 1x tägl. morgens
feuchte Kälte; rohe wunde Nase; Hitze wechselt mit Frost

Gelsemium D30 - 1x tägl. morgens
feucht-warme Tage folgen auf Kälte; Hitze und Frost

Arsenicum album D30 - 1x tägl. morgens
winterliche Kälte; fröstelt; Nase verstopft, fließt draußen

Lachesis D12 - 2x tägl.
Frühjahr; äußerst empfindlicher Hals

Schnupfen an schönen trockenen Tagen

Hepar sulfuris D200 - 1x tägl., 3x insgesamt
liebt feuchte Wärme

Causticum D30 - 1x tägl. abends
liebt Trübwetter

Bryonia D30 - 1x tägl. abends
liebt lauwarmen Regen

Schnupfen bei kühlen Abenden nach heißen Tagen

Dulcamara D30 - 1x tägl. abends
Stockschnupfen

Schnupfen beim Einbruch warmer Tage nach Kälte

Gelsemium D30 - 1x tägl. morgens
schlapp, kraftlos, fröstelt, niest; benommener Kopf

Schnupfen nach Kaltbaden an heißen Tagen

Antimonium crudum D200 - einmalig
Zunge dick-weiß belegt; Halsweh, Husten, Durchfall

Schnupfen bei jedem Wetterwechsel

Camphora D1 - stündl.
Nase sofort verstopft; Augen-, Stirnhöhlendruck, Kopfweh

Calcium carbonicum D12 - 2x tägl.
plötzlich läuft klares Wasser aus der Nase

Thuja D6 - 3x tägl.
Schleimhäute geschwollen, Polypen

Mercurius solubilis D30 - 1x tägl.
Nase verstopft, dünnes Sekret ätzt die Oberlippe

Sanguinaria D6 - 3x tägl.
Nase wund, wäßrig mit viel Niesen; Nasenwurzel schmerzt

Frühjahrsschnupfen

Lachesis D12 - 2x tägl.
mit Kopfschmerz und äußerst berührungsempfindlichem Hals

Sommerschnupfen

Gelsemium D30 - 1x tägl. morgens
an feucht-warmen, schwülen, föhnigen Tagen

Dulcamara D30 - 1x tägl. morgens
beim abendlichen Draußensitzen, wenn die Tage empfindlich abkühlen

Antimonium crudum D30 - 1x tägl. abends
nach Aufenthalt im kühlen Freibad

Herbstschnupfen

Dulcamara D30 - 1x tägl. abends
bei Nässe, Kälte, Unterkühlung am Abend; Stockschnupfen

Nux vomica D30 - 1x tägl. morgens
bei trockener Kälte, Zugluft, Durcheinander; nachts Nase zu; gestörter Schlaf

Rhus tox D30 - 1x tägl. abends
bei trockener oder feuchter Kälte; nächtliche Unruhe

Natrium sulfuricum D12 - 2x tägl.
bei Feuchtigkeit, Nebel; jeden Herbst aufs Neue

Thuja D12 - 2x tägl.
bei Nässe, Kälte; nachts Nase zu bis 4 Uhr, schläft erst danach ein

Winterschnupfen

Silicea D12 - 2x tägl.
jeden Winter; fröstelt den ganzen Winter über; trägt warme Wollmützen

Arsenicum album D12 - 3x tägl.
immer im November; trägt viel Wolle, aber nicht am Kopf

Psorinum D200 - einmalig
den ganzen Winter über; trägt am liebsten Pelze, auch im Sommer

Fließschnupfen

Allium cepa D3 - einmalig
drinnen; wunde Nase, milde Tränen

Arsenicum album D6 - 2- bis 3stündl.
draußen; brennende Nase, brennende Tränen, Niesen

Euphrasia D12 - 2x tägl.
milde Nase, reichlich wunde Tränen (erscheint oft vor Masern!)

Kalium jodatum D4 - 3x tägl.
wunde schorfige Nase, wunde geschwollene Augen

Jodum D12 - 2x tägl.
im Frühjahr, im Herbst; alles brennt vor allem drinnen

Natrium muriaticum D200 - 1x bei Bedarf
wäßrig, durchsichtig, schaumig; Erkältungsbläschen an Nase und Lippen

wenn Fließschnupfen schleimig wird

Kalium sulfuricum D4 - 3x tägl.
weißlich

Stockschnupfen, akut

Luffa D6 - 3x tägl.
besonders drinnen in der Wärme, Nebenhöhlen beteiligt

Kalium jodatum D6 - 3x tägl.
drinnen; fließt in der frischen Luft

Nux vomica D30 - 1x tägl. morgens
besonders drinnen, nachts

Dulcamara D6 - 3x tägl.
besonders draußen

Stockschnupfen, chronisch

Arum triphyllum D6 - 3x tägl.
besonders nachts mit scharfem Sekret; Nase geschwürig rissig, verklebt

Kalium bichromicum D12 - 2x tägl.
besonders morgens und draußen; Nase wund, geschwollen

Sulfur D12 - 2x tägl.
besonders morgens und drinnen; Nase wund, dick, brennt, geschwürig

Lycopodium D12 - 2x tägl.
tagsüber und noch mehr nachts verstopft sehr trocken

Rotzkinder

Kalium sulfuricum D4 - 3x tägl.
weiß-schleimige Rotzglocke

Hepar sulfuris D200 - 1x wöchentl.
grün-schleimige Rotzglocke

Säuglingsschnupfen

Sambucus nigra D4 - 3x tägl.
weißlich-zäh; auch Husten, Fieber

Sabadilla D12 - 2x tägl.
dünn, dick, weiß-klar; Kinder frösteln

Hydrastis D4 - 3x tägl.
gelb-zäh, wundmachend

Kalium bichromicum D12 - 2x tägl.
fadenziehend, gummiartig

Ammonium carbonicum D4 - 3x tägl.
anhaltend verstopft

Schniefen der Säuglinge

Luesinum D200 - 1x monatl.
lockeres Sekret in der Nase, das beim Atmen auf und ab läuft

Stinknase (Ozäna)

Acidum nitricum D6 - 3x tägl.
mit stinkenden Geschwüren

Asa foetida D4 - 3x tägl.
mit aashaften Absonderungen; Knochenkaries

Nux moschata D6 - 3x tägl.
bei trockener, verstopfter Nase; schlimmer bei Herbstwetter

Mephitis putorius D6 - 3x tägl.
flüssig; stinkt wie bei Asa foetida

Schnupfen, epidemisch

Lachesis D12 - 2x tägl.
im Frühjahr oder bei frühlingsartigem Wetter

Gelsemium D30 - 1x tägl. morgens
im Sommer oder bei sommerlichem Wetter

Dulcamara D30 - 1x tägl. morgens
im Frühherbst oder bei frühherbstlichem Wetter

Nux vomica D30 - 1x tägl. morgens
im Herbst oder bei herbstlich kaltem Wetter

Arsenicum album D12 - 2x tägl.
im Trauermonat November oder bei novemberlichem Wetter

Rhus tox D30 - 1x bei Bedarf
im Winter oder bei winterlichem Wetter

Schnupfen, gefäßbedingt (vasomotorisch)

Luesinum D200 - 1x monatl.
Dauertropfen hängt an der Nasenspitze; Schleimhaut geht zurück

Schnupfen, eitrig

Hepar sulfuris D200 - 8stündl., 3x insgesamt
grün, sahnig, wundmachend

Hydrastis D4 - 3x tägl.
dick, zäh, wundmachend

Thuja D6 - 3x tägl.
dick, sämig, wundmachend

Natrium sulfuricum D6 - 3x tägl.
dicklich, gelb, grün, mild

reifer Schnupfen

Pulsatilla D6 - 3x tägl.
dick, gelb, eitrig, mild

Cyclamen D6 - 3x tägl.
wie bei Pulsatilla, nur mit viel Niesen!

Hydrastis D6 - 3x tägl.
dick, gelb, zäh, wundmachend

Hepar sulfuris D200 - 8stündl., 3x insgesamt
dick, eitrig, sahnig, wundmachend

Schnupfen, schleimig

Kalium sulfuricum D4 - 3x tägl.
weißlich

Hepar sulfuris D200 - 8stündl., 3x insgesamt
eitrig, locker, wundmachend

Hydrastis D4 - 3x tägl.
dick, zäh, gelb, wundmachend

Mercurius solubilis D30 - 1x tägl.
dünn, zäh, gelb-grün, ätzend

Thuja D6 - 3x tägl.
dick, grün, wundmachend

Schleimstraße im Nasen-Rachen-Raum

Kalium bichromicum D12 - 2x tägl.
fadenziehender Schleim, der mühsam hervorgebracht wird

Corallium rubrum D6 - 3x tägl.
festsitzender Schleim, der widerlich geräuschvoll hervorgebracht wird

Rumex D6 - 3x tägl.
klebriger Schleim, der nicht hervorgebracht werden kann

Natrium muriaticum D200 - 1x in Wasser
davon 3x tägl. einen Schluck; Schleim tropft morgens in den Rachen

schneuzt sich ständig erfolglos

Sticta D6 - 3x tägl.
wegen Völlegefühl in der trockenen oberen Nase

Kalium bichromicum D12 - 2x tägl.
klebriges Sekret verstopft die hintere Nase

Schnupfen steigt in die Bronchien ab

Bryonia D3 - 2stündl.
tiefsitzender Hackhusten, beim Übergang ins Warme

Rumex D6 - 3x tägl.
erschütternd beim Übergang ins Kalte; zieht nachts die Decke über den Kopf

Sticta D6 - 3x tägl.
unstillbarer Hustenreiz nachts

Kalium bichromicum D12 - 2x tägl.
erstickender Husten draußen und morgens; nachts ruhiger

Phosphorus D12 - 2x tägl.
anhaltend trockener Husten mit anhaltender Heiserkeit

Ammonium carbonicum D3 - 2stündl.
tiefsitzender, festsitzender Husten mit Kreislaufschwäche

Schnupfen, übelriechend

Kalium bichromicum D12 - 2x tägl.
gummiartig

Sulfur D6 - 3x tägl.
wie faule Eier

Hydrastis D4 - 3x tägl.
dick, zäh, eitrig

Mater perlarum D4 - 3x tägl.
chronisch, verschlampt

Tellurium D6 - 3x tägl.
Knochenfraß, Knoblauchgeruch

Schnupfen, verschlampt

Balsamum peruvianum D4 - 3x tägl.
chronisch

Mater perlarum D4 - 3x tägl.
übelriechend

Schnupfen, wundmachend

Kalium bichromicum D12 - 2x tägl.
zäh, fadenziehend

Mercurius corrosivus D30 - 1x tägl.
dünn, eitrig

Hydrastis D4 - 3x tägl.
dick, zäh, gelb

Schnupfen mit grüner Absonderung

Pulsatilla D6 - 3x tägl.
erst wundmachender Fließschnupfen drinnen, dann gelb-grün, mild

Dulcamara D6 - 3x tägl.
erst Stockschnupfen draußen und nachts, dann reichlich grün, mild

Hepar sulfuris D200 - 8stündl., 3x insgesamt
erst Fließschnupfen draußen, dann reif, eitrig, wundmachend, stinkend

Kalium bichromicum D12 - 2x tägl.
erst Fließschnupfen draußen, dann verstopft zäh, fadenziehend, eklig

Thuja D6 - 3x tägl.
erst Fließschnupfen draußen, dann dick, eitrig, wundmachend, chronisch

Schnupfen mit Frösteln

Camphora D1 - stündl.
sehr akut! Nase trocken verstopft, Klopfen hinter Augen

Aconitum D30 - einmalig
akut! Nase dick, heiß, trocken; fröstelt geht aber an die frische Luft

Gelsemium D30 - 1x tägl. morgens
Nase läuft; sitzt auf der Heizung; Frost im Rücken rauf und runter

Sabadilla D30 - 1x tägl. morgens
Nase fließt; liegt in der heißen Badewanne; Frost steigt im Rücken auf

Arsenicum album D30 - 1x tägl. morgens
Nase verstopft und läuft draußen; hüllt sich warm ein, außer am Kopf

Mercurius solubilis D30 - 1x tägl. morgens
Nase läuft sich wund, stark geschwollen; Frost wechselt mit Hitze

Schnupfen mit Geruchs- und Geschmacksverlust

Natrium muriaticum D200 - 1x monatl.
während und danach anhaltend, alles taub

Pulsatilla D6 - 3x tägl.
während, alles mild

Sanguinaria D6 - 3x tägl.
während, alles brennt

Magnesium chloratum D6 - 3x tägl.
danach, alles trocken

Schnupfen mit Katarrh der Ohrtrompete (Tube)

Pulsatilla D6 - 3x tägl.
gelb, mild

Kalium sulfuricum D4 - 3x tägl.
weiß, klar, schleimig, mild

Kalium chloratum D4 - 3x tägl.
weiß, zäh, wund

Schnupfen mit Schmerz an der Nasenwurzel

Luffa D6 - 3x tägl.
Druck; drinnen trockene, schorfige Nase

Nux vomica D30 - 1x tägl. morgens
dumpfer Druck; Nase trocken, kitzelt; Hals kratzt

Sticta D6 - 3x tägl.
Völlegefühl; Nase verstopft

Sanguinaria D6 - 3x tägl.
dumpf; Nase fließt wenig, brennt

Kalium bichromicum D12 - 2x tägl.
ständiger Druck; Nase klebrig verstopft

Kalium jodatum D6 - 3x tägl.
beim Bücken; Nase drinnen verstopft

Schnupfen mit Niesen

Sabadilla D12 - 2x tägl.
erschütternd mit stechendem Stirnkopfschmerz über den Augen

Allium cepa D3 - 3x tägl.
als zerreiße es den Kopf

Cyclamen D12 - 2x tägl.
krampfhaft mit Flimmern vor den Augen

Gelsemium D30 - 1x tägl. morgens
ermüdend mit Hinterkopfdruck und Schwindel

Nux vomica D30 - 1x tägl. morgens
laut und kräftig beim geringsten Luftzug; öffnet Fenster

Silicea D12 - 2x tägl.
anhaltend beim geringsten Luftzug, schließt Fenster

Schnupfen mit anhaltender Schwäche danach

Natrium muriaticum D200 - einmalig
blaß, schwach, niedergeschlagen; möchte nur liegen

Castoreum D200 - einmalig
abgeschafft, abgehärmt; bewältigt seine Probleme nicht mehr

Phosphorus D12 - 2x tägl.
rasch erschöpft, rasch erholt im Wechsel

Influencinum D30 - 1x wöchentl.
kann sich nicht erholen, grippale Erscheinungen dauern fort

Schnupfen mit Stirnkopfschmerz

Eupatorium perfoliatum D6 - 3x tägl.
bei rheumatischer Grippe

Sabadilla D12 - 2x tägl.
bei erschütterndem Niesen

Nux vomica D30 - 1x tägl. morgens
verkatert von oben bis unten

Sticta D6 - 3x tägl.
bei Völle in der Nase und bei unstillbarem Quälhusten

Schnupfen besser in frischer Luft

Aconitum D30 - einmalig
trotz anfänglichem Frösteln

Allium cepa D3 - stündl.
Nase draußen frei, fließt drinnen

Nux vomica D30 - 1x tägl. morgens
Nase draußen frei trotz Kälteempfindlichkeit; drinnen, nachts verstopft

Pulsatilla D6 - 3x tägl.
trotz allgemeiner Frostigkeit

Kalium jodatum D6 - 3x tägl.
Nase läuft draußen, drinnen verstopft

Mercurius solubilis D30 - 1x tägl. morgens
trotz Kälteempfindlichkeit; Nase läuft dünn, ätzend, stinkend

Schnupfen besser im Warmen

Arsenicum album D6 - 3x tägl.
fließt draußen wundmachend, liebt Hitze jeder Art

Gelsemium D30 - 1x tägl. morgens
fließt draußen wund oder mild

Natrium muriaticum D200 - 1x in Wasser
3x tägl. 1 Schluck; fließt draußen dünn, schaumig; verträgt keine Hitze

Dulcamara D30 - 1x tägl. morgens
stockt draußen

Hepar sulfuris D200 - 8stündl., 3x insgesamt
verstopft draußen, löst sich drinnen

Kalium bichromicum D12 - 2x tägl.
verstopft draußen und drinnen; zieht Wärme vor

Schrunden, Einrisse am Nasenflügel

Acidum nitricum D6 - 3x tägl.
tiefe eitrige, juckende Risse, Geschwüre

Graphites D12 - 2x tägl.
teils eitrige Risse, Herpes; bei jeder Erkältung

Antimonium crudum D12 - 2x tägl.
trocken; Unterkühlung im Sommer nach Baden; bei chronischer Magenbelastung

Petroleum D12 - 2x tägl.
eher trocken; auch Ohransatz; jeden Winter wieder

Mund

hoher Gaumenbogen, Zäpfchen fehlt oder ist verkümmert

Barium carbonicum D4 - 3x tägl.
primäre Mißbildung

blaue Lippen

Laurocerasus D4 - 3x tägl.
Rechtsherzbelastung

Acidum hydrocyanicum D4 - alle 10 Min.
Atembelastung, lokal oder zentral

Carbo vegetabilis D30 - 1x bei Bedarf
Atembelastung, Gefäßbelastung

Mundfäule (Stomatitis aphthosa)

Borax D3 - 3x tägl.
brennt, heißer Atem, Pilzbefall

Hepar sulfuris D200 - 1x tägl., 3x insgesamt
sticht wie mit Holzsplitter, saurer Atem, warmes Wasser lindert

Acidum nitricum D4 - 3x tägl.
sticht wie mit vielen Splittern, strenger Atem, kaltes Wasser lindert

Mercurius corrosivus D30 - 1x tägl.
brennt, übel stinkender Atem, große belegte Zunge mit Zahneindrücken

Mundgeruch (Foetor ex ore)

Mercurius corrosivus D30 - 1x tägl.
geschwüriger, degenerativer Schleimhautbefall

Acidum nitricum D6 - 3x tägl.
Schleimhaut-Splitterschmerz, Kälte lindert

Hepar sulfuris D200 - 1x tägl., 3x insgesamt
Schleimhaut-Splitterschmerz, Wärme lindert

Lachesis D12 - 2x tägl.
septischer Schleimhautbefall, Blutungen

Nervenschmerz der Zunge

Crotalus D12 - 2x tägl.
Zungenzittern, Zungenkrebs

Soor (Candida albicans)

Borax D3 - 3x tägl.
lange Zeit; auch Scheidenpilz

Soor mit Landkartenzunge

Natrium muriaticum D200 - einmalig
Abwehrschwäche, Blutarmut

Taraxacum D3 - 3x tägl.
zusätzlich; Leberbelastung

Soor nach Antibiotika

Sulfur D4 - 3x tägl.
alle Schleimhäute

Schrunden, Einrisse an den Lippen

Natrium muriaticum D200 - 1x monatl.
Mitte der Unterlippe, Mundwinkel; kribbeln, schälen sich; Blutarmut

Antimonium crudum D12 - 2x tägl.
rissig; chronische Magenbelastung

Acidum nitricum D6 - 3x tägl.
Übergang von Haut zu Schleimhaut; Mundfäule; Schleimhautkrebs

Arum triphyllum D6 - 3x tägl.
zupft und nagt bis es blutet

Condurango D4 - 3x tägl.
an Magenkrebs denken

Luesinum D200 - 1x monatl.
Mitte der Oberlippe; destruktives Zeichen

NOTIZEN:

Zähne

Zähneknirschen, nicht nur bei Kindern

Tuberculinum GT D200 - einmalig
Therapiebeginn

Apis D30 - 1x bei Bedarf
Hirnhautreizung, Hirndruck, cri encéphalique

Belladonna D30 - 1x bei Bedarf
Krämpfe, Zuckungen, Kopfrollen

Cina D200 - 1x wöchentl.
nervöse Wurmkinder, unklares Erbrechen tagsüber

Zincum D30 - 1x bei Bedarf
Hirnerregung, Beinunruhe

Zahnfistel

Tuberculinum GT D200 - einmalig
Therapiebeginn; zusätzlich:

Berberis D3 - 3x tägl.
zur Nierenspülung 4 Wochen lang, danach:

Calcium fluoratum D6 - 3x tägl.
eher im Sommer; Sekret dünn, scharf, wundmachend, Kälte lindert; oder:

Acidum hydrofluoricum D6 - 3x tägl.
im Sommer schlimmer; Sekret dünn, scharf, wundmachend, Kälte lindert

Silicea D6 - 3x tägl.
im Winter schlimmer; Sekret dünn, scharf, wundmachend, Wärme lindert

Hepar sulfuris D200 - jeden 2.Tag, 3x insgesamt
eitrig, sämig, mild, stinkt nach altem Käse, Wärme lindert

Zahnfistel bei Wurzelabszeß

Silicea D6 - 3x tägl.
Zähne wie gelockert; schlimmer nachts, warmes Essen, kalte Luft

Zahnfleischentzündung zu Beginn

Acidum hydrofluoricum D12 - 2x tägl.
mit anschließendem Zahnfleischschwund; Unverträglichkeit von Prothesen

Zahnfleischentzündung in der Schwangerschaft

Mercurius solubilis D30 - 1x tägl.
mit anschließendem Zahnfleischschwund

Zahnfleischschwund (Parodontose)

Acidum hydrofluoricum D6 - 3x tägl.
Unverträglichkeit von Prothesen

Mercurius corrosivus D30 - 1x tägl.
tiefgreifender Zahnfleischschwund

Zahnkaries bei Kindern

Kreosotum D4 - 3x tägl.
destruktive degenerative Anlage; zusätzliche Zwischengaben von:

Calcium carbonicum D200 - 1x monatl.
dick, gemütlich; späte Zahnung, Stummel erscheinen; offene Fontanellen

Calcium phosphoricum D200 - 1x monatl.
zart, abgezehrt; langsame Zahnung, rascher Zerfall; offene hintere Fontanelle

Calcium fluoratum D200 - 1x monatl.
eckig, strähnig, wild; Zahnschmelz blättert ab

Staphisagria D6 - 3x tägl.
lithämische Anlage; Zähne schwarz, sobald sie erscheinen

Zahnschmerzen, akut

Chamomilla D4 - 3x tägl.
anfallsartig, unerträglich, hitzig; nachts, Wärme, Essen, Kaffee

Coffea D4 - 3x tägl.
stechend, zuckend, überempfindlich; hält sich kaltes Wasser im Mund

Belladonna D4 - 3x tägl.
akut entzündet, brennt, pulsiert; nachts, bei Zugluft; hält sich warm

Mercurius solubilis D30 - 1x tägl.
eitrig entzündet, pulsiert; nachts; hält die Backe kühl und reibt sie

Hepar sulfuris D200 - 6stündl., 3x insgesamt
eitrig entzündet, sticht wie von Holzsplitter; hält die Backe warm

Zahnschmerzen, neuralgisch

Aconitum D30 - 1x bei Bedarf
nach Wind, Sturm; anhaltend, prickelnd, unerträglich; "es muß was geschehen"

Verbascum D12 - 2x tägl.
als ob Kiefer mit Zangen gequetscht; schlimmer Druck, Kauen, Kaltluft

Plantago major D12 - 2x tägl.
scharf; schießt von Kiefer zu Ohren hin und her; Zähne wie verlängert

Staphisagria D12 - 2x tägl.
von hohlen Zähnen mit Karies

Mercurius solubilis D30 - 1x tägl.
von hohlen Zähnen, von Amalgamfüllungen; nachts

Capsicum D12 - 2x tägl.
im rechten Kiefer, fein, durchdringend, brennend, beim Einschlafen

Zahnschmerzen bei Karies

Spigelia D4 - 3x tägl.
hämmernd, zuckend bis in Kiefer; schlimmer Kälte, Ruhe, Essen, Rauchen

Kreosotum D4 - 3x tägl.
Zähne gelb, dunkel, schwarz, zerfallen; vor allem Milchzähne

Oleum terebinthinae D4 - 3x tägl.
folgt und ergänzt Kreosot, wenn zusätzlich der Mund wund ist

Mercurius corrosivus D30 - 1x tägl.
nachts, hämmernd; Zahnfleisch zurückgezogen, geschwollen, stinkend

Staphisagria D4 - 3x tägl.
ziehend; Zahnfleisch zurückgezogen, zerfressene Wurzeln ganze Zahnreihe, schmerzhafte Stumpen alter Menschen

Zahnschmerzen in der Schwangerschaft

Magnesium carbonicum D6 - 3x tägl.
pulsiert nachts im Bett; beim Kauen; besser Wärme, Reiben, Bewegen

Sepia D6 - 3x tägl.
pulsiert; bei Berührung, Zugluft

Kreosotum D4 - 3x tägl.
mit Karies und Zahnfleischschwund

Nux vomica D30 - 1x bei Bedarf
bei gereizten, mißlaunigen, verdrießlichen Frauen

Zahnschmerzen, Zähne zusammenbeißen mildert

Phytolacca D4 - 2stündl.
Zahnwurzel vereitert

Zahnziehen

Arnica D30 - einmalig
vorher; vermeidet Blutung

Hypericum D6 - 3x tägl.
nachher; vermeidet Schmerzen durch Nervenverletzung

Arnica D30 - einmalig
bei Nachblutungen

Phytolacca D4 - 3x tägl.
einige Tage lang; vermeidet Fokalherdstreuung auf Herz, Niere, Gelenke

Mercurius solubilis D30 - 1x tägl.
falls Wurzel vereitert war und Höhle stinkt

Zahntaschenabszeß (Alveolarpyorrhoe)

Calendula D3 - 2x tägl.
10 Tropfen in ein Zahnglas, gurgeln und spülen

Zahnung mit Bronchitis

Ferrum phosphoricum D12 - 2x tägl.
heißer trockener, harter Husten, rasche Atmung, Unruhe, Durchfall

Chamomilla D30 - 6stündl.
lockerer Husten, hitzige schwitzige Schädeldecke, grüner Durchfall

Zahnung mit Durchfall

Podophyllum D6 - 3x tägl.
früh morgens, schmerzlos, heftig in hohem Bogen, tagsüber fester Stuhl

Calcium carbonicum D6 - 3x tägl.
sauer, nicht schwächend; runde pralle Kinder mit offenen Fontanellen

Calcium phosphoricum D12 - 2x tägl.
stinkt, wegspritzend mit viel Wind; dünne, alt aussehende Kinder

Zahnung mit Fieber, Zahnfleischentzündung

Aconitum D30 - 1x bei Bedarf
plötzlich trockenes Fieber, ruhelos, verlangt Kälte

Belladonna D30 - 1x bei Bedarf
plötzlich feuchtes Fieber, ruhelos, aufgeregt, verlangt Wärme

Chamomilla D30 - 1x bei Bedarf
Hitze und Schweiß je höher das Fieber, ruhelos, ärgerlich, mag Kälte

Ferrum phosphoricum D12 - 2x tägl.
trockenes Fieber ohne Benommenheit, Bronchitis, anhaltender Durchfall

Oleum terebinthinae D6 - 3x tägl.
Zahnfleisch geschwollen gereizt, nächtliche Ruhelosigkeit

Kreosotum D4 - 3x tägl.
Zahnfleisch schmerzhaft, Unruhe ganze Nacht, schwarze Zähne erscheinen

Zahnung mit Hirnreizung

Agaricus D4 - 3x tägl.
rot, reizbar, ruhelos, Hautjucken, Muskelzucken

Zincum D6 - 3x tägl.
blaß, schläfrig, Muskelzucken, Muskelkrämpfe

Zahnwurzelvereiterung (Zahngranulom)

Phytolacca D4 - 3x tägl.
und

Echinacea D2 - 3x tägl.
zu gleichen Teilen mischen, je Gabe 10 Tropfen

Mercurius solubilis D200 - einmalig
Herd wird provoziert

Silicea D6 - 3x tägl.
zum Ausheilen

NOTIZEN:

Rachen

Halsschmerzen (Pharyngitis), akut

Aconitum D30 - 1x bei Bedarf
nur im allerersten Stadium wirksam! Kälte lindert

Belladonna D30 - 1x bei Bedarf
Hals glänzt trocken, Schluckschmerz brennend, Schluckzwang; Wärme gut

Apis D30 - 1x bei Bedarf
Hals glänzt wäßrig, Schluckschmerz stechend; Kälte lindert; kein Durst

Cantharis D30 - 1x bei Bedarf
Hals glänzt, Dauerschmerz wie verbrannt, Halskrämpfe wie zu eng

Nux vomica D30 - 1x bei Bedarf
durch Überanstrengung bei Rauchern, Trinkern, Rednern

Mercurius solubilis D30 - 1x tägl.
bei jedem Wetterwechsel, sonst subakut; wund, rauh; Atem stinkt

Halsschmerzen, chronisch

Phytolacca D6 - 3x tägl.
eher rechts, dunkelroter Hals, wie eine heiße Kugel, Schleimräuspern

Mercurius jodatus flavus D30 - 3x wöchentl.
Zungenbasis gelb, sonst rot; dick-zäher Schleim, dicke Drüsen

Nux vomica D6 - 3x tägl.
rauhes Kratzen absteigend, trockener Husten; weiß-geschrumpfte Placken

Graphites D6 - 3x tägl.
beständiges Ausräuspern "eines Klumpens"

Diphtherinum D200 - einmalig
entsprechende Nosode, dazwischen setzen

Halsschmerzen, dunkelroter Hals

Phytolacca D6 - 3x tägl.
Zungenrand schmerzt beim Schlucken

Capsicum D6 - 3x tägl.
brennend, aber Kälte verschlimmert

Lachesis D12 - 2x tägl.
bläulich, äußerst empfindlich

Pulsatilla D6 - 3x tägl.
purpur, Venenzeichnung; kratzt, rauh, trocken; kein Durst

Alumina D6 - 3x tägl.
gläsern, schlaffe Schleimhaut

Halsschmerzen, geschwollenes verlängertes Zäpfchen

Apis D30 - 1x bei Bedarf
wie ein hellroter Wassersack

Kalium bichromicum D12 - 2x tägl.
langgezogen, schleimig

Mercurius corrosivus D30 - 1x tägl.
geschwollen, brennend

Capsicum D6 - 3x tägl.
langgezogen, brennend

Wyethia helenoides D6 - 3x tägl.
verlängert, trockener Rachen, brennende Stimmbänder

Alumina D6 - 3x tägl.
schlaff, gläsern, dunkelrot

Halsschmerzen, geschwürig entzündet

Kalium bichromicum D12 - 2x tägl.
käseartiger Eiter

Kalium chloratum D6 - 3x tägl.
grau-weiße Beläge

Sanguinarium nitricum D6 - 3x tägl.
hitzig brennend; dicker, gelber, blutiger Schleim

Baptisia D6 - 3x tägl.
eiternd; übel stinkender Mundgeruch

Halsschmerzen mit Drüsenschwellung

Mercurius solubilis D30 - 1x tägl.
schmerzhafte Schwellung, stinkender Atem, große schmutzige Zunge

Hepar sulfuris D200 - 8stündl., 3x insgesamt
weiche eitrige Schwellung

Lachesis D12 - 2x tägl.
kleine septische Schwellung

Kalium bichromicum D12 - 2x tägl.
Zungengrund gelb, Rachen geschwürig, zäher fadenziehender Schleim

Kalium chloratum D6 - 3x tägl.
Rachen grau-weiß belegt, geschwürig

Halsschmerzen, kälteempfindlich, Wärme lindert

Belladonna D30 - 1x bei Bedarf
Hals in Schals gepackt

Hepar sulfuris D200 - 8stündl., 3x insgesamt
Hals und ganzer Kopf in Schals gehüllt

Capsicum D6 - 3x tägl.
trotz heftigem Brennen

Cistus D6 - 3x tägl.
selbst kalter Atem schmerzt

Halsschmerzen durch Überbeanspruchung

Nux vomica D30 - 1x bei Bedarf
kratzend; Raucher, Trinker, Redner

Capsicum D200 - 1x bei Bedarf
brennend; Raucher, Trinker

Alumina D12 - 2x tägl.
trocken; Redner, Prediger

Ferrum phosphoricum D12 - 2x tägl.
trocken; Redner, Sänger

Halsschmerzen eher links

Lachesis D12 - 2x tägl.
Hals bläulich-rot, sehr empfindlich, wie zusammengeschnürt

Mercurius bijodatus D30 - 1x tägl.
Zungengrund gelb, große weiche Drüsen, Fieber

Halsschmerzen eher rechts

Belladonna D30 - einmalig
leuchtend rot, glänzend, trocken; schmerzhafter Schluckzwang; akut

Mercurius jodatus flavus D30 - 1x tägl.
Zungengrund gelb, dicker, zäher Schleim; eher chronisch

Phytolacca D4 - 3x tägl.
dunkelrot; Zungenrand schmerzt beim Schlucken; alles wie zerschlagen

Guaiacum D4 - 3x tägl.
weniger rot, sehr trocken, brennt bei feuchter Wärme; Nackenschmerz

Räuspern, Räusperzwang, zäher Schleim

Kalium carbonicum D6 - 3x tägl.
am bewährtesten! wie eine Fischgräte im Hals

Kalium bichromicum D12 - 2x tägl.
stickig, gummiartig, fadenziehend

Ammonium chloratum D6 - 3x tägl.
wird selbst mit Mühe nicht ausgeräuspert; Rachen rauh, Kehlkopf heiser

Argentum nitricum D12 - 2x tägl.
klarer Schleim; Splittergefühl; Rachen rauh, Stimme belegt

Phytolacca D6 - 3x tägl.
Räusperbedürfnis; Schmerz in den Ohren, am Zungenrand, in den Gliedern

Mercurius jodatus flavus D30 - 1x tägl.
dicker Schleim; Drüsen geschwollen, Zungengrund gelb

Seitenstrangangina (Mandeln entfernt)

Pyrogenium D30 - einmalig
dunkelrot, wund; drohende Blutvergiftung

Phytolacca D4 - 2x tägl.
dunkelrot bis blaurot, Schmerz zieht zu den Ohren; Herdstreuung

Mercurius bijodatus D30 - 1x tägl.
große schmutzige Zunge mit gelbem Grund, stinkender Atem; eher links

Arnica D2 - 1x tägl. morgens
bei beständigem Halsreiz 10 Tropfen ins Zahnglas, gurgeln

als ob eine Feder am Rachendach kratze

Phosphorus D12 - 2x tägl.
hüstelt ständig

wie eine Fischgräte im Hals

Hepar sulfuris D200 - 8stündl., 3x insgesamt
lockerer Schleim; wie ein Splitter oder wie ein Klumpen

Natrium muriaticum D200 - 1x bei Bedarf
trocken; wie ein Haar oder wie ein Pflock; Raucher

Kalium carbonicum D30 - 1x bei Bedarf
zäher Schleim; ständiges zwanghaftes Räuspern

wie ein Haar im Hals

Silicea D12 - 2x tägl.
absteigender Kitzelhusten

Natrium muriaticum D200 - 1x bei Bedarf
trockener Pflock; Raucher

wie ein Klumpen im Hals

Lachesis D12 - 2x tägl.
akut; wie zusammengeschnürt; rutscht beim Schlucken rauf und runter

Hepar sulfuris D200 - 8stündl., 3x insgesamt
anhaltend, eitrig; wie eine Fischgräte, wie ein Splitter

Graphites D12 - 2x tägl.
chronisch anhaltend, nachts erstickend. Essen erleichtert

wie eine heiße Kugel im Hals

Phytolacca D6 - 3x tägl.
besonders bei warmen Getränken

wie ein Pflock im Hals

Ignatia D12 - 2x tägl.
beim Schlucken schlimmer

Natrium muriaticum D200 - 1x bei Bedarf
trocken; verlängertes Zäpfchen

wie Sand im Hals

Cistus D6 - 3x tägl.
äußerst trocken, kälte- und zugluftempfindlich; trinkt häufig

als ob eine Schnur den Hals runterhinge

Valeriana D12 - 2x tägl.
oder ein Draht

wie ein Splitter im Hals

Hepar sulfuris D200 - 8stündl., 3x insgesamt
anhaltend; eitrig

Acidum nitricum D200 - 1x bei Bedarf
anhaltend; geschwürig

Argentum nitricum D30 - 1x bei Bedarf
beim Schlucken; rauher Hals, rauhe Stimme

wie zusammengeschnürt

Apis D30 - 1x bei Bedarf
anhaltend stechend

Belladonna D30 - 1x bei Bedarf
mit Schluckzwang, schlimmer beim Schlucken

Cantharis D30 - 1x bei Bedarf
krampfig eingeengt

Capsicum D30 - 1x bei Bedarf
anhaltend brennend

Lachesis D12 - 2x tägl.
wie ein Klumpen; schweres Atmen; kann nur feste Speisen schlucken

Mercurius corrosivus D30 - 1x tägl.
krampfig beim Schlucken

Mandelabszeß, Angina mit Abszeß

Hepar sulfuris D200 - 6stündl., 3x insgesamt
reifer Abszeß löst sich auf oder entleert sich

Myristica sebifera D4 - stündl.
falls sich der reife Abszeß nicht entleert; "homöopathisches Skalpell"

Mandelentzündung, akute Angina

Aconitum D30 - einmalig
hellrot; trocken, plötzlich, heftig, starker Durst nach Kaltem

Belladonna D30 - 6stündl.
rot; mäßiger Durst, verlangt nach einem Schal um den Hals

Apis D200 - 6stündl.
hellrot, wäßrig glänzend, Stechen, kein Durst, verlangt Eiskrawatte

Pyrogenium D200 - einmalig
dunkelroter, rauher, wunder Hals; drohende Blutvergiftung

Hepar sulfuris D200 - 6stündl., 3x insgesamt
Eiterstippchen, verlangt nach Wärme

Mercurius solubilis D30 - 1x tägl.
Eiterauflagen, verlangt nach Kälte

chronische Angina

Barium carbonicum D6 - 2x tägl.
rund, ruhig

Barium jodatum D6 - 2x tägl.
schlank, unruhig

Silicea D30 - einmalig
jede 2. Woche dazwischen geben

vernarbte Angina

Calcium fluoratum D6 - 3x tägl.
schlank, hitzig, verlangt nach Kälte und Bewegung

Silicea D6 - 3x tägl.
schlank, fröstelnd, verlangt nach Wärme und Ruhe

Strontium carbonicum D12 - 2x tägl.
kräftig, warm, verlangt nach Wärme

Tellurium D6 - 3x tägl.
schwach, kalt, verlangt nach Wärme

wiederkehrende Angina

Lachesis D12 - 2x tägl.
beginnt immer links

Lycopodium D4 - 3x tägl.
beginnt immer rechts

Lac caninum D4 - 3x tägl.
wechselt ständig die Seiten

Pyrogenium D200 - einmalig
beginnt mit dunkelrotem, wundem Hals

Ignatia D30 - 1x bei Bedarf
muß ständig schlucken, Schlucken bessert "armer Schlucker"

Mandelpfröpfe

Magnesium carbonicum D6 - 3x tägl.
chronisch

NOTIZEN:

Kehlkopf

Kehlkopf-Entzündung (Laryngitis), akut, 1. Stadium

Aconitum D30 - 1x in Wasser
trockenes Fieber nach Schüttelfrost; heiser; Krupp um Mitternacht

Belladonna D30 - 1x in Wasser
schweißiges Fieber, deckt sich warm zu; wunde eingeschnürte Kehle

Ferrum phosphoricum D12 - 2x tägl.
allmähliches Fieber bei klarem Kopf

Kehlkopf-Entzündung, späteres Stadium

Hepar sulfuris D200 - 6stündl., 3x insgesamt
kruppartiger Husten verbleibt mit morgendlicher Heiserkeit

Spongia D3 - stündl.
brennender, stechender Schluckschmerz; Kehle wie ein Pflock

Drosera D4 - 2stündl.
baßtonartiger Husten nach Mitternacht bis 1 Uhr

Verbascum D6 - 2stündl.
röhrender Husten aus der Tiefe

Jodum D12 - 2stündl.
alles trocken: Fieber, Haut, Husten; große Atemnot; gleich nach Aconit

Kehlkopf-Entzündung, chronisch

Hepar sulfuris D200 - 1x tägl., 3x insgesamt
durch Zugluft, Wind, Sturm an schönen trockenen kalten Tagen

Sulfur D12 - 2x tägl.
durch Toxinbelastung von unterdrückenden Behandlungen

Kehlkopf-Entzündung, krampfartig

Gelsemium D4 - 3x tägl.
bei Erkältung

Mephitis putorius D12 - 2x tägl.
Einatmung behindert, Ausatmung verlängert

Chlorum D12 - 2x tägl.
Einatmung frei, behinderte Ausatmung; bedrohlich!

Räuspern, Räusperzwang, zäher Schleim

Kalium carbonicum D6 - 3x tägl.
am bewährtesten! wie eine Fischgräte im Hals

Kalium bichromicum D12 - 2x tägl.
stickig, gummiartig, fadenziehend

Ammonium chloratum D6 - 3x tägl.
wird selbst mit Mühe nicht ausgeräuspert; Rachen rauh, Kehlkopf heiser

Argentum nitricum D12 - 2x tägl
klarer Schleim; Splittergefühl; Rachen rauh, Stimme belegt

Phytolacca D6 - 3x tägl.
Räusperbedürfnis; Schmerz in Ohren, am Zungenrand, in Gliedern

Mercurius jodatus flavus D30 - 1x tägl.
dicker Schleim; Drüsen geschwollen, Zungengrund gelb

Schwellung des Kehlkopfdeckels (Glottisödem!)

beachte: Erstickunsgefahr!

Apis D30 - alle 10 Min.
als sei jeder Atemzug der letzte

Chlorum D6 - alle 10 Min.
plötzlicher Krampf; kaltschweißiger Kollaps; kann nicht ausatmen!

Sambucus nigra D4 - alle 10 Min.
Kehlkopfkrampf; atmet mit weit geöffnetem Mund

Kehlkopf-Entzündung mit Stimmverlust

Causticum D4 - 3x tägl.
morgens; rohe wunde Kehle bis zur Brustmitte, kaltes Wasser lindert

Phosphorus D12 - 2x tägl.
abends; rohe wunde Kehle, besser draußen

Spongia D3 - stündl.
drinnen, abends, mitternachts; wie ein Pflock in der Kehle; Bellhusten

Senega D2 - stündl.
plötzlich; Kehle ausgetrocknet, aber reichlicher, schlecht abhustbarer Schleim

Stimmverlust nach Erkältung

Phosphorus D12 - 2x tägl.
wunde Kehle abends

Rumex D6 - 3x tägl.
trockener quälender Kitzelhusten bei kalter Luft

Ipecacuanha D3 - stündl.
sehr saubere Zunge! immer begleitet von Übelkeit

Heiserkeit morgens

Causticum D200 - einmalig
wunde, rauhe, kratzende Kehle; trinkt schluckweise kaltes Wasser

Hepar sulfuris D200 - 1x tägl., 3x insgesamt
mit schmerzhaft trockenem Husten

Sulfur D200 - einmalig
anhaltend; nach unterdrücktem Ekzem oder durch sonstige Giftbelastung

Eupatorium perfoliatum D200 - einmalig
bei Erkältung; wunde Brust, Körper "zerschlagen", Knochen "gebrochen"

Heiserkeit abends

Phosphorus D12 - 2x tägl.
rauhe, wunde, trockene Kehle; Husten beim Sprechen, im Warmen

Carbo vegetabilis D30 - 1x tägl. abends
durch feuchte kalte Abendluft; schmerzlos

Graphites D12 - 2x tägl.
gebrochene Stimme; kälteempfindlicher, beleibter Sänger

Heiserkeit mit gebrochener Stimme

Arum triphyllum D4 - 3x tägl.
Stimme rutscht plötzlich aus

Selenium D12 - 2x tägl.
am Beginn des Singens; überbeanspruchte Stimme

Graphites D12 - 2x tägl.
abends bei beleibten Sängern

Heiserkeit durch Erkältung

Causticum D4 - 3x tägl.
absteigende trockene Rauheit; Kaltes und Feuchtes erleichtern Brennen

Hepar sulfuris D200 - 8stündl., 3x insgesamt
schmerzhaft trockene Kehle; Krupp-Husten; hüllt Hals und Kopf warm ein

Carbo vegetabilis D30 - 1x tägl. morgens
durch abendliche feuchte Kühle; abends heiser, morgens weniger

Eupatorium perfoliatum D200 - einmalig
wunde Brust; morgens heiser; total kaputt

Paris quadrifolia D4 - 3x tägl.
schmerzlos; Räusperzwang

Heiserkeit durch Überbeanspruchung

Nux vomica D30 - 1x bei Bedarf
kratzend; Raucher, Trinker, Redner

Capsicum D200 - 1x bei Bedarf
brennend; Raucher, Trinker

Alumina D12 - 2x tägl.
trocken; Redner, Prediger

Ferrum phosphoricum D12 - 2x tägl.
trocken; Redner, Sänger

Heiserkeit bei Sängern, Rednern

Causticum D30 - 1x bei Bedarf
wundes rauhes Kratzen bis zur Brustmitte; morgens; Kalttrinken lindert

Hepar sulfuris D200 - 1x bei Bedarf
durch trockenen kalten Wind, durch Zugluft; trockene wehe Kehle morgens

Ferrum phosphoricum D12 - 2stündl.
rasch geben! tonisiert die Stimmbandbreite

Arum triphyllum D4 - 1x bei Bedarf
Stimme rutscht plötzlich eine Oktave höher

Argentum D30 - 1x bei Bedarf
rauhes Brennen verändert die Stimmlage; loser stärkeartiger Schleim

Graphites D12 - 2stündl.
beleibte blasse Sänger; schlimmer abends

schmerzlose Heiserkeit

Carbo vegetabilis D30 - 1x tägl. abends
abendliche Stimmschwäche

Paris quadrifolia D4 - 3x tägl.
durch Erkältung; Räusperzwang

chronische Heiserkeit

Causticum D4 - 3x tägl.
lange geben

Sulfur D12 - 2x tägl.
falls Causticum ohne Erfolg; an Unterdrückung von Ekzemen denken!

Kehlkopflähmung (Larynxparese) mit Stimmverlust

Gelsemium D6 - 3x tägl.
chronisch oder während der Regel

Nux moschata D12 - 2x tägl.
nach Schreck

Platinum D12 - 2x tägl.
hysterisch

Krupp-Husten, 1. Stadium

Aconitum D30 - 1x in Wasser
immer am Anfang!

Spongia D3 - alle 10 Min.
nach Aconit

Hepar sulfuris D200 - 1x in Wasser
nach Spongia

Bromum D30 - 1x in Wasser
nach Hepar, nach Jod

Jodum D30 - 1x in Wasser
nach Hepar

Krupp-Husten, 2. Stadium

Spongia D4 - alle 10 Min.
hellblond; vor Mitternacht, atmet rauh, sägend, schwammig, erstickend

Jodum D30 - 1x in Wasser
dunkelhaarig; Kehle wie verschlossen; keucht, sägt; unruhig, fiebert

Drosera D4 - alle 10 Min.
nach Mitternacht; hustet trocken mit tiefer Baßstimme

Hepar sulfuris D200 - 1x in Wasser
gegen Morgen; hustet feucht, pfeifend, erstickend; umwickelt sich warm

Bromum D30 - 1x in Wasser
schreckt aus dem Schlaf, pfeift, rasselt, hustet tief, heiser; verlangt einen Schluck kaltes Wasser

Krupp-Husten beginnt um Mitternacht

Aconitum D30 - 1x in Wasser
ringt plötzlich nach Atem; große Angst, große Unruhe, heiße Haut

Ferrum phosphoricum D12 - stündl.
weniger plötzlich, weniger ängstlich

Veratrum viride D30 - 1x in Wasser
heftig, keine Angst

Krupp-Husten vom Niederlegen bis Mitternacht

Spongia D3 - alle 10 Min.
giemt, pfeift, droht zu ersticken; faßt sich mit der Hand an den Hals

Krupp-Husten durch lange anhaltendes feuchtes Wetter

Jodum D30 - 1x in Wasser
in allen Stadien angezeigt; Kehle wie geschwollen, verschlossen

Krupp-Husten durch trockenen kalten Wind

Aconitum D30 - 1x in Wasser
Fieber nach Spaziergang, Krupp um Mitternacht

Hepar sulfuris D200 - 1x in Wasser
heiser nach Spaziergang, Krupp gegen Morgen

Krupp-Husten mit heftigem Krampf in der Kehle

Lachesis D30 - 1x in Wasser
erschrickt gegen Morgen aus dem Schlaf mit heftiger Erstickungsangst; Hals wie zugeschnürt, äußerst berührungsempfindlich

Krupp-Husten, als ob eine lose Haut in der Kehle hinge

Bromum D30 - 1x in Wasser
Atem erstickend, rasselt, pfeift; als ob die Kehle voller Schleim sei; möchte herumgetragen werden!

Krupp-Husten mit aufgelagerten Membranen (fibrinös)

Kalium bichromicum D12 - 2x tägl.
dicke, absteigende Beläge; erschrickt gegen 3 Uhr aus dem Schlaf

Mercurius cyanatus D30 - 1x tägl.
stinkende Beläge

Kalium chloratum D4 - 3x tägl.
graue Beläge; rauher, harter Husten

Ammonium causticum D4 - 3x tägl.
absteigend hinter das Brustbein; rauher, wunder Husten; Kalttrinken lindert

Kaolinum D4 - 3x tägl.
absteigend in die Bronchien; wunde Brust innen und außen, schmerzhaft

Pseudokrupp mit sog. "falschen Membranen" (lose Beläge)

Hepar sulfuris D200 - 1x in Wasser
splitterartiger Schmerz zieht zu den Ohren; hustet Membranen ab

Jodum D12 - 2x tägl.
ausgedehnte Beläge in der Kehle, wenig Schleim; Kehle wie verstopft

Sanguinaria D6 - 3x tägl.
trockene, brennende Kehle, wie geschwollen; röchelt, pfeift, bellt

Stimmbandpapillome, akut und chronisch

Thuja D6 - 3x tägl.
fröstelnder, wäßriger Mensch mit belegter Zunge; mag trockenes Wetter

Causticum D6 - 3x tägl.
fröstelnder, trockener Mensch mit sauberer Zunge; mag feuchtes Wetter

NOTIZEN:

Speiseröhre

Sodbrennen durch Rückfluß von Magensaft (Reflux-Ösophagitis)

Robinia D12 - 2x tägl.
saures Aufstoßen und Erbrechen von Säure, Zähne werden stumpf

Baptisia D4 - 3x tägl.
Zunge brauner Streifen in der Mitte, fauler Mundgeruch, Hepatitis?

Phosphorus D12 - 2x tägl.
saures Aufstoßen, Brennen; großer Durst auf Kaltes, Magengeschwür?

Speiseröhren-Blutung durch Speiseröhren-Krampfadern

Erigeron D6 - alle 10 Min.
aktiv, hellrot, stoßweise, wallungsartig

Phosphorus D200 - alle 10 Min.
aktiv, rot

Ipecacuanha D3 - alle 10 Min.
aktiv, rot, massiv

Hamamelis D4 - alle 10 Min.
passiv, dunkel

Speiseröhren-Krampf, Passagehemmung geschluckter Nahrung

Baptisia D6 - 3x tägl.
Halsenge, kann nur Flüssiges schlucken, Festes reizt zum Würgen

Asa foetida D4 - 3x tägl.
Ballgefühl, umgekehrte Verdauungsbewegungen, knalliges Aufstoßen

Ignatia D30 - 1x bei Bedarf
Kloß im Hals, muß ständig schlucken

Hyoscyamus D30 - 1x bei Bedarf
Schlundenge, kann nur Festes schlucken, verschluckt sich bei Flüssigem

Speiseröhren-Krampfadern bei Pfortaderstau

Erigeron D6 - 3x tägl.
Leber- und Gallestörungen nach akuter Leberentzündung

Jodum D12 - 2x tägl.
Zirrhose, Lues, Krebs

Kalium jodatum D4 - 3x tägl.
bei Säufern

Ceanothus D4 - 3x tägl.
Zirrhose, Milzschwellung, Säufer

Lycopodium D6 - 3x tägl.
Zirrhose, Gelbsucht, Wasserbauch, Verstopfung

Plumbum D6 - 3x tägl.
kleinkörnige Zirrhose, Gelbsucht, Verkalkung

Sulfur D6 - 3x tägl.
chronische Stauungen, chronische Säufer

Speiseröhren-Verengung, angeboren

Baptisia D6
Halsenge, kann nur Flüssiges schlucken, Festes reizt zum Würgen

NOTIZEN:

Hals

Basedow mit Glotzaugen (Exophthalmus)

Jodum D12 - 2x tägl.
blaß, abgehetzt, ausgezehrt, Kopf heiß, Körper eiskalt; frißt sich durch den Tag; Herzflattern, Zittern, besorgniserregende Unruhe; depressiv

Lycopus D12 - 2x tägl.
weniger dramatisch, Herzflattern beim Niederlegen; dazu:

Thyreoidinum D200 - 1x monatl.
blutarm, abgemagert, schwitzt, schwach; Herzflattern bei geringster Anstrengung, anhaltender Stirnkopfschmerz

Natrium muriaticum D200 - 1x monatl.
vollendet meist die Heilung

harter Kropf

Calcium fluoratum D12 - 2x tägl.
derbes Gewebe, derber Mensch, schlank, hektisch; dazu:

Tuberculinum GT D200 - einmalig
lymphatische Anlage

Silicea D6 - 3x tägl.
nach Calcium fluoratum oder für dürre, frostige Menschen

Lapis albus D6 - 3x tägl.
wenn Verhärtungen sich erweichen

knotiger Kropf

Calcium fluoratum D6 - 3x tägl.
derbe Knoten, oder:

Calcium fluoratum D12 - 2x tägl.
Heißhunger bei Überfunktion, oder:

Conium D6 - 3x tägl.
kleine, steinharte Knoten; gewalttätiger Heißhunger, Magenkrämpfe

weicher Kropf

Calcium carbonicum D6 - 3x tägl.
stärkt Gewebe; dazu:

Hamamelis D4 - 3x tägl.
stärkt Gefäße; und:

Luesinum D200 - einmalig
zur Besänftigung der destruktiven Anlage

zystischer Kropf

Apis D4 - 3x tägl.
heiß, akut

Silicea D6 - 3x tägl.
kalt, chronisch

Schilddrüsen-Überfunktion (Hyperthyreose)

Kummer als Auslösung

Natrium muriaticum D200 - 1x monatl.
abgemagert, grübelt, sorgt sich, seufzt, weint viel; Herzklopfen morgens, chronischer Durchfall; dazu:

Spongia D3 - 3x tägl.
organisch als Meeresjod

Schilddrüsen-Überfunktion mit Fettleibigkeit

Fucus vesiculosus D4 - 3x tägl.
jodhaltiger Seetang; Blähhals; zusätzlich:

Thyreoidinum D200 - 1x monatl.
unterstützt Fucus vesiculosus

Schilddrüsen-Überfunktion mit Herzstörungen

Ferrum phosphoricum D4 - 3x tägl.
vermehrtes Klopfen tagsüber

Belladonna D30 - 1x bei Bedarf
Wallungen und Pulsieren bis zum Hals, dampfende Schweiße; Mitternacht

Spongia D3 - 3x tägl.
Herzflattern nach Mitternacht, muß aufsitzen

Lycopus D12 - 1x tägl. abends
Herzflattern abends, beim Niederlegen; Engegefühl in der Brust

Hedera D4 - 3x tägl.
Herzflattern anfallsweise tagsüber und nach 3 Uhr mit Bangigkeit und Angst

Bromum D6 - 3x tägl.
Herzflattern attackenhaft, viel Schleimräuspern, Seefahrt bessert

Schilddrüsen-Unterfunktion (Hypothyreose)

verlangsamt, träge, schwach, fettleibig

Calcium carbonicum D6 - 3x tägl.
angeboren; lieb, phlegmatisch, unbeholfen, mag Süßes und Eier

Kalium carbonicum D6 - 3x tägl.
schwaches Hirn, schwaches Herz, schwacher Magen, schwaches Kreuz

Barium carbonicum D6 - 3x tägl.
erworben; debil

Graphites D6 - 3x tägl.
fett, faul, dumm, gefräßig, schleimig

Lespedeza D2 - 3x tägl.
organisch; Rest-N und Blutdruck erhöht; 10 Tropfen je Gabe

Schluckbeschwerden, Verschlucken, rot

Belladonna D12 - 2x tägl.
trockener Mund, Schluckreiz, erschwertes Sprechen

Stramonium D12 - 2x tägl.
alles noch heftiger, verschluckt sich bei Flüssigem

Schluckbeschwerden, Verschlucken, blaß

Hyoscyamus D12 - 2x tägl.
heftig trockener Mund, verschluckt sich bei Flüssigem, Schluckauf

Cuprum D12 - 2x tägl.
schluckt Luft beim Trinken, Speiseröhrenkrampf, Schluckauf

Tetanie

Veratrum album D3 - alle 10 Min.
akut

Nux vomica D30 - 1x in Wasser
gereizt, mürrisch, steigert sich hinein, hyperventiliert

Magnesium phosphoricum D4 - alle 10 Min.
nervös, krampfig

Cuprum D6 - alle 10 Min.
allgemeine Krampfneigung

Cresolum D12 - 2x tägl.
bei Rückenmarkserkrankungen

Acidum hydrocyanicum D4 - alle 10 Min.
mit blauen Lippen und blauer, kalter Nasenspitze

NOTIZEN:

Brustkorb

Schwächegefühl in der Brust

Laurocerasus D4 - 3x tägl.
Rechtsherzschwäche

Senega D4 - 3x tägl.
Altersbronchitis

Stannum D6 - 3x tägl.
Bronchialäste erweitert, Lungentuberkulose; ist zu schwach zum Husten

Rheuma der Brustkorbmuskeln

Arnica D6 - 3x tägl.
wie geprügelt bei Nässe, Kälte, muskulärer Überanstrengung

Ranunculus bulbosus D4 - 3x tägl.
wie gequetscht bei wechselhaftem feuchtem Wetter

Rippenneuralgie

Ranunculus bulbosus D200 - 1x bei Bedarf
auch Brustwarzenneuralgie

Rippenprellung

Bellis D3 - 3x tägl.
sehr bewährt; auch Rippenbruch; "wie ein Schlag auf die Brust"

NOTIZEN:

Brustdrüse

Brüste unterentwickelt

Sabal D1 - 3x tägl.
auch bei übermäßigen Busen bewährt

Jodum D12 - 2x tägl.
rascher Schwund, während andere Drüsen schmerzlos vergrößert sind

Lac defloratum D4 - 3x tägl.
Brüste hängen schlaff über dem Brustkorb

Conium D4 - 3x tägl.
Brüste nur noch Hautfalten!

Brustentzündung (Mastitis), akut

Aconitum D30 - 1x bei Bedarf
Anfangsfrost, Kühle lindert

Belladonna D30 - 1x bei Bedarf
nach Aconit; rote Streifen von der Brustwarze, Klopfen, Wärme lindert

Bryonia D4 - 3x tägl.
Frost, Stechen bei Bewegung, harte Schwellung, mäßige Wärme lindert

Lachesis D12 - 2x tägl.
meist links, höchst berührungsempfindlich, Kühle lindert

Hepar sulfuris D200 - 8stündl., 3x insgesamt
wird weich, eitert, bedarf Wärme

Mercurius solubilis D30 - 1x tägl.
Beginn der Eiterung mit Klopfen oder kurzen Frostschauern; bedarf Kühle

Fistelbildung bei Brustentzündung

Silicea D6 - 3x tägl.
dünn, scharf eiternd; vom Drüsengang ausgehend

Juckreiz der Brust

Conium D30 - 1x bei Bedarf
der ganzen Brust

Nux vomica D30 - 1x bei Bedarf
der Brustwarze

Brustknoten, hart

Phytolacca D4 - 3x tägl.
zystisch; Schießen bei Berührung durch ganzen Körper; nachts, vor der Periode

Conium D30 - 3x wöchentl.
fibrös; messerscharfe Stiche, schlaffe Brüste; fröstelnde Frauen

Phellandrium D4 - 3x tägl.
eingezogene, schrundige Brustwarzen, heftige Stiche bis zum Rücken

beachte: diese 3 Arzneien auch kurativ je 2 Monate, dann klinische Kontrolle

nach Erweichung der Brustknoten zur Gewebsstärkung

Acidum hydrofluoricum D6 - 3x tägl.
hitzige, kräftige Frauen

Calcium fluoratum D6 - 3x tägl.
noch hitzige, derbe Frauen

Silicea D6 - 3x tägl.
schwache, zarte, frostige Frauen

beachte: diese 3 Arzneien auch kurativ je 2 Monate, danach klinische Kontrolle

Brustknoten nach Stoß

Conium D30 - 3x wöchentl.
harte Knoten, nicht entzündet, verschiebbar

Brustschmerzen 1 Woche vor der Periode

Phytolacca D4 - 3x tägl.
Brust gestaut, schneidende Nervenschmerzen durch den ganzen Körper

Lilium D4 - 3x tägl.
scharfe Nervenschmerzen mit sexueller Erregung

Phellandrium D4 - 3x tägl.
Stiche durch die Brüste, zum Rücken ziehend

Verletzung der Brustdrüse

Bellis D3 - 3x tägl.
der Brustwarzen

Conium D30 - 3x wöchentl.
Knoten nach Stoß

Nervenschmerz (Neuralgie) der Brustwarzen

Ranunculus bulbosus D200 - 1x bei Bedarf
auch Rippenneuralgie, wie gebrochen

Croton tiglium D4 - 3x tägl.
von der Brustwarze zu den Schultern

Cimicifuga D12 - 2x tägl.
unter der linken Brust; Eierstöcke?

NOTIZEN:

Herz

Aortaschwäche (Aorteninsuffizienz), begleitende Behandlung

Acidum oxalicum D4 - 3x tägl.
Schmerzen ziehen von einem Punkt über dem Herzen zur linken Schulter

Herzbeschwerden (Dyskardie), Auslösung

beachte: jeder Patient erhält für plötzliche Beschwerden:

Aconitum D30 - 1x bei Bedarf
Angst, Aufregung, Ärger, Wind, Sturm, Gewitter, Wetterwechsel, Föhn, Zugluft; Anfall, Druck, Krampf, Rasen, Stolpern, Blutandrang, Übelkeit, Brechreiz

Herzbeschwerden bei Föhn

Gelsemium D30 - 1x bei Bedarf
nervöses Frösteln; müde, matt, zittert; Schwindel, Übelkeit, Brechreiz; möchte Hand gehalten haben

Herzbeschwerden bei Frauenleiden

Lilium D4 - 3x tägl.
"Myomherz", Gebärmuttergeschwulst

Naja D12 - 2x tägl.
Eierstockschmerzen

Herzbeschwerden durch unterdrückte Hämorrhoiden-Blutung

Collinsonia D4 - 3x tägl.
Völle, Druck, Schwäche, Atemnot; Schmerzen auch im Wechsel mit Blutung

Herzbeschwerden bei Nikotinvergiftung

Convallaria D2 - alle 10 Min.
scharfe Stiche hinter Brustbein, "als höre das Herz auf zu schlagen"

Latrodectus mactans D6 - alle 10 Min.
heftiger Krampfschmerz linke Brust zur Achsel, Marmorhaut, Todesangst

Herzbeschwerden, rheumatisch

Kalmia D4 - 3x tägl.
Herzstiche über die Schulter in den Rücken, in den Arm, Herzklappen

Lithium carbonicum D4 - 3x tägl.
Stiche, Zucken, Flattern, Enge, Harnflut bessert, Herzklappen

Ledum D4 - 3x tägl.
Druck und Beklemmung hinter dem Brustbein, von unten nach oben ziehend

Acidum benzoicum D4 - 3x tägl.
nachts Stolpern und Klopfen; Entzündung des Muskels, der Herzhäute

Colchicum D4 - 3x tägl.
wie mit einem breiten Band gequetscht; große Schwäche

Herzbeschwerden bei Sonne und Hitze

Aconitum D30 - 1x bei Bedarf
heiß, trocken

Belladonna D30 - 1x bei Bedarf
heiß, dampfend

Glonoinum D30 - 1x bei Bedarf
heiß, klopfend

Sportlerherz

Arnica D12 - 2x tägl.
Beklemmung nach Anstrengung; später Muskelschwäche durch Muskelschwund

Rhus tox D12 - 2x tägl.
Muskelerweiterung bei Schwerarbeitern im Freien

Bromum D12 - 2x tägl.
Schwäche; plötzliches Klopfen, Stolpern, anhaltend auch in Ruhe

drohende Herzlähmung

Strychninum nitricum D4 - alle 10 Min.
Atemnot, blaue Lippen, blaue Fingerspitzen; saures Aufstoßen

kann nicht links liegen

Phosphorus D12 - 2x tägl.
Herz rast

Natrium muriaticum D200 - 1x monatl.
Herz setzt unregelmäßig aus

Cactus D3 - 3x tägl.
Herz wie eingeschnürt

kann nur links liegen

Lilium D12 - 2x tägl.
beruhigt nervöses Klopfen

als bliebe das Herz stehen

Digitalis D3 - 3x tägl.
hält sich ruhig

Gelsemium D6 - 3x tägl.
muß sich bewegen

Argentum nitricum D12 - 2x tägl.
beim Stillsitzen

Acidum oxalicum D6 - 3x tägl.
setzt tatsächlich aus, wenn er daran denkt

Lobelia inflata D3 - 3x tägl.
tiefer Schmerz, Brust wie zusammengeschnürt

als fiele ein Tropfen vom Herze ab

Cannabis sativa D12 - 2x tägl.
Herzklopfen und Atemnot

als hinge das Herz an einem Faden

Kalium carbonicum D12 - 2x tägl.
Herzschwäche

Lilium D12 - 2x tägl.
"Myomherz"

Natrium muriaticum D200 - 1x monatl.
Herzrasen, Herzstolpern

als sei das Herz zu groß

Lachesis D12 - 2x tägl.
verträgt keinen Druck, keine Berührung am Körper wie im Leben

Sulfur D12 - 2x tägl.
Herzklopfen, Atemnot

Brennen im Herzen

Arsenicum album D30 - 1x bei Bedarf
wuchtiges Brennen

Kältegefühl im Herzen

Natrium muriaticum D200 - 1x bei Bedarf
bei geistiger und körperlicher Anstrengung

Graphites D12 - 2x tägl.
bei Linkslage, bei Bewegung; mit heftigem Klopfen

Kalium jodatum D4 - 3x tägl.
erstickend, nachts

Petroleum D12 - 2x tägl.
bei Erbrechen, bei Kreislaufstörungen

Herzbeschwerden mit großer Angst, rot

Aconitum D30 - 1x bei Bedarf
eckig, kantig; plötzlicher Blutandrang, Klopfen, Übelkeit, Brechreiz

Arnica D30 - 1x bei Bedarf
pyknisch, gestaut; Herzenge auf der Straße

Aurum D30 - 1x bei Bedarf
untersetzt, gestaut, aufstrebender Ellbogenmensch; Herzenge in der Stille

Herzbeschwerden mit großer Angst, blaß

Tabacum D30 - 1x bei Bedarf
plötzlich totenelend, Übelkeit, Brechreiz, höchst schmerzempfindlich

Arsenicum album D30 - 1x bei Bedarf
wuchtiges Brennen, noch größere Angst, Zittern, Gefühllosigkeit

Carbo vegetabilis D30 - 1x bei Bedarf
bereits hinter den Tod entrückt

Herzbeschwerden mit kleiner Angst

Cactus D3 - alle 10 Min.
wie von einer Eisenhand gepackt, welche das Herz am Schlagen hindert

Herzbeschwerden mit großer Angst um Mitternacht

Aconitum D30 - 1x bei Bedarf
vor Mitternacht; möchte jemanden bei sich haben, Angst zu sterben

Arsenicum album D30 - 1x bei Bedarf
nach Mitternacht; Tod steht ihm bereits ins Gesicht geschrieben

Herzbeschwerden, nervös

Iberis amara D12 - 2x tägl.
scharfe Stiche im Herzen bei jedem Herzschlag

Kalmia D2 - 3x tägl.
scharfe Stiche über die Schulter zum Rücken

Lilium D4 - 3x tägl.
wie elektrischer Strom im linken Arm

Herzbeschwerden neuralgisch zur linken Hand ziehend

Kalmia D2 - alle 10 Min.
scharf schießend; unterdrücktes Rheuma

Spigelia D4 - alle 10 Min.
scharf ziehend; Enge, Entzündung, Klappenfehler

Cimicifuga D4 - alle 10 Min.
unterhalb der linken Brustwarze ausstrahlend; bei Muskelrheuma

Herzbeschwerden mit Schnurren über dem Herzen

Spigelia D4 - 3x tägl.
beim Auflegen der Hand fühlbar

Glonoinum D12 - 2x tägl.
beim Abhören auffallend

Herzbeschwerden mit scharfen Stichen

Kalium carbonicum D6 - 3x tägl.
wie mit einem Messer durchs Schulterblatt

Spigelia D3 - 3x tägl.
im Herzen; nachts mit Todesangst; sichtbares und hörbares Klopfen

Kalmia D2 - 3x tägl.
oberhalb des Herzens bis in den Rücken schießend, den Atem raubend

Convallaria D2 - 3x tägl.
hinter dem Brustbein

Iberis amara D12 - 2x tägl.
im Herzen bei jedem Herzschlag

Herzbeschwerden mit Taubheit im linken Arm

Aconitum D30 - 1x bei Bedarf
Prickeln in den Fingern; entzündlich, funktionell

Kalmia D2 - 3x tägl.
mit scharfen Schmerzen; Herz erweitert nach Rheuma

Digitalis D3 - 3x tägl.
Herzschwäche, Entzündung, Wassersucht

Rhus tox D6 - 3x tägl.
lahmer Arm; rheumatisch, überanstrengt

Herzbeschwerden mit Taubheit im rechten Arm

Phytolacca D4 - 3x tägl.
Prickeln

Herzbeschwerden mit Taubheit der rechten Hand

Lilium D12 - 2x tägl.
Blutandrang, Enge; Atemnot

Herzbeschwerden von der Wirbelsäule ausgehend

Cactus D3 - 3x tägl.
Herzdruck, Herzkrampf, Krampf und Druck im Rücken

Kalmia D2 - 3x tägl.
Herzziehen zur Schulter hin, Ziehen im Rücken

Spigelia D4 - 3x tägl.
Herzstiche, Herzklopfen, Stiche und Klopfen im Rücken

Herzenge (Angina pectoris), drückende Angst

Arnica D30 - 1x in Wasser
rote Angst; wie ein Elefantenfuß

Vipera D12 - alle 10 Min.
blasse Angst; wie umschnürt

Cactus D3 - alle 10 Min.
kleine Angst; wie von einer Faust gepackt

Herzenge bei hohem Blutdruck

Arnica D30 - 1x bei Bedarf
junger Menschen mit Bluthochdruck nach Anstrengung

Aurum D30 - 1x bei Bedarf
alter Menschen mit Bluthochdruck, wenn er fliegen will

Herzenge, hysterisch, neuralgisch

Cimicifuga D30 - 1x in Wasser
als ob der linke Arm am Körper festgebunden sei; droht zu ersticken, bewußtlos

Herzenge, nervös bedingt

Lachesis D12 - 2x tägl.
rot

Vipera D12 - 2x tägl.
blaß

Herzentzündung (Myo-, Endo-, Peri-, Pankarditis), Beginn

Spigelia D3 - 3x tägl.
rascher Herzschlag, der die Brustwand sichtbar erschüttert

Kalium carbonicum D6 - 3x tägl.
erst rasch, dann langsam; Herzwassersucht

Digitalis D3 - 3x tägl.
langsamer Herzschlag, Stolpern, Herzwassersucht; Angst einzuschlafen

Herzentzündung, akut

Lachesis D12 - 2x tägl.
septisch; schlimmer nachts, gegen Morgen

Herzentzündung, Außenhäute (Perikarditis)

Apis D30 - 3stündl.
Stiche; weiß nicht, wie er den nächsten Atemzug angehen soll

Cantharis D30 - 3stündl.
Brennen, Druck, Krampf

Kalmia D2 - 2stündl.
scharfe atemraubende Stiche; nach Rheuma

Bryonia D3 - 2stündl.
2. Stadium; rheumatisch; Stechen bei geringstem Bewegen; Reibegeräusche

Rhus tox D4 - 2stündl.
folgt gut auf Bryonia

Herzentzündung, Innenhäute (Endokarditis)

Naja D12 - 2x tägl.
frisch

Lachesis D12 - 2x tägl.
alt

Herzentzündung, totale, akut (Pankarditis)

Naja D12 - 2x tägl.
Rhythmusstörungen, Atemnot, Unruhe, Mattheit, trockenes Herzhüsteln

Herzentzündung nach unterdrückten Masern oder Scharlach

Arsenicum album D6 - 3x tägl.
Augen- und Beinödeme; ruhelos, kurzatmig, erstickend nach Mitternacht

Herzmuskel-Entzündung (Myokarditis)

Naja D12 - 2x tägl.
akut und Spätschaden; Rhythmusstörungen, Klopfen, Atemnot, Unruhe

Diphtherinum D200 - einmalig
dazwischen geben, wenn chronisch

Herzinfarkt, frisch

Crotalus D30 - 1x in Wasser
Erstickungsangst

Lachesis D30 - 1x in Wasser
Angst vor Beengung

Aconitum D30 - 1x in Wasser
Todesangst

Tabacum D30 - 1x in Wasser
Todelendigkeit

Arsenicum album D30 - 1x in Wasser
sieht aus wie der Tod

Carbo vegetabilis D30 - 1x in Wasser
ringt mit dem Tod

Schwäche und Zittern nach Herzinfarkt

Argentum D12 - 2x tägl.
sehr aufgeregt

Veratrum album D30 - 1x bei Bedarf
eiskalte Haut, friert, will nicht zugedeckt werden

Tabacum D30 - 1x bei Bedarf
eiskalte Haut, fühlt innere Hitze, will nicht zugedeckt werden

Arsenicum album D30 - 1x bei Bedarf
friert und will Wärme, hinfällige Unruhe

Carbo vegetabilis D30 - 1x bei Bedarf
größte Schwäche, kämpft weiter mit dem Tod

Herzklappenfehler, Begleittherapie

Convallaria D2 - 3x tägl.
große Atemnot, Wassersucht, spärlicher Urin

Naja D12 - 2x tägl.
trockenes rauhes Herzhüsteln; niedriger Blutdruck; besser draußen

Herzklopfen (Tachykardie), akut

Aconitum D30 - 1x in Wasser
rot; plötzlich

Natrium muriaticum D200 - 1x in Wasser
blaß; nächtlich von 1 bis 3 Uhr

Herzklopfen, später

Spigelia D3 - alle 10 Min.
sichtbar für jeden

Acidum sulfuricum D6 - alle 10 Min.
glaubt, jeder sähe es

Kalmia D2 - alle 10 Min.
mit Stichen im Rücken

Crataegus D2 - alle 10 Min.
bergan; seufzt

Herzklopfen, hörbar

Spigelia D6 - 3x tägl.
Entzündung, Nervenschmerzen; Schnurren über dem Herzen

Arsenicum album D30 - 1x bei Bedarf
bei erweitertem Herzmuskel der Bergsteiger, der Bergbauern

Herzklopfen in Ruhe

Magnesium chloratum D6 - 3x tägl.
wie Messerstiche; bewegt sich auf und ab, reibt sich die Herzgegend

Ferrum D12 - 2x tägl.
mit Angst; geht langsam umher

Herzklopfen bei geringster Bewegung

Staphisagria D12 - 2x tägl.
nach dem Aufwachen; Puls sonst langsam und schwach

Herzklopfen alter Menschen mit Hautwassersucht

Crataegus D2 - 3x tägl.
und

Convallaria D2 - 3x tägl.
und

Apocynum D2 - 3x tägl.
zu gleichen Teilen mischen; 10 Tropfen pro Gabe

Herzklopfen alter Menschen mit niedrigem Blutdruck

Crataegus D2 - 3x tägl.
und

Cactus D3 - 3x tägl.
und

Veratrum album D3 - 3x tägl.
zu gleichen Teilen mischen; 10 Tropfen pro Gabe

Herzklopfen bei schnell wachsenden Kindern und Jugendlichen

Acidum phosphoricum D6 - 3x tägl.
zart, schlank; auch nach Onanie

Herzklopfen bei Blutarmut

China D4 - 3x tägl.
nach viel Säfteverlust; in der Genesungszeit

Natrium muriaticum D200 - 1x bei Bedarf
blaß, niedergeschlagen; nachts

Kalium carbonicum D12 - 2x tägl.
blaß, gedunsen; schwach von Kopf bis Fuß

Ferrum D12 - 2x tägl.
blühendes Aussehen; alle Adern pochen

Herzklopfen mit Blutwallungen

Amylium nitrosum D30 - 1x bei Bedarf
ungestüm; Atemnot

Glonoinum D30 - 1x bei Bedarf
heftig, als ob die Brust berste; Klopfen überall, vor allem Nacken und Kopf

Belladonna D30 - 1x bei Bedarf
hallt im Kopf wider; vor allem Hals und Schläfen

Lilium D6 - 3x tägl.
als sei das Herz mit Blut überfüllt

Veratrum viride D30 - 1x bei Bedarf
heftig, laut; in allen Adern; keine Angst! Entzündungen, Herz erweitert

Herzklopfen mit Ohnmacht

Aconitum D30 - 1x bei Bedarf
sterbensängstlich; erregt danach

Nux moschata D30 - 1x bei Bedarf
hysterisch; schläft danach tief

Herzklopfen beim Niederlegen

Lycopus D12 - 1x tägl. abends
Schilddrüse beteiligt wie bei allen Halogenen und jodhaltigen Arzneien

Herzklopfen bei Prüfungen

Strophantus D4 - alle 10 Min.
Brett vor dem Kopf

Aconitum D30 - einmalig
plötzlich mit Angst

Argentum nitricum D30 - einmalig
Magenkrämpfe, Harndrang, Stuhldrang; zittert

Arsenicum album D30 - einmalig
Angst, Bauchkrämpfe, Durchfall; vergeht

Herzmuskelschwäche (Myodegeneratio cordis), fettige Degeneration

Phosphorus D12 - 2x tägl.
eher des rechten Herzens; Rückstau des Venenflusses; Lider geschwollen

Arsenicum album D6 - 2x tägl.
eher des linken Herzens; Brennen; Erstickungsanfälle; ganzes Gesicht geschwollen

Vanadium D6 - 3x tägl.
auch Leber und Gefäße angegriffen; chronisches Rheuma, Diabetes, Tuberkulose

Cuprum arsenicosum D4 - 3x tägl.
nächtliche Gefäßkrämpfe; kalte blaue Glieder mit fleckiger Röte

Phytolacca D4 - 3x tägl.
Herzkrämpfe, vor allem beim Gehen; im Wechsel mit Krämpfen im rechten Arm

Herzrasen (tachykarder Anfall) bei Kindern

Magnesium carbonicum D6 - 3x tägl.
Angst, muß auf und ab laufen, sich die Herzgegend reiben

Herzrasen bei Schilddrüsen-Überfunktion

Ferrum phosphoricum D4 - 3x tägl.
tagsüber

Belladonna D30 - 1x bei Bedarf
Mitternacht; Wallungen und Pulsieren bis zum Hals, dampfende Schweiße

Spongia D3 - 3x tägl.
nach Mitternacht; muß aufsitzen

Lycopus D12 - 1x tägl. abends
abends, beim Niederlegen; Engegefühl in der Brust

Hedera D4 - 3x tägl.
anfallsweise tagsüber und nach 3 Uhr; Bangigkeit, Angst

Bromum D6 - 3x tägl.
attackenhaft; viel Schleimräuspern, Seefahrt bessert

Herzrhythmusstörungen

anfallartig, Klopfen, Stolpern (tachyarrhythmisch, tachykard, bradykard)

Arnica D30 - 1x in Wasser
rot, kräftig

Natrium muriaticum D200 - 1x in Wasser
blaß, schwach

Herzrhythmusstörungen, akuter Anfall (Adams-Stokes-Syndrom)

Aconitum D30 - 1x in Wasser
langsamer oder schneller Puls oder beides; entzündliche Ursache

Cactus D3 - alle 10 Min.
langsamer Puls, Herz "wie von einem Eisenring umklammert"

Digitalis D3 - alle 10 Min.
langsamer Puls, "als höre das Herz zu schlagen auf", muß stillsitzen

Gelsemium D4 - alle 10 Min.
langsamer Puls, "als höre das Herz zu schlagen auf", muß sich bewegen

Kalmia D4 - alle 10 Min.
rasch oder langsam, schießend zur Schulter, Angst aus dem Magen

Spigelia D4 - alle 10 Min.
rascher Puls, schießend zum Rücken, schlimmer bei jeder Armbewegung

langsamer Herzschlag (bradykard)

Aconitum D200 - 1x in Wasser
erst langsam dann schnell, Unruhe, große Angst, muß sich bewegen

Cactus D3 - alle 10 Min.
Herz wie von einem Eisenring umklammert

Digitalis D3 - alle 10 Min.
als höre das Herz zu schlagen auf, muß stillhalten

Gelsemium D4 - alle 10 Min.
als höre das Herz zu schlagen auf, muß sich bewegen

Barium carbonicum D6 - 3x tägl.
verkalkt, Herzkrämpfe

Herzschwäche (Herzinsuffizienz), beginnend, mit Schlafstörung

Digitalis D3 - 3x tägl.
schreckhaftes Erwachen mit Angst, Schwindel beim Aufrichten und Stehen

Herzschwäche, Altersherz, Muskel erweitert

Strophantus D4 - 3x tägl.
Schwäche, Atemnot, Wassersucht, spärlicher Urin

Convallaria D2 - 3x tägl.
anhaltendes Herzklopfen, scharfe Stiche in der Brustmitte

Oleander D12 - 2x tägl.
Schwäche, Stolpern, Angst, Zittern

Iberis amara D12 - 2x tägl.
Klopfen, Stolpern, Unbehagen; fühlt sein Herz

Asparagus officinalis D4 - 3x tägl.
Muskelschaden mit Wassersucht

Blatta orientalis D4 - 3x tägl.
erweitertes, entgleistes Herz mit Wassersucht; bei Asthma, bei Regenwetter

Herzschwäche, Empfindungen

Rhus tox D12 - 2x tägl.
Zittern im Herzen

Zincum D12 - 2x tägl.
Stöße, Zuckungen im Herzen

Herzschwäche, kann nicht durchatmen, holt tief Luft

Ignatia D30 - 1x bei Bedarf
Sorgenseufzer; Zeichen beginnender Herzinsuffizienz

Spongia D3 - 3x tägl.
Schilddrüsenseufzer; atmet wie durch einen Schwamm

Crataegus D2 - 3x tägl.
Herzseufzer; Herzrhythmusstörungen

Herzschwäche der rechten Herzkammer

Laurocerasus D4 - 3x tägl.
als drehe sich das Herz im Leibe um; blaue Lippen, schnappt nach Luft

Phosphorus D12 - 2x tägl.
Herzverfettung, Rückstau des venösen Blutstromes

Herzschwäche der rechten Herzkammer, blaue Lippen

Crataegus D2 - 3x tägl.
und
Convallaria D2 - 3x tägl.
und
Laurocerasus D4 - 3x tägl.
zu gleichen Teilen mischen; 10 Tropfen pro Gabe

Herzschwäche der rechten Herzkammer, Hautwassersucht

Crataegus D2 - 3x tägl.
und
Convallaria D2 - 3x tägl.
und
Adonis D3 - 3x tägl.
zu gleichen Teilen mischen; 10 Tropfen pro Gabe

Herzschwäche mit Atemnot

Crataegus D2 - 3x tägl.
bergan; seufzt, gähnt, streckt sich

Carbo vegetabilis D30 - 1x bei Bedarf
wenn nichts mehr geht

Herzschwäche mit schwerer sinusartiger Atemnot (Cheyne-Stokes)

Opium D30 - stündl.
tiefrotes Gesicht; bewußtlos, schnarcht

Acidum hydrocyanicum D4 - alle 10 Min.
blaß-kaltes Gesicht; blaue, mit Schaum umrandete Lippen

Hyoscyamus D30 - stündl.
blasses Gesicht; blasse Lippen

Cuprum D30 - stündl.
blasses, zuckendes Gesicht; blaue Lippen

Arsenicum album D30 - stündl.
blasses, kaltschweißiges Gesicht; blasse Lippen

Herzschwäche mit Erstickungsgefühlen

Apis D4 - 3x tägl.
so eng, als stünde der Tod nahe; keine Angst!

Digitalis D3 - 3x tägl.
nach dem Einschlafen; scheinbarer Stillstand, erschrickt; schnappt nach Luft

Grindelia D12 - 2x tägl.
nach dem Einschlafen; erschrickt; Angst wieder einzuschlafen

Kalium jodatum D12 - 2x tägl.
nachts mit Kälte im Herzen

Lachesis D4 - 3x tägl.
nachts, beim Erwachen; als würde der Hals gewürgt

Spongia D4 - 3x tägl.
beim Niederlegen, vor Mitternacht; schnappt nach Luft

Herzschwäche mit Herzmuskelschwäche

Crataegus D2 - 3x tägl.
zusätzlich beim digitalisierten Patienten; "das tägliche Zahnbürsterl des Herzens" *(Dorcsi)*

Herzschwäche mit Wassersucht (Ödeme)

Apis D4 - 3x tägl.
Beine glänzend gespannt; als ob der Tod nahe, angstlos; durstlos

Apocynum D2 - 3x tägl.
Schwächegefühl in Magengrube; viel Durst, aber viel trinken macht Beschwerden

Digitalis D3 - 3x tägl.
als bliebe das Herz stehen, muß stillhalten; langsamer Puls

Arsenicum album D6 - 3x tägl.
wächserne Augen und Füße; als ob der Tod nahe, angstreich; durstreich

NOTIZEN:

Lunge

Adams-Stokes-Syndrom (Sauerstoffmangel im Hirn)

(schwere Schädigung des Atemzentrums durch akute Herzrhythmusstörungen)

Barium carbonicum D6 - 3x tägl.
Durchgangs-Syndrom; langsamer Puls, AV-Block wegen Herzgefäßverkalkung

Cuprum D200 - 1x monatl.
allgemeine Verkalkung, Gefäßkrampf

Kalium carbonicum D6 - 3x tägl.
Mischform, eher langsam, "als hinge das Herz an einem Faden"

Lycopus D4 - alle 10 Min.
rascher Puls, hormonelle Steuerung, entzündlich

Naja D12 - 2x tägl.
rascher Puls, Entzündung des Herzens, erwacht über dem Herzschlag

Lachesis D12 - 2x tägl.
rascher Puls, erwacht mit Schreck und Würgegefühl am Hals gegen Morgen

Asthma bei akutem Schnupfen

Grindelia D12 - 2x tägl.
feuchtes Asthma bei feuchtem Wetter

Hedera D12 - 2x tägl.
Nase läuft bei Anfall gegen Morgen; reißt die Fenster auf

Asthma bei feucht-kaltem Wetter

Natrium muriaticum D200 - 1x monatl.
Husten beim Übergang ins Warme, berstendes Kopfweh; salziger Schleim

Dulcamara D12 - 2x tägl.
trockener, kurzer, bellender Husten mit zähem Schleim; im Wechsel mit Durchfall, Ekzem, Rheuma

Asthma bei Nebel, Feuchtigkeit

Natrium sulfuricum D12 - 2x tägl.
feuchtes Asthma, viel Rasseln; loses Gefühl im Bauch; blaß, fröstelnd

Hypericum D12 - 2x tägl.
mit Trockenheit im Rachen

Asthma bei feucht-warmem Wetter, Schwüle

Ipecacuanha D3 - 3x tägl.
Brustangst, Schwere, Übelkeit; droht zu ersticken; bewegt sich nicht!

Lachesis D12 - 2x tägl.
Erstickungsgefühl gegen Morgen, beim Erwachen; Schweiße erleichtern

Asthma bei trocken-schönem Wetter

Hepar sulfuris D200 - 1x monatl.
liebt das feuchte Wetter

Causticum D12 - 2x tägl.
fühlt sich wohler bei Regenwetter oder bei trübem Himmel

Medorrhinum D200 - 1x bei Bedarf
liebt Feuchtigkeit und Meeresluft

Asthma bei jedem Wetterwechsel

Calcium carbonicum D12 - 2x tägl.
hustet nachts ohne zu erwachen, tagsüber gelb-schleimig nach Essen, bei Kälte

Thuja D12 - 2x tägl.
nach Durchnässen, Kälte; ab 16 Uhr bis 4 Uhr mit Schweiß an unbedeckten Körperteilen; verlangt heiße Umschläge

Asthma ab Frühjahr bis Herbst

Sulfur D12 - 2x tägl.
rote, runde, kräftige oder schlanke Menschen mit hängenden Schultern; schauen irgendwie immer schmutzig und schmuddelig aus

Natrium muriaticum D200 - 1x monatl.
verträgt keine Sonne; bekommt Ausschlag, Kopfweh, Verstopfung, Asthma

Asthma im Frühjahr und Herbst

Lachesis D12 - 2x tägl.
aufkeimende Frühjahrssonne sowie Schwüle und Feuchtigkeit stauen und fördern Enge

Jodum D12 - 2x tägl.
beängstigend bang, aufgeregt schon bei geringer Wärme; Fließschnupfen

Hedera D12 - 2x tägl.
wie bei Jodum, nur weniger dramatisch, kälteempfindlicher als bei Jodum

Herbstasthma

Lactuca D4 - 3x tägl.
trocken, krampfend, wenn gleichzeitig aufsteigendes Kloßgefühl im Hals

Natrium sulfuricum D6 - 3x tägl.
Nebel, kalt-feuchtes Wetter, Wechsel zu feuchtem Wetter

Thuja D6 - 3x tägl.
Durchnässen, Kälte, Wetterwechsel; nachts bis 4 Uhr; warme Umschläge

Asthma im Winter

Silicea D12 - 2x tägl.
Reizhusten wie von einem Haar, starkes Rasseln, übelriechender Schleim

Psorinum D200 - einmalig
äußerst kälteempfindlich, kurzatmig im Freien; legt sich nieder; Stechen und Wundheit hinter dem Brustbein

Asthma der Kinder: bei Erkältung, plötzlich

Aconitum D30 - 1x bei Bedarf
eckig, trocken, unruhig, ängstlich, Kühle suchend

Belladonna D30 - 1x bei Bedarf
rundlich, schwitzig, Wärme suchend

Asthma der Kinder: bei Bronchitis

Ipecacuanha D4 - stündl.
blaß, rote Wangen; grobblasig, mit Übelkeit

Tartarus stibiatus D4 - 2stündl.
blaß; feinblasig

Arsenicum album D30 - 1x in Wasser
bei nächtlichem Anfall

Asthma der Kinder: bei spastischer Bronchitis

Aconitum D30 - 1x bei Bedarf
zart, trocken

Belladonna D30 - 1x bei Bedarf
dicklich, schwitzt

Asthma der Kinder: bei Bronchiolitis (tief unten)

Phosphorus D12 - 2x tägl.
und zusätzlich:

Ipecacuanha D3 - stündl.
rote Bäckchen; oder:

Ammonium carbonicum D3 - 3stündl.
bei Kreislaufschwäche

Asthma der Kinder: im Herbst schlimmer

Marum verum D4 - 3x tägl.
4 Wochen lang; danach:

Grindelia D3 - 3x tägl.
4 Wochen lang; danach:

Senega D3 - 3x tägl.
4 Wochen lang; Kur jeden Herbst wiederholen

Lobelia inflata D3 - alle 10 Min.
bei drohendem Anfall

Asthma der Großstadtkinder mit Ekzem

Acidum sulfuricum D12 - 2x tägl.
rasselnd, pfeifend, locker, ermüdender Reizhusten

nervöses Asthma, rot

Bromum D12 - 2x tägl.
hitzige, schelmische Kinder; Kitzelhusten beim Übergang ins Warme, trinkt kleine Schlucke kaltes Wasser

Jodum D12 - 2x tägl.
ältere Menschen; abendlicher Reizhusten, trinkt große Mengen Kaltes

Moschus D12 - 2x tägl.
große hysterische Erstickungsangst; Hals und Brust umschnürt

nervöses Asthma, blaß

Ambra D3 - 3x tägl.
4 Wochen lang; danach:

Acidum succinicum D12 - 2x tägl.
4 Wochen lang; danach:

Mephitis putorius D6 - 3x tägl.
4 Wochen lang; Kur bedarfsweise wiederholen

Asthma nach Verletzung der Wirbelsäule

Hypericum D4 - 3x tägl.

Asthma mit Angst, abends zu Bett zu gehen

Carbo vegetabilis D30 - 1x tägl. abends
wegen drohendem Anfall

Asthma mit Angst, nach dem Einschlafen stocke die Atmung

Grindelia D12 - 2x tägl.
Atmung stockt tatsächlich und setzt beim Erwachen wieder ein

bedrohlicher Asthmaanfall nachts

Acidum hydrocyanicum D4 - alle 10 Min.
eiskalte Schweiße, bläuliche Haut; Hals, Brust wie geschnürt; röchelt

Lobelia inflata D4 - alle 10 Min.
kurzer trockener Husten; verlängertes Ausatmen; Brust wie geschnürt

Digitalis D3 - alle 10 Min.
blaue Lippen; trockener krampfiger Husten; muß aufsitzen, sich bewegen

drohendes Asthma beim Niederlegen

Spongia D3 - alle 10 Min.
Ausatmung verlängert, wie durch einen Schwamm gepreßt

Asthma bis 4 Uhr

Thuja D12 - 2x tägl.
von 16 Uhr bis 4 Uhr; schwitzt, verlangt heiße Umschläge, äußere Wärme

Asthma um Mitternacht

Arsenicum album D30 - 1x in Wasser
genau nach Mitternacht; Angst zu ersticken, große Unruhe, kalte Schweiße überall; Brust wund, brennt; brennender Durst aber trinkt kaum; heftiges Frösteln, hüllt sich in Decken, doch der Kopf braucht frische Luft

Asthma um 3 bis 4 Uhr

Kalium bichromicum D12 - 2x tägl.
Husten mit zähem, gelbem, fadenziehendem Schleim erleichtert

Kalium carbonicum D12 - 2x tägl.
spannungsloser, trockener, stechender Husten; Stiche rechte untere Brust

Tartarus stibiatus D12 - 2x tägl.
Brust voller feinblasiger Geräusche, voller Schleim, der nicht abgehustet werden kann; bekommt nicht genügend Luft; sieht blaß, gedunsen aus

Asthma um 4 bis 5 Uhr

Natrium sulfuricum D12 - 2x tägl.
Husten mit reichlich grünlichem oder eiweißartigem Schleim

Asthma am Meer besser

Medorrhinum D200 - 1x monatl.
lithämische Anlage! erkältet sich beim geringsten Luftzug; Husten, als zerreiße der Kehlkopf in Stücke; bohrt dabei Gesicht ins Kissen, unlöslich zäher Schleim

Asthma am Meer schlimmer

Natrium muriaticum D200 - 1x monatl.
oder eindeutige Besserung, aber Verschlechterung gleich danach

Jodum D12 - 2x tägl.
wie bei allen Halogenen; jodhaltige Seeluft!

Bromum D12 - 2x tägl.
aber eindeutig besser bei einer Bootsfahrt auf dem Meer

Asthma, Zigarettenrauchen lindert Atemnot

Aranea diadema D12 - 2x tägl.
sehr beeindruckend!

Asthma mit Krampfhusten

Cuprum arsenicosum D4 - 3x tägl.
anfallsartig nachts, bläuliche Lippen; hält Daumen in der Faust; Durst

Corallium rubrum D6 - 3x tägl.
wie ein Maschinengewehr; zäher klebriger Schleim läuft Rachen runter

Coccus cacti D4 - 3x tägl.
wie ein erschöpfender trockener Raucherhusten; fadenziehender Schleim

Capsicum D4 - 3x tägl.
gedunsener, rotwangiger, eifersüchtiger Ausdruck; brennende Halsenge

Mephitis putorius D4 - 3x tägl.
erbricht, fühlt sich leichter; nach verweigertem Wunsch verwöhnter Einzelkinder

beachte: Gaben notfalls bis zu stündlich wiederholen!

Asthma mit Magenstörungen

Nux vomica D12 - 2x tägl.
Enge der unteren Brust; krampfiges Rülpsen erleichtert; öffnet Kleider

Lycopodium D12 - 2x tägl.
vielerlei Magenbeschwerden, Blähsucht im Unterbauch

Carbo vegetabilis D12 - 2x tägl.
gärende Blähsucht im Oberbauch; ältere geschwächte Menschen

Zingiber D12 - 2x tägl.
Asthma gegen Morgen, Husten trocken, Stechen rechts, Aufsitzen, keine Angst!

Asthma im Wechsel mit Ekzem; Diathese beachten!

lymphatisch: wenn zuerst Asthma auftrat und danach das Ekzem erschien

lithämisch: wenn zuerst Ekzem erschien und danach das Asthma auftrat

Sulfur D200 - 1x monatl.
auch gleichzeitig im Sommer und/oder in der Bettwärme; alle Formen

Pulsatilla D200 - 1x monatl.
Schleimhäute eher kälteempfindlich, Haut eher wärmeempfindlich; feucht

Lachesis D200 - 1x monatl.
erst Ekzem, dann Asthma, ab Frühjahr bis Herbst, Erwachen; alle Formen

Dulcamara D200 - 1x monatl.
Asthma in feuchtem Wetter, durch Unterkühlung, Durchnässen; Krusten

Natrium muriaticum D200 - 1x monatl.
im Winter eher Asthma, im Sommer eher Ekzem schlimmer; Reibeisenhaut

Arsenicum album D200 - 1x monatl.
nur im Winter schlimmer; friert wie bei Psorinum; Haut sehr trocken, rissig

Atemnot, kann nicht durchatmen, muß tief einatmen

Ignatia D30 - 1x bei Bedarf
Sorgenseufzer; Zeichen beginnender Herzinsuffizienz

Spongia D3 - 3x tägl.
Schilddrüsenseufzer; atmet wie durch einen Schwamm

Crataegus D2 - 3x tägl.
Herzseufzer; Herzrhythmusstörungen

akute fieberhafte Bronchitis

Aconitum D30 - einmalig
plötzlich trockenes Fieber, ängstliche Unruhe, voller harter Puls

Ferrum phosphoricum D12 - 2x tägl.
trockenes Fieber, geht trotzdem seiner üblichen Beschäftigung nach

Gelsemium D30 - 1x tägl. morgens
einnehmendes trockenes Fieber; schlapp, kraftlos; voller fließender Puls

Veratrum viride D6 - 3stündl.
hektisches trockenes Fieber, große Hitze, keine Angst

Belladonna D30 - 1x bei Bedarf
schweißiges Fieber; Kind weint vor Hustenanfall; Brust wund, brennt

Mercurius solubilis D30 - 1x tägl.
Fieber wechselt mit Frost; wund, rauh; Kälte gut aber vermehrt Husten

asthmatoide nervöse Bronchitis

Ambra D3 - 3x tägl.
2 Wochen lang; danach:

Acidum succinicum D4 - 3x tägl.
2 Wochen lang; danach:

Mephitis putorius D6 - 3x tägl.
2 Wochen lang

Bronchitis durch Erkältung

Aconitum D30 - 1x bei Bedarf
trockenes, unruhiges, ängstliches Fieber; Kühle suchend

Belladonna D30 - 1x bei Bedarf
schwitziges Fieber; Wärme suchend

Eupatorium perfoliatum D200 - 1x bei Bedarf
trockenes Fieber; Knochen wie zerbrochen

Rhus tox D30 - 1x bei Bedarf
unruhiges Fieber; Muskeln wie zerschlagen

Nux vomica D30 - 1x bei Bedarf
Fieber ohne Durst; Magenweh, Kopfweh

spastische Bronchitis, Beginn

Aconitum D30 - 1x bei Bedarf
zart, trocken

Belladonna D30 - 1x bei Bedarf
dicklich, schwitzt

spastische Bronchitis, später

Ipecacuanha D4 - stündl.
blaß, rote Wangen; anhaltende Übelkeit; grobblasige Geräusche

Tartarus stibiatus D4 - stündl.
blaß, gedunsenes Gesicht; feinblasige Geräusche; eventuell mit:

Phosphorus D12 - 2x tägl.
zusätzlich

tiefsitzende Bronchitis (Bronchiolitis)

Phosphorus D12 - 2x tägl.
und zusätzlich:

Ipecacuanha D3 - stündl.
rote Bäckchen, saubere Zunge! Übelkeit; oder:

Tartarus stibiatus D6 - 2stündl.
blaß, gedunsen; Brechwürgen, Durchfall

Ammonium carbonicum D3 - stündl.
dunkelrot, gedunsen; Kreislaufschwäche, Schnappatmung

Antimonium arsenicosum D4 - stündl.
blaß; alles bedrohlicher, ängstlicher, unruhiger, hinfälliger als bei Ammon. carb.

eitrige stinkende Bronchitis (foetida)

Kreosotum D4 - 3x tägl.
locker, aashaft stinkend

Arsenicum album D6 - 3x tägl.
giemt und hustet vergebens um Mitternacht; Unruhe, Angst, Schwäche

Phellandrium D6 - 3x tägl.
locker am Morgen

Balsamum peruvianum D6 - 3x tägl.
locker, verschlampt

Sulfur jodatum D4 - 3x tägl.
zur Auflösung der Verschleimung

chronische Bronchitis

Calcium fluoratum D12 - 2x tägl.
3 Monate lang; danach:

Silicea D12 - 2x tägl.
3 Monate lang; oder:

Spongia D12 - 2x tägl.
trockener harter Husten, giemt und pfeift aus dem letzten Loch

Sulfur D12 - 2x tägl.
anhaltender, feucht-eitriger, laut rasselnder Erstickungshusten

Balsamum peruvianum D4 - 3x tägl.
anhaltender, feucht-eitriger, laut rasselnder, lockerer Husten

chronische Herbstbronchitis

Marum verum D4 - 3x tägl. → Teucrium
ab September 4 Wochen lang; danach:

Grindelia D4 - 3x tägl.
weitere 4 Wochen; danach:

Senega D4 - 3x tägl.
ebenso 4 Wochen lang; jährlich wiederholen; oder:

Natrium sulfuricum D6 - 3x tägl.
lockerer, rasselnder Husten; reichlich grüner Schleim; 4 bis 5 Uhr

Dulcamara D6 - 3x tägl.
lockerer, reichlich grüner, geschmackloser Schleim; ältere Menschen

chronisch wiederkehrende Bronchitis

Stannum D12 - 2x tägl.
schwacher Husten, nachts und morgens; widerlich süßlicher Schleim

Hedera D6 - 3x tägl.
im Frühjahr, im Herbst mit Fließschnupfen; Husten nachts, frühmorgens

Bacillinum D200 - 1x monatl.
zur Abwehrstärkung der lymphatischen Schwäche

Altersbronchitis

Senega D6 - 3x tägl.
kann schlecht abhusten

Grindelia D4 - 3x tägl.
eitriger Schleim; alte Männer

Antimonium sulfuratum aurantiacum D4 - 3x tägl.
"das Maul voll" von grünem schmierigem Schleim

Bronchitis mit Kreislaufschwäche

Ammonium carbonicum D12 - 2stündl.
dunkelrotes gedunsenes Gesicht; schläfrig; tiefe feinblasige Geräusche

Ammonium jodatum D6 - stündl.
nach Ammon.carb.: drohende Wassersucht der Lunge, drohender Kollaps

Antimonium arsenicosum D6 - stündl.
hinfällige Unruhe, kann nicht mehr husten, kann nur noch aufsitzen

Tartarus stibiatus D6 - 3stündl.
ruhiger, aber mehr Brechwürgen und Schweiße

Carbo vegetabilis D30 - 1x bei Bedarf
sehr hinfällig, Rasseln mit Atemnot, stinkender Auswurf, Brust brennt

Veratrum album D30 - 1x bei Bedarf
kalte Schweiße, eiskalter Körper, deckt sich trotzdem ab

Bronchitis, Hustenanfall endet mit:

Coccus cacti D4 - 3x tägl.
Aufstoßen und Rülpsen; wie Raucherhusten

Cina D4 - 3x tägl.
Niesen; Krampfhusten

Senega D4 - 3x tägl.
Niesen; Herbstkatarrh, Lungenbläschen-Erweiterung

anhaltende Bronchitis ohne Schleim

Bryonia D3 - 2stündl.
schlimmer in warmen Räumen

Phosphorus D12 - 2x tägl.
schlimmer in frischer Luft

Kalium carbonicum D12 - 2x tägl
schlimmer um 2 bis 4 Uhr

Bronchitis mit Schleimstraße im Nasen-Rachen-Raum

Kalium bichromicum D12 - 2x tägl.
fadenziehender Schleim, der mühsam hervorgebracht wird

Corallium rubrum D6 - 3x tägl.
festsitzender Schleim, der widerlich geräuschvoll hervorgebracht wird

Rumex D6 - 3x tägl.
klebriger Schleim, der nicht hervorgebracht werden kann

Bronchitis, Schleim löst sich

Pulsatilla D6 - 3x tägl.
grün, locker, reichlich

Kalium sulfuricum D6 - 3x tägl.
weiß, locker

Ipecacuanha D3 - 3x tägl.
grobblasig; Übelkeit bei sauberer Zunge, würgt

Chelidonium D3 - 3x tägl.
rechts; Leberbeschwerden, nach Masern, nach Keuchhusten

Hepar sulfuris D200 - 8stündl., 3x insgesamt
erstickend, eitrig-grün; dann locker, "reif"

Dulcamara D6 - 3x tägl.
viel Schleim ohne Geschmack

Bronchitis, grober Schleim schwer löslich

Tartarus stibiatus D6 - 3x tägl.
Atemnot steigert sich beim Husten

Coccus cacti D6 - 3x tägl.
würgt; erstickt am eigenen Schleim

Kalium bichromicum D12 - 2x tägl.
zäh, in Fäden, in bläulichen Klumpen

Stannum jodatum D6 - 3x tägl.
zäh, grün; zu schwach auf der Brust um abzuhusten

Bronchitis, Schleim grün

Pulsatilla D6 - 3x tägl.
locker, widerlich bitter

Dulcamara D6 - 3x tägl.
locker, geschmacklos

Hepar sulfuris D200 - 8stündl., 3x insgesamt
reif, käsig

Kalium bichromicum D12 - 2x tägl.
zäh, eklig

Stannum D12 - 2x tägl.
widerlich süßlich

Bronchitis, Schleim widerlich süßlich

Stannum D12 - 2x tägl.
reichlich grün; großes Schwächegefühl in der Brust

Phosphorus D12 - 2x tägl.
bei morgendlichem Abhusten; trockener Reizhusten abends

Bronchitis, Schleim zäh fadenziehend

Kalium bichromicum D12 - 2x tägl.
grünliche, bläuliche Fäden; 3 bis 5 Uhr

Coccus cacti D6 - 3x tägl.
eiweißartige Fäden; nach dem Aufstehen

Heuasthma bei Heuschnupfen

Arsenicum jodatum D6 - 3x tägl.
feucht brennend, schlimmer im Zimmer, in feuchter Wärme

Euphorbium D6 - 3x tägl.
trocken brennend, anhaltender Hackhusten von Kitzel in der Brustmitte

Phosphorus D12 - 2x tägl.
trocken brennend, heiser, schlimmer beim Reden und draußen

Naphthalinum D3 - 3x tägl.
trocken brennend, Lider stark geschwollen, eher links

Ranunculus bulbosus D4 - 3x tägl.
trocken kitzelnd, heiser, Kehlkopfhusten; Muskeln schmerzen

Alumen chromicum D4 - 3x tägl.
trocken kitzelnd, kratzend; Anfall morgens mit reichlich klarem Schleim

Husten, Ort des Beginns

Kalium sulfuricum D4 - 3x tägl.
in den Bronchien, weißlich zähes Sekret

Phytolacca D4 - 3x tägl.
im Hals, dunkelroter Rachenring

Sticta D6 - 3x tägl.
in der Nase, verstopfte Nasenwurzel

Bellhusten

Belladonna D30 - 1x tägl. abends
trocken, wund, nachts

Phosphorus D12 - 2x tägl.
tiefersitzend, beim Sprechen, beim Atmen; folgt gut auf Belladonna

Hyoscyamus D12 - 2x tägl.
trocken, krampfhaft, nervös, nachts

Drosera D4 - 3x tägl.
metallisch hohl, würgt, nach Mitternacht

Spongia D3 - 3x tägl.
metallisch hart, vor Mitternacht

Bromum D6 - 3x tägl.
heiser; beim Eintreten ins Zimmer, nach Erhitzen mit folgendem Schweiß

Bluthusten

Ipecacuanha D4 - alle 10 Min.
hell, gußweise; große Übelkeit, Angst, Erbrechen, reine Zunge!

Phosphorus D12 - stündl.
helle, mit Sputum vermischte Blutstreifen; Lungenentzündung

Hamamelis D4 - stündl.
dunkel; Brustkorb wie zerschlagen; Lungenschwindsucht

Acalypha indica D4 - alle 10 Min.
morgens hell, gußweise, nach trockenem Hustenanfall, abends dunkel

Crotalus D12 - stündl.
schwarz, mit Sputum vermischt; Lungeninfarkt, Lungenembolie

Kreosotum D4 - stündl.
hell oder dunkel, übelriechend; Lungenkrebs

Erkältungshusten

Aconitum D30 - 1x bei Bedarf
eckig, trocken, unruhig, ängstlich, Kühle suchend

Belladonna D30 - 1x bei Bedarf
rundlich, schwitzig, Wärme suchend

Eupatorium perfoliatum D200 - 1x bei Bedarf
Knochen wie zerbrochen

Rhus tox D30 - 1x bei Bedarf
Muskeln wie zerschlagen

Nux vomica D30 - 1x bei Bedarf
Magenweh, Kopfweh

Erstickungshusten, akut

Belladonna D30 - 1x bei Bedarf
rot; Aufsitzen bessert nicht

Stramonium D30 - 1x bei Bedarf
rot; Aufsitzen bessert

Hyoscyamus D12 - 1x tägl. abends
blaß; abends, beim Niederlegen

beachte: funktionell D12; lebensbedrohlich D30 oder D200 in Wasser!

Erstickungshusten, chronisch

Coccus cacti D6 - 3x tägl.
würgt morgens reichlich zähen, eiweißhaltigen Schleim hervor

Corallium rubrum D6 - 3x tägl.
hackt morgens trocken wie ein Maschinengewehr

Spongia D3 - 3x tägl.
giemt beim Tiefatmen, bei Aufregung

Antimonium sulfuratum aurantiacum D4 - 3x tägl.
spuckt den Mund voller Schleim heraus

Cuprum D200 - einmalig
als Zwischengabe; krampft, wird steif, blau; Atmung stockt, bewußtlos; Bewußtsein kehrt nach einer Weile zurück

Erstickungshusten bei Kindern

Sambucus nigra D4 - 3x tägl.
röchelt rauh, atmet mit weit geöffnetem Mund

Herzhusten

Lachesis D12 - 2x tägl.
trockener Kitzel nachts, erstickend gegen Morgen

Naja D12 - 2x tägl.
trockenes Herzhüsteln, schlimmer an der frischen Luft

Scilla D6 - 3x tägl.
loses Rasseln, schwer abhustbar, aber erleichternd

Hüsteln und Räuspern

Argentum nitricum D12 - 2x tägl.
bei Aufregung, bei aufregenden Ereignissen; blaß

Chamomilla D12 - 2x tägl.
bei Aufregung, Ärger; hitzig, eine Wange blaß

Cina D12 - 2x tägl.
Reflexhusten, Würmer; blaß, eine Wange rot

Lachesis D12 - 2x tägl.
Reizhusten nachts, beim Erwachen, schrickt auf, erstickt; rot

Stannum D12 - 2x tägl.
chronisch

Keuchhusten

Belladonna D30 - einmalig
abends; Hustenanfälle nachts, trocken, bellend; Kind verlangt Wärme

Drosera D3 - 3x tägl.
hohl klingender Husten um Mitternacht bis 2 Uhr

Spongia D3 - 3x tägl.
giemender Husten beim Niederlegen, um Mitternacht

Coccus cacti D6 - 3x tägl.
wie Raucherhusten; dick, glasig, fadenziehend; Niederlegen, Erwachen

Cuprum D30 - 1x bei Bedarf
zusätzlich; Würgehusten; Gesicht wird beim Husten blau

Keuchhusten, Komplikationen

Sanguinaria D6 - 3x tägl.
hartnäckiger, trockener Husten überdauert; Gesicht wie rot angemalt

Bromum D6 - 3x tägl.
Reizhusten, Räuspern, warmes Zimmer, Niederlegen; trinkt kleine Schlucke Kaltes

Corallium rubrum D4 - 3x tägl.
Bluthusten

Krampfhusten

Cuprum arsenicosum D4 - 3x tägl.
anfallsartig nachts, bläuliche Lippen; hält Daumen in der Faust; Durst

Corallium rubrum D6 - 3x tägl.
wie ein Maschinengewehr; zäher klebriger Schleim läuft Rachen runter

Coccus cacti D4 - 3x tägl.
wie ein erschöpfender trockener Raucherhusten; fadenziehender Schleim

Capsicum D4 - 3x tägl.
gedunsener, rotwangiger, eifersüchtiger Ausdruck; brennende Halsenge

Aralia D6 - 3x tägl.
im ersten Schlaf; Rachen kitzelt, Brust beengt; sitzt auf

nervöser Husten

Ambra D3 - 3x tägl.
gefolgt von leerem Aufstoßen

Phosphorus D12 - 2x tägl.
beim Sprechen

Ignatia D12 - 2x tägl.
steigert sich beim Husten

Hyoscyamus D12 - 2x tägl.
beim Niederlegen, nachts

Cuprum D30 - 1x bei Bedarf
krampfhaft; Schluck kaltes Wasser lindert

Raucherhusten

Coccus cacti D6 - 3x tägl.
attackenweise, morgens; wenig zäher, eiweißartiger Schleim

Reizhusten aus der Tiefe

Bryonia D4 - 3x tägl.
bollernd, sticht

Verbascum D6 - 3x tägl.
röhrend

Reizhusten, unstillbar im Liegen

Rumex D6 - 3x tägl.
zieht Decke über den Kopf, um warme Luft zu atmen

Sticta D6 - 3x tägl.
rauh, hackend, unergiebig

Würgehusten, Brechhusten

Ipecacuanha D3 - 3x tägl.
mit andauernder Übelkeit bei sauberer Zunge

Tartarus stibiatus D6 - 3x tägl.
nachts, bei und nach dem Essen; neigt zum Kreislaufkollaps

Drosera D4 - 3x tägl.
ab Mitternacht, tiefe Baßstimme; Krupp, Keuchhusten

Coccus cacti D4 - 3x tägl.
zäh, klebrig, fadenziehend; rülpst danach

Nux vomica D6 - 3x tägl.
mit Magen- und Kopfweh

Mephitis putorius D6 - 3x tägl.
fühlt sich wohl nach Erbrechen

Husten abends

Belladonna D30 - 1x tägl. abends
entzündlich; muß aufsitzen, was nicht erleichtert

Hyoscyamus D12 - 1x tägl. abends
nervös; muß aufsitzen, was erleichtert

Phosphorus D12 - 1x tägl. abends
nervös; mit beginnender Dämmerung, beim Reden

Husten beim Niederlegen

Sticta D6 - 3x tägl.
unstillbar die ganze Nacht durch

Spongia D3 - 3x tägl.
muß Oberkörper hochlegen

Hyoscyamus D12 - 1x tägl. abends
Aufsitzen erleichtert

Drosera D4 - 3x tägl.
hustet wie in einen leeren Kochtopf hinein, würgt

Causticum D6 - 3x tägl.
trocken, brennt hinter Brustbein, Schluck kaltes Wasser lindert

Acidum nitricum D6 - 3x tägl.
chronisch; trockener, kurzer Hackhusten; Splitter im Hals

Husten besser beim Niederlegen

Manganum chloratum D6 - 3x tägl.
hustet nur, wenn er aufsitzt

Husten im ersten Schlaf

Belladonna D30 - 1x tägl. abends
entzündlich

Lachesis D12 - 2x tägl.
erschrickt, erstickt

Aralia D6 - 3x tägl.
krampfhaft

Husten 3 bis 5 Uhr

Kalium bichromicum D12 - 2x tägl.
zäher gelber, fadenziehender Schleim, metallischer Bellhusten

Kalium carbonicum D12 - 2x tägl.
spannungsloser, trockener Würgehusten, Stiche rechte untere Brustseite

Tartarus stibiatus D12 - 2x tägl.
voller feinblasigem Schleim, Husten verschlimmert Atemnot; gedunsen

Kalium jodatum D4 - 3x tägl.
hartnäckig, deckt sich ab, braucht frische Luft

Natrium sulfuricum D6 - 3x tägl.
reichlich lockerer, grüner Husten im feucht-nebligen Herbst

Husten die ganze Nacht

Rumex D6 - 3x tägl.
beim Entblößen, Bloßliegen, durch kalte Luft; scharfes Stechen

Sticta D6 - 3x tägl.
rauher, hackender, unergiebiger Dauerhusten

Ammonium bromatum D4 - 3x tägl.
stundenlang; besonders abends und gegen Morgen

Cuprum arsenicosum D4 - 3x tägl.
in langen Attacken mit langen Pausen; Lippen werden blau

Opium D12 - 2x tägl.
quälend, trocken, ohne Auswurf; Gesicht schwillt blaurot an

Husten um Mitternacht

Spongia D3 - 3x tägl.
vor Mitternacht

Rumex D6 - 3x tägl.
abends und vor Mitternacht

Aconitum D30 - 1x bei Bedarf
um Mitternacht

Arsenicum album D6 - 3x tägl.
bis 3 Uhr

Drosera D6 - 3x tägl.
bis 1 Uhr

Morgenhusten

Kalium bichromicum D12 - 2x tägl.
langwierig, vergeblich

Corallium rubrum D6 - 3x tägl.
wie ein Schnellfeuergewehr

Coccus cacti D6 - 3x tägl.
wie ein Raucherhusten, Kalttrinken lindert

morgendlicher Schleimpfropf

Stannum jodatum D4 - 3x tägl.
tief im Hals, schwächliches Husten, muß herauswürgen, blasser Mensch

Husten nach dem Essen

Phosphorus D12 - 2x tägl.
anfallsweise; obere Brust wie geschnürt

Rumex D6 - 3x tägl.
unstillbarer Kitzel in der Halsgrube

Nux vomica D6 - 3x tägl.
erbricht; untere Brust wie geschnürt

Tartarus stibiatus D6 - 3x tägl.
würgt, erbricht

Husten beim Entblößen des Kopfes

Rumex D6 - 3x tägl.
nicht enden wollender Hustenanfall

Husten beim Übergang ins Kalte

Rumex D6 - 3x tägl.
quälender Kitzel in der Halsgrube

Phosphorus D12 - 2x tägl.
tiefer Kitzel hinter beengtem Brustbein

Dulcamara D12 - 2x tägl.
anhaltend krampfig; reichlich geschmackloser Schleim

Husten beim Übergang ins Warme

Bryonia D3 - 3x tägl.
trocken, erschütternd, Kitzel in der Magengrube

Natrium carbonicum D12 - 2x tägl.
eitrig-grüner, salziger Auswurf

Bromum D12 - 2x tägl.
bellend, anstrengend

Husten durch Sprechen schlimmer

Phosphorus D12 - 2x tägl.
Kitzel aus der Tiefe; bei Abenddämmerung

Silicea D12 - 2x tägl.
Kitzel wie durch Haar im Hals; beim Niederlegen, durch Kalttrinken

Conium D12 - 2x tägl.
Kitzel in den oberen Luftwegen; abends, nachts, beim Lachen, quälend

Husten nach Bronchitis

Sanguinaria D6 - 3x tägl.
Kitzel; trocken oder mit rostfarbenem Auswurf; hektische Hitze

Husten mit Kopfschmerz

Bryonia D3 - 3x tägl.
berstend, stechend

Sticta D6 - 3x tägl.
berstend

Natrium muriaticum D200 - 1x wöchentl.
Harn spritzt weg wie bei Causticum

Nux vomica D6 - 3x tägl.
kurz, trocken, ermüdend; Halsweh

Husten mit unfreiwilligem Urinabgang

Causticum D6 - 3x tägl.
unbemerkt; trockener hohler Husten, Schluck kaltes Wasser lindert

Natrium muriaticum D200 - 1x wöchentl.
merkt es; hustet beim Übergang ins warme Zimmer

Scilla D6 - 3x tägl.
tröpfchenweise; schwer abhustbarer Schleim, Abhusten erleichtert

hält seinen Brustkorb beim Husten

Eupatorium perfoliatum D200 - 1x bei Bedarf
bei fieberhafter rheumatischer Grippe

Drosera D3 - alle 10 Min.
bei mitternächtlichem blechernem Husten; Keuchhusten, Krupp-Husten

Natrium sulfuricum D12 - 2x tägl.
beim Asthmaanfall gegen 4 bis 5 Uhr morgens im nebligen Herbst

Bryonia D3 - 3x tägl.
beim Übergang in warme Räume

Husten verschlimmert Hustenreiz

Ignatia D30 - 1x bei Bedarf
nervös

Sticta D6 - 3x tägl.
organisch

Hepar sulfuris D200 - 8stündl., 3x insgesamt
bis zum Erstickungsanfall (Krupp)

Husten hinter unterem Brustbein (Bifurkation)

Sticta D6 - 3x tägl.
die ganze Nacht

Rumex D6 - 3x tägl.
beim Übergang in kühle Luft

Spongia D3 - 3x tägl.
beim Niederlegen, kurz vor Mitternacht, muß aufsitzen

Husten feucht, locker, rasselnd

Natrium sulfuricum D6 - 3x tägl
bei feucht-kaltem Herbstwetter

Hepar sulfuris D200 - 8stündl., 3x insgesamt
bei trocken-schönem Wetter, besser bei feucht-warmem Wetter

Ipecacuanha D4 - 3x tägl.
Husten bei jedem Atemzug; mit Übelkeit

Tartarus stibiatus D6 - 3x tägl.
aber Husten verschlimmert die Atemnot

Senega D4 - 3x tägl.
brennend vor und nach dem Husten; kann nicht abhusten

Asclepias tuberosa D4 - 3x tägl.
stechend, schlimmer bei Kälte und kalter Luft

Husten klingt metallisch

Drosera D4 - 3x tägl.
hohl, tief, nach Mitternacht

Spongia D3 - 3x tägl.
schwammig, vor Mitternacht

Kalium bichromicum D12 - 2x tägl.
zäh, fadenziehend, 3 bis 4 Uhr

Hyperventilation, blaß, bläulich, Tetanie

Acidum hydrocyanicum D4 - alle 10 Min.
bläuliche, eiskalte Haut, kalter Schweiß

Tabacum D30 - alle 10 Min.
kalte Haut, kalter, klebriger Schweiß, Kribbeln in den Gliedern

Carbo vegetabilis D30 - alle 10 Min.
große Blässe, blaue Lippen, kalter Schweiß, will frische Luft zugefächelt haben

Lungenembolie, akut

Lachesis D12 - alle 10 Min.
plötzlicher zerreißender Schmerz; blaß, kalt-schweißig, erstickt, Ohnmacht

Crotalus D12 - 1x in Wasser
hustet Blut

Carbo vegetabilis D30 - 1x in Wasser
blaß, blaue Lippen; verlangt, daß man ihm frische Luft zufächelt

Tabacum D30 - 1x in Wasser
blaß, sterbenselend, erbricht

Veratrum album D30 - 1x in Wasser
blaß, schweißbedeckt, eiskalter Körper, verweigert aber warme Zudecke

Lungenemphysem mit Bronchienerweiterung (Ektasien)

Hepar sulfuris D200 - 1x wöchentl.
hustet bis zur Erstickung

Stannum D12 - 2x tägl.
kann kaum noch husten; Schleimpfropf sitzt in der Kehle

Antimonium sulfuratum aurantiacum D4 - 3x tägl.
hat ständig den Mund voller Schleim

Lungenemphysem, organisch

Carbo animalis D4 - 1x tägl. morgens
kreislaufstärkend; und:

Calcium carbonicum D6 - 1x tägl. abends
gewebestärkend; dazu die entsprechenden Bronchitis-Arzneien

akute Lungenentzündung, 1. Tag: Atemnot, Brustenge, Fieber

Aconitum D30 - 1x in Wasser
Schüttelfrost vor Fieber, heiße Haut; durch trockene kalte Winde

Ferrum phosphoricum D30 - 1x in Wasser
ruhiges Fieber, rasche Atmung; sehr wenig Durst; Kopf nicht benommen!

Veratrum viride D30 - 1x in Wasser
hektisches Fieber, aber ruhig, ohne Angst; roter Streifen Zungenmitte

Jodum D30 - 1x in Wasser
hektisch, ruhelos wie bei Aconit; Lunge wie verschlossen, wenig Husten

akute Lungenentzündung, 1. Tag: Aussehen, Verhalten

Aconitum D30 - 1x in Wasser
kräftig rot; höchste Unruhe und Ängstlichkeit; Todesangst!

Ferrum phosphoricum D30 - 1x in Wasser
zart rot; sitzt im Bett und liest eventuell noch im Buch

Veratrum viride D30 - 1x in Wasser
gedunsen tiefrot; Kopfschmerz; übel, erbricht; heftiges Fieberdelir

Jodum D30 - 1x in Wasser
hektisch rot; ruhelos wie bei Aconit; greift sich an den Hals beim Husten

beachte: alle zeigen rotes Aussehen wegen heftigem Blutandrang zur Brust und zum Kopf, der auch die Atemnot bewirkt!

Lungenentzündung ab 2. Tag: Anschoppung, rostroter Auswurf

Bryonia D3 - 2stündl.
Fieber hält an; scharfes Stechen bei geringster Bewegung

Phosphorus D12 - 2x tägl.
folgt und ergänzt Bryonia; Husten als ob etwas losgerissen sei; blutig

Jodum D12 - 2x tägl.
große Atemnot, als ob die Brust sich nicht ausdehnen wolle

Sanguinaria D6 - 2stündl.
Brennen überall, scharfe Stiche; Brust wie zu voll; schlimmer nachmittags

Sulfur D6 - 3x tägl.
wie bei Jod am Beginn aller Stadien nützlich; hier: hektisches Fieber, Atemnot

Cantharis D6 - 3x tägl.
heftiges Brennen und Drücken

Lungenentzündung ab Ende 1. Woche: Krise, rote Hepatisation

Bryonia D3 - 2stündl.
Fieber hält weiter an; Zunge trocken, großer Durst, Delirium, Apathie

Phosphorus D12 - 2x tägl.
ergänzt weiter Bryonia; geschnürte obere Brust, gelb-roter Auswurf

Jodum D12 - 2x tägl.
größte Atemnot; wirft sich hektisch im Bett umher; unbändiger Durst

Ferrum phosphoricum D12 - 2x tägl.
nicht so unruhig; auffallend wenig Durst

Lungenentzündung ab 2. Woche: graue Hepatisation

Bryonia D3 - 2stündl.
Fieber fällt ab; Knistern und Rasseln beim Einatmen, Puls verlangsamt

Ferrum phosphoricum D12 - 2x tägl.
im Wechsel mit:

Kalium chloratum D4 - 3x tägl.
weiß-grauer, zäher Auswurf; Zunge dick weiß belegt! ersetzt durch:

Kalium sulfuricum D4 - 3x tägl.
am Übergang zur gelben Hepatisation; Auswurf wird gelb, schleimig

Kalium carbonicum D12 - 2x tägl.
ähnlich Bryonia; viel schleimiger, stechender Husten ab 3 Uhr

Kalium bichromicum D12 - 2x tägl.
zäher, fadenziehender schleimiger Auswurf; Husten gegen Morgen

Lungenentzündung ab 3. Woche: gelbe Hepatisation

Hepar sulfuris D200 - 8ständl., 3x insgesamt
dicker eitriger, sahniger Auswurf

Jodum D12 - 2x tägl.
wenig eitriger, schaumiger Auswurf

Sanguinaria D4 - 3x tägl.
wenig, sehr stinkender Auswurf

Sulfur D4 - 3x tägl.
dicker, schmutziger, übelriechender Auswurf nachts

Lycopodium D12 - 2x tägl.
gelb-grüner schleimiger Auswurf nachts

beachte Hepatisation: Knisterrasseln beim Einatmen (Crepitatio indux)

Lungenentzündung Ende 3. Woche: Lösung, eitriger Husten

Hepar sulfuris D200 - 8stündl., 3x insgesamt
locker; gegen Morgen

Tartarus stibiatus D6 - 3x tägl.
viel, feinblasig; ab 4 Uhr nachts

Sanguinaria D4 - 3x tägl.
wenig; eher nachmittags

Sulfur D4 - 3x tägl.
dick, schmutzig; nachts

Lycopodium D12 - 2x tägl.
gelb-grün, schleimig; nachts

beachte: Knisterrasseln tritt wieder auf (Crepitatio redux)

Lungenentzündung, langsame oder unvollständige Lösung

Sulfur D6 - 3x tägl.
dicker eitriger, übelriechender Auswurf, lockerer Husten nachts

Jodum D12 - 2x tägl.
eitriger, schaumiger Auswurf; hektisches Fieber, hektische Unruhe

Sanguinaria D6 - 3x tägl.
wenig eitriger, stinkender Auswurf, der selbst dem Patienten stinkt

Lycopodium D6 - 3x tägl.
gelb-grüner, übelriechender, salziger Auswurf, heftiger Husten nachts

Lungenentzündung vernachlässigt, verschlampt

Sulfur D4 - 3x tägl.
so verschlampt wie der dahinterstehende Mensch

Lungenentzündung eher rechts

Bryonia D3 - 3x tägl.
stechender Leberkapselschmerz

Sanguinaria D6 - 3x tägl.
alles hitzig, brennend, trocken

Chelidonium D3 - 3x tägl.
bei eher schlanken, blassen Menschen

Lungenentzündung eher links

Lycopodium D4 - 3x tägl.
rechts beginnend

Lungenentzündung bei Kindern

Aconitum D30 - 1x in Wasser
nach langem Spiel in kaltem, trockenem Wind; Angst

Veratrum viride D30 - 1x in Wasser
hektischer Beginn; Kopfschmerz, Übelkeit, Erbrechen; keine Angst!

Phosphorus D12 - 2x tägl.
zarte, hübsche, kraftlose Kinder

Ferrum phosphoricum D4 - 3x tägl.
spielt unbeeinträchtigt weiter!

Tartarus stibiatus D6 - 3x tägl.
dicke, weiß belegte Zunge, Brechhusten

Mercurius solubilis D30 - 1x tägl.
infolge Erkältung bei naßkaltem Wetter

Lungenentzündung bei Grippe (Viruspneumonie)

Mercurius solubilis D30 - 1x tägl.
vor allem bei Kindern und Jugendlichen; Zunge groß, schmutzig, Zahneindrücke

Lungenentzündung nach Antibiotika-Behandlung

Sulfur D4 - 3x tägl.
langsame oder unvollständige Lösung; hinfällige Schwäche

Lungenentzündung, kann nicht links liegen

Phosphorus D12 - 2x tägl.
wegen Herzklopfen

Lungenentzündung, kann nur rechts liegen

Bryonia D12 - 2x tägl.
um stechende Schmerzen zu besänftigen, fester Gegendruck lindert!

Lungenentzündung mit Bronchitis

Phosphorus D12 - 2x tägl.
schmerzender Husten hinter dem Brustbein, obere Brust wie geschnürt

Tartarus stibiatus D6 - 3x tägl.
viel; glaubt vergeblich, der nächste Husten bringe den Schleim hervor!

Ipecacuanha D3 - 3x tägl.
viel, grobblasig; saubere Zunge, dauerhafte Übelkeit!

Kalium carbonicum D6 - 3x tägl.
viel; vergeblicher Husten wie bei allen Kaliumsalzen! um 3 Uhr morgens

Kalium bichromicum D12 - 2x tägl.
viel, zähe, bläuliche Klumpen, ab 4 Uhr

Lungenentzündung mit Hirnhautreizung, Delirium (typhös)

Veratrum viride D30 - 1x in Wasser
akut, hektisches Delirium

Phosphorus D12 - 2x tägl.
geschwätziges Delir, will aus dem Bett, zieht sich aus; Angst, Hitze

Hyoscyamus D12 - 2x tägl.
wie bei Phosphor, nur noch dramatischer

Sulfur D6 - 3x tägl.
Atemnot von Mitternacht bis 2 Uhr, deckt sich ab wegen großer trockener Hitze; Schweiße gegen Morgen

beachte: hektisches Fieber ist immer von hinfälliger Schwäche begleitet!

Lungenentzündung mit Leber- und Gallebeschwerden (biliös)

Chelidonium D30 - 1x in Wasser
gelbe weiche Stühle

Lycopodium D12 - 2x tägl.
Stuhl so knoddelig wie Ziegenkot

Tartarus stibiatus D12 - 2x tägl.
Brechhusten, Durchfall mit einer Zunge wie dick weiß angestrichen

Mercurius solubilis D30 - 1x tägl.
stinkende, schleimige Durchfälle mit viel Krämpfen in den Gedärmen

Lungenentzündung mit Lungenbluten

Phosphorus D200 - alle 10 Min.
lebensbedrohlich!

Lungenentzündung mit Nasenflügelatmung

Chelidonium D3 - 3x tägl.
bei biliöser Entzündung

Lycopodium D4 - 3x tägl.
bei sich schlecht lösender Entzündung

Lungenentzündung mit Rippenfell-Entzündung

Phosphorus D12 - 2x tägl.
blutstreifiger Auswurf; abends und morgens; Atmung knistert, rasselt

Bryonia D3 - 2stündl.
zusammen mit Phosphor sehr bewährt!

Ipecacuanha D3 - 3x tägl.
viel, grobblasig; saubere Zunge, anhaltende Übelkeit!

Tartarus stibiatus D6 - 3x tägl.
viel, feinblasig; vergeblicher Husten ab 4 Uhr

Lungenentzündung mit scharfen stechenden Schmerzen

Bryonia D3 - 3x tägl.
bei der geringsten Bewegung

Kalium carbonicum D6 - 3x tägl.
rechts unten, unabhängig von Atmung

Tartarus stibiatus D6 - 3x tägl.
beim Husten

Chelidonium D3 - 3x tägl.
im rechten Unterlappen

Sanguinaria D6 - 3x tägl.
in beiden Unterlappen, hinter dem Brustbein

Schwächegefühl in der Brust

Laurocerasus D4 - 3x tägl.
Rechtsherzschwäche

Senega D4 - 3x tägl.
Altersbronchitis

Stannum D6 - 3x tägl.
Bronchialäste erweitert, Lungentuberkulose; ist zu schwach zum Husten

Mukoviszidose, personenbezogene Schwäche

Natrium muriaticum D200 - 1x monatl.
um 10 Uhr

Sulfur D200 - 1x monatl.
um 11 Uhr

Magnesium carbonicum D200 - 1x monatl.
sofort nach dem Essen

Lycopodium D200 - 1x monatl.
um 17 Uhr; ruht, erholt sich nicht

Phosphorus D200 - 1x monatl.
gegen 17 Uhr; ruht, erholt sich gut

Mukoviszidose, zäher Schleim der Atem- und Verdauungswege

Silicea D6 - 3x tägl.
im Winter geben

Calcium fluoratum D6 - 3x tägl.
im Sommer geben; nach 1 Jahr:

Thallium D4 - 3x tägl.
3 Monate lang; Kur wiederholen

Ipecacuanha D4 - 3stündl.
bedarfsweise bei grobblasigem Husten; rote Wangen

Tartarus stibiatus D6 - 3x tägl.
bedarfsweise bei feinblasigem Husten; blasses Gesicht

Rippenfell-Entzündung (Pleuritis), Beginn

Aconitum D30 - einmalig
Schüttelfrost, hohes trockenes Fieber, scharfe Stiche

Belladonna D30 - einmalig
schweißiges Fieber oder Beginn mit Krampfanfällen und wenig Fieber

feuchte Rippenfell-Entzündung (exsudativa)

Cantharis D4 - 2stündl.
brennt, drückt, Atemnot, Schweiße

Apis D4 - 2stündl.
wenn Fieber und Schmerz nachlassen; kein Durst

Arsenicum album D6 - 3x tägl.
brennt, asthmatische Atmung; Schwäche, Unruhe; viel Durst, trinkt wenig

Hepar sulfuris D200 - 8stündl., 3x insgesamt
eitriger Erguß, Bronchien beteiligt

Sulfur D6 - 3x tägl.
nach Aconit und Bryonia; Stechen durch linke Lunge bei Rückenlage, bei Bewegung

trockene Rippenfell-Entzündung (sicca)

Bryonia D3 - stündl.
sticht bei geringster Bewegung, beim Atmen; mag Wärme

Stannum D12 - 2x tägl.
messerscharfe Stiche in linker Achsel

Asclepias tuberosa D4 - 3x tägl.
trockener Hackhusten, beugt sich vorwärts; schwächer als Bryonia

zur Auflösung der Rippenfell-Entzündung

Sulfur D6 - 3x tägl.
Stechen in der linken Lunge

Arsenicum album D6 - 3x tägl.
Brennen, asthmatische Atmung

Ranunculus bulbosus D6 - 3x tägl.
Stechen in der rechten Lunge

Rippenfell-Entzündung bei Tuberkulose

Arsenicum jodatum D4 - 3x tägl.
Erguß, Brennen, asthmatische Atmung

Rippenfell-Entzündung nach äußerer Verletzung

Arnica D30 - 1x tägl.
blutiger Erguß

Lungenwasser

Laurocerasus D4 - 3x tägl.
Rechtsherzbelastung, blaue Lippen

Apocynum D2 - 3x tägl.
Herzschwäche, Schwächegefühl in der Magengrube, unstillbarer Durst

Kalium carbonicum D6 - 3x tägl.
Beine teigig, Herzschwäche, als ob das Herz an einem Faden hinge

Arsenicum album D6 - 3x tägl.
Augen, Füße wächsern; viel Durst, trinkt nur wenig; erbricht unstillbar

Lycopodium D6 - 3x tägl.
bei chronischen Lebererkrankungen

NOTIZEN:

Bauch

Blähbauch bei Magen-Darmbeschwerden

Carbo vegetabilis D6 - 3x tägl.
ganzer Bauch, Grimmen, Aufstoßen

China D4 - 3x tägl.
Bauchmitte

Lycopodium D6 - 3x tägl.
Unterbauch

Colchicum D4 - 3x tägl.
ganzer Bauch, Kolik, Zusammenkrümmen

Argentum nitricum D6 - 3x tägl.
Oberbauch, Trommel, Krämpfe

Aloe D6 - 3x tägl.
Oberbauch, Kneifen, Rumpeln

Nabelkoliken seelischen Ursprungs

Nux vomica D30 - 1x in Wasser
Ärger über die Fliege an der Wand, abgehetzt, leicht reizbar

Colocynthis D200 - 1x in Wasser
Ärger über Unrecht, tobsüchtig

Chamomilla D30 - 1x in Wasser
Ärger über alles; rot, überempfindlich, weiß nicht was er will

Ignatia D30 - 1x in Wasser
Kummer, blaß, überempfindlich, weiß nicht was er will

Hyoscyamus D30 - 1x in Wasser
unbeeinflußbar, neurotisch

Nabelkoliken unklaren Ursprungs

Belladonna D30 - 1x in Wasser
wellenförmig, beugt sich zurück

Colocynthis D4 - alle 10 Min.
stechend, einschießend; krümmt sich, drückt Faust in den Leib; im Wechsel mit:

Magnesium phosphoricum D4 - alle 10 Min.
krampfend, krümmt sich, reibt sich den Bauch, Wärme erleichtert

Magnesium carbonicum D6 - alle 10 Min.
messerscharf, beugt sich zurück, reibt sich den Bauch, geht auf und ab

Nervenschmerz (Neuralgie) im Bauch

Colocynthis D6 - 3x tägl.
nach Erregung, Erkältung; preßt, sticht; Ruhe, Wärme, Druck lindern

Nux vomica D12 - 2x tägl.
nach Ärger, Erkältung, eher links

Oberbauchsyndrom, beengt, drückt zum Herzen hoch

Sulfur D12 - 2x tägl.
genußreicher Allesfresser, rülpst und furzt höchst unanständig

Lycopodium D12 - 2x tägl.
Möchtegern-Genießer, bläht aber zu rasch auf, kann nicht rülpsen

Carbo vegetabilis D30 - 1x bei Bedarf
Genuß ist verloren gegangen, jetzt gärt es und er gähnt

Antimonium crudum D12 - 2x tägl.
rüpelhafter Vielfraß, rülpst höchst unmanierlich

Ignatia D30 - 1x bei Bedarf
neuropathischer armer Schlucker, wagt nicht zu rülpsen

Folge von Magenoperation, Dumping-Syndrom

Zincum D6 - 3x tägl.
Speisen rutschen durch den Magen

Acidum muriaticum D4 - 3x tägl.
verträgt keine Milch

Verwachsungen im Bauch nach Operation (Adhäsionen)

Bellis D3 - 3x tägl.
punktförmige Schmerzen

Raphanus D4 - 3x tägl.
Kolikschmerzen durch eingeklemmte Blähungen

Verwachsungen an den Eierstöcken nach Operation

Lilium D4 - 3x tägl.
kreuzt die Beine, "als wolle alles herausfallen"

Sepia D4 - 3x tägl.
Organgefühl, Vorfall der Gebärmutter, "alles hängt"

Schluckauf (Singultus), akut

Belladonna D30 - 1x bei Bedarf
streckt sich

Magnesium phosphoricum D4 - alle 10 Min.
krümmt sich

Schluckauf, chronisch wiederkehrend

Hyoscyamus D30 - 1x bei Bedarf
blaß; heftig, bösartig

Stramonium D30 - 1x bei Bedarf
roter Bruder der blaßen Hyoscyamus

Zincum D30 - 1x bei Bedarf
blaß, zart, erschöpft

Schluckauf bei Säuglingen

Cuprum D30 - 1x bei Bedarf
geronnene Milch rinnt aus den Mundwinkeln

Schluckauf in der Schwangerschaft

Cuprum D200 - 1x in Wasser

Zwerchfellbruch bei schwachem Gewebe

Calcium fluoratum D6 - 3x tägl.
bei kräftigen, strähnigen Menschen

Silicea D12 - 2x tägl.
bei dürren, schwachen Menschen

Zwerchfellbruch, chronisch wiederkehrend

Barium carbonicum D6 - 3x tägl.
fortlaufend

Magnesium phosphoricum D4 - alle 10 Min.
bei Krämpfen zusätzlich

NOTIZEN:

Magen

Bluterbrechen (Hämatemesis), akut

Ipecacuanha D4 - alle 10 Min.
hell, reichlich; große anhaltende Übelkeit

Phosphorus D200 - alle 10 Min.
hell, vermischt, schmerzlos

Hamamelis D4 - alle 10 Min.
dunkel; Bauch wie gequetscht

akutes Erbrechen

Ipecacuanha D3 - alle 10 Min.
anhaltend, vor allem nach dem Essen, anhaltende Übelkeit, saubere Zunge!

Antimonium crudum D4 - alle 10 Min.
Sommer, Magenüberfüllung, nach Essen und Trinken, dick weiße Zunge!

Aethusa D4 - alle 10 Min.
Kinder, in hohem Bogen, große grüne Gerinnsel von Milch oder nach dem Essen

Phosphorus D12 - stündl.
großer Durst auf Kaltes, wird sofort erbrochen; blutig bei Ulcus, Krebs

Iris D4 - alle 10 Min.
Saures, Säure macht die Zähne stumpf

Calcium carbonicum D6 - stündl.
große weiße Gerinnsel von Milch sofort nach dem Trinken

anhaltendes Erbrechen mit Schwäche

Veratrum album D4 - alle 10 Min.
heftig, reichlich, grün, trinkt viel

Arsenicum album D6 - alle 10 Min.
Nahrung, Säure, Galle ohne Erleichterung, 0 bis 3 Uhr, trinkt wenig

Cuprum D4 - alle 10 Min.
Magen krampft, blaues Gesicht, vergebliche Würgeversuche

Secale D4 - alle 10 Min.
Galle, Blut, verfällt rasch, runzelig, großer Durst, kein Schweiß

Jatropha curcas D6 - alle 10 Min.
zäh, eiweißartig, Krämpfe, Kälte

Kreosotum D4 - alle 10 Min.
unverdaute Nahrung lange nach dem Essen

azetonämisches Erbrechen

Ignatia D4 - 3x tägl.
Kümmerling mit Kummer, Nabelkoliken, spuckt und schluckt

Iris D4 - 3x tägl.
sauer, Säure macht die Zähne stumpf; morgens, 14 bis 15 Uhr

Veratrum album D4 - 3x tägl.
heftig, viel, anhaltend, grün, kalt-feucht, verträgt keine Zudecke

Acidum sarcolacticum D4 - 3x tägl.
übel, Druckschmerz, Säure; erschöpft, frostig; saure Stühle, Zudecken

Chamomilla D30 - 1x bei Bedarf
nach Zorn, Ärger, Widerwille; rot, hitzig

Erbrechen von schwarzen Massen, "Kaffeesatzerbrechen"

Conium D4 - stündl.
mit Schwindel; Essen bessert; Tumor?

Arsenicum album D6 - stündl.
erschöpfend, Ekel vor Speisen; Krebs?

Cadmium sulfuricum D6 - stündl.
Essen, Druck, Krümmen erleichtern; Magengeschwür, Krebs

Crotalus D12 - 2stündl.
Magenbluten, Leberentzündung

Erbrechen vom Gehirn gesteuert und ausgelöst

Belladonna D6 - alle 10 Min.
durch Blutandrang im Kopf

Camphora D1 - alle 10 Min.
anhaltend bei Kindern mit Gehirnerkrankungen

Apomorphinum D3 - alle 10 Min.
plötzlich, reichlich, ohne Übelkeit

Cocculus D4 - alle 10 Min.
in hohem Bogen, Schwindel, kaum Übelkeit

Erbrechen mit Durchfall

Veratrum album D4 - alle 10 Min.
gleichzeitig, Reiswasser oder Spinat, kalt-feuchter Körper, Abdecken

Arsenicum album D6 - alle 10 Min.
wenig, grün; viel Durst, kleine Schlucke, ruhelos, kalt-feucht, Zudecken

Cuprum D4 - alle 10 Min.
Krämpfe überall, würgt vergeblich, blaue kalte trockene Haut, Zudecken

Secale D4 - alle 10 Min.
unverdaut, wäßrig; runzelige kalte trockene Haut, gespreizte Finger

Iris D4 - alle 10 Min.
wäßrig, gelb, grün, sauer, morgens, 14 bis 15 Uhr

Jatropha curcas D6 - alle 10 Min.
Reiswasser, eiweißartig; Krämpfe, Kälte

Erbrechen nach Ärger

Chamomilla D30 - 1x bei Bedarf
unleidlich, hysterisch, schreit

Nux vomica D30 - 1x bei Bedarf
mürrisch, gereizt, sauer, meckert

Erbrechen bei Aufregung

Argentum nitricum D30 - 1x bei Bedarf
krampfhaft

Erbrechen im Lift

Argentum nitricum D30 - 1x bei Bedarf
Magen hebt sich oder senkt sich; erbricht vor Aufregung

Erbrechen auf Reisen

Cocculus D12 - stündl.
übel, erbricht im Schwall

Petroleum D12 - stündl.
übel, würgt elendig

Arsenicum album D6 - stündl.
übel, würgt sterbenselend

Hyoscyamus D30 - 1x bei Bedarf
übel, aufgeregt, geschwätzig, verstimmt, beleidigt

Tabacum D30 - 1x bei Bedarf
sehr übel, erbricht; kalter Schweiß, Schiff und Flugzeug

Erbrechen bei Säufern

Nux vomica D4 - 3x tägl.
Exzesse, frißt, säuft

Acidum sulfuricum D4 - 3x tägl.
morgendliches Säurewürgen; D30 und Willensstärke bei Trinkwunsch

Kalium bichromicum D12 - 2x tägl.
nach Biergenuß

Erbrechen mit Ekel vor Speisen

Colchicum D4 - 2stündl.
beim Sehen und Riechen von Speisen; großer Durst aber Widerwille

China D4 - 2stündl.
schon beim Denken an Speisen

Arsenicum album D6 - 2stündl.
beim Riechen von Speisen; großer Durst, trinkt aber nur wenig Warmes

Erbrechen von unverdauten Speisen

Kreosotum D4 - stündl.
noch nach Stunden, Essen bessert Magenschmerzen; Krebs, Hysterie

Mephitis putorius D6 - stündl.
wenn ein Wunsch verweigert wird

Ferrum D12 - stündl.
noch während des Essens ohne Grund

Tartarus stibiatus D6 - stündl.
schweres erschöpfendes Würgen, Zunge wie weiß angestrichen

Luftschlucker (Aerophagie), Säuglinge

Cuprum D30 - 1x bei Bedarf
Luft gurgelt die Speiseröhre hinunter, Erbrochenes läuft aus dem Mund

Luftschlucker, Erwachsene

Nux moschata D4 - 3x tägl.
aufgeblähter Bauch, aufgeblähter Mensch; möchte aufstoßen, kann nicht

Asa foetida D4 - 3x tägl.
knalliges Aufstoßen, scheußlicher Mundgeruch

Baptisia D4 - 3x tägl.
Rumpeln, brauner Streifen in der Mitte der Zunge, fauler Mundgeruch

Leeregefühl, Essen verschlimmert

Sepia D12 - 2x tägl.
saurer Geschmack

Carbo vegetabilis D12 - 2x tägl.
fauler Geschmack, Aufstoßen bessert

Kalium carbonicum D12 - 2x tägl.
fauler Geschmack, Aufstoßen bessert nicht

Schwächegefühl im Magen um 11 Uhr

Phosphorus D12 - 2x tägl.
ißt ein wenig Kaltes, das aber erbrochen wird, sobald im Magen erwärmt

Sepia D12 - 2x tägl.
Essen bessert nicht, übel beim Anblick oder Geruch von Speisen

Sulfur D12 - 2x tägl.
ißt ein wenig Süßes, das bessert, aber Säure verursacht

Natrium carbonicum D12 - 2x tägl.
Essen bessert den Magen, aber verstimmt das Gemüt

satt nach wenigen Bissen

Sepia D12 - 2x tägl.
aber Leeregefühl, frißt sich durch den Tag

Sulfur D12 - 2x tägl.
Sodbrennen, Aufstoßen

Lycopodium D12 - 2x tägl.
Unterbauch aufgetrieben

Colchicum D6 - 3x tägl.
Rumoren mit Übelkeit

China D6 - 3x tägl.
ganzer Bauch aufgetrieben, müde, schwach

Schmerzen besser durch Essen

Anacardium D12 - 2x tägl.
nach 2 Stunden kommt Schmerz zurück; muß wieder essen, auch nachts

Petroleum D12 - 2x tägl.
aber benebelt und schwindelig

Graphites D12 - 2x tägl.
aber Völle, faules Aufstoßen

Chelidonium D4 - 3x tägl.
Leber- und Gallebeteiligung

Verlangen nach süß, ist aber unverträglich

Argentum nitricum D12 - 2x tägl.
Durchfall

Calcium carbonicum D12 - 2x tägl.
saures Aufstoßen, schlimmer durch Essen

Sulfur D12 - 2x tägl.
saures Aufstoßen, besser durch Essen

China D4 - 3x tägl.
geht in Gas über, Schwäche

Völle, Blähung, Aufstoßen

Argentum nitricum D30 - 1x bei Bedarf
Trommelbauch nach wenig Essen, Druck erleichtert, Aufstoßen nicht

Nux vomica D30 - 1x bei Bedarf
Magen schwer wie ein Stein, Druck unangenehm, vergebliches Aufstoßen

Carbo vegetabilis D30 - 1x bei Bedarf
alle Nahrung gärt, vor allem Fettes, Druck beengt, Aufstoßen erleichtert

muß die Kleider öffnen nach dem Essen

Lycopodium D12 - 2x tägl.
sofort Beschwerden, Atemnot, müde; Aufstoßen mühsam, erleichtert nicht

Nux vomica D12 - 2x tägl.
1/2 Stunde nach dem Essen, Völle drückt nach unten, saures Aufstoßen

Graphites D12 - 2x tägl.
Brennen, Blutandrang zum Kopf, ranziges Aufstoßen erleichtert

China D4 - 3x tägl.
schmerzhaft aufgetrieben, Aufstoßen erleichtert nur kurzfristig

Carbo vegetabilis D12 - 2x tägl.
alles gärt, faules Aufstoßen erleichtert

Magen schlaff, gesenkt (atonisch)

Natrium muriaticum D200 - 1x monatl.
Gemüt schlaff, Magen schlaff

Silicea D6 - 3x tägl.
Gemüt geknickt, Magen geknickt

Alumina D6 - 3x tägl.
Gemüt saftlos, Magen kraftlos

Sepia D6 - 3x tägl.
Gemüt hängt, Magen hängt

Abies nigra D4 - 3x tägl.
wie ein hart gekochtes Ei am Mageneingang

Magenbeschwerden mit Kopfschmerz

Nux vomica D12 - 2x tägl.
Übersäuerung, saures Erbrechen

Iris D4 - 3x tägl.
Übersäuerung, galliges Erbrechen

Pulsatilla D4 - 3x tägl.
Untersäuerung, Speiseerbrechen

Bryonia D4 - 3x tägl.
Stein im Magen, bitteres Erbrechen

Antimonium crudum D4 - 3x tägl.
überfüllter Magen, saures Erbrechen, Zunge weiß

Magenbeschwerden mit Stirnkopfschmerz bei Hunger

Lycopodium D12 - 2x tägl.
Bärenhunger

Robinia D4 - 3x tägl.
saures Aufstoßen, Krämpfe

Magenbeschwerden bei Säufern

Nux vomica D4 - 3x tägl.
Exzesse, frißt und säuft

Acidum sulfuricum D4 - 3x tägl.
morgendliches Säurewürgen; D30 und Willensstärke bei Trinkwunsch

Kalium bichromicum D12 - 2x tägl.
nach Biergenuß

Sulfur D6 - 3x tägl.
aufgetriebener Magen nach wenig Essen und viel Säure

Carbo vegetabilis D30 - 1x bei Bedarf
aufgetrieben, gärt, rumort; lebt ziemlich unter dem Strich des Lebens

Magengeschwür (Ulcus ventriculi), Schmerzen nach dem Essen

Argentum nitricum D6 - 3x tägl.
nagend am Mageneingang, strahlt in alle Richtungen aus, Trommelbauch

Magengeschwür, blutend

Phosphorus D12 - 2x tägl.
ohne Übelkeit; Wiederkäuen der Speisen, ißt gerne kalt, verträgts nicht

Geranium maculatum D2 - 3x tägl.
von den alten Ärzten gelobt, keine Angaben

Trillium D6 - 3x tägl.
hell oder dunkel klumpig; kalte Glieder, schwacher Puls

Hydrastis D12 - 2x tägl.
wird krebsartig; gelber Streifen in der Mitte der Zunge, Zahneindrücke

Condurango D4 - 3x tägl.
krebsartig; wird immer müder und schwächer

Magenkolik, Auslösung

Nux vomica D30 - 1x in Wasser
Ärger über die Fliege an der Wand, abgehetzt, leicht reizbar

Colocynthis D200 - 1x in Wasser
Ärger über Unrecht, tobsüchtig

Chamomilla D30 - 1x in Wasser
Ärger über alles, hitzig, überempfindlich, weiß nicht was er will

Ignatia D30 - 1x in Wasser
Kummer, blaß, überempfindlich, weiß nicht was er will

Magenkolik unklaren Ursprungs

Belladonna D30 - 1x in Wasser
wellenförmig, beugt sich zurück

Colocynthis D4 - alle 10 Min.
stechend, einschießend; krümmt sich, drückt Faust in den Leib; im Wechsel mit:

Magnesium phosphoricum D4 - alle 10 Min.
krampfend; krümmt sich, reibt sich den Bauch, Wärme erleichtert

Plumbum D12 - alle 15 Min.
als ob der Magen nach hinten zur Wirbelsäule drückt

Magenschleimhaut-Entzündung (Gastritis)

(Krämpfe und Schmerz von unten nach oben)

Asa foetida D4 - 3x tägl.
wie ein Ball; umgekehrte Darmbewegungen, Blähungen linker Unterbauch

Nux moschata D6 - 3x tägl.
Blähungskrämpfe; Mundtrockenheit, Zunge klebt am Gaumen; Blähsucht

Baptisia D4 - 3x tägl.
Speiseröhrenkrampf; Zunge hat gelbbraunen Mittelstreifen; fauler Atem

Abies nigra D4 - 3x tägl.
wie ein Ei; Schmerz am Mageneingang, saures Aufstoßen

Magenschleimhaut-Entzündung mit Magengeschwür

Nux vomica D4 - 3x tägl.
vor dem Essen

Arsenicum album D6 - 3x tägl.
nach dem Essen

mit zu viel Säure (hyperazide)

Nux vomica D4 - 3x tägl.
Ärger, Aufregung, Nachtschwärmen, Exzesse

Argentum nitricum D4 - 3x tägl.
Ärger, Aufregung vor Ereignissen, Krämpfe

Coffea D12 - 2x tägl.
streßbedingt durch Sorge oder Freude

Robinia D4 - 3x tägl.
saures Aufstoßen, Zähne werden stumpf und sauer

Phosphorus D12 - 2x tägl.
nächtliche Säure mit Hunger und Durst

Capsicum D4 - 3x tägl.
chronisches Brennen

mit zu wenig Säure (hypazide)

Acidum aceticum D3 - 3x tägl.
heftiges Sodbrennen, heftiger Durst

Acidum muriaticum D3 - 3x tägl.
ranziger, fauler Geschmack im Mund

Milchunverträglichkeit der Säuglinge

Magnesium carbonicum D6 - 3x tägl.
mit Koliken wie Messerschneiden, Kind schreit und reibt sich den Bauch

Aethusa D4 - 3x tägl.
stärkster Brechdurchfall

Calcium carbonicum D6 - 3x tägl.
erbricht weiße Gerinnsel, saurer Durchfall

Sulfur D6 - 3x tägl.
stinkender Durchfall

Oberbauchsyndrom Roemheld, beengt, berührungsempfindlich

Sulfur D12 - 2x tägl.
genußreicher Allesfresser, rülpst und furzt höchst unanständig

Lycopodium D12 - 2x tägl.
Möchtegern-Genießer, bläht aber zu rasch auf, kann nicht rülpsen

Carbo vegetabilis D30 - 1x bei Bedarf
Genuß ist verloren gegangen, jetzt gärt es und er gähnt

Antimonium crudum D12 - 2x tägl.
rüpelhafter Vielfraß, rülpst höchst unmanierlich

Ignatia D30 - 1x bei Bedarf
neuropathischer armer Schlucker, wagt nicht zu rülpsen

Magenoperation (Billroth II), Dumping-Syndrom

Acidum muriaticum D4 - 3x tägl.
verträgt keine Milch mehr

Zincum D6 - 3x tägl.
Dumping-Syndrom, alles fällt durch den Magen in den Darm

Pförtnerkrampf der Säuglinge und Kleinkinder

beachte: Erbrechen im Schwall spricht für Pförtnerstenose (oder für Hirnstörung = zerebrales Erbrechen)

Cuprum D200 - einmalig
Erbrochenes läuft geronnen aus dem Mundwinkel; Luftschlucker

Colocynthis D4 - 3x tägl.
stechende Schmerzen; krümmt sich, Wärme und Druck bessern

Magnesium phosphoricum D4 - 3x tägl.
krampfende Schmerzen; krümmt sich, Wärme und Reiben bessern

Chamomilla D30 - 1x bei Bedarf
gereizter, zorniger, unleidlicher Säugling

Belladonna D30 - 1x bei Bedarf
krampfartig; krümmt sich rückwärts; runder, dicker Säugling

Schleimhautpolypen

Thuja D6 - 3x tägl.
belegte Zunge

Causticum D6 - 3x tägl.
saubere Zunge

Sodbrennen mit saurem Aufstoßen

Nux vomica D4 - 3x tägl.
Managerstreß; sauer auf sich und die Welt

Bismutum subnitricum D4 - 3x tägl.
Krampf zum Rücken, zu den Schulterblättern, Rückbeugen erleichtert

Natrium carbonicum D4 - 3x tägl.
"Natron" der Alten; ängstlich verstimmt nach dem Essen

Robinia D12 - 2x tägl.
Säure zum Bersten nach dem Essen, Zähne werden stumpf und sauer

Phosphorus D12 - 2x tägl.
nächtliche Säure und Brennen; steht auf, ißt und trinkt kalt

beachte: die akute Gastritis verträgt Kaltes, die chronische nicht mehr!

Sodbrennen in der Schwangerschaft

Dioscorea D4 - 3x tägl.
tags, beugt sich zurück

Mercurius solubilis D30 - 1x tägl.
nachts, brennt

ausgefallene Übelkeit

Ambra D3 - 3x tägl.
nach gewohntem oder ungewohntem Rauchen

Bryonia D4 - 3x tägl.
nach dem Aufstehen, sobald er sich bewegt

Cocculus D12 - stündl.
beim Fahren, "übel im Kopf"

Digitalis D3 - 3stündl.
bei Herzpatienten tief in der Magengrube

Magnesium chloratum D4 - stündl.
vor der Periode

Theridion D12 - 2x tägl.
beim Augenschließen

Übelkeit mit Brechreiz

Nux vomica D4 - 3x tägl.
morgens, nach Alkohol tags zuvor, bei verdorbenem Magen nach dem Essen

Ipecacuanha D4 - 3x tägl.
anhaltend, nach dem Essen, saubere Zunge

Tartarus stibiatus D4 - 3x tägl.
und Angst; weiß belegte Zunge

Übelkeit mit Kollaps, Schock, Blässe

Camphora D1 - alle 10 Min.
plötzlich blau, eiskalt, trocken, Zudecken

Carbo vegetabilis D30 - alle 10 Min.
verglimmt, übel, Blähbauch, blaue Lippen und Nase, trocken, Zudecken

Tabacum D30 - alle 10 Min.
wie Nikotinvergiftung, elend, Herzdruck, als bliebe es stehen

Veratrum album D30 - alle 10 Min.
kalter Schweiß, ruhig, Abdecken

Arsenicum album D30 - alle 10 Min.
kalter Schweiß, ruhelos, Zudecken

Übelkeit nach Koitus

Acidum phosphoricum D6 - 3x tägl.
erschöpft, enttäuscht

Agnus castus D12 - 2x tägl.
nervenzerrüttet, hypochondrisch

Selenium D12 - 2x tägl.
jung, geil, exzessiv, erschöpft, kann nicht mehr

NOTIZEN:

Darm

Afterfissur

Acidum nitricum D6 - 3x tägl.
wie Splitter an Haut-Schleimhaut-Grenzen; After und Lippen, Durchfall

Calcium fluoratum D6 - 3x tägl.
Schmerz wie zerrissen; harter Stuhl gleitet zurück

Alumina D12 - 2x tägl.
wie Nadelstiche; After und Fingerkuppen, kleinknollig verstopft

Silicea D12 - 2x tägl.
Schmerz wie geschnürt; krampfig verstopft, Stuhl gleitet zurück

Graphites D12 - 2x tägl.
Schrunden an allen Körperöffnungen; großknollige Stühle

Antimonium crudum D12 - 2x tägl.
Verdauungsmensch! von kalk-weiß belegter Zunge bis knolligem Durchfall

Afterfistel

Tuberculinum GT D200 - einmalig
Therapiebeginn; zusätzlich:

Berberis D3 - 3x tägl.
zur Nierenspülung 4 Wochen lang, danach:

Calcium fluoratum D6 - 3x tägl.
oder:

Acidum hydrofluoricum D6 - 3x tägl.
im Sommer schlimmer; oder:

Silicea D6 - 3x tägl.
im Winter schlimmer;

beachte: alle 3 Arzneien haben dünne, scharfe, ätzende Absonderungen!

Afterekzem

Ratanhia D4 - 3x tägl.
nässend wie die Hämorrhoiden, wie Kletten im After

Nux vomica D12 - 2x tägl.
eher trocken wie der Stuhlgang als Folge ungeregelter Lebensweise

Acidum nitricum D12 - 2x tägl.
stärkster nässender Ausschlag; kratzt sich blutig

Collinsonia D6 - 3x tägl.
in der Schwangerschaft, meist mit ungewohnter Verstopfung

Paeonia-Salbe von der "DHU"

Hamamelis-Salbe, z.B. "Hametum"

Afterjucken (Pruritus ani) ohne Ausschlag

Tuberculinum bovinum D200 - einmalig
lymphatisches Terrain; dazu:

Berberis D3 - 3x tägl.
bei fressendem Jucken; aggressiv; harnsaure Diathese

Cina D200 - 1x monatl.
nachts kribbelt es im After; Wurmbefall mit Fadenwürmern (Oxyuren)

Spigelia D4 - 3x tägl.
nachts durch Würmer; weniger hampelig, weniger Nabelkrämpfe als bei Cina

Cuprum oxydatum nigrum D4 - 3x tägl.
unbeeinflußbarer Wurmbefall

Afterkrampf bei Verstopfung

Silicea D12 - 2x tägl.
Stuhl schlüpft zurück

Plumbum D12 - 2x tägl.
wie mit einer Schnur zum Nabel hin hochgezogen

Lycopodium D12 - 2x tägl.
ganzer Enddarm krampft

Aftervorfall bei Durchfall

Podophyllum D6 - 3x tägl.
schon vor der Entleerung

Ignatia D6 - 3x tägl.
scharfe Stiche den Darm aufwärts, anhaltender Afterkrampf

Carbo vegetabilis D4 - 3x tägl.
reaktionslos, Schwäche, keine Spannkraft

Hamamelis D4 - 3x tägl.
bei venösem Blutstau, Blutung, Schwäche

Mercurius corrosivus D30 - 1x tägl.
nach der Entleerung der ganze Enddarm

Aftervorfall bei Verstopfung

Lycopodium D12 - 2x tägl.
ganzer Enddarm fällt vor

Stannum D12 - 2x tägl.
ganzer Darm hängt, kraftloser Enddarm

Folge von Abführmitteln

Hydrastis D4 - 3x tägl.
schleimige, blutige Stühle

Nux vomica D30 - 1x tägl. abends
bis zur Besserung; zunehmende Verstopfung

Magen-Darm-Störungen durch Arzneimißbrauch

Nux vomica D30 - 1x tägl. abends
Übelkeit, zunehmende Verstopfung

Pulsatilla D4 - 3x tägl.
Übelkeit, Blähungen, Durchfälle

Hydrastis D4 - 3x tägl.
Neigung zu Schleimhautblutungen

Opium D6 - 3x tägl.
Verstopfung ohne Stuhldrang bei Bettlägerigen

Camphora D1 - 3x tägl.
Übelkeit und Schwindel

Rheum D6 - 3x tägl.
wundmachende Durchfälle bei Kindern

Blinddarm-Entzündung, akut, aber noch nicht operationsreif

Aconitum D30 - einmalig
Froststadium, wenig Schmerz

Rhus tox D30 - stündl.
beginnende Sepsis, geschwollen, berührungsempfindlich; sehr unruhig

Arsenicum album D30 - stündl.
Schüttelfrost, hektische Unruhe, Brechdurchfall; möchte warme Decke

Lachesis D12 - 3stündl.
ganzer Bauch empfindlich, sticht bis zum Rücken, in die Oberschenkel; liegt mit angezogenen Beinen im Bett

Echinacea D2 - stündl.
Blutvergiftung, sehr müde

Blinddarmreiz, akut und wiederkehrend

Apis D4 - stündl.
sticht; empfindlich auf Druck, Eisbeutel lindert

Belladonna D30 - 3stündl.
pulsiert wellenförmig; empfindlich bei Erschütterung, Wärme lindert

Bryonia D3 - stündl.
sticht scharf bei Bewegung, pocht; Druck, mäßige feuchte Wärme lindern

Dioscorea D4 - stündl.
anhaltend, nie frei von Schmerz; pochende Blähkoliken

Plumbum D6 - 3stündl.
gespannt, geschwollen, berührungs-, bewegungsempfindlich; Bauchdecke krampfhaft eingezogen; Erbrechen und Luftaufstoßen riechen nach Kot

Brechdurchfall (Gastroenteritis acuta), Erbrechen

Veratrum album D4 - alle 10 Min.
heftig, reichlich, grün; trinkt viel

Arsenicum album D6 - alle 10 Min.
Nahrung, Säure, Galle ohne Erleichterung, 0 bis 3 Uhr; trinkt wenig

Cuprum D4 - alle 10 Min.
vergebliche Würgeversuche, Magen krampft, blaues Gesicht

Secale D4 - alle 10 Min.
Galle, Blut; verfällt rasch, runzelig, großer Durst, kein Schweiß

Jatropha curcas D6 - alle 10 Min.
zäh, eiweißartig; Krämpfe, Kälte

Kreosotum D4 - alle 10 Min.
unverdaute Nahrung lange nach dem Essen

Brechdurchfall, Durchfall

Veratrum album D4 - alle 10 Min.
gleichzeitig, Reiswasser oder Spinat; kalt-feuchter Körper, Abdecken

Arsenicum album D6 - alle 10 Min.
wenig, grün; viel Durst kleine Schlucke, ruhelos, kalt-feucht, Zudecken

Cuprum D4 - alle 10 Min.
würgt vergeblich; Krämpfe überall, blaue kalt-trockene Haut, Zudecken

Secale D4 - alle 10 Min.
unverdaut, wäßrig; runzelige kalt-trockene Haut, gespreizte Finger

Iris D4 - alle 10 Min.
wäßrig, gelb, grün, sauer; morgens, 14 bis 15 Uhr

Jatropha curcas D6 - alle 10 Min.
Reiswasser, eiweißartig, Krämpfe, Kälte

Colon irritabile (Reizkolon)

Nux vomica D3 - 3x tägl.
und

Asa foetida D3 - 3x tägl.
zu gleichen Teilen mischen, 10 Tropfen je Gabe

Darmentzündung (Enterokolitis mit Brechdurchfall)

akut, bei Säuglingen und Kleinkindern

Veratrum album D4 - stündl.
wie Reiswasser oder Spinat, gleichzeitiges Erbrechen; Krämpfe vor Stuhl, Ohnmacht nach Stuhl; blaues Gesicht, kalter Körper und Schweiß, Abdecken

Arsenicum album D6 - stündl.
wenig Unverdautes, sobald er ißt oder trinkt (kleine Mengen); ruhelos, Zudecken

Cuprum D4 - stündl.
vergebliches Würgen, Krämpfe überall; blaue trockene Haut, Zudecken

Secale D4 - stündl.
viel Unverdautes; trockene kalte runzelige Haut, Muskeln zucken, Finger gespreizt, verkniffene Gesichtszüge, Abdecken

Darmentzündung, anfänglich

Sulfur D200 - alle 10 Min.
solange bis der erleichternde Schweißausbruch eintritt

Baptisia D6 - 3stündl.
dumpfer Ausdruck, alles stinkt; Delir: "als sei er in Stücke zerfallen"

Rhus tox D6 - 3stündl.
rotes Dreieck Zungenspitze, ruhelos, Kinnzittern, Stuhl unwillkürlich

Bryonia D6 - 3stündl.
alles schmerzt bei geringster Bewegung; Delir: "möchte nach Hause"

Arnica D4 - 3stündl.
alles wie geprügelt, Hautblutungen, Stuhl und Harn ungewollt; dösig

Croton D4 - 3stündl.
heftige Krämpfe vor gußartigen Stühlen mit viel Blähungen

Darmentzündung mit Erbrechen, 1. Wahl

Aconitum D4 - stündl.
Spinatstühle; Fieber, ruhelos, Ohnmacht bevor Stuhlentleerung einsetzt

Arsenicum album D6 - stündl.
wenig Unverdautes; ruhelos, rasche Abmagerung

Secale D4 - stündl.
viel Unverdautes; ruhig, trocken, runzelig, Zucken, Finger gespreizt

Veratrum album D6 - stündl.
viel wie Reiswasser, wie Spinat; alles kalt und feucht, deckt sich ab!

Elaterium D4 - stündl.
viel olivgrünes Wasser, gußartig

Croton D6 - stündl.
viel Gelbes oder Wasser gleich nach Essen und Trinken

Darmentzündung mit Erbrechen, 2. Wahl

Podophyllum D6 - stündl.
wäßrig, unverdaut, schußartig, morgens; verweigert Essen

Calcium carbonicum D6 - 3stündl.
grün, unverdaut, wäßrig, sauer, abends; verlangt Eier, erbricht Milch

Calcium phosphoricum D6 - 3stündl.
ausgezehrte Kinder mit Verlangen nach Schinken, Speck und Salami

Argentum nitricum D6 - 2stündl.
mumifizierte Kinder mit Verlangen nach Süßem, geräuschvolle Spinatstühle

Psorinum D30 - 3x tägl.
eitrige Stühle mit haftendem aashaftem Geruch, nachts; ruhelos

Darmentzündung, fortgeschritten

Acidum hydrocyanicum D4 - alle 10 Min.
letztes Stadium, alle Absonderungen stoppen; blau, schwach, Tetanie

Carbo vegetabilis D4 - alle 10 Min.
fast erloschen, alle Funktionen schwach, will Luft zugefächelt haben

Darmentzündung, fortgeschritten mit Blutungen

Lachesis D12 - 3x tägl.
dunkel mit Schleim

Acidum nitricum D12 - 3x tägl.
schleimig, eitrig

Millefolium D6 - 3stündl.
hellrot, aktiv

Hamamelis D6 - 3stündl.
dunkel, passiv

Darmentzündung, fortgeschritten mit Schwäche

Arsenicum album D6 - 3stündl.
hinfällige Ruhelosigkeit, großer Durst auf kleine Schlucke, 0 bis 3 Uhr

China D4 - 3stündl.
aufgetriebener Bauch

Colchicum D4 - 3stündl.
aufgetriebener Bauch und Ruhelosigkeit

Carbo vegetabilis D4 - 3stündl.
am Rande der Auflösung, pulslos, will Luft zugefächelt haben

Acidum muriaticum D4 - 3stündl.
rutscht zum Bettende hinunter, Schleimhautgeschwüre, Zunge rasselt

Gelsemium D6 - 3stündl.
rot! wie geprügelt, apathisch, schläfrig, Bandkopfschmerz, Frost

Darmlähmung (Ileus)

Opium D200 - 1x in Wasser
alle 5 Minuten einen kleinen Schluck; heiß-feuchte Bauchwickel

Darmpolypen (unbemerkt, Zufallsbefund)

Causticum D6 - 3x tägl.
lymphatisch - destruktiv; vertrocknet

Thuja D6 - 3x tägl.
lithämisch; wäßrig

Arsenicum album D6 - 3x tägl.
destruktiv; Pedant

Darmpolypen, chronisch entzündet

Natrium sulfuricum D6 - 3x tägl.
Verstopfungsdurchfall

Hydrastis D6 - 3x tägl.
ganzer Darm, schleimig-blutige Durchfälle, Abführmittel-Mißbrauch

Sanguinaria D6 - 3x tägl.
oberer Darm

Acidum nitricum D4 - 3x tägl.
unterer Darm

Mercurius corrosivus D30 - 3x wöchentl.
Enddarm

Dickdarmdivertikel (Kolon-Divertikulose), entzündet

Sulfur D6 - 3x tägl.
verstopft

Aethiops antimonialis D4 - 3x tägl.
schleimig

Mercurius corrosivus D30 - 1x tägl.
blutig

Dickdarmentzündung, geschwürig (Kolitis ulcerosa), Koliken

Cuprum D30 - 1x bei Bedarf
krampfend, Bauchdecke eingezogen, drückt geballte Faust dagegen

Colocynthis D4 - alle 10 Min.
messerscharf einschießend

Dickdarmentzündung, geschwürig, blutige Durchfälle

Silicea D6 - 3x tägl.
schleimig, eitrig, wund, Fisteln

Hydrastis D4 - 3x tägl.
grünlich, sauer, geschwürig, Fisteln

Mercurius corrosivus D30 - 1x tägl.
anstrengende Entleerung, nie fertig, messerscharfe Krämpfe, wund

Colchicum D4 - 3x tägl.
Ekel schon beim Anblick und Geruch von Speisen, Herbstruhr, will warm

Aloe D4 - 3x tägl.
explosionsartig mit viel Winden, Pflockgefühl, Unsicherheit im After

Dickdarmentzündung, schleimig (Kolitis mucosa), seelisch bedingt

Argentum nitricum D12 - 2x tägl.
nach dem Essen; zusätzlich:

Ambra D3 - 3x tägl.
vor dem Essen

Aethiops antimonialis D4 - 3x tägl.
lokal, Schleimhautprozeß, Fisteln

Dünndarmentzündung (Enteritis regionalis CROHN)

Durchfälle mit Koliken

Natrium muriaticum D200 - einmalig
Therapiebeginn; zusätzlich:

Abrotanum D3 - 3x tägl.
4 Wochen; danach:

China D4 - 3x tägl.
4 Wochen; danach:

Chininum arsenicosum D4 - 3x tägl.
4 Wochen; danach: siehe Durchfall, Dünndarm- und Dickdarmentzündung

chronischer Durchfall

Sulfur D6 - 3x tägl.
plötzlich, früh aus dem Bett treibend, Dauerkrämpfe, Gestank haftet an

Calcium carbonicum D6 - 3x tägl.
sauer, unverdaut, nicht schwächend; Heißhunger

Phosphorus D12 - 2x tägl.
morgens, geht manchmal in die Hose, unverdaut, schmerzlos

fortgeschrittener, ruhrartiger Durchfall

Arsenicum album D6 - 3stündl.
spärlich, unverdaut, schleimig, blutig; Durst kleine Schlucke, ruhelos

Sulfur D6 - 3stündl.
plötzlich, früh, spärlich, wäßrig, blutig, Dauerkrämpfe

Nux vomica D6 - 3stündl.
früh, häufiger Drang, Krämpfe besser nach Stuhl

Rhus tox D6 - 3stündl.
wäßrig, aashaft, heftige Schmerzen die Oberschenkel hinunter

Lachesis D12 - 3x tägl.
stinkend, dunkel blutig, Afterkrampf

Baptisia D4 - 3stündl.
hinfällig, stinkt, Krämpfe ohne Schmerz

Durchfall, nur mit Anstrengung zu entleeren

Mercurius corrosivus D30 - 2x tägl.
gelb, lehmartig, schleimig, blutig; heftiger Drang vorher, anhaltender Afterkrampf danach; Leberschmerz, Zunge groß und schmutzig belegt mit Zahneindrücken an den Rändern; stinkende Schweiße

Durchfall mit Blähungen

Aloe D6 - 3x tägl.
große Mengen, die im Unterbauch kneifen, Stuhl geht mit Blähung ab

Calcium phosphoricum D6 - 3x tägl.
sehr stinkend in großen Mengen, Entleerung kräftig, wegspritzend

Argentum nitricum D6 - 3x tägl.
jede seelische Erregung geht wie ein Wind in die Hose

Natrium sulfuricum D6 - 3x tägl.
und festen Brocken, anfangs wie von einem Korken verstopft, dann viel Getöse

Jatropha curcas D6 - 3x tägl.
große Mengen bei aufgetriebenem Bauch und großer Schwäche danach

Durchfall mit Darmvorfall

Podophyllum D6 - 3x tägl.
schon vor der Entleerung

Ignatia D6 - 3x tägl.
scharfe Stiche den Darm aufwärts, anhaltender Afterkrampf

Carbo vegetabilis D4 - 3x tägl.
reaktionslos, Schwäche, keine Spannkraft

Hamamelis D4 - 3x tägl.
bei venösem Blutstau, Blutung, Schwäche

Mercurius corrosivus D30 - 2x tägl.
nach der Entleerung der ganze Enddarm

Durchfall mit aashaftem Geruch

China D12 - 3x tägl.
Schwäche, wenig Schmerzen

Pyrogenium D12 - 3x tägl.
blutig, schmerzlos

Psorinum D12 - 3x tägl.
großer Drang ohne Erfolg, nachts unwillkürlich

Durchfall mit saurem Geruch

Rheum D6 - 3x tägl.
gelb, pastenartig, klumpig, wäßrig; Kneifen im Bauch, besser nach Stuhl

Calcium carbonicum D6 - 3x tägl.
unverdaut, schmerzlos, ohne Beeinträchtigung des Allgemeinbefindens

Magnesium carbonicum D6 - 3x tägl.
wie schaumige grüne Froschlaiche; Messerschneiden im Bauch; danach schwach

Hepar sulfuris D200 - 1x tägl., 3x insgesamt
schleimig, übelriechend, alles riecht sauer; Leber sticht beim Gehen

Durchfall wie aus einem Hydrant geschossen

Croton D6 - 3x tägl.
plötzlich, gelb, wäßrig, nach Essen und Trinken; Übelkeit, Erbrechen

Elaterium D6 - 3x tägl.
heftig, reichlich, schaumig, olivgrün; Frost, Schwäche, Kolik vorher

Gratiola D6 - 3x tägl.
gelb, grün, schaumig; kaltes Gefühl im Bauch

Jatropha curcas D6 - 3x tägl.
reichlich, wäßrig, viel Blähungen; Bauch aufgetrieben, große Schwäche

Gutti D6 - 3x tägl.
dünn, wäßrig, alles auf einmal, große Erleichterung danach

Colocynthis D4 - 3x tägl.
dünn, wäßrig, nach Essen und Trinken, viel Blähungen, Krümmkolik davor

Durchfall mit Kollaps

Veratrum album D30 - 2stündl.
bei der Entleerung, große Hinfälligkeit danach

Durchfall mit unverdauter Nahrung

Podophyllum D6 - 3x tägl.
Leber, Zahneindrücke

Ferrum D12 - 2x tägl.
Magen, Darm, Schilddrüse

Calcium carbonicum D6 - 3x tägl.
chronische Verdauungsstörungen, verlangt nach Unverdaulichem

Phosphorus D12 - 2x tägl.
Magen, Leber, Bauchspeicheldrüse, Schilddrüse

Durchfall, im Wechsel mit Rheuma

Arctium lappa D4 - 3x tägl.
häufige gelbe Stühle am Vormittag mit Übelkeit

Abrotanum D6 - 3x tägl.
mit Hämorrhoiden; Bauch aufgetrieben, Blähungskoliken, Verstopfung

Dulcamara D6 - 3x tägl.
Erkältung im Herbst; gelb-wäßrige Stühle, Schneiden, Ziehen davor

Kalium bichromicum D12 - 2x tägl.
braune, dünne, schaumartige Stühle, gußweise morgens

Durchfall ohne Schmerzen

Podophyllum D6 - 3x tägl.
Schwäche im Mastdarm nach Entleerung

Ferrum D12 - 2x tägl.
aber ermüdend, ohne Geruch

Acidum phosphoricum D6 - 3x tägl.
erschöpft, erschöpfende Schweiße, Plätschern im Oberbauch

Phosphorus D12 - 2x tägl.
müde, erholt sich aber rasch

China D4 - 3x tägl.
chronisch nach akuten Krankheiten; schwach, abgemagert

Durchfall mit sehr großer Schwäche

Veratrum album D6 - 3x tägl.
nach reichlich Reiswasser; blau, feucht, Ohnmacht; trinkt viel, ruhig

Arsenicum album D6 - 3x tägl.
nach wenig dunklem Stuhl; leichenblaß, feucht, trinkt winzige Schlucke, ruhelos

China D4 - 3x tägl.
rasche Abmagerung; schmerzloser Stuhl mit Leichengeruch; trinkt wenig

Durchfall, nicht schwächend

Acidum phosphoricum D6 - 3x tägl.
wäßrig, dünn; viel Durst auf kaltes Wasser; Schweiß am ganzen Körper

Calcium carbonicum D6 - 3x tägl.
sauer; gieriger Appetit, viel Durst auf viel kalte Milch; Kopfschweiß

Sommerdurchfall

Aconitum D30 - 3stündl.
plötzlich; heiße Tage, kalte Nächte; Stühle häufig, spärlich, Krämpfe

Ferrum phosphoricum D4 - 2stündl.
allmählich; Sommerwärme; Fieber, Stühle unverdaut, keine Krämpfe

Belladonna D30 - 3stündl.
plötzlich; nach Kopfnässe; rundliche rote Kinder und Jugendliche

Antimonium crudum D4 - 2stündl.
allmählich nach Baden und Schwimmen an heißen Tagen, Zunge dick weiß

China D4 - 3stündl.
rasche Entkräftigung, Abmagerung

Iris D6 - 3stündl.
mit saurem Erbrechen, Zähne werden davon stumpf

Durchfall und Erbrechen bei Kindern im Sommer

Aethusa D4 - stündl.
gleich wieder Hunger

Antimonium crudum D4 - stündl.
nach kaltem Essen an heißen Tagen

Pulsatilla D6 - stündl.
nach Kaltem, Speiseeis, Fett

Ailanthus D6 - stündl.
schleichend, Fieber, Sepsis, bösartiger Verlauf

Durchfall mit Unsicherheitsgefühl im After

Aloe D6 - 3x tägl.
weiß nicht, ob Blähung oder Stuhl drückt; meist beide gleichzeitig

Acidum phosphoricum D6 - 3x tägl.
Schließmuskelschwäche, Blähungen rumpeln und plätschern im Bauch

Phosphorus D12 - 2x tägl.
nach warmen Speisen, nach kaltem Trinken; Schwäche im Magen

Apis D6 - 3x tägl.
als ob der After offen stünde

Durchfall, morgens aus dem Bett treibend

Sulfur D6 - 3x tägl.
wechselnd, gelb, wäßrig, schleimig, stinkend; Geruch folgt dem Patient

Natrium sulfuricum D6 - 3x tägl.
mit zunächst bröckeliger Verstopfung und reichlichem Blähungsgetöse

Podophyllum D6 - 3x tägl.
wie aus einem Hydrant geschossen, sehr übelriechend; Enddarmschwäche

Gnaphalium D6 - 3x tägl.
wäßrig, stinkend, schwächend; Rumpeln, Blähungskoliken

Durchfall, aus dem Bett treibend mit heftigem Drang

Sulfur D6 - 3x tägl.
zwischen 4 und 5 Uhr, tagsüber wechselhaft

Podophyllum D6 - 3x tägl.
zwischen 3 und 9 Uhr, normaler Stuhl tagsüber

Rumex D6 - 3x tägl.
wie bei Sulfur, nur von Husten begleitet; aus dem warmen Bett in die Kälte

Aloe D6 - 3x tägl.
nicht wissend, ob Blähung oder Stuhl, rast zur Toilette

Durchfall morgens

Kalium bichromicum D6 - 3x tägl.
nach Erwachen, Übelkeit, Erbrechen; viel Drang, vor allem nach Bier

Dioscorea D4 - 3x tägl.
nach Aufstehen, Kolik vom Nabel nach links oben; Bauchspeicheldrüse?

Petroleum D12 - 2x tägl.
nur tagsüber; danach Heißhunger, schwach, dusselig; Abmagerung

Phosphorus D12 - 2x tägl.
früh, nach Erwachen, schmerzlos, aber schwach, als sei Froschlaiche oder Öl aufgelagert, ungewollt bei Bewegung und Husten; Afterkrampf

Durchfall nach dem Aufstehen

Bryonia D6 - 3x tägl.
kaum daß er sich bewegt

Natrium sulfuricum D6 - 3x tägl.
sobald er sich auf die Füße stellt

Durchfall nach dem Frühstück

Thuja D6 - 3x tägl.
jeden Morgen zur gleichen Zeit; wie aus einem Spundloch mit viel Wind

Durchfall nach Essen und Trinken

Rheum D6 - 3x tägl.
durch Bewegung nach dem Essen, friert dabei, Kolik danach hält an

Ferrum D12 - 2x tägl.
auch während der Mahlzeit, erleichternd

Arsenicum album D6 - 3x tägl.
von kalten Speisen, kalten Getränken, fortschreitende Schwäche

Aloe D12 - 2x tägl.
mit Winden und Harn gleichzeitig, erleichtert, aber fühlt sich schwach

Croton D4 - 3x tägl.
mit Übelkeit und Erbrechen

Durchfall, Stunden nach dem Essen

Oleander D6 - 3x tägl.
explosive Breistühle, unverdaut, ungewollt mit Blähungen, im Wechsel mit krampfiger Verstopfung

Durchfall von Unverdautem nach dem Essen

China D4 - 3x tägl.
und nachts; schleimig, grün, schwarz, schmerzlos, Geruch leichenartig

Arsenicum album D6 - 3x tägl.
und nach 0 Uhr; dunkel, schleimig, blutig, brennt, Geruch wie verwest

Ferrum D6 - 3x tägl.
und nachts; wäßrig, Blähungen, schmerzlos, geruchlos

Podophyllum D4 - 3x tägl.
und frühmorgens; reichlich, gelb, wäßrig, mehlige Auflagerung, stinkt

Durchfall nachmittags

China D6 - 3x tägl.
zwischen 14 und 15 Uhr

Durchfall nachts

China D6 - 3x tägl.
große Schwäche, Genesungszeit

Ferrum D12 - 2x tägl.
die ganze Nacht, tagsüber Ruhe, nicht schwächend; hellblonde Kinder

Rheum D6 - 3x tägl.
sauer, mit Frösteln und anhaltenden Koliken; auch tagsüber nach dem Essen

Mercurius corrosivus D30 - 2x tägl.
mit großer Anstrengung, Gefühl des "Nie-Fertig-Seins"

Arsenicum album D6 - 3x tägl.
von 0 bis 3 Uhr, schwächend

Durchfall nach Alkoholgenuß

Nux vomica D30 - 1x bei Bedarf
früh morgens, häufiger Drang, Bauchkrämpfe besser nach Stuhl

Durchfall bei Angst, Erregung, Schreck

Argentum nitricum D30 - 1x bei Bedarf
dünne, vertrocknete Kinder; Essen fällt zum After durch; wegspritzend

Gelsemium D30 - 1x bei Bedarf
Schreck, Angst vor Ereignissen; plötzlich, gelb, durchscheinend

Opium D30 - 1x bei Bedarf
dunkelrot erstarrt vor Schreck und alles geht unfreiwillig in die Hose

Veratrum album D30 - 1x bei Bedarf
blaß, kaltschweißig, mit dem Gefühl zu vergehen, aber verlangt Kälte

Pulsatilla D30 - 1x bei Bedarf
liebreizende Mädchen und schüchterne Jungen; Aufregung bei Vorhaben

Durchfall nach Bier

Kalium bichromicum D12 - 3stündl.
morgens, dünn, schaumig, viel Drang

Durchfall bei Blutvergiftung

Lachesis D12 - 3x tägl.
dunkelblutig, schleimig, Hämmern im After, Afterkrampf

Pyrogenium D12 - 3x tägl.
aashaft, blutig, schmerzlos

Durchfall bei Diabetikern

Cuprum arsenicosum D4 - 3x tägl.

Durchfall nach Eis und Kalttrinken

Arsenicum album D6 - 3x tägl.
sobald es im Magen erwärmt wird

Nux moschata D6 - 3x tägl.
spärlich, schleimig, mit viel vergeblichem Drang

Durchfall nach Fettem

Pulsatilla D6 - 3x tägl.
besonders Fett am Schweinefleisch (i gitt, i gitt!), mag aber Butter

Durchfall nach Fleischvergiftung, nach Verdorbenem

Arsenicum album D6 - stündl.
wichtige Reisearznei! sehr übel; schwächend, braun bis blutig, nachts

Durchfall nach Gallenblasenentfernung, PCE-Syndrom

Colocynthis D4 - 3x tägl.
kolikartig, stichartig

Hydrastis D4 - 3x tägl.
schleimig, blutig, stinkend

Colchicum D4 - 3x tägl.
ruhrartig, schwächend

Leptandra D4 - 3x tägl.
pechschwarz, unverdaut, gußartig, teerartig stinkend

Durchfall bei rachitischen Kindern

Calcium carbonicum D6 - 3x tägl.
dicke, blasse Kinder mit gieriger Lust auf Eier und Milch

Calcium phosphoricum D6 - 3x tägl.
dünne, alt und faltig aussehende, appetitlose Kinder, nur Lust auf Schinken

Silicea D6 - 3x tägl.
dürre, geknickte, melancholische, selbstunsichere Kinder, nur Lust auf Salziges

Sulfur D6 - 3x tägl.
stinkende, verschlampte, überaktive, freßgierige Kinder, Lust auf Fett

Durchfall nach Milch

Magnesium carbonicum D6 - 3x tägl.
mit Koliken wie Messerschneiden; Kind schreit, reibt sich den Bauch

Aethusa D4 - 3x tägl.
stärkster Brechdurchfall bei Säuglingen

Calcium carbonicum D6 - 3x tägl.
erbricht weiße Gerinnsel

Sulfur D6 - 3x tägl.
mag so gerne Milch wie bei Calcium carbonicum, aber keine Eier

Durchfall nach Obst

Pulsatilla D6 - 3x tägl.
wäßrig, schleimig, ständig wechselnd

China D4 - 3x tägl.
vor allem nach sauren Kirschen

Durchfall vor und bei der Periode

Bovista D6 - 3x tägl.
morgens, Gefühl eines Eisklumpens im Magen, aufgetrieben, Krümmkoliken

Durchfall nach Saurem

Antimonium crudum D6 - 3x tägl.
trotz Verlangen nach Saurem

Durchfall nach Süßem

Argentum nitricum D6 - 3x tägl.
trotz Verlangen nach Süßem, nascht gerne

Durchfall bei Wetterwechsel

Dulcamara D6 - 3x tägl.
zu kalt-feucht; oder wenn auf heiße Tage kalte Nächte folgen (Wüste, Berge); oder beim Übergang vom warmen in kalten Raum (Kühlhaus der Metzger)

Durchfall bei Zahnung

Podophyllum D6 - 3x tägl.
früh morgens, schmerzlos, heftig in hohem Bogen, tagsüber fester Stuhl

Calcium carbonicum D6 - 3x tägl.
sauer, nicht schwächend; runde pralle Kinder mit offener Fontanelle

Calcium phosphoricum D12 - 2x tägl.
stinkt, wegspritzend mit viel Wind; dünne, alt aussehende Kinder

Hämorrhoiden, allgemein

Nux vomica D6 - 3x tägl.
ungesunde, träge, sitzende Lebensweise; mürrische Beamte!

Aesculus D4 - 3x tägl.
wie Kletten im Hintern

Ratanhia D4 - 3x tägl.
wie Glasscherben im Hintern

Anacardium D4 - 3x tägl.
wie Holzstücke im Hintern

Silicea D6 - 3x tägl.
wie Splitter im Hintern

Aloe D6 - 3x tägl.
hängen wie Trauben aus dem After

Hämorrhoiden, entzündet

Aloe D6 - 4x tägl.
traubenartig vorgetrieben, brennen, stechen, besser auf Kälte

Hamamelis D4 - 4x tägl.
alles wie zerschlagen, dunkel blutend, äußerst empfindlich

Hämorrhoiden bluten

Acidum nitricum D6 - 3x tägl.
mit Schleim, Nässen, Stiche wie Splitter

Lycopodium D6 - 3x tägl.
schmerzhaft, unreif, hart, bläulich, große Mengen Blut

Hamamelis D4 - 2stündl.
entzündet, Wundheitsgefühl, reichliche passive venöse Blutung

Millefolium D4 - 2stündl.
reichliche aktive, hellrote Schleimhautblutung

Hämorrhoiden eher bei Frauen

Pulsatilla D12 - 2x tägl.
venöse Stauungen; weicher Charakter

Sepia D12 - 2x tägl.
venöse Stauungen; harter Charakter

Hämorrhoiden eher bei Männern

Nux vomica D12 - 2x tägl.
Folge von Durcheinander; sitzt, frißt, säuft

Sulfur D12 - 2x tägl.
Folge von venösen Stauungen; heißer Enddarm, hitziges Gemüt

Soor (Candida albicans) mit Durchfall von Unverdautem

Antimonium crudum D4 - 3x tägl.
dicke, weiß belegte Zunge, wie angestrichen

Schrunden, Einrisse am After

Acidum nitricum D6 - 3x tägl.
tiefe eitrige, juckende Risse, Geschwüre (Proktitis), Ekzem, Feigwarzen

Graphites D12 - 2x tägl.
teils eitrige Risse, Ekzem

Thuja D12 - 2x tägl.
nässend, stechend, stinkt nach Fischlake; Feigwarzen, Ekzem

Petroleum D12 - 2x tägl.
eher trocken; Ekzem zum Hoden hinziehend; nur im Winter

Lycopodium D12 - 2x tägl.
trocken; Ekzem, Afterkrampf

Sprue (Zöliakie), personenbezogen

Natrium muriaticum D200 - 1x monatl.
stiller, ernster, intelligenter, salzhungriger Kümmerling

Abrotanum D4 - 3x tägl.
Schleimhaut, Drüsen, Abmagerung

Calcium phosphoricum D12 - 2x tägl.
liebenswerter, sauer riechender Hampelmann

Magnesium carbonicum D12 - 2x tägl.
mürrischer, ungenießbarer Brotesser, Süßschlecker

Durchfall bei Sprue

Aethusa D4 - 3x tägl.
schleimig, krampfig; Erbrechen nach Milch, danach sofort Hunger

Aloe D6 - 3x tägl.
mit Blähungen, explosionsartig wegspritzend; Unsicherheit im Enddarm

Aethiops antimonialis D4 - 3x tägl.
viel Schleim, Krämpfe; sitzt ewig auf der Toilette, meint es käme noch

Podophyllum D6 - 3x tägl.
braune, stinkende Brühe, schmerzlos, in hohem Bogen

Hydrastis D4 - 3x tägl.
schleimig-eitrig, scharf stechende Krämpfe

Stuhlinkontinenz (unfreiwilliger Stuhl)

Aloe D6 - 3x tägl.
bei einer Blähung, beim Urinieren (= "falsche Freunde")

Acidum muriaticum D6 - 3x tägl.
beim Urinieren versehentlich

Oleander D12 - 2x tägl.
bei Darmkatarrh mit explosiven Blähungen

Arnica D30 - 1x tägl.
unbemerkt, bei chronischen Krankheiten mit rotem Gesicht

Hyoscyamus D30 - 1x tägl.
unbemerkt, bei chronischen Krankheiten mit blassem Gesicht

Veratrum album D30 - 1x tägl.
unbemerkt, bei Kollaps, Schock, Durchfall

Stuhlinkontinenz bei Rückenmarkserkrankungen

Aloe D6 - 3x tägl.
bei einer Blähung, beim Wasserlassen, (= "falsche Freunde")

Silicea D6 - 3x tägl.
Schließmuskelkrampf, Schließmuskelschwäche

Alumina D6 - 3x tägl.
Schließmuskellähmung

Verstopfung bei Kindern

Podophyllum D12 - 2x tägl.
sehr bewährt!

Alumina D12 - 2x tägl.
hart oder weich, geht besser ohne Pressen; vertrocknete Kinder

Lycopodium D12 - 2x tägl.
erst hart, dann weich, Ziegenkot, Darmgeräusche; alt aussehende Kinder

Veratrum album D12 - 2x tägl.
großkalibrig, schwarz; preßt bis ihm schwarz wird mit kaltem Schweiß

Bryonia D30 - 1x bei Bedarf
trocken, gebunden, kein Drang; kleine Zornigel

Hydrastis D12 - 2x tägl.
voll von Schleim überzogen; schwache, fröstelnde, elendige Kinder

Verstopfung bei alten Leuten

Opium D12 - 2x tägl.
Bauch aufgetrieben, aber belästigt nicht; schläfrig, schwindelig

Hydrastis D12 - 2x tägl.
schleimig verstopft, nach vielen Abführmittelversuchen

Verstopfung nach Angst, Schreck, Schock

Opium D30 - 1x in Wasser
gefühllos, tagelang kein Stuhlgang; muß mechanisch entfernt werden

Verstopfung nach Operation

Opium D30 - 1x in Wasser
Darmverschlingung

Staphisagria D30 - 1x in Wasser
Darmlähmung

träge Verstopfung

Causticum D12 - 2x tägl.
Enddarm kraftlos

Platinum D12 - 2x tägl.
ganzer Verdauungstrakt träge, besonders auf Reisen

Plumbum D12 - 2x tägl.
aber Drang mit Koliken, After wie zugeschnürt

trockene Verstopfung

Natrium muriaticum D200 - 1x monatl.
Enddarm trocken, krümeliger Stuhl; Akne und Mitesser bei Jugendlichen

Silicea D12 - 2x tägl.
Schließmuskel krampft, Ziegenkot, schlüpft beim Pressen zurück

Alumina D12 - 2x tägl.
alles trocken, kein Drang, bröckeliger Schafskot

Selenium D12 - 2x tägl.
ausgetrocknet nach sexuellen Exzessen

Bryonia D12 - 2x tägl.
Verdauungsdrüsen und Enddarm untätig, großkalibrige Stühle

Platinum D12 - 2x tägl.
trockener Enddarm, verkrampft

Verstopfung mit vergeblichem Stuhldrang

Nux vomica D12 - 2x tägl.
unregelmäßige Darmtätigkeit; liest Zeitung dabei

Natrium muriaticum D200 - 1x monatl.
durch trockenen, untätigen Enddarm mit Wundheit und Stichen

Magnesium chloratum D12 - 2x tägl.
durch untätigen Enddarm; harte trockene Klumpen, verfallen krümelig

Lycopodium D12 - 2x tägl.
durch verkrampften Enddarm; "Korinthenkacker"

Platinum D12 - 2x tägl.
Stuhl haftet wie ein angeleimtes Gewicht im Enddarm

verkrampfte Verstopfung

Nux vomica D12 - 2x tägl.
anhaltend; wie seine Laune, seine Reizbarkeit, seine Lebensweise

Anacardium D12 - 2x tägl.
ohne Kraft bei genügender Darmtätigkeit, wie ein Pflock im Enddarm; heftig

Plumbum D12 - 2x tägl.
Koliken, Afterkrampf, eingezogene Bauchdecke; zart, schwach

Lycopodium D12 - 2x tägl.
Enddarm verkrampft, fällt beim Pressen vor; altaussehend, hager

Silicea D12 - 2x tägl.
Schließmuskel verkrampft; minderwertig, schwach, geknickt

Platinum D12 - 2x tägl.
mit großer Schwäche im Bauch, Stiche im Enddarm; hoffärtig

Verstopfung ohne Stuhldrang, mechanische Entfernung

Graphites D12 - 2x tägl.
tagelang; große schleimüberzogene Knollen, After wund, rissig

Bryonia D12 - 2x tägl.
trockene Schleimhäute; Stuhl großkalibrig, wie verbrannt

Opium D12 - 2x tägl.
Darm gelähmt; trockene, schwarze, harte Kügelchen; gefühllos

Plumbum D12 - 2x tägl.
aber krampfig im Darm; runde schwarze Bällchen

Alumina D12 - 2x tägl.
knollig, Schafskot; stückchenweise Entleerung

Selenium D12 - 2x tägl.
trocken, mit Schleim überzogen

Gefühl zurückbleibenden Stuhls bei Verstopfung

Nux vomica D12 - 2x tägl.
trotz anhaltendem Drang; Ergebnisse des Lebens unbefriedigend

Lycopodium D12 - 2x tägl.
verkrampfter Enddarm; verkrampftes Bemühen um Erfolg

Causticum D12 - 2x tägl.
kraftloser Enddarm, wunder After; geht besser im Stehen; kraftlos

Ziegenkotstuhl

Natrium muriaticum D200 - 1x monatl.
verzweifelt, kann nicht mehr geben

Lycopodium D200 - 1x monatl.
stolz, würdig, gibt prinzipiell nichts her

Magnesium carbonicum D200 - 1x monatl.
nickt nach oben, tritt nach unten

Stuhl bei Verstopfung geformt wie ein Bleistift

Phosphorus D12 - 2x tägl.
lang zusammenhängend, wird mit großer Kraft entleert

Plumbum D12 - 2x tägl.
lang, schwarz, knoddelig, wird mit vielen Krämpfen entleert

Stuhl schlüpft zurück bei Verstopfung

Silicea D12 - 2x tägl.
plötzlicher Afterverschluß; kann nichts hergeben

Staphisagria D12 - 2x tägl.
krampfiger, zerspringender Afterschmerz; hält an sich

fühlt sich nur wohl, wenn verstopft

Calcium carbonicum D12 - 2x tägl.
sehr unwohl und schwach nach Entleerung

Verstopfung mit Afterkrampf

Silicea D12 - 2x tägl.
Stuhl schlüpft zurück

Plumbum D12 - 2x tägl.
wie mit einer Schnur zum Nabel hin hochgezogen

Lycopodium D12 - 2x tägl.
ganzer Enddarm krampft

Verstopfung mit Aftervorfall

Lycopodium D12 - 2x tägl.
ganzer Enddarm fällt vor

Stannum D12 - 2x tägl.
ganzer Darm hängt, kraftloser Enddarm

Verstopfungsdurchfall (Obstipationsdiarrhoe)

Natrium sulfuricum D12 - 2x tägl
Knollen mit dünnen Massen

Antimonium crudum D12 - 2x tägl.
Brocken mit flüssigen Massen

Sulfur D12 - 2x tägl.
wechselhaft; Hitzegefühl und Unwohlsein im Enddarm

Ricinus communis D12 - 2x tägl.
Dünndarmdurchfall mit Enddarmbrocken

Würmer, Kribbeln und Jucken im After

Cina D200 - 1x monatl.
nachts; nervös, Krämpfe, zupft sich überall; Fadenwürmer

Spigelia D4 - 3x tägl.
Würmer kriechen nachts aus dem After; Nabelkoliken

Cuprum oxydatum nigrum D4 - 3x tägl.
unbeeinflußbar; Bauchkrämpfe, nervöser Tick, grimassiert

Zwölffingerdarm-Geschwür (Ulcus duodeni)

(Nüchternschmerz, besser durch Essen)

Ignatia D4 - 3x tägl.
leicht kränkbar; sauer, nachts, nach dem Essen; Erbrechen und Hunger

Anacardium D4 - 3x tägl.
heftig, zornig, spuckt; hinfällig 2 Stunden nach dem Essen; Pflock im Enddarm

Mandragora D6 - 3x tägl.
Säure schwulkt in den Mund auf, vor allem beim Bücken, beugt sich rückwärts

Uranium nitricum D12 - 2x tägl.
wird immer weniger und schwächer

Zwölffingerdarm-Geschwür, erschwerte Genesungszeit

China D4 - 3x tägl.
4 Wochen lang, danach:

Chininum arsenicosum D4 - 3x tägl.
4 Wochen lang

NOTIZEN:

Leber

Aszites bei Leberzirrhose durch chronische Leberentzündung

Nux vomica D3 - 3x tägl.
und

Quassia D3 - 3x tägl.
zu gleichen Teilen gemischt, 10 Tropfen je Gabe

Aszites bei Leberkrebs

Helleborus D4 - 3x tägl.

Aszites bei Lebermetastasen

Laurocerasus D3 - 3x tägl.
Rechtsherzbelastung

Gelbsucht (Ikterus), einfach

Mercurius solubilis D30 - 1x tägl.
auch Kinder; Leber geschwollen; Zunge dick, gelb, Zahneindrücke, Mundgeruch

Podophyllum D6 - 3x tägl.
"pflanzliches Mercurius"; chronisch geschwollene Leber, Durchfall, reibt sich den Bauch; Gallensteine

Chelidonium D6 - 3x tägl.
blaß, schlank; stechender, wunder Leberschmerz zum rechten Schulterblatt ziehend, eher rechter Leberlappen

Carduus D6 - 3x tägl.
rot, rund; erbricht Galle, Stuhl gallig, Urin goldgelb; dumpfes Kopfweh

Gelbsucht durch Ärger

Bryonia D12 - 2x tägl.
friert, obwohl er heiß zu sein scheint; untersetzte, gallige Zornigel

Chamomilla D12 - 2x tägl.
heiß, schwitzig; nervöse, reizbare, gallige Frauen

Nux vomica D12 - 2x tägl.
fröstelt; nervöse, reizbare, mürrische Männer und Mannweiber

Gelbsucht durch Gallestau

Hydrastis D4 - 3x tägl.
bitterer Geschmack, appetitlos, Zungenmitte gelb; Gallensteinkolik

Mandragora D6 - 3x tägl.
Völlegefühl, Wundheit, Stechen zum rechten Schulterblatt; Galle- und Bauchspeicheldrüsen-Beschwerden

Yucca filamentosa D4 - 3x tägl.
zieht zum Rücken; Stuhl locker, gallig; Zunge hat Zahneindrücke

Chionanthus virginicus D6 - 3x tägl.
übel, übles Kopfweh, appetitlos; Gallensteine

Ptelea trifoliata D6 - 3x tägl.
scharfer quälender Schmerz; liegt rechts, bei Linkslage zerrt Leber

Euonymus europaea D6 - 3x tägl.
heller Stuhl; starkes ermüdendes Hinterkopfweh; Herz, Gallenkolik

Gelbsucht ohne Gallestau (mangelnde Gallesynthese)

Digitalis D6 - 3x tägl.
Leber wund, zerschlagen; Herz, Ödeme, Puls unregelmäßig; verfällt rasch

Myrica cerifera D6 - 3x tägl.
Leber dumpf; Depression vorher; Puls langsam, Urin dunkel

Gelbsucht durch Grippe

Mercurius dulcis D12 - 2x tägl.
mit Gallestau, Galle entzündet

Myrica cerifera D6 - 3x tägl.
ohne Gallestau, Augenweiß schmutzig-gelb; Kopfweh morgens, Gliederschmerzen

Gelbsucht bei Lungenentzündung

Phosphorus D12 - 2x tägl.

Gelbsucht bei Neugeborenen

Solidago D1 - 3x tägl.
gleich nach der Geburt geben, falls Gelbsucht sehr stark

Aconitum D30 - einmalig
infolge Geburtsschocks

Natrium sulfuricum D6 - 3x tägl.
sehr bewährt bei anhaltender Gelbsucht

Sepia D200 - einmalig
falls die Mutter ihr Kind nicht sehen will; lithämische Diathese

China D4 - 3x tägl.
sehr lange anhaltend, auszehrend wie Malaria

Gelbsucht nach sexuellen Exzessen

China D4 - 3x tägl.
mit großer Schwäche

Gelbsucht mit Stichen zur rechten Schulter

Bryonia D6 - 3x tägl.
bei jeder Bewegung, liegt rechts; Stuhl hart, trocken oder breiig

Kalium carbonicum D6 - 3x tägl.
ganzer Oberbauch schmerzt, Völle, übel, erbricht; Stuhl groß, hart

Magnesium carbonicum D6 - 3x tägl.
wie bei Kalium carbonicum, nur streckt er sich, Gallestau, mangelnder Galllefluß

Chelidonium D6 - 3x tägl.
wund am unteren Winkel des rechten Schulterblattes; Stuhl hellgelb

Berberis D3 - 3x tägl.
zum Nabel hin; fahl, müde, Gallensteine

Juglans cinerea D6 - 3x tägl.
unter das rechte Schulterblatt; gallige Stühle, Hinterkopfweh

Hyperbilirubinämie, allgemein

Phosphorus D12 - 2x tägl.
nach dem Essen; zusätzlich:

Chelidonium D3 - 3x tägl.
bei eher schlanken, blassen Menschen; oder:

Carduus D3 - 3x tägl.
bei eher runden, roten Menschen

Leberbeschwerden (Hepatopathie) mit starkem Juckreiz

Dolichos pruriens D4 - 3stündl.
bei primären und sekundären Lebererkrankungen (zum Beispiel Leukämie)

Leberbeschwerden mit Kopfschmerzen

Carduus D4 - 3x tägl.
liebenswert, rot, rund, gutmütig

Chelidonium D4 - 3x tägl.
beklagenswert, blaß, schlank

Taraxacum D4 - 3x tägl.
bedauernswert, ausgemergelt, chronische Leberentzündung

akute Leberentzündung (Hepatitis epidemica)

Phosphorus D12 - 2x tägl.
Leberzellschaden; zusätzlich:

Carduus D4 - 3x tägl.
bei roten, runden, dicken, gutmütigen Menschen; oder:

Chelidonium D4 - 3x tägl.
bei blassen, dünnen, eingegangenen Menschen; oder:

Berberis D3 - 3x tägl.
bei fahlen, müden Menschen

beachte: 3 Tage fasten; bei Verstopfung morgens 1 Eßlöffel Bittersalz auf ¼ Liter lauwarmes Wasser, im Schuß trinken!

anhaltende Leberentzündung (persistierend)

Sulfur D6 - 3x tägl.
pyknisch, rund

Lycopodium D6 - 3x tägl.
asthenisch, hager

septische Leberentzündung

Lachesis D12 - 2x tägl.
heftige Leberschwellung

Crotalus D12 - 2x tägl.
mit heftigen schwarzen Blutungen; Kaffeesatzerbrechen

Leberentzündung, Patient kommt erst spät in die Praxis

Carduus D4 - 3x tägl.
4 Wochen, dann:

Chelidonium D4 - 3x tägl.
4 Wochen, dann:

Taraxacum D4 - 3x tägl.
4 Wochen; galliger Durchfall, fröstelt nach Essen, Landkartenzunge; oder nur:

Lycopodium D4 - 3x tägl.
dumpf, ziehend; schnell satt, wie ein enger Gürtel um die Taille

Leberentzündung, chronisch-aggressive Hepatitis

bei Umwandlung in Zirrhose, 1. Konsultation

Carduus D3 - 3x tägl.
4 Wochen, dann:

Chelidonium D3 - 3x tägl.
4 Wochen, dann:

Taraxacum D3 - 3x tägl.
4 Wochen lang

bei Umwandlung in Zirrhose, 2. Konsultation

Nux vomica D3 - 3x tägl.
und

Quassia D3 - 3x tägl.
zu gleichen Teilen gemischt, 10 Tropfen je Gabe

mit zunehmender Schwäche

Lycopodium D6 - 3x tägl.
je länger die Krankheit dauert, desto mehr ist es angezeigt

Plumbum D6 - 3x tägl.
bei beginnender Leberschrumpfung; zusätzlich:

Berberis D3 - 3x tägl.
zur Galleverflüssigung

Leberentzündung chronisch-aggressiv, mit zunehmender Mattigkeit

Natrium muriaticum D200 - einmalig
zusätzlich:

China D4 - 3x tägl.
4 Wochen, danach:

Chininum arsenicosum D4 - 3x tägl.
4 Wochen lang

Leberschrumpfung (Hepatose) mit großer Schwäche

Phosphorus D6 - 3x tägl.
erschöpft, Kaffeesatzerbrechen

Plumbum D6 - 3x tägl.
schmutzig-gelbes Gesicht, Koliken mit kahnförmig eingezogenem Bauch

Arsenicum album D6 - 3x tägl.
wandelnder Leichnam

Leberschwellung (Hepatomegalie) bei rachitischen Kindern

Magnesium chloratum D6 - 3x tägl.

Leberzirrhose

Nux vomica D6 - 3x tägl.
akut; durch Alkohol, Abführmittel, Ernährungsfehler

Lycopodium D6 - 3x tägl.
je länger desto mehr angezeigt; Leber spannt, Gürtelgefühl

Phosphorus D12 - 2x tägl.
und Leberschrumpfung; grau-weiße Stühle

Leberzirrhose und Milztumor

Ceanothus D6 - 3x tägl.
Blutungen, blutiges Wasser im Bauch; gelegentlich exzessive Onanie

Leberzirrhose durch Alkoholabusus

Nux vomica D6 - 3x tägl.
akut; frißt und säuft und raucht tags und nachts

Sulfur D6 - 3x tägl.
pyknisch, rot; säuft insgeheim weiter aus Lust

Lachesis D12 - 2x tägl.
kräftig, hitzig, rot; säuft weiter aus Verzweiflung

Acidum hydrofluoricum D6 - 3x tägl.
steinhart

Arsenicum album D6 - 3x tägl.
Leber schrumpft; ziemlich am Ende

Ammonium chloratum D6 - 3x tägl.
schlaff, kraftlos; Stuhl hart, bröckelig mit glasigem Schleim

NOTIZEN:

Galle

Gallenkolik, Auslösung

Bryonia D30 - 1x in Wasser
Ärger über sich selbst, schießt bei jeder Bewegung ein; er drückt dagegen

Colocynthis D200 - 1x in Wasser
Ärger über Unrecht, tobsüchtig

Chamomilla D30 - 1x in Wasser
Ärger über alles, hitzig, überempfindlich weiß nicht was er will

Ignatia D30 - 1x in Wasser
Kummer, blaß, überempfindlich, weiß nicht was er will

Gallenkolik durch Gallensteine

Belladonna D30 - 1x in Wasser
plötzlich, heftig, wellenförmig; beugt sich zurück, heißes Bad lindert

Colocynthis D3 - alle 10 Min.
stechend, einschießend; krümmt sich, drückt Faust in den Leib; im Wechsel mit:

Chelidonium D3 - alle 10 Min.
bei blassen, schlanken Menschen; oder im Wechsel mit:

Carduus D3 - alle 10 Min.
bei roten, runden Menschen

Magnesium carbonicum D4 - alle 10 Min.
messerscharfe Stiche zum rechten Schulterblatt hin; beugt sich zurück

Gallensteine (Cholelithiasis) durch Gallestau mit Gelbsucht

Hydrastis D4 - 3x tägl.
bitterer Geschmack, appetitlos, gelber Streifen auf der Zunge; Gallensteinkolik

Mandragora D6 - 3x tägl.
Völlegefühl, Wundheit, sticht zum rechten Schulterblatt; Galle- und Bauchspeicheldrüsen-Beschwerden

Yucca filamentosa D4 - 3x tägl.
zieht zum Rücken; Stuhl locker, gallig; Zunge hat Zahneindrücke

Chionanthus virginicus D6 - 3x tägl.
übel, übles Kopfweh, appetitlos; Gallensteine, Gallestau

Ptelea trifoliata D6 - 3x tägl.
scharfer quälender Schmerz; liegt rechts, bei Linkslage zerrt die Leber

Euonymus europaea D6 - 3x tägl.
heller Stuhl, starkes, ermüdendes Hinterkopfweh; Gallenkolik, Herzbeschwerden

Gallensteine, Zusatzbehandlung im Intervall

Calculi biliarii D10 - 1x tägl. morgens
bei Mineralsteinen; oder:

Cholesterinum D10 - 1x tägl. morgens
bei Cholesterinsteinen

Gallensteine, Beschwerden durch Schwangerschaft ausgelöst

Cholesterinum D12 - 2x tägl.
vor dem Essen und:

Calculi biliarii D10 - 2x tägl.
nach dem Essen

Gallensteine, Operation?

ja: wenn sich Galle beim Röntgen nicht füllt und nicht kontrahiert

nein: wenn sich Galle beim Röntgen füllt und kontrahiert

Gallestau (Cholestase)

allgemein

Natrium sulfuricum D6 - 3x tägl.
verträgt keine großen Mengen Flüssiges, keine Feuchtigkeit; Durchfall

Magnesium carbonicum D6 - 3x tägl.
Völle, Blähungen, Aufstoßen, Stechen zieht zur rechten Schulter

bei Leberstau und Gallengangsentzündung

Mercurius dulcis D12 - 2x tägl.
große schmutzig belegte Zunge mit Zahneindrücken; stinkender Mundgeruch

bei Gallenentzündung und Schilddrüsenbeschwerden

Lycopus D6 - 3x tägl.
Schilddrüsenüberfunktion mit abendlichem Herzklopfen beim Niederlegen

Hedera D6 - 3x tägl.
geringere Überfunktion aber großer Kropf, kälteempfindlicher

bei Leberstau, Gallensteinen, Bauchspeicheldrüsen-Beschwerden

Mandragora D6 - 3x tägl.
Bauch wund, empfindlich, Stiche strahlen zur rechten Schulter, Kopfweh

NOTIZEN:

Bauchspeicheldrüse

Diabetes (mellitus), Therapiebeginn

Natrium muriaticum D200 - 1x monatl.
Diabetesbeginn oft nach lang gehegtem Kummer; zusätzlich:

Acidum phosphoricum D3 - 3x tägl.
4 Wochen lang; schwach, rasch erschöpft, schwitzt nachts; danach:

Acidum lacticum D3 - 3x tägl.
4 Wochen lang; noch gut beisammen, trocken, gieriger Hunger; Kur wiederholen, falls sie gut anschlägt

Diabetes, organisch

Syzygium jambolanum D2 - 3x tägl.
senkt Urin- und Blutzuckerspiegel; auch vorbeugend zu geben

Datisca cannabina D4 - 3x tägl.
Heißhunger steht im Vordergrund

Galega officinalis D4 - 3x tägl.
stabilisiert Insulin-Einheiten bei mittelschwerem Altersdiabetes

Uranium nitricum D4 - 3x tägl.
appetitlos, Kopfweh, Beinkrämpfe, wird immer weniger

Aranea diadema D12 - 2x tägl.
Herzkranzgefäße angegriffen; Fersenschmerz!

Diabetes, personenbezogen

Calcium carbonicum D12 - 2x tägl.
blaß, phlegmatisch; schwitzt bei geringster Belastung, Herz, verstopft

Sulfur D12 - 2x tägl.
rot, immer aktiv; schwitzt immer, hält keine Diät, Stuhl wechselhaft

Acidum sulfuricum D12 - 2x tägl.
verwahrlost; säuft, Unterhautblutungen, viel Schweiß

Phosphorus D12 - 2x tägl.
blaß, heiter, nervös; ißt und trinkt nachts Saures und Limonade

Jodum D12 - 2x tägl.
rot, ernst, aufgeregt; frißt sich durch den Tag, unstillbarer Durst

Bryonia D12 - 2x tägl.
rot, zornig, cholerisch; müde, matt, mutlos; äußerst trockene Lippen!

Altersdiabetes

Barium carbonicum D12 - 2x tägl.
blaß, unbeholfen; schwitzt nie, Herzkrämpfe, Beinkrämpfe, verkalkt

Sulfur D12 - 2x tägl.
rot, immer aktiv; schwitzt immer, ißt alles, trinkt alles

Diabetes bei Kindern (insipidus)

Natrium muriaticum D200 - 1x monatl.
blaß, ernst, kummervoll, schweigt, seufzt, sehr gute Schulleistungen

Phosphorus D12 - 2x tägl.
blaß, errötet, heiter, keine Beziehung zur Schwere seiner Erkrankung

Acidum phosphoricum D6 - 3x tägl.
sehr zart, still, rasch geistig und körperlich erschöpft; viel Durst, appetitlos; viel farbloser, phosphatreicher Urin

Causticum D12 - 2x tägl.
ruhelos, ängstlich, ausgetrocknet; viel trüber, wolkiger Urin

Argentum nitricum D12 - 2x tägl.
aufgeregt, erdfahles Aussehen; viel trüber Urin mit süßlichem Geruch

Nux vomica D12 - 2x tägl.
sehr mürrisch, gereizt, viele Magen-Darmstörungen, erbricht öfters

"Spontanhypo" bei Diabetes

Magnesium carbonicum D6 - 3x tägl.
nach dem Essen; müde, übel, erbricht

Conium D4 - 3x tägl.
vor dem Essen mit Heißhunger; Essen bessert

Tabacum D6 - alle 10 Min.
bei Schwindel, Übelkeit; immer mitführen!

Diabetes mit Durchfall

Cuprum arsenicosum D4 - 3x tägl.

Diabetes mit Impotenz

Acidum phosphoricum D12 - 2x tägl.
blaß, zart

Strontium carbonicum D12 - 2x tägl.
rot, kräftig

diabetische Gangrän

Secale D4 - 3x tägl.
trocken, innerlich Hitze, äußerlich Kälte, verlangt Kälte

Arsenicum album D6 - 3x tägl.
feucht, innerliche Kälte, brennende Schmerzen, braucht Wärme

Kreosotum D4 - 3x tägl.
feucht, empfindungslos, Eiter stinkt nach Knoblauch, sucht Wärme

Asa foetida D4 - 3x tägl.
dünne eitrige Wunde, stinkt aashaft, berührungsempfindlich

diabetisches Koma

Hyoscyamus D30 - 1x bei Bedarf
leichenblaß, zuckt, läßt unter sich, Cheyne-Stokes-Atmung

diabetische Muskelkrämpfe

Secale D4 - 3x tägl.
tetanische Krampfzustände, Kribbeln, Zucken der Beine

Cuprum D4 - 3x tägl.
Waden-, Fuß-, Zehenkrämpfe nach kurzer Gehstrecke, nachts, steht auf

diabetische Nervenentzündung

Arsenicum album D6 - 3x tägl.
brennt, nachts, Wärme lindert

Aranea diadema D12 - 2x tägl.
tief, bohrend, von Ferse bis Kniekehle, 3. bis 5. Finger taub

Acidum sulfuricum D4 - 3x tägl.
schwere Nervenschmerzen, Muskelschmerzen und Juckreiz nachts; Säufer

diabetische Netzhautstörungen

Phosphorus D12 - 2x tägl.
sieht Blitze und farbige Kreise, lichtempfindlich

Arsenicum album D6 - 3x tägl.
sehr lichtscheu, Flimmern vor den Augen

Tabacum D6 - 3x tägl.
Augenmuskel- und Sehnervlähmung, Schielen, Doppeltsehen

akute Pankreatitis mit Blutfülle

Belladonna D30 - 1x bei Bedarf
plötzlich, wellenförmig, Blutandrang zum Kopf; streckt sich rückwärts

Iris D6 - stündl.
brennt; erbricht süßliches Wasser, fettiger Geschmack; kolikartige, wäßrige Durchfälle mit unverdautem Fett; Kopfweh in der Entspannung

Dioscorea D4 - stündl.
anhaltender, kolikartiger Schmerz, strahlt fächerförmig zum linken Oberbauch; besser durch Rückwärtsbeugen, Druck und Bewegen im Freien

akute Pankreatitis mit Schock, Kollaps

Veratrum album D30 - alle 10 Min.
kalter Schweiß, ruhig, will sich abdecken

Arsenicum album D30 - alle 10 Min.
kalter Schweiß, unruhig, will sich zudecken

Tabacum D30 - alle 10 Min.
wie Nikotinvergiftung, elend, Herzdruck, als bliebe das Herz stehen

Pankreatitis mit krampfartigen Krümmschmerzen

Colocynthis D4 - alle 10 Min.
messerscharf; feuchte Wärme, Druck, Ruhe bessern

Magnesium phosphoricum D4 - alle 10 Min.
trockene Wärme, Druck, Bewegen bessern

Mandragora D6 - alle 10 Min.
Rückwärtsbeugen, Essen bessern

Cuprum D6 - stündl.
zentrale Krämpfe; Gegendruck, Wärme bessern

Secale D4 - stündl.
Gefäßkrämpfe; Gegendruck, Kälte bessern

Pankreatitis mit Gewichtsabnahme

Natrium muriaticum D200 - 1x monatl.
ausgedorrt; viel Durst, verlangt nach Salzigem

Jodum D12 - 2x tägl.
beängstigend aufgeregt; Heißhunger, unbändiger Durst, übel, Fettstühle

Hedera D6 - 3x tägl.
weniger hitzig, gedämpfter als Jod; massiert seinen Bauch; Gelenke!

Pankreatitis mit Schrumpfung (Pankreasatrophie)

Phosphorus D12 - 2x tägl.
blaß, blutarm, gelb; Stuhl unverdaut, wie Froschlaich mit aufgelagertem Öl; auch Schrumpfung bei Diabetes

NOTIZEN:

Milz

Milzschwellung (Splenomegalie)

Ceanothus D4 - 3x tägl.
tiefe Stiche, Atemnot, Neigung zur Onanie

Pulsatilla D4 - 3x tägl.
Ausleitung über Galle, Scheide

Quercus e glandibus D3 - 3x tägl.
bösartige Bluterkrankungen

Aranea diadema D12 - 2x tägl.
schlaff, matt, fröstelt; Feuchte und Nässe verschlimmern

Capsicum D6 - 3x tägl.
empfindlich geschwollen

Milzversagen bei Subsepsis; ungenügende Abwehr

Natrium muriaticum D200 - 1x bei Bedarf
sticht, drückt; blutarm, abgemagerter Oberkörper; Malaria; zusätzlich:

China D4 - 3x tägl.
sticht dumpf; große Schwäche, ganzes Nervensystem überreizt

NOTIZEN:

Niere

Crush-Niere, akutes Nierenversagen nach Unfall

Serum anguillae D200 - 1x bei Bedarf
am besten in die Vene spritzen; Wirkungsrichtung: vegetativ-zentral

Harnleiterkolik bei Harngrieß

Ocimum canum D6 - stündl.
muß alle paar Minuten, ringt die Hände, stöhnt; viel Sand im Urin

Nierenbecken-Entzündung (Pyelitis acuta)

(nach den Fieberarzneien, keine Schwellungen)

Coccus cacti D4 - 3x tägl.
Stechen, Bohren in der Lende, wenig saurer schleimiger Urin, Ziegelmehl

Kalium carbonicum D6 - 3x tägl.
stechender Schmerz, Urin uratreich, unwillkürlich beim Husten

Kalium bichromicum D6 - 3x tägl.
Stechen, Brennen, schleimiger Urin, fadenziehend mit weißem Satz

Kalium chloratum D4 - 3x tägl.
zäher weißlicher Schleim, Urin brennt nicht

Nierenbecken-Entzündung in der Schwangerschaft

Sarsaparilla D6 - 3x tägl.
Brennen am Ende des Harnens, Nierengrieß?

chronische Harnwegsinfekte

Natrium muriaticum D200 - 1x monatl.
blaß, anämisch; dazu entweder:

China D4 - 3x tägl.
zur Genesung; oder:

Chininum arsenicosum D4 - 3x tägl.
zur Blutbildung

Pyrogenium D30 - 2stündl.
bei Schüttelfrost, wenn Puls niedrig bei hohem Fieber oder umgekehrt

Nierenbeschwerden mit Kopfschmerzen

Berberis D3 - 3x tägl.
Reizblase, Entzündung, Grieß, Steine

Helleborus D4 - 3x tägl.
Wasserniere; müde, matt, dösig

Apis D4 - 3x tägl.
Wassersucht; kein Durst

Apocynum D2 - 3x tägl.
Wassersucht; unstillbarer Durst

Nierenbluten, nicht entzündlich

Arnica D30 - 1x bei Bedarf
hell oder dunkel; durch Verletzungen be Nierensteinen, Nierengrieß

Sarsaparilla D6 - stündl.
eher hell; Nierengrieß, kann nur im Stehen harnen, Brennen danach

Argentum nitricum D4 - stündl.
dunkle Gerinnsel; krebsartig

Ipecacuanha D4 - alle 10 Min.
helles sattes Rot; blutet gußweise, mit Übelkeit, mit Angst

Millefolium D4 - alle 10 Min.
helles kräftiges Rot; ständiger Harndrang, keine Angst

akute Nierenentzündung (Nephritis acuta), blutig

(eiweißhaltig, Schwellungen)

Apis D30 - 3stündl.
wenig Urin, Drang; Lungenwasser, Atemnot, Erstickung

Phosphorus D12 - 2x tägl.
wenig Urin, fettig, wächsern, Film; Augenödeme, Glieder eiskalt, müde

Cantharis D12 - 2x tägl.
schneidender Schmerz, heftiger Drang, tröpfchenweise

Ferrum phosphoricum D12 - 2x tägl.
Fieber ohne Beeinträchtigung, Harndrang, schlimmer nachts

Glonoinum D12 - 2x tägl.
passiver Blutandrang, dunkelrotes Gesicht

Oleum terebinthinae D6 - 3x tägl.
starker dumpfer Schmerz bis in Harnleiter, Urin wolkig; schwach

akute Nierenentzündung, nicht blutend

Aconitum D30 - 3stündl.
plötzlich trockenes Fieber, dumpfer Schmerz, wenig Urin; Auslösung!

Belladonna D30 - 3stündl.
heftig dampfendes Fieber, brennender, stechender Schmerz

akute Nierenentzündung, wiederkehrend; Auslösung

Aconitum D30 - 1x bei Bedarf
Zugluft

Belladonna D30 - 1x bei Bedarf
Entblößung

Dulcamara D30 - 1x bei Bedarf
Unterkühlung, Durchnässung

Rhus tox D30 - 1x bei Bedarf
Überanstrengung

akute Nierenentzündung des Gewebes (interstitiell)

Aurum chloratum D6 - 3x tägl.
nach Eiterung, Tripper, Lues; Verdauung, Nerven; reizbar, schwindelig

akute Nierenentzündung, septisch

Mercurius corrosivus D30 - 2x tägl.
wächserne Ödeme, Atemnot, krampfige Schmerzen beim Harnen, Urin eitrig

Pyrogenium D30 - 2- bis 3stündl.
dazwischen geben; stinkt aashaft

akute Nierenentzündung, später; blutend, eiweißhaltig

Arsenicum album D6 - 3x tägl.
wächserne Schwellungen überall, wäßriger Durchfall, Durst brennt

Mercurius corrosivus D30 - 1x tägl.
wenig Urin mit starken Krämpfen; wächserne Schwellungen, große Atemnot

Hepar sulfuris D200 - 1x tägl., 3x insgesamt
wenig scharfer, trüber, milchiger, eitriger Urin

akute Nierenentzündung nach Canthariden-Pflaster

Camphora D1 - 3x tägl.

akute Nierenentzündung mit Bauchwasser (Aszites)

Apis D12 - 3x tägl.
Schwellungen, kaum Urin, viel Drang, müde, matt, Erstickungsgefühl

Convallaria D3 - 6x tägl.
Herzklopfen, rascher unregelmäßiger Puls, Schwellungen, Mitralinsuffizienz

akute Nierenentzündung, Diathese

Scarlatinum D200 - einmalig
oft schlecht ausgeheilter Scharlach, erkältlich, leistungsschwach

Tuberculinum bovinum D200 - einmalig
bei sehr dünnen Menschen, erkältungsempfindlich, erschöpfbar, hilflos

Medorrhinum D200 - einmalig
Tripper in der Vorgeschichte

Diphtherinum D200 - einmalig
Mandelentzündungen in der Vorgeschichte

chronische Nierenentzündung (Nephritis chronica)

Cantharis D6 - 2- bis 3stündl.
heftiges Drücken in der Lende

chronische Nierenentzündung, wenn das Organ verspürt wird

Berberis D3 - stündl.
und

Solidago D3 - stündl.
zu gleichen Teilen mischen, 10 Tropfen je Gabe

Urin tropfenweise, schwarz, übelriechend

Cannabis sativa D4 - 3x tägl.
pechschwarz; hinfällige Unruhe

Oleum terebinthinae D4 - 3x tägl.
teerartig; hinfällige Ruhe

Nierengrieß bei harnsaurer Diathese

Sarsaparilla D6 - 3x tägl.
brennt, drängt nach dem Harnen; Satz weißlich, lehmfarbig, flockig

Lycopodium D4 - 3x tägl.
brennt vorher; Harn dunkel, konzentriert; Satz rot, rotgelber Sand

Berberis D4 - 3x tägl.
brennt vorher; Harn heiß, dunkel; Satz hellrotes Mehl bis Kristalle

Cantharis D6 - 3x tägl.
brennt beim Harnens; Harn wenig, dunkel; Satz wie alter Mörtel, Ziegelmehl

Sepia D6 - 3x tägl.
brennt während des Harnens; Harn trüb, schleimig, stinkt! Satz rötlich haftend

Nierenkolik durch Nierengrieß, Nierensteine

Belladonna D30 - 1x in Wasser
plötzlich, pulsiert wellenförmig; beugt sich zurück

Colocynthis D4 - alle 10 Min.
stechend, einschießend; krümmt sich, drückt Faust in den Leib; im Wechsel mit:

Magnesium phosphoricum D4 - alle 10 Min.
krampfend; krümmt sich, reibt sich den Bauch, Wärme erleichtert

beachte: Sofort ein heißes Vollbad, 2 ltr. Tee trinken, danach Treppen steigen!

Nierenschrumpfung (Nephrose)

Mercurius corrosivus D30 - 3x wöchentl.
wächsern; Atemnot, Krämpfe beim Wasserlassen, wenig roter Urin

Helleborus D4 - 3x tägl.
müde, matt; wenig dicker, kaffeesatzartiger Urin

Digitalis D3 - 3stündl.
Herzklopfen, schwacher Puls, wenig trüber dicker Urin; Magen, Rheuma, Lunge

Apocynum D6 - 3stündl.
Schwellungen überall mit spärlichem Urin, Krämpfe, Koma; vorbeugend!

Nierenschrumpfung, amyloide Degeneration

Tuberculinum bovinum D200 - einmalig
zusätzlich:

Phosphorus D12 - 2x tägl.
und bedarfsweise

Berberis D3 - 3x tägl.
und

Solidago D3 - 3x tägl.
zu gleichen Teilen gemischt, 10 Tropfen je Gabe

Nierenschrumpfung mit Gewebeschaden (Präurämie)

Cuprum D6 - 3x tägl.
kaltschweißig, schreckhaft, verkrampft

Phosphorus D12 - 2x tägl.
Schwindel, Stirnkopfschmerz; Magen drückt, brennt; Urin fettiger Film

Plumbum D6 - 3x tägl.
ausgezehrt, gequollen, schmutziges Gesicht; Muskeln krampfen, schwinden

Arsenicum album D6 - 3x tägl.
abgemagert, ängstlich, wächsern gequollen, viel Eiweiß, Durst brennend

Nierenschrumpfung mit Kopfschmerzen

Cuprum D6 - 3x tägl.
kaltschweißig, schreckhaft, verkrampft

Phosphorus D12 - 2x tägl.
Schwindel, Stirnkopfschmerz; Magen drückt, brennt; Urin fettiger Film

Plumbum D6 - 3x tägl.
ausgezehrt, gequollen, schmutziges Gesicht; Muskeln krampfen, schwinden

Arsenicum album D6 - 3x tägl.
abgemagert, ängstlich, wächsern gequollen; viel Eiweiß im Urin; Durst brennt, aber trinkt nur winzige Schlucke

Dialyse-Patient mit Schrumpfniere; unterstützend

Berberis D3 - 3x tägl.
und

Solidago D3 - 3x tägl.
zu gleichen Teilen mischen, 10 Tropfen je Gabe

dazu: Arzneien für Nierenschrumpfung

Urämie, urämische Krämpfe

Cuprum D6 - 3x tägl.
schmerzhafte Gliederkrämpfe, umklammert die Muskeln mit den Händen

Plumbum D6 - 3x tägl.
wie bei Cuprum, aber noch schreckhafter, Muskeln sind bereits geschwunden

Arsenicum album D6 - 3x tägl.
hinfällige ängstliche Ruhelosigkeit; viel Durst, aber trinkt nur wenig

urämische Eklampsie, akutes Nierenversagen

Cuprum arsenicosum D12 - 2- bis 3stündl.
Krämpfe überall, elend

Phosphorus D12 - stündl.
schmerzloses Erbrechen, schmerzloser Durchfall

Apocynum D2 - alle 10 Min.
Krämpfe, Erbrechen, Bewußtlosigkeit

Nierensteine, wiederkehrend, mit Harnwegsinfekten

Lycopodium D200 - 1x monatl.
für Anlage und Person (Diathese und Konstitution)

Nierensteine, Kur im schmerzfreien Intervall

Calculi renales D10 - 1x tägl. morgens
zusätzlich:

Rubia tinctorum D1 - 3x tägl.
6 Wochen lang, danach:

Herniaria glabra D1 - 3x tägl.
6 Wochen lang; dazwischen falls Niere trotzdem verspürt wird:

Berberis D3 - stündl.
und

Solidago D3 - stündl.
zu gleichen Teilen gemischt, 10 Tropfen pro Gabe

Arnica D30 - 1x bei Bedarf
wenn durch die Steinbewegung Schmerzen auftreten

Nierenverkalkung (Nephrosklerose)

Cresolum D4 - 3x tägl.
spärlicher blutiger Urin mit granulierten Zylindern, Rest-N erhöht

Plumbum D4 - 3x tägl.
tröpfchenweises krampfartiges Harnen, Harnstoff, Phosphor- und Harnsäure

Arsenicum album D6 - 3x tägl.
viel Eiweiß, Blut und Zylinder

Aurum D6 - 3x tägl.
viel schmerzhafter Drang; roter, heißer, strenger, scharfer Urin

Nierenzyste, solitär in der Niere, nicht krankhaft

Apis D4 - 3x tägl.
Stechen, aber meist schmerzlos, nur durch Röntgen als Zufallsbefund

Cantharis D6 - 3x tägl.
Brennen, falls überhaupt gefühlt

NOTIZEN:

Blase

Blasen-Nierenbecken-Entzündung (Zystopyelitis acuta)

(nach den Fieberarzneien)

Coccus cacti D4 - 3x tägl.
Stechen, Bohren in der Lende, wenig saurer schleimiger Urin, Ziegelmehl

Kalium carbonicum D6 - 3x tägl.
stechender Schmerz, Urin uratreich, unwillkürlich beim Husten

Kalium bichromicum D6 - 3x tägl.
Stechen, Brennen, schleimiger Urin, fadenziehend mit weißem Satz

Kalium chloratum D4 - 3x tägl.
zäher weißlicher Schleim, Urin brennt nicht

Blasenentzündung, akut

Aconitum D30 - 1x bei Bedarf
nur im ersten Stadium mit plötzlicher Harnverhaltung, Unruhe, Angst

Apis D6 - stündl.
tröpfchenweiser Drang, Urin blutig, Eiweiß; Ödeme; durstlos, erstickt

Cantharis D6 - stündl.
heftig drückender, krampfiger, steter Drang, intensives Brennen beim Harnen

Nux vomica D6 - 3stündl.
Brennen, Ziehen, Pressen am Blasenhals, tröpfchenweise, häufig

Blasenentzündung, akut mit Wassersucht (Ödeme)

Apis D6 - stündl.
durstlos

Apocynum D2 - 2stündl.
unstillbar durstig

Arsenicum album D6 - 3stündl.
brennend durstig, trinkt nur winzige Schlucke

Blasenentzündung, später

Causticum D6 - 3x tägl.
uratreicher Urin

Cannabis sativa D6 - 3x tägl.
pechschwarzer Urin

Mercurius corrosivus D30 - 1x tägl.
blutiger Urin, stärkste Blasenhalskrämpfe!

Arsenicum album D6 - 3x tägl.
dunkler, eiweißhaltiger Urin; leichenblaß, wächsern, wassersüchtig

Blasenentzündung während der Hochzeitsreise

Staphisagria D12 - 2x tägl.
"Honeymoon" - Blase

Blasenlähmung nach Geburt

Causticum D200 - einmalig

Blasenpolypen, gutartig

Thuja D6 - 3x tägl.
belegte Zunge; dazu:

Medorrhinum D200 - einmalig
dazwischen setzen

Causticum D6 - 3x tägl.
saubere Zunge

Blasenpolypen, bösartige Entartung

Acidum nitricum D6 - 3x tägl.
blutet, Urin streng; dazu:

Luesinum D200 - 1x monatl.
dazwischen setzen

Blasensteine mit schneidendem Schmerz vor dem Harnen

Berberis D3 - 3x tägl.
heißer, dunkler Harn mit hellrotem Mehl, roten Kristallen

Lycopodium D4 - 3x tägl.
dunkler, konzentrierter Harn mit rotem Satz, rotgelbem Sand

Blutharnen (Hämaturie), hellrot

Arnica D30 - 1x bei Bedarf
Folge von Verletzungen, Nierensteine, Nierengrieß

Phosphorus D12 - stündl.
schmerzlos, Entzündung mit Brennen, Nierenschrumpfung

Cantharis D4 - stündl.
Entzündung, heftiges Brennen beim Harnen

Ipecacuanha D4 - alle 10 Min.
gußweise, mit Übelkeit, mit Angst

Millefolium D4 - alle 10 Min.
kräftig aus Niere, ständiger Harndrang, keine Angst

Blutharnen, dunkel

Apis D4 - stündl.
schwarz, Entzündung, Stiche

Hamamelis D4 - stündl.
dunkel, Blase wie gequetscht

Helleborus D4 - stündl.
schwarz, chronische Nierenentzündung, Schwellungen

Crotalus D12 - stündl.
dunkel, geronnen, schwarzer Satz, Nierensepsis

Cannabis sativa D4 - stündl.
pechschwarz, tröpfchenweise, übelriechend, chronische Nierenentzündung

Oleum terebinthinae D4 - stündl.
teerartig, tröpfchenweise, Nierenschrumpfung

Harnentleerungsstörung, kann nicht in Gegenwart anderer

Natrium muriaticum D200 - 1x monatl.
alte seelische Belastungen

Ambra D3 - 3x tägl.
frische seelische Belastungen

Harnentleerungsstörung, kann nur im Stehen Harn lassen

Causticum D6 - 3x tägl.
muß sich zurückbeugen

Sarsaparilla D6 - 3x tägl.
qualvoll; Nierengrieß, Afterkrampf und Harndrang zugleich

Harnentleerungsstörung, kann nur rückwärts gebeugt Harn lassen

Zincum D6 - 3x tägl.
nur im Sitzen

Causticum D4 - 3x tägl.
nur im Stehen

Harnröhren-Entzündung (Urethritis), akut, 1. Wahl

Aconitum D30 - 3stündl.
Harn spärlich, heiß, brennt, Harnröhre trocken, Krabbeln

Gelsemium D6 - 3x tägl.
Ausfluß gering, Harnröhre wund, brennt; Nebenhoden entzündet

Cannabis sativa D6 - 3x tägl.
eitrig, brennt heftig beim Harnen, Penisende dunkelrot geschwollen

Mercurius solubilis D30 - 1x tägl.
grün, nachts, Blase krampft; Vorhaut verengt, geschwollen, entzündet

Cantharis D6 - 3x tägl.
eitrig, blutig, brennt grabend, Blase krampft; erregt mit Erektionen

Balsamum copaivae D6 - 3x tägl.
eitrig, milchig, brennt, steter Harndrang, Veilchengeruch, Nesselsucht

Harnröhren-Entzündung, akut, 2. Wahl

Argentum nitricum D6 - 3x tägl.
dick, gelb, eitrig, geschwollen, nachts; sexuelle Träume mit Ergüssen

Capsicum D6 - 3x tägl.
dick, eitrig, brennt wie Pfeffer, feine Stiche am Ausgang; Fettsüchtige

Petroselinum D4 - 3x tägl.
Harnröhre juckt, Schmerz zieht zur Peniswurzel; erreicht das Klo nicht

Cannabis indica D6 - 3x tägl.
wie bei Cannabis sativa mit schmerzhaften Erektionen oder Dauererektion

Cubeba D6 - 3x tägl.
klebrig, Veilchengeruch, harnt ständig; Krampf danach, Prostata mitentzündet

Harnröhren-Entzündung, chronisch, Ausfluß

Sulfur D6 - 3x tägl.
verschlampt, gereizt, wund, brennt; Medorrhin D200 dazwischen setzen

Sepia D6 - 3x tägl.
hartnäckig, spärlich, milchig bis grünlich, eher morgens

Pulsatilla D6 - 3x tägl.
mild, dick gelb bis grün

Natrium muriaticum D200 - 3x wöchentl.
glasig, Harn träufelt nach, schneidender Schmerz

Thuja D6 - 3x tägl.
dünn, gelb bis grün

Acidum nitricum D6 - 3x tägl.
dünn, wund, brennt, Splitterschmerz, Feigwarzen

Harnträufeln (Harninkontinenz) beim Husten, Niesen, Schneuzen

Causticum D6 - 3x tägl.
unbemerkt! Blasenlähmung, Erkältung

Nux vomica D6 - 3x tägl.
Kreuzschmerz, Blasenlähmung, Erkältung

Natrium muriaticum D200 - 1x bei Bedarf
auch beim Gehen, Schwäche

Kalium carbonicum D6 - 3x tägl.
Kreuzschwäche, Gewebsschwäche

Zincum D6 - 3x tägl.
funktionell, kann nur harnen, wenn nach rückwärts gebeugt!

Scilla D6 - 3x tägl.
Herzinsuffizienz, Stauungsbronchitis

Harnträufeln beim Tanzen

Borax D3 - 3x tägl.

Harnträufeln bei Senkung der Gebärmutter

Sepia D6 - 3x tägl.
Senkungsgefühl, alles gesenkt, auch Gemüt, Urin übelriechend

Lilium D6 - 3x tägl.
als ob alles unten herausfiele, muß die Beine krampfhaft kreuzen

akute Harnverhaltung (Anurie), funktionell oder entzündlich

Aconitum D30 - 1x bei Bedarf
Angst, Ärger, Aufregung, Wind, Sturm, Wetterwechsel, Unterkühlung

Harnverhaltung der Mutter nach Geburt

Aconitum D30 - 1x bei Bedarf
plötzlich, heftig

Folge von Kathetern, Schmerz, Blutung

Arnica D30 - 1x bei Bedarf
Folge von Verletzung, Schmerz, Blutung

Reizblase, häufiger Drang, Krampf, Schleimfetzen

Petroselinum D4 - 3x tägl.
plötzlich, heftig; milchig; kribbelt, sticht vorher, schneidet nachher

Nux vomica D6 - 3x tägl.
brennt am Blasenhals; tröpfchenweise, dunkel; roter Sand

Berberis D3 - 3x tägl.
zieht vom Rücken zur Blase, Hüftschmerz beim Harnen, Urin rot

Coccus cacti D4 - 3x tägl.
fädenziehender Schleim, Urin dunkel, viel Harnsäure

Pareira brava D4 - 3x tägl.
Krampf bis Oberschenkel, muß knien; viel klebrig, streng; roter Sand

Equisetum D4 - 3x tägl.
als ob Blase zu voll, wenig Krampf, Harnen ändert nicht, viel Schleim

Reizblase bei Aufregung, Angst

Argentum nitricum D30 - 1x bei Bedarf
schmerzhaft

Causticum D30 - 1x bei Bedarf
schmerzlos

Reizblase bei Kindern

Equisetum D4 - 3x tägl.
Blase stets wie zu voll, Kinder stöhnen nach Harnen wegen Blasenkrampf

Petroselinum D4 - 3x tägl.
Kinder tanzen hin und her, wenn Harndrang kommt

Reizblase bei Frauen

Eupatorium purpureum D6 - 3x tägl.
heftiges Brennen beim Harnen

Gelsemium D30 - 1x bei Bedarf
hysterisch, mit Abgang von reichlich blassem Urin

Reizblase alter Männer mit vergrößerter Prostata

Chimaphila umbellata D6 - 3x tägl.
stinkender Urin mit Schleimfäden, stets Drang, Harnen verschlimmert

Sabal D1 - 3x tägl.
Drängen beim Harnen, Blase wie zu voll, Urin träufelt

Digitalis D3 - 3x tägl.
tröpfchenweise, muß pressen, zunehmendes Klopfen am Blasenhals nach Versuch zu harnen; Urin dick, trüb, Ziegelmehl

Reizblase durch Unterkühlung

Aconitum D30 - 1x bei Bedarf
Zugluft

Belladonna D30 - 1x bei Bedarf
Entblößung

Dulcamara D30 - 1x bei Bedarf
Durchnässung

Rhus tox D30 - 1x bei Bedarf
Überanstrengung

Reizblase nach Gebärmutter-Operation

Sabal D1 - 3x tägl.
plötzlich heftiger Drang, erreicht kaum das Klosett

Rheuma mit Blasenbeschwerden

Causticum D6 - 3x tägl.
unfreiwilliges, unbemerktes Harnträufeln

Sarsaparilla D6 - 3x tägl.
am Ende des Harnens

Lycopodium D4 - 3x tägl.
am Beginn des Harnens, rotbrauner klarer Satz

Berberis D3 - 3x tägl.
am Beginn des Harnens, rötlicher trüber Satz

Acidum benzoicum D3 - 3x tägl.
extrem scharf stinkender Urin

Lithium carbonicum D4 - 3x tägl.
häufiges Harnen, Brennen, Krämpfe, schleimiger braunroter Satz

NOTIZEN:

Männliches Genitale

Ekzem im Genitalbereich

Croton D6 - 3x tägl.
Bläschen; auch Windelausschlag

Natrium sulfuricum D12 - 2x tägl.
feucht, gelb-krustig, rissig; auch um den After

Ekzem in der Leiste (Intertrigo)

Arnica D6 - 3x tägl.
dunkelrot, Bläschen, Pusteln, nässend, sehr berührungsempfindlich

Belladonna D6 - 3x tägl.
rot, glatt oder dunkelrot mit Papeln und Pusteln

Cantharis D6 - 3x tägl.
feuerrot, brennt, martert, evtl. Bläschen, Blasen

Chamomilla D6 - 3x tägl.
hitzig, wund an Berührungsflächen

Hepar sulfuris D200 - 1x wöchentl.
näßt, juckt, stinkt nach Fischlake

Sulfur D6 - 3x tägl.
alle Formen, auch wallartig; näßt, juckt, brennt; Schweiß übelriechend

Harnröhren-Entzündung (Urethritis)

(mit Gelenk- und Bindehautentzündung (Reiter))

Acidum benzoicum D4 - 3x tägl.
blaß, kaltschweißig; kleine Gelenke, Kniegelenke, Gicht; 4 Wochen lang, dann:

Acidum oxalicum D4 - 3x tägl.
rot, warmschweißig; Finger- und Zehengelenke; 4 Wochen lang, dann:

Acidum nitricum D4 - 3x tägl.
blaß, trocken; große Gelenke, Schienbein; 4 Wochen lang

Herpesbläschen im männlichen Genitalbereich

Thuja D12 - 2x tägl.
eitrig, nach altem Käse riechend; auch feuchte Feigwarzen

Medorrhinum D200 - einmalig
zusätzlich; lithämische Diathese

Rhus tox D30 - 1x tägl.
bei jeder Unterkühlung, vor allem im Beginn

Acidum nitricum D6 - 3x tägl.
eitrig, blutig, scharfer Geruch; auch trockene Feigwarzen

Petroleum D12 - 2x tägl.
eher im Winter; destruktive Diathese

Dulcamara D6 - 3x tägl.
bei jeder Erkältung oder Unterkühlung von unten

Hoden-Entzündung (Orchitis), akut

Pulsatilla D6 - 3x tägl.
geschwollen, empfindlich, zurückgezogen, dunkelrot; Ziehen bis zu den Oberschenkeln

Hamamelis D4 - 3x tägl.
außerordentlich dumpfer, gequetschter Schmerz

Clematis D4 - 3x tägl.
erkältet, hart wie Stein, zurückgezogen, pressender Schmerz

Hoden-Entzündung, chronisch

Rhododendron D4 - 3x tägl.
hart, verkleinert, wie gequetscht

Spongia D4 - 3x tägl.
hart, vergrößert, wie eingeklemmt; Schießen durch die Samenstränge

Aurum D4 - 3x tägl.
hart, eher rechts, geschrumpft, krebsige Entartung; Samenstränge

Staphisagria D6 - 3x tägl.
hart, eher rechts, Brennen, Stechen; rechter Samenstrang

Hoden-Entzündung durch unterdrückten Tripperfluß

Pulsatilla D6 - 3x tägl.
und Nebenhodenentzündung, Samenstrangneuralgie

Clematis D4 - 3x tägl.
und Samenstrangneuralgie; durch Erkältung

Gelsemium D6 - 3x tägl.
oder durch plötzliche Nässe und Kälte

Hoden-Hochstand (Kryptorchismus), Pendelhoden

Apis D12 - 2x tägl.
rechts

Lachesis D12 - 2x tägl.
links; ein Monat lang, ein Monat Pause; Kur wiederholen

Hoden weder sichtbar noch tastbar

Tuberculinum GT D200 - einmalig
nach 4 Wochen:

Luesinum D200 - einmalig
zusätzlich:

Aristolochia D12 - 2x tägl.
4 Wochen; danach:

Pulsatilla D4 - 3x tägl.
4 Wochen; danach:

Aurum D6 - 3x tägl.
falls Hoden sichtbar wird und aufgetrieben ist; oder:

Plumbum D6 - 3x tägl.
falls Hoden eingeschrumpft ist

Hoden unterentwickelt (Hypogonadismus) bei Kindern

Aurum D4 - 3x tägl.
rot, dick, kräftig

Calcium carbonicum D6 - 3x tägl.
blaß, dick, schwächlich

Graphites D6 - 3x tägl.
blaß, fett, frostig

Geschlechtsdrüsen unterentwickelt

Aurum D6 - 3x tägl.
eher männlich

Graphites D6 - 3x tägl.
eher weiblich

Hoden-Tumor, zwischen gutartig und bösartig

Spongia D4 - 3x tägl.
erst schwammig, später hart, schmerzlos

Conium D4 - 3x tägl.
hart, geschrumpft, Ziehen

Phytolacca D4 - 3x tägl.
hart, Stechen

Aurum D4 - 3x tägl.
hart, geschrumpft, rechts, Druck, Spannung

Krampfaderbruch (Varikozele), meist linksseitig

Rhododendron D4 - 3x tägl.
wie gequetscht, strahlt nach allen Richtungen aus bei Bewegung

Hamamelis D4 - 3x tägl.
wie zerschlagen, schießender Schmerz in den Samensträngen bis zu Hoden

Aurum D6 - 3x tägl.
wie gespannt, drückend

Pulsatilla D4 - 3x tägl.
schießender Schmerz

Wasserbruch (Hydrozele) des Hodens und des Samenstranges

Rhododendron D4 - 3x tägl.
Schmerzen ausstrahlend nach allen Richtungen, schlimmer in Ruhe

Abrotanum D4 - 3x tägl.
jegliche Wasseransammlung der serösen Häute in Verbindung mit Drüsen

Nebenhoden-Entzündung (Epididymitis), Hoden meist mitentzündet

Rhododendron D4 - 3x tägl.
Schmerzen strahlen nach allen Richtungen aus, vor allem bei Bewegung

Mercurius bijodatus D30 - 1x tägl.
Schmerzen schlimmer nachts; tiefgreifende Drüsenentzündungen

Jodum D12 - 2x tägl.
hart, wenig Schmerz

Pulsatilla D4 - 3x tägl.
reißende Schmerzen

Nebenhoden-Entzündung bei Blasen- und Harnröhren-Entzündung

Gelsemium D6 - 3x tägl.
Harnröhre wund, brennt, Ausfluß spärlich

Penisversteifungs-Schmerz (Priapismus)

(bei Blasen- und Harnröhren-Entzündung)

Cannabis indica D6 - 3x tägl.
Eichel dunkelrot geschwollen

Verhärtung der Penisvorhaut (Induratio penis)

Sepia D6 - 3x tägl.
häufig in Gemeinschaft mit Morbus Dupuytren; lange geben

Prostata-Adenom, kurativ

Sabal D1 - 3x tägl.
4 Wochen lang, meist ausreichend, danach:

Ferrum picrinicum D4 - 3x tägl.
4 Wochen lang: danach:

Conium D4 - 3x tägl.
4 Wochen lang; alt, geil, renommiersüchtig, albern; oder:

Selenium D12 - 2x tägl.
wie bei Conium, nur jünger, aber verhält sich wie ein alter Mann; danach:

Populus tremuloides D3 - 3x tägl.
Urin brennt gegen Ende des Harnens, Prostata chronisch entzündet; oder:

Chimaphila umbellata D4 - 3x tägl.
häufiges Harnen mit Krämpfen, als ob er auf einem Ball säße

Prostata-Adenom, chronische harte Schwellung

Conium D4 - 3x tägl.
erschwertes Harnlassen, Strahl unterbrochen

Barium carbonicum D4 - 3x tägl.
bei dicken, pastösen, gedunsenen Alten

Barium jodatum D4 - 3x tägl.
bei schlanken, müden, gedunsenen Alten

Prostata-Adenom bei Männern mit weiblichem Ausdruck

Pulsatilla D6 - 3x tägl.
liebenswürdig, weich

Sepia D6 - 3x tägl.
derb, fühlt Prostata wie einen Ball beim Sitzen

Prostata-Entzündung, akut

Sabal D1 - 3x tägl.
heiß, geschwollen, schmerzhaft

Berberis D3 - 3x tägl.
müde, matt, Kreuz- und Nierenschmerz

Chimaphila umbellata D4 - 3x tägl.
Krämpfe, häufiges Harnen

Prostata-Entzündung, akut durch Unterkühlung

Aconitum D30 - 1x bei Bedarf
plötzlich, stürmisch, Angst

Belladonna D30 - 1x bei Bedarf
blitzartig, überempfindlich, unerträglich

Dulcamara D30 - 1x bei Bedarf
Durchnässung

Rhus tox D30 - 1x bei Bedarf
Überanstrengung

Prostata-Entzündung durch Fokalherd bedingt

Tuberculinum bovinum D200 - einmalig
und zusätzlich:

Ferrum phosphoricum D30 - 1x bei Bedarf

Prostata-Entzündung, chronisch mit Harnröhrenentzündung

Arctium lappa D6 - 3x tägl.
Schmerz wie gequetscht im Bereich der Prostata und der Harnröhre

Bellis D3 - 3x tägl.
"als ob alles unten herausfiele"; beide sind Kompositen (Korbblütler)

Prostata-Entzündung bei Rheuma

Thuja D6 - 3x tägl.
Stiche vom Rektum in die Blase, Absonderung morgens; zusätzlich:

Medorrhinum D200 - 1x monatl.
lithämische Diathese; nach 4 Wochen:

Acidum benzoicum D4 - 3x tägl.
4 Wochen lang, danach:

Acidum oxalicum D4 - 3x tägl.
4 Wochen lang, danach:

Acidum nitricum D4 - 3x tägl.
4 Wochen lang; Kur bedarfsweise wiederholen

Samenstrangneuralgie, Schmerzen

Clematis D4 - 3x tägl.
wie gequetscht, pressend, eher rechts, nachts

Spongia D4 - 3x tägl.
geschwollen, Stiche schießen durch die Samenstränge nach oben

Acidum oxalicum D4 - 3x tägl.
ziehend, von einem Punkt ausgehend

Samenstrangneuralgie während der Hochzeitsreise

Clematis D6 - 3x tägl.
"Honeymoon-Schmerz"

Schrunden, Einrisse am Penis

Acidum nitricum D6 - 3x tägl.
tiefe eitrige, juckende Risse; Geschwüre, Feigwarzen

Graphites D12 - 2x tägl.
teils eitrige Risse; Ekzem, Herpes

Thuja D12 - 2x tägl.
nässende stechende Risse; Feigwarzen, Herpes

Schweiß, übermäßig am männlichen Genitale

Sulfur D12 - 2x tägl.
heiß, sauer, übelriechend

Thuja D12 - 2x tägl.
warm, stinkt nach Fischlake

Petroleum D12 - 2x tägl.
scharf, streng

Unfruchtbarkeit beim Mann

Agnus castus D12 - 2x tägl.
sexuelles Unvermögen, sexuelle Luftschlösser, Nerven zerrüttet

Caladium D12 - 2x tägl.
Onanie, Samenverluste, verlangt nach zärtlichem Zuspruch

Selenium D12 - 2x tägl.
exzessive Samenergüsse, exzessive Stimulanzien, erschöpft, kann nicht

beachte: alle 3 Arzneien auch aufeinander folgend, je 6 Wochen; Kur wiederholen

Nux vomica D12 - 2x tägl.
bei Rauchern und Säufern

Acidum sulfuricum D12 - 2x tägl.
bei Säufern

NOTIZEN:

Weibliches Genitale

Ausfluß (Fluor vaginalis) bei Blutarmut

Ferrum D6 - 3x tägl.
wäßrig, scharf; hellhäutig, hellhaarig, schlank

Pulsatilla D6 - 3x tägl.
wäßrig, scharf, brennt; blauäugig, dicklich

Alumina D6 - 3x tägl.
durchsichtig, gelb, klebt, fließt die Oberschenkel hinab; dünn

Helonias D6 - 3x tägl.
dick, gelb, juckt; sehr schwach, entkräftet; Erkältung, Überanstrengung

Secale D4 - 3x tägl.
bräunlich, stinkt; starke Periode, Gebärmuttervorfall; ausgezehrt

Ausfluß durch Gemütserregung

Ignatia D200 - einmalig
Liebeskummer

Ausfluß bei kleinen Mädchen

Calcium carbonicum D6 - 3x tägl
milchig, mild, dick oder gelb, juckend; vor der Pubertät; liebevoll

Calcium phosphoricum D6 - 3x tägl.
milchig, mild, reichlich oder eiweißartig, juckend; vor der Pubertät; ruhelos

Pulsatilla D4 - 3x tägl.
milchig, mild, rahmig oder wäßrig, scharf, wundmachend; blaß, blutarm

Sepia D6 - 3x tägl.
gelb, grün, wundmachend, stinkt; sexuell erregt, dunkelhäutig, schwach

Mercurius bijodatus D30 - 1x tägl.
gelb, eitrig, scharf, wundmachend, nachts; öliger Kopfschweiß nachts

Caulophyllum D4 - 3x tägl.
sehr reichlich, sehr schwächend

Ausfluß bei der Periode

Cocculus D12 - 2x tägl.
eitrig, wie Blutwasser

Jodum D12 - 2x tägl.
dünn, scharf, brennt; Entzündung rechter Eierstock

Ausfluß durch sexuelle Erregung

Origanum D12 - 2x tägl.
wäßrig; heiter mit Heiratswunsch

Pulsatilla D12 - 2x tägl.
wäßrig; melancholisch, weint

Cantharis D12 - 2x tägl.
blutig, heiß; hitzig

Veratrum album D12 - 2x tägl.
blutig, stinkt; könnte alle küssen

Ausfluß durch Soor, Pilz, Mykose

Staphisagria D6 - 3x tägl.
juckt, kribbelt; sexuell erregt

Ausfluß bei Trichomonaden

Lilium D6 - 3x tägl.
übelriechend, hinabdrängend

Staphisagria D6 - 3x tägl.
juckt, kribbelt; sexuell erregt

Ausfluß, ätzend

Acidum nitricum D6 - 3x tägl.
dünn, grün, stinkt, brennt, hartnäckig; Feigwarzen; verlangt Wärme

Jodum D12 - 2x tägl.
dick, scharf, brennt, frißt Löcher in die Wäsche; verlangt Kälte

Ausfluß, dick

Borax D3 - 3x tägl.
viel, klar, eiweißartig, heiß, mild

Hydrastis D6 - 3x tägl.
zäh, gelb, blutig, wundmachend

Kalium bichromicum D6 - 3x tägl.
fadenziehend, wie Gummi, gelb, wundmachend; fette, hellhaarige Damen

Pulsatilla D6 - 3x tägl.
schleimig, wie Rahm, mild

Sepia D6 - 3x tägl.
gelb, grün, wundmachend, juckt, stinkt

Ausfluß, eitrig

Hepar sulfuris D200 - 8stündl., 3x insgesamt
grün, sahnig, mild

Hydrastis D4 - 3x tägl.
dick, zäh, klebrig, wundmachend

Thuja D6 - 3x tägl.
dick, sämig, mild

Ausfluß, juckend

Sepia D6 - 3x tägl.
gelb, grün, wundmachend, stinkt

Lilium D6 - 3x tägl.
wie Eiweiß, klebrig

Kreosotum D4 - 3x tägl.
wäßrig, scharf, gelb, schmierig, blutig, stinkt nach Fäulnis

Helonias D6 - 3x tägl.
reichlich, gelb, dick

Ausfluß, mild

Hepar sulfuris D200 - 8stündl., 3x insgesamt
grün, sahnig

Pulsatilla D6 - 3x tägl.
dick, zäh, klebrig; auch wundmachend

Thuja D6 - 3x tägl.
dick, sämig

Borax D3 - 3x tägl.
kleisterartig, wie Hühnereiweiß; so heiß, als ob warmes Wasser ausflösse

Ausfluß, reichlich

Sepia D6 - 3x tägl.
gelb, grün, wundmachend, stinkt

Alumina D6 - 3x tägl.
wie Eiweiß, klebrig

Calcium carbonicum D6 - 3x tägl.
wie Milch, anhaltend

Graphites D6 - 3x tägl.
wäßrig, gußweise, scharf, juckt; nach dem Aufstehen

Kreosotum D4 - 3x tägl.
wäßrig, scharf, juckt; vor der Periode

Borax D3 - 3x tägl.
wie Kleister, wie Stärke, heiß, mild; zwischen den Perioden

Ausfluß, reichlich, mit großer Schwäche

Alumina D6 - 3x tägl.
wie Eiweiß, klebrig; ausgezehrt, könnte nur liegen

Stannum D6 - 3x tägl.
gelb; Rückenschmerzen, läßt sich in den Sessel fallen

Helonias D12 - 2x tägl.
dick, gelb, juckt; entkräftet, Rückenweh, muß sich ablenken, bewegen

Arsenicum album D6 - 3x tägl.
dünn, gelb, scharf, brennt! alte Frauen, chronische Krankheiten

Ausfluß, schleimig

Kalium sulfuricum D4 - 3x tägl.
weißlich, mild

Hepar sulfuris D200 - 8stündl., 3x insgesamt
eitrig, locker, mild; riecht nach altem Käse

Hydrastis D4 - 3x tägl.
zäh, gelb, klebrig, klumpig, wundmachend aber brennt nicht!

Thuja D6 - 3x tägl.
grün, mild, hartnäckig, stinkt nach Fischlake

Pulsatilla D6 - 3x tägl.
dick, wie Creme

Ausfluß, übelriechend

Kalium bichromicum D12 - 2x tägl.
gummiartig

Sulfur D6 - 3x tägl.
wie faule Eier

Hydrastis D4 - 3x tägl.
dick, zäh, eitrig

Acidum nitricum D6 - 3x tägl.
bräunlich, blutig

Hepar sulfuris D200 - 8stündl., 3x insgesamt
wie vergammelter Käse

Mater perlarum D4 - 3x tägl.
verschlampt

Ausfluß, sonderliche Gerüche

Hepar sulfuris D200 - 8stündl., 3x insgesamt
wie alter Käse

Medorrhinum D200 - 1x wöchentl.
wie Fischlake

Sanicula D30 - 1x tägl. morgens
wie alter Käse oder wie Fischlake

Crocus D12 - 2x tägl.
geil, libidinös

Ausfluß, verstopft

Lachesis D12 - 2x tägl.
alles wohler, wenn es endlich fließt; stinkend

Kalium bichromicum D12 - 2x tägl.
wie Gummi, trocken, krustig, ausgestanzte Geschwüre, blutig

Sulfur D6 - 3x tägl.
chronischer, stinkender, eitriger, wundmachender, stockender Fluß

Ausfluß, wäßrig

Alumina D6 - 3x tägl.
reichlich, eiweißhaltig, durchsichtig, scharf

Arsenicum album D6 - 2- bis 3stündl.
viel, wundmachend, scharf, gelb, übelriechend

Natrium muriaticum D200 - 1x alle 14 Tage
scharf, schwächend

Lilium D6 - 3x tägl.
gelb, braun, wundmachend

Jodum D12 - 2x tägl.
scharf, wundmachend

Graphites D6 - 3x tägl.
weiß, schleimig, gußweise

Ausfluß, wundmachend

Kalium bichromicum D12 - 2x tägl.
zäh, gelb, fadenziehend

Mercurius corrosivus D30 - 1x tägl.
geschwürig, stinkt; bei kleinen Mädchen

Hydrastis D4 - 3x tägl.
dick, zäh, gelb, klebt, nicht brennend

Acidum nitricum D6 - 3x tägl.
dünn, gelb, scharf, stinkt, blutig

Silicea D12 - 2x tägl.
weiß, wäßrig, stinkt

Kreosotum D4 - 3x tägl.
juckt, brennt, stinkt verfault, bräunlich-blutig; kratzt sich blutig

Ausfluß mit abwärtsdrängendem Gefühl im Genitale

Belladonna D30 - 3stündl.
akut; dünn, geruchlos bei entzündetem, angeschopptem Unterleib

Sepia D6 - 3x tägl.
organische Senkung

Lilium D6 - 3x tägl.
funktionell; als ob alles herausfiele, kreuzt die Beine

Cimicifuga D6 - 3x tägl.
Schweregefühl; nervös, neuralgisch, neurotisch

Ausfluß mit sexueller Erregung

Calcium phosphoricum D12 - 2x tägl.
wollüstig

Crocus D12 - 2x tägl.
dick, zäh, stinkt geil

Sepia D12 - 2x tägl.
mannstoll

Staphisagria D12 - 2x tägl.
sticht wollüstig

Platinum D12 - 2x tägl.
Genitale höchst berührungsempfindlich

Ausfluß mit Stuhlverstopfung

Aletris D4 - 3x tägl.
reichlich, wundmachend; kein Stuhldrang; ständig müde

Ausfluß tagsüber

Alumina D6 - 3x tägl.
wie Eiweiß, klebrig; matt, könnte nur liegen

Platinum D6 - 3x tägl.
wie Eiweiß, wäßrig; höchst empfindliches Genitale

Ausfluß nachts

Causticum D6 - 3x tägl.
wäßrig, juckt, brennt

Platinum D6 - 3x tägl.
eitrig, grün-gelb, wund, stinkt übel; Scham geschwollen, hitzig

Ausfluß nach dem Aufstehen

Graphites D6 - 3x tägl.
gußweise mit Rückenweh bei blassen jungen Mädchen mit gestörtem Hormonsystem; "alles kommt zu spät"

Ausfluß in der Pubertät

Pulsatilla D6 - 3x tägl.
mild; matt, frostig, traurig, das Mädchen weint, die Scheide weint

Graphites D6 - 3x tägl.
gußweise, nach dem Aufstehen; spärliche blasse Periode; blaß, träge

Ausfluß anstatt Periode

Pulsatilla D6 - 3x tägl.
schleimig, rahmig, mild; unregelmäßige Periode

Sepia D6 - 3x tägl.
grün, juckt, brennt, stinkt; schmerzhafte Periode

Ausfluß vor der Periode

Sepia D6 - 3x tägl.
wie Milch, wundmachend, stinkt; derb, träge, passiv, Drang im Genitale

Pulsatilla D6 - 3x tägl.
wie Milch, mild; müde, frostig, gereizt, niedergeschlagen

Calcium carbonicum D6 - 3x tägl.
wie Milch, anhaltend; saurer Magen, kalt-feuchte Füße; große Lymphdrüsen

Graphites D6 - 3x tägl.
wäßrig, gußweise, scharf, juckt; Unterbauch schmerzt, Rückenschwäche

Kreosotum D4 - 3x tägl.
dick, grün, brennt, juckt, stinkt; Scham und Oberschenkel geschwollen

Carbo vegetabilis D6 - 3x tägl.
scharf, brennt, übelriechend; erschöpfend

Ausfluß nach der Periode

Calcium carbonicum D6 - 3x tägl.
milchig, mild, dick oder gelb, juckend; vor der Pubertät; liebevoll

Calcium phosphoricum D6 - 3x tägl.
milchig, mild, reichlich oder eiweißartig, juckend; ruhelos

Acidum phosphoricum D6 - 3x tägl.
gelb, juckend; große Schwäche

Borax D3 - 3x tägl.
wie Kleister, klumpig, mild;

Thlaspi arvense D3 - 3x tägl.
dunkel, blutig, stinkt, nicht auswaschbar; auch vor der Periode

Ausfluß zwischen den Perioden

Borax D6 - 3x tägl.
wie klebriges Eiweiß, Scheide heiß; Periode zu früh oder zu spät

Calcium carbonicum D6 - 3x tägl.
wie gelbe Milch, Scheide juckt; Periode zu lang, zu stark,
vor allem bei naßkaltem Wetter

Wundschmerz nach Ausschabung (Abrasio)

Arnica D30 - 1x tägl.
eher Blutung, vorbeugend und nachsorgend

Bellis D3 - stündl.
eher Wundschmerz, nachsorgend

Bartholinitis, akut

Hepar sulfuris D200 - 8stündl., 3x insgesamt
eitert dick, riecht nach altem Käse

Mercurius solubilis D30 - 1x tägl.
eitert dünn, stinkt übel

Bartholinitis, wiederkehrend

Thuja D6 - 3x tägl.
und zusätzlich:

Medorrhinum D200 - 1x monatl.
lithämische Anlage

Eierstock-Entzündung, aktiver Blutandrang (hyperämisch)

Aconitum D30 - einmalig
plötzlich, heftig mit Angst und Unruhe

Belladonna D30 - einmalig
eher rechts, klopfend, greifend bei Erschütterung; Bauchfell beteiligt

Glonoinum D12 - 2x tägl.
schweißig, hitzig, beklommen, unruhig; dunkelrotes Gesicht

Ferrum phosphoricum D12 - 3x tägl.
mit Herzklopfen, Blutandrang; bemerkt das Fieber nicht

Eierstock-Entzündung, passiver Blutandrang (hyperämisch)

Arnica D4 - 3x tägl.
drückend, Unterleib wie zerschlagen, bei Erschütterung; gedunsen

Sulfur D4 - 3x tägl.
aktive, verschlampte Frauen

Opium D12 - 2x tägl.
unruhige, schreckhafte Frauen mit dunkelrotem Gesicht

Eierstock-Entzündung, wäßrige Schwellung (ödematös)

Apis D4 - stündl.
rechts; sticht, brennt, schwillt; unruhig, durstlos; Eisbeutel lindert

Kalium arsenicosum D4 - 3stündl.
beginnende Schwäche

Berberis D3 - 2- bis 3stündl.
anhaltende Schwäche

Eierstock-Entzündung, fibrinöse Ausschwitzung

Bryonia D3 - 2stündl.
stechende Schmerzen; mäßige Wärme und Ruhe lindern

Jodum D12 - 3x tägl.
rechts; pressende keilartige Schmerzen wie ein Pflock zur Gebärmutter hin, schlimmer während der Periode, Kühle lindert; die Brüste schwinden

Eierstock-Entzündung, Leukozyten-Einwanderung

Hepar sulfuris D200 - 8stündl., 3x insgesamt
weiche Schwellung, Wärme lindert

Mercurius solubilis D30 - 1x tägl.
Eierstock wird weich, Kälte lindert

Pyrogenium D30 - 1x bei Bedarf
bei drohender Blutvergiftung

Eierstock-Entzündung, Blutvergiftung (Sepsis)

Lachesis D12 - 3x tägl.
links, zieht meist nach rechts; berührungsempfindlich, Kälte lindert

Arsenicum album D6 - 6x tägl.
eher rechts; brennende, spannende Schmerzen; heiße Auflage lindert

Pyrogenium D30 - 3stündl.
drohende Abszeßbildung; Puls langsam bei hohem Fieber oder umgekehrt

China D4 - stündl.
zusätzlich zu Pyrogenium bei Schüttelfrost blaß, bedrohlicher Verfall

Eierstock-Entzündung, schleichende Blutvergiftung (Subsepsis)

Natrium muriaticum D200 - 1x monatl.
blaß, blutarm; dazu entweder:

China D4 - 3x tägl.
zur Genesung; oder:

Chininum arsenicosum D4 - 3x tägl.
zur Blutbildung

Pyrogenium D30 - einmalig
bei Schüttelfrost, wenn Puls niedrig bei hohem Fieber oder umgekehrt

Eierstock-Entzündung, Schock

Camphora D1 - alle 10 Min.
plötzlich blau, eiskalt, trocken, Zudecken

Carbo vegetabilis D30 - alle 10 Min.
ohnmachtsnah, übel, Blähbauch, blaue Lippen und Nase, trocken, Zudecken

Tabacum D30 - alle 10 Min.
wie Nikotinvergiftung, elend, Herzdruck, als bliebe das Herz stehen

Veratrum album D30 - alle 10 Min.
kalter Schweiß, ruhig, Abdecken

Arsenicum album D30 - alle 10 Min.
kalter Schweiß, ruhelos, Zudecken

Eierstock-Entzündung, Auflösung, Ausheilung (Resorption)

Sulfur jodatum D4 - 3x tägl.
erst wenn Blutsenkung (BSG) wieder normal

Eierstock-Entzündung, schleichend (subakut)

Hamamelis D4 - 3x tägl.
besonders nach stumpfer Verletzung; quälende quetschende Schmerzen

Thuja D6 - 3x tägl.
links; anhaltende murrende Schmerzen

Podophyllum D4 - 3x tägl.
rechts, in den rechten Oberschenkel ziehend mit Taubheit

Eierstock-Entzündung, äußerst berührungsempfindlich

Apis D6 - 3x tägl.
rechts

Lachesis D12 - 2x tägl.
links

Eierstock-Entzündung, chronisch

Thuja D6 - 3x tägl.
links; Scheide empfindlich; leicht reizbare Frau

Medorrhinum D200 - 1x monatl.
zusätzlich zu Thuja; alter Tripper?

Sepia D6 - 3x tägl.
dumpfe schwere Schmerzen, die nach unten drängen; Person beachten!

Platinum D6 - 3x tägl.
empfindlich, brennend, hinabdrängend mit Taubheit in den Gliedern

Eierstock-Entzündung, chronisch, Zwischenbehandlung

Mercurius bijodatus D30 - 3x wöchentl.
chronisch entzündliche Drüsengeschichten

Eierstock-Entzündung, Dauerschmerz, Ausfluß

Borax D3 - 3x tägl.
ist ein Versuch! auch als Tabletten vaginal einführen; Konstitution beachten!

Eierstock-Schmerzen (Ovarialgie), bohrend

Zincum D6 - 3x tägl.
links, besser bei Ausfluß und Druck; Zappelfüße!

Eierstock-Schmerzen wie gequetscht

Hamamelis D4 - 3x tägl.
besonders nach stumpfer Verletzung

Bellis D3 - 3x tägl.
durch Verwachsungen; überarbeiteter Unterleib

Argentum D6 - 3x tägl.
links; als ob er vergrößert sei

Eierstock-Schmerzen, krampfend

Naja D12 - 2x tägl.
links, heftig

Eierstock-Schmerzen, neuralgisch

Colocynthis D6 - 3x tägl.
nach Erregung, Erkältung; Ziehen, Pressen, Stechen; Wärme und Druck lindern

Eierstock-Schmerzen, rheumatisch, scharf

Cimicifuga D4 - 3x tägl.
seitlich hochschießend; hinabdrängender Unterleib; Nackenkrampf

Caulophyllum D4 - 3x tägl.
wie bei Cimicifuga, aber keine Kopfschmerzen; innerliches Zittern

Eierstock-Schmerzen durch Verwachsungen an den Eierstöcken

Lilium D4 - 3x tägl.
eher links, ziehen zum vorderen, inneren Schenkel; krampft hysterisch

Sepia D4 - 3x tägl.
dumpf, schwer, Organgefühl (wie bei Helonias); "alles hängt"

Bellis D3 - 3x tägl.
für den überstrapazierten, abgeschafften Unterleib

Eierstock-Schmerzen während der Hochzeitsreise

Clematis D6 - 3x tägl.
"Honeymoon-Schmerz"

Eierstock-Tumor (Ovartumor), vergrößert, geschwollen

Bellis D4 - 3x tägl.
mit entzündlichen Verwachsungen, Schmerzen wie gequetscht

Apis D4 - 3x tägl.
mit entzündlichen oder nicht aufgelösten Schwellungen, "Bienenstiche"

Platinum D6 - 3x tägl.
hart; auffallend hochmütige Frauen; Genitale erregt

Palladium D6 - 3x tägl.
hart, eher rechts; auffallend freche Frauen

Aurum D6 - 3x tägl.
hart; auffallend schwermütige Frauen

Graphites D6 - 3x tägl.
hart, eher links; auffallend träge Frauen; späte, spärliche Periode

Eierstock-Zyste als Tastbefund (und im Ultraschall)

Apis D4 - 3x tägl.
stechender Schmerz, eher rechts

Cantharis D6 - 3x tägl.
brennender Schmerz

Medorrhinum D200 - 1x monatl.
lithämische Diathese; zusammen mit:

Thuja D6 - 3x tägl.
alte verschlampte Zysten; Folge von Tripper, "Schokoladenzysten"

Ekzem im Genitalbereich

Croton D6 - 3x tägl.
Bläschen; auch Windelausschlag

Natrium sulfuricum D12 - 2x tägl.
feucht, gelb-krustig, rissig; auch um den After

Endometriose (versuchsweise Behandlung)

Borax D3 - 3x tägl.
auch als Tabletten vaginal einführen; dazu personenbezogene Behandlung

Endometritis, akut

Belladonna D6 - 3x tägl.
ziehendes Hinabdrängen; Unterleib heiß, geschwollen, empfindlich

Endometritis mit Kopfschmerzen

Aurum D6 - 3x tägl.
rot, kräftig

Platinum D6 - 3x tägl.
blaß, stolz

Scheidenfistel

Tuberculinum GT D200 - einmalig
Therapiebeginn; zusätzlich:

Berberis D3 - 3x tägl.
zur Nierenspülung 4 Wochen lang, danach:

Calcium fluoratum D6 - 3x tägl.
oder:

Acidum hydrofluoricum D6 - 3x tägl.
im Sommer schlimmer; oder:

Silicea D6 - 3x tägl.
im Winter schlimmer

beachte: alle 3 Arzneien haben dünne, scharfe, ätzende Absonderungen

Gebärmutter-Blutung, reichlich, hell, aktiv

Ipecacuanha D4 - alle 10 Min.
mit Übelkeit, saubere Zunge! Schleimhäute

Sabina D4 - alle 10 Min.
klumpig, wehenartig bis in die Oberschenkel, anhaltend, bei Bewegung

Phosphorus D30 - alle 10 Min.
ohne ersichtlichen Anlaß; Gefäße

Millefolium D4 - alle 10 Min.
ohne Angst; mechanische Verletzungen, Untersuchung

Ustilago D2 - alle 10 Min.
klumpig; linker Eierstock schmerzt

Gebärmutter-Blutung, hell oder dunkel

Erigeron D6 - alle 10 Min.
anfallsweise mit Pausen, stoßweise, gußweise; Blase und Darm gereizt

Trillium D6 - alle 10 Min.
klumpig; kalter Körper, schwacher Puls; Hüfte wie zerbrochen,
muß sie schnüren, trägt knallenge Jeans

Gebärmutter-Blutung, dunkel, passiv

Hamamelis D4 - alle 10 Min.
befallene Teile wie zerschlagen; Nase, Lunge, Blase, Unterleib, Venen

Secale D4 - stündl.
flüssig, schmerzlos bei Bewegen; runzelige, kalte Frauen; Ameisenlaufen

Gebärmutter-Blutung nach den Wechseljahren (Menopause)

Erigeron D6 - alle 10 Min.
dunkel, klumpig, stoßweise, gußweise; Blase und Darm gereizt

Kreosotum D4 - stündl.
schwärzlich, faul stinkend, heiß; wundes brennendes Genitale; Krebs?

Arsenicum album D6 - stündl.
wie brennendes Fleischwasser; ausgezehrt; Krebs?

Gebärmutter-Myom, kurativ, personenbezogen

Calcium fluoratum D6 - 3x tägl.
viele kleine, derbe Myome bei abgearbeiteten Frauen

Conium D6 - 3x tägl.
viele harte, schmerzlose Myome, die leicht bluten

Phytolacca D6 - 3x tägl.
viele kleine, harte, schmerzhafte Knoten

Aurum D6 - 3x tägl.
bei kräftigen, roten, melancholischen Frauen

Platinum D6 - 3x tägl.
bei blassen, schlanken, hoffärtigen Frauen mit empfindlichem Genitale

Lilium D6 - 3x tägl.
bei roten, feuchten, herzgestörten Frauen, Unterleib drängt nach unten

Gebärmutter-Myom, nach Operation

Lachesis D12 - 2x tägl.
unterdrückte Periode! Hitze, Schweiß, Frost, Verwirrung

Gebärmutter-Myomblutung

Phosphorus D200 - 1x bei Bedarf
jedesmal, wenn es wieder hellrot und kräftig blutet

Lachesis D200 - 1x bei Bedarf
eher dunkelrot bis schwarz; vor den Wechseljahren

Conium D6 - 3x tägl.
dunkel bei mehreren kleinen, derben Myomen

Platinum D6 - 3x tägl.
schmerzlos; teerartige, harte Klumpen

Gebärmutter-Senkung (Uterusdescensus), akut

Belladonna D6 - 3x tägl.
blutgestauter, pulsierender Unterleib; Rücken wie zerbrochen, brennender Blasenkrampf

Gebärmutter-Senkung mit unwillkürlichem Harnverlust

Sepia D6 - 3x tägl.
Senkungsgefühl, alles gesenkt, auch Gemüt, Urin übelriechend

Lilium D6 - 3x tägl.
Krämpfe in Blase, Enddarm, Becken; sexuell übererregt

Gebärmutter-Senkung, als ob alles aus der Scheide herausfiele

Lilium D6 - 3x tägl.
mit Drang auf After und Blase; verschließt die Scheide mit den Händen

Sepia D6 - 3x tägl.
fühlt sie, schlimmer im Sitzen, sitzt mit überkreuzten Beinen

Zincum valerianicum D12 - 2x tägl.
durch mangelnde Ruhe (Alten-, Kinderpflege), nervös, überarbeitet, verwirrt; kreuzt die zappeligen Beine

Gebärmutter-Senkung bei chronischer Entzündung im Unterleib

Causticum D6 - 3x tägl.
trockene Frau

Silicea D6 - 3x tägl.
trockenere Frau

Alumina D6 - 3x tägl.
trockenste Frau

Sepia D6 - 3x tägl.
wäßrige derbe Frau

Gebärmutter-Senkung, sonstige

Platinum D6 - 3x tägl.
ständiger Druck im Unterleib, im Rücken; überempfindliches Genitale

Senecio D4 - 3x tägl.
Unterleib gereizt, Blasenhals krampft zwischen dem Harnen

Ferrum jodatum D4 - 3x tägl.
als ob Unterleib beim Sitzen wieder hochgestoßen würde; Afterdruck

Kreosotum D4 - 3x tägl.
Ziehen im Rücken, das zum Bewegen zwingt und erleichtert!

Gebärmutter unterentwickelt (Uterushypoplasie)

Plumbum D6 - 3x tägl.
Rückenmarkserkrankung?

Gebärmutter-Verlagerung, akut

Belladonna D6 - 3x tägl.
mit Blutandrang

Gebärmutter-Verlagerung mit "gynäkologischem Kreuzschmerz"

Sepia D6 - 3x tägl.
geknickt, gesenkt; alles hängt: Gewebe, Organe, Gemüt

Kalium carbonicum D6 - 3x tägl.
Hirn schwach, Herz schwach, Kreuz schwach

Lilium D6 - 3x tägl.
hitzig; Gefühl, als falle alles aus der Scheide

Zincum D6 - 3x tägl.
blaß, müde, rastlos; Gefühl, als falle alles aus der Scheide

Helonias D12 - 2x tägl.
angeschoppt, gesenkt; überarbeitet, bewegt sich, in Ruhe geschwätzig

Gebärmutter-Verlagerung, sonstige

Senecio D4 - 3x tägl.
spärliche Periode, Reizblase; nervöse, schlaflose Frauen

Aletris D4 - 3x tägl.
reichliche Periode, Verstopfung; ständig müde Frauen

Kreosotum D4 - 3x tägl.
scharfe, stinkende Periode, von dunkelbraunem Ausfluß gefolgt; schwach

Fraxinus D4 - 3x tägl.
bei gestautem Unterleib ohne weitere Symptome; letzte Rettung!

Gebärmutterhals-Entzündung (Zervixerosion)

Hydrastis D4 - 3x tägl.
geschwürig, stinkend

Acidum nitricum D6 - 3x tägl.
geschwürig, übelriechend

Kreosotum D4 - 3x tägl.
krebsig entartet, riecht aashaft

Geschlechtsdrüsen unterentwickelt (Hypogonadismus)

Aurum D6 - 3x tägl.
eher männlich

Graphites D6 - 3x tägl.
eher weiblich

Herpesbläschen an den Schamlippen

Thuja D12 - 2x tägl.
eitrig, nach altem Käse riechend; auch spitze Feigwarzen

Medorrhinum D200 - einmalig
zusätzlich; lithämische Anlage

Sepia D6 - 3x tägl.
übelriechender Schweiß, trockene Scheide

Xanthoxylum D6 - 3x tägl.
Schamlippen und Scheideneingang, Entzündung

Petroleum D12 - 2x tägl.
eher im Winter, destruktive Anlage

Dulcamara D6 - 3x tägl.
bei jeder Erkältung oder Unterkühlung von unten

Juckreiz (Pruritus sine materia) am Scheideneingang

Sulfur D6 - 3x tägl.
intensive Rötung aller Körperöffnungen

Sepia D6 - 3x tägl.
trockene Scheide, Abneigung gegen Koitus; auch Schwangerschaftsjucken

Caladium D3 - 3x tägl.
leicht mannstoll erregbar, Bettwärme; Wechseljahre, Schwangerschaft

Acidum nitricum D6 - 3x tägl.
besonders nach dem Koitus

Ambra D3 - 3x tägl.
unerträglich, überempfindlich, wunder Ausfluß; will alleine sein

Conium D6 - 3x tägl.
heftig, wund, in der Wärme; an Diabetes denken!

Pilzbefall, Soor in der Scheide

Borax D3 - 3x tägl.
lange Zeit geben, evtl. auch als Tabletten in die Scheide einführen

Schamlippen-Entzündung (Vulvitis), akut

Sulfur D6 - 3x tägl.
feucht, heiß, brennt

Thuja D6 - 3x tägl.
näßt, übelriechend

Graphites D6 - 3x tägl.
näßt, rissig

Schamlippen-Entzündung, chronisch

Mercurius solubilis D30 - 1x tägl.
eitrig, übelriechend, brennt nachts

Sepia D6 - 3x tägl.
wund, stinkt; alles drängt nach unten

Scheiden-Blutung bei Kontakt

Hydrastis D4 - 3x tägl.
geschwürig, stinkend

Hamamelis D4 - 3x tägl.
dunkel, Scheide wie gequetscht

Kreosotum D4 - 3x tägl.
krebsig, übelriechend

Scheiden-Blutung bei Untersuchung

Hydrastis D4 - 3x tägl.
geschwürig, stinkend

Acidum nitricum D6 - 3x tägl.
geschwürig, übelriechend

Ustilago D6 - 3x tägl.
hellrot, flüssig, klumpig

Scheidenzyste

Rhododendron D4 - 3x tägl.
weich

Silicea D6 - 3x tägl.
hart

Schrunden, Einrisse an der Vulva

Acidum nitricum D6 - 3x tägl.
tiefe eitrige juckende Risse, Geschwüre, Feigwarzen

Graphites D12 - 2x tägl.
teils eitrige Risse, Ekzem, Herpes

Thuja D12 - 2x tägl.
nässende stechende Risse; Feigwarzen, Herpes

Kreosotum D4 - 3x tägl.
nässende brennende Risse; an Diabetes denken!

Schweiß, übermäßig am Genitale

Sulfur D12 - 2x tägl.
heiß, sauer, übelriechend

Thuja D12 - 2x tägl.
warm, stinkt nach Fischlake

Petroleum D12 - 2x tägl.
scharf, streng

Sepia D12 - 2x tägl.
sauer, übel, käsig

Crocus D12 - 2x tägl.
geil

Unfruchtbarkeit, primär (noch nie schwanger gewesen)

Aristolochia D12 - 2x tägl.
die edle Pulsatilla; 6 Wochen lang, danach:

Pulsatilla D12 - 2x tägl.
rundlich, lieblich, bäuerlich; 6 Wochen lang, danach:

Lilium D12 - 2x tägl.
kräftig, feucht, träumt von Leidenschaft, aber kann nicht; 6 Wochen lang

Berberis D3 - 1x tägl. 10 Tropfen abends
zusätzlich zu einer der obigen Arzneien, wenn müde, matt; oder:

Borax D3 - 1x tägl. 10 Tropfen abends
zusätzlich bei reichlich mildem, klebrigem Hühnereiweiß-Ausfluß

Unfruchtbarkeit, sekundär (bereits schwanger gewesen)

Sepia D4 - 3x tägl.
Gebärmutter verlagert

Lilium D4 - 3x tägl.
Gebärmutter verlagert, Blutstau im Unterleib

Belladonna D4 - 3x tägl.
Unterleib entzündet, angeschoppt, angestaut

Bellis D3 - 3x tägl.
Gebärmutter verlagert, Schmerzen wie gequetscht

Unfruchtbarkeit, lokale Ursachen

Sepia D6 - 3x tägl.
Gebärmutter verlagert, trockene Scheide

Bellis D3 - 3x tägl.
Verwachsungen nach Entzündungen

Platinum D6 - 3x tägl.
Gebärmutter verlagert, Myom, verkrampfte Scheide

Plumbum D6 - 3x tägl.
Gebärmutter zu klein

Vaginismus (sexuelle Abneigung) mit trockener Scheide

Platinum D200 - 1x monatl.
Krämpfe, Scheide zu eng, enges Becken; die Dame mit dem "dernier cri"

Natrium muriaticum D200 - 1x monatl.
Abneigung und Koitus schmerzhaft; die ewig Pubertierende

Sepia D200 - 1x monatl.
braucht keinen Mann; Edel-Emanze, Öko-Schlampe oder abgewrackte Hausfrau

Ignatia D200 - 1x bei Bedarf
Krampf; sehr wechselhafte Erscheinungen; weiß nicht was sie will

Lycopodium D200 - 1x monatl.
Koitus schmerzhaft; dürres, derbes, würdiges Mannweib

Hydrophobinum D200 - 1x bei Bedarf
Krämpfe; nur bei fließendem Wasser sexuell erregt; tollwütiges Weib

erste Perioden-Blutung (Menarche) zu früh

Aconitum D30 - 1x in Wasser
durch plötzliche Ereignisse wie Veränderungen, Schreck, Angst, usw.

erste Perioden-Blutung zu spät

Pulsatilla D6 - 3x tägl.
wie ein schwerer Stein im Unterleib lange vorher, Krämpfe mit Unruhe

Kalium carbonicum D6 - 3x tägl.
schwerer Durchbruch, lang, stark; Rückenschwäche, Schwellungen

erste Periode kommt spät; "alles zu spät"

Aristolochia D12 - 2x tägl.
Gebärmutter zu klein

Cimicifuga D12 - 2x tägl.
Hypophysenschaden; intersexuell, Magersucht oder Fettsucht

Graphites D12 - 2x tägl.
Hypophysenschaden; fett, faul, gefräßig, schmierig

Pulsatilla D12 - 2x tägl.
Genitalien unterentwickelt; fett, schüchtern, weint

Calcium carbonicum D12 - 2x tägl.
primäre Keimblattschädigung; fett, schüchtern, lächelt

Barium carbonicum D12 - 2x tägl.
sekundäre Keimblattschädigung; dick, dümmlich, dumm, debil

erste Periode mit stinkendem Achselschweiß

Tellurium D6 - 3x tägl.
wie Knoblauch

Periode, ausbleibend (Amenorrhoe); primär, noch keine Periode gehabt

Aristolochia D12 - 2x tägl.
4 Wochen lang; besonders bei zu kleiner Gebärmutter; danach:

Pulsatilla D4 - 3x tägl.
4 Wochen lang; statt dessen Asthma? Danach:

Lilium D4 - 3x tägl.
4 Wochen lang; Kur bedarfsweise wiederholen

Periode, ausbleibend; sekundär, Periode bleibt aus

Aconitum D30 - 1x bei Bedarf
nach Schreck, Ärger, Angst, trockener Kälte

Pulsatilla D4 - 3x tägl.
nach Erkältung durch nasse Füße; dafür Asthma

Senecio D4 - 3x tägl.
ohne Grund; junge Mädchen; dafür Kitzelhusten, Nasenbluten

Sulfur D4 - 3x tägl.
nach Erkrankungen, besonders nach Grippe

Periode, ausbleibend nach Absetzen der Pille

Lachesis D12 - 2x tägl.
Folge von unterdrückter natürlicher Periode

Apis D12 - 2x tägl.
Folge von unterdrückter natürlicher Libido

Phosphorus D12 - 2x tägl.
Folge von unterdrücktem natürlichem Hormonzusammenspiel

Platinum D12 - 2x tägl.
Folge von unterdrückter natürlicher Potenz

Periode, Akne um den Mund

Sepia D6 - 3x tägl.
bei verschlampten jungen Mädchen, bei adretten Geschäftsfrauen

Cimicifuga D6 - 3x tägl.
bei jungen Mädchen mit rauher Haut und seelisch-geistiger Unruhe

Periode, Verlangen nach Alkohol davor

Pulsatilla D12 - 2x tägl.
nach Wein, Likör; trinkt alleine, ist ungern alleine

Periode, Blutfluß schwächend

China D4 - 3x tägl.
nach reichlichem Blutfluß

Natrium muriaticum D200 - einmalig
durch Blutarmut und heftige Begleitbeschwerden

Magnesium carbonicum D12 - 2x tägl.
durch reichlichen pechschwarzen Blutverlust

Periode, Blutfluß schwarz wie Pech

Crocus D12 - 2x tägl.
perlschnurartig

Magnesium carbonicum D12 - 2x tägl.
nicht auswaschbar

Periode, Blutfluß setzt zwischendurch aus

Aconitum D30 - 1x in Wasser
helle Blutung

Periode, Blutfluß zu stark (Hypermenorrhoe)

Kalium carbonicum D6 - 1x tägl. morgens
und
Calcium carbonicum D6 - 1x tägl. abends
bei Periodenbeginn zusätzlich:
Hamamelis D4 - 3x tägl.
dunkel, reichlich, mit Zerschlagenheitsschmerz im Unterleib; oder:
Hydrastis D4 - 3x tägl.
dunkel, reichlich, schleimig, stinkend; oder:
Ipecacuanha D4 - 3x tägl.
hellrot, reichlich mit dauerhafter Übelkeit

Periode mit Brustschmerzen eine Woche davor

Phytolacca D4 - 3x tägl.
Brust gestaut, schneidende Nervenschmerzen durch den ganzen Körper
Lilium D4 - 3x tägl.
scharfe Nervenschmerzen mit sexueller Erregung
Phellandrium D4 - 3x tägl.
Stiche durch die Brüste, zum Rücken ziehend

Periode mit Brustschwellung

Phytolacca D4 - 3x tägl.
bei Periode; bei Erschütterung, durch Kälte
Lac caninum D4 - 3x tägl.
vor und bei Periode; durch Erschütterung, muß die Brüste festhalten
Bryonia D4 - 3x tägl.
Stechen bei Gehen, bei Bewegung, Gegendruck lindert, bindet Brüste fest
Conium D4 - 3x tägl.
vor Periode; durch Gehen, Erschütterung, äußerst berührungsempfindlich, selbst gegen Kleiderdruck

Depression vor Periode

Platinum D200 - 1x monatl.
überheblich, besitzstrebend; alle Menschen sind klein und unwürdig
Lycopodium D200 - 1x monatl.
stolz, würdig, pedantisch; alle Menschen sind nichtig und gefühllos
Causticum D200 - 1x monatl.
trocken, unsicher; abnorme sexuelle Gelüste
Stannum D200 - 1x monatl.
erschöpft, unsicher; mit Angst
Aurum D200 - 1x monatl.
rot, machtstrebend; tiefe Melancholie

Depression bei Periode

Pulsatilla D200 - 1x monatl.
möchte so gerne schwanger sein

Cimicifuga D200 - 1x monatl.
hysterisch, verkrampft und geschwätzig

Graphites D200 - 1x monatl.
kann nicht schwanger werden

Depression vor und bei Periode, reizbar

Sepia D200 - 1x monatl.
vorher Angst, schwanger zu sein; danach erhoffte sie, es zu sein

Natrium muriaticum D200 - 1x monatl.
gleichgültig gegenüber den Rhythmen ihrer Natur

Periode mit Erbrechen

Phosphorus D12 - 2x tägl.
sauer

Kreosotum D4 - 3x tägl.
schleimig

Kalium carbonicum D6 - 3x tägl.
mit heftigen Kreuzschmerzen

Periode mit Heiserkeit

Magnesium carbonicum D6 - 3x tägl.
Halsweh, stimmlos, Heißhunger

Graphites D6 - 3x tägl.
mit Husten, Schnupfen, Schweiß; Übelkeit morgens

Gelsemium D30 - 1x bei Bedarf
stimmlos ohne Schmerz

Periode mit Juckreiz der Scheide davor

Acidum nitricum D6 - 3x tägl.
wunde, kalte Haut

Magnesium carbonicum D6 - 3x tägl.
allgemeine Verschlimmerung der vielfältigsten Beschwerden

Tarantula hispanica D12 - 2x tägl.
trockene, heiße Haut; auch nach der Periode

Periode mit Kopfschmerz, allgemein

Pulsatilla D12 - 2x tägl.
bei unterdrückter Regel

Aristolochia D12 - 2x tägl.
bei unterdrückter Regel und vor Regel

Cimicifuga D12 - 2x tägl.
bei Regel, hysterisch

Sepia D12 - 2x tägl.
bei Regel, melancholisch

Lachesis D12 - 2x tägl.
vor Regel, alles besser wenn die Säfte fließen

Kopfschmerz vor Periode

Cimicifuga D3 - stündl.
Nackenkrampf, als ob das Hirn zu groß sei, nach außen drückend

Calcium carbonicum D12 - 2x tägl.
halbseitig mit Völle und Blutwallung zum Kopf

Pulsatilla D12 - 2x tägl.
als ob Stirn und Schläfe zersprängen, bindet Kopf fest ein, braucht frische Luft

Xanthoxylum D4 - 3x tägl.
über linkem Auge ein Tag vorher

Kopfschmerz vor und bei Periode

Gelsemium D6 - 2- bis 3stündl.
Nackenkrampf, übel, erbricht, sehr apathisch, massig heller Urin

Asarum D6 - 2- bis 3stündl.
Stirn und Hinterkopf klopfen beim Bücken; Kaltwaschen lindert

Ammonium carbonicum D6 - 2- bis 3stündl.
nach dem Erwachen mit erhitztem Gesicht, oft Durchfall

Kopfschmerz bei Periode

Belladonna D30 - 1x in Wasser
rot; plötzlich klopfend, wellenartig bei Erschütterung, beim Bücken

Sanguinaria D6 - stündl.
rot; pulsiert vom Hinterkopf zum rechten Auge, Sonnenverlauf

Veratrum viride D4 - 3stündl.
rot; pulsiert vom Nacken aufwärts; heißes gedunsenes Gesicht

Cyclamen D6 - 3stündl.
blaß; rasend mit Flimmern vor den Augen

Caulophyllum D4 - 3x tägl.
blaß; spannend im Hinterkopf; Magen-, Blasen-, und Darmkrämpfe

Graphites D12 - 2x tägl.
blaß; pressend nach dem Erwachen mit Hitzegefühl; erbricht

Kopfschmerz bei und nach Periode

Sepia D12 - 2x tägl.
berstend am Hinterkopf mit Blutwallung, Übelkeit und Erbrechen; heiße Umschläge lindern; Leeregefühl im Magen!

Kopfschmerz nach Periode

Crocus D12 - 2x tägl.
dumpf, heftiger Schlag gegen die Schläfe, Blutwallungen

Lachesis D12 - 2x tägl.
links, hämmernd, beim Erwachen; tiefrotes Gesicht

Lilium D12 - 2x tägl.
links, Stirn, Schläfe, Auge mit Blutandrang, ihr wird schwarz vor den Augen

Kopfschmerz vor, bei, nach Periode

Natrium muriaticum D200 - 1x monatl.
berstend ganzer Kopf mit Gesichtsröte, Übelkeit und Erbrechen

Krämpfe bei Periode mit Durchfall

Bovista D6 - 3x tägl.
morgens, Gefühl eines Eisklumpens im Magen, aufgetrieben, Krümmkoliken

Krämpfe überall bei Periode

Cuprum D6 - 2- bis 3ständl.
Bauchdecke, Waden, Finger, Daumen krampft zur Handinnenfläche hin

Periode mit Kreuzschmerzen

Sepia D6 - 3x tägl.
beim Gehen und Sitzen, braucht festen Halt, muß hart liegen und sitzen

Kalium carbonicum D6 - 3x tägl.
einschießend, stechend, Kreuz und Beine versagen, Wärme lindert

Tartarus stibiatus D4 - 3x tägl.
bei Erschütterung, beim Husten, Niesen, Lachen; Übelkeit, Erbrechen

Periode mit Magenbeschwerden

Viburnum D2 - 3x tägl.
Magen wie leer, Schwächegefühl

Sepia D6 - 3x tägl.
Magen wie leer, hängt herunter wie an einem Stein befestigt

Cocculus D4 - stündl.
Magen hebt und senkt sich wie auf hoher See; übel im Magen, als rieben Steine aneinander

Ignatia D30 - 1x bei Bedarf
Magen wie hinabgedrängt, wehenartig

Nasenbluten anstelle der Periode

Pulsatilla D6 - stündl.
massiv, dunkel

Bryonia D6 - stündl.
passiv, dunkel, bessert Kopfweh

Periode mit Schlafsucht

Nux moschata D12 - 2x tägl.
gähnt krampfhaft

Periode mit reichlichen Schleimhautfetzen

Magnesium phosphoricum D4 - alle 10 Min.
dunkel, schwach

Viburnum D2 - stündl.
hell, scharf, schwach

Ustilago D2 - stündl.
hell oder dunkel, klumpig, schwarze Strähnen, stark

Periode mit sexueller Erregung

Crocus D12 - 2x tägl.
albern; geiler Geruch

Stramonium D12 - 2x tägl.
mannstoll

Veratrum album D12 - 2x tägl.
möchte alle küssen

Schmerz vor Periode

Magnesium phosphoricum D4 - alle 10 Min.
krampfartig, ab 14 Uhr, Krümmen, Druck und Wärme lindern

Belladonna D30 - 1x bei Bedarf
wehenartig, Schneiden durch das Becken, Hinabdrängen; muß aufsitzen

Caulophyllum D4 - 3x tägl.
anhaltend krampfartig, Schießen durch ganzen Körper

Sepia D6 - 3x tägl.
alle Beschwerden schlimmer, Magen hängt, Unterleib hängt, Gemüt hängt

Veratrum viride D6 - 3x tägl.
kolikartig mit brennendem Harnzwang

Xanthoxylum D2 - stündl.
quälend neuralgisch, brennend, Beine wie gelähmt, Kopfweh über li. Auge

Schmerz vor und bei Periode

Pulsatilla D12 - 2x tägl.
kneifend, Krümmen lindert; Blutfluß verspätet, wechselhaft, eher dunkel

Cocculus D4 - stündl.
neuralgisch, schwächend; Blutfluß spärlich oder klumpig mit Übelkeit

Viburnum D2 - stündl.
krampfartig, plötzlich, hinabdrängend; Reizblase, Magenkolik, Rückenweh

Helonias D12 - 2x tägl.
heftig krampfartig, auch nachher; Kreuzweh bei Beginn des Blutflusses

Schmerz bei Periode

Chamomilla D30 - 1x bei Bedarf
neuralgisch vom Kreuz zur Innenseite der Schenkel, dunkler Fluß

Cimicifuga D4 - alle 10 Min.
neuralgisch, scharf hin und her schießend, wehenartig, schwacher Fluß

Colocynthis D4 - alle 10 Min.
neuralgisch, scharf vom Nabel zum linken Eierstock, Krümmen lindert

Coffea D6 - stündl.
neuralgisch; überempfindlich, verzweifelnd; Fluß früh, stark, klumpig

Gelsemium D6 - stündl.
krampfartig, hinabdrängend, wehenartig; entleert massig hellen Urin

Ignatia D30 - 1x bei Bedarf
hysterisch, wehenartig, Druck lindert; klumpiger Fluß; viel heller Urin

Mittelschmerz; zwischen 2 Perioden

Apis D4 - 3x tägl.
Stiche rechter Eierstock

Bryonia D4 - 3x tägl.
Stiche bei geringster Bewegung

Chamomilla D30 - 1x bei Bedarf
Krämpfe bis in die Oberschenkel

Hamamelis D4 - 3x tägl.
Unterleib wie gequetscht

Schmerzen bei jeder zweiten Periode

Gossypium herbaceum D4 - 3x tägl.
kurz vor Periode; Blutung spät, schwach

Schmerzen, je schwächer die Perioden-Blutung

Magnesium phosphoricum D4 - alle 10 Min.
krampfartig

Caulophyllum D4 - 3x tägl.
anhaltend wie Wehen

Lachesis D12 - 2x tägl.
alles schlimmer infolge Beckenstaus

Schmerzen, je stärker die Perioden-Blutung

Cimicifuga D4 - alle 10 Min.
neuralgisch

Schmerzen um das Becken herum bei Periode

Veratrum viride D30 - 1x in Wasser
wie zum Platzen

Platinum D6 - 3x tägl.
wie in einem Schraubstock

Sepia D6 - 3x tägl.
Hinabdrängen des Beckeninhaltes

Viburnum D2 - stündl.
Hinabdrängen des Beckeninhaltes, stärker als bei Sepia

Schmerzen bis in die Oberschenkel bei Periode

Chamomilla D30 - 1x bei Bedarf
nervöse, hitzige, schwitzige Frauen

Xanthoxylum D2 - stündl.
nervöse, blasse, magere Frauen

Schmerzen besser durch Strecken

Belladonna D30 - 1x in Wasser
horizontales Schneiden im Becken, hinabdrängend im Liegen, bei Sepia umgekehrt

Dioscorea D4 - stündl.
vom Nabel fächerförmig ausstrahlend

Periode-Zwischenblutungen (Metrorrhagie)

Bovista D6 - 2stündl.
dunkel, bei geringster Anstrengung, nachts, morgens; Körper geschwollen

Hamamelis D4 - stündl.
dunkel, schwächend; Unterleib wie gequetscht

Carbo vegetabilis D30 - 1x in Wasser
dunkel, schwächend; brennendes Kreuz; reißt Fenster auf

Erigeron D6 - stündl.
dunkel, klumpig, gußartig, anfallsweise

Ferrum D6 - 3stündl.
hellrot geronnen, gußweise; Gesichtshitze

Millefolium D4 - stündl.
hellrot, aktiv; ohne Ängstlichkeit

Wechseljahre, Hitzewallungen mit Depressionen

Lachesis D200 - 1x monatl.
rot, kräftig, hitzig; fühlt sich seit den Wechseljahren nicht mehr wohl

Aurum D200 - 1x monatl.
blaurot, untersetzt; Atemnot, Herzdruck. Hochdruck, Selbstmordgefahr!

Sepia D200 - 1x monatl.
gelb, dunkelhaarig, dunkle Augenringe; lehnt ihre Familie ab

Cimicifuga D200 - 1x monatl.
blaß und fett oder mager oder Mannweib; nervös, ruhelos, schlaflos

Wechseljahre, Hitzewallungen mit Kopfschmerzen

Acidum sulfuricum D12 - 2x tägl.
ganzer Kopf, beginnt allmählich, hört plötzlich auf; Gesicht gedunsen

Sanguinaria D12 - 2x tägl.
rechts, hämmernd; Gesicht wie ein rotes Gemälde

Lachesis D12 - 2x tägl.
links, hämmernd; kräftig, hitzig, schwitzig; blaß, frostig, trocken

Strontium carbonicum D12 - 2x tägl.
heftig, tief, Hinterhaupt, hüllt den Kopf ein; tiefrotes Gesicht

Wechseljahre, Hitzewallungen mit kalten Schweißen

Acidum sulfuricum D12 - 2x tägl.
erschöpfend; ruhelos mit zitternder Hast, schlaflos mit Hautjucken

Sepia D12 - 2x tägl.
brennend; Hände und Füße kalt; ablehnend, launenhaft, gleichgültig

Tabacum D30 - 1x bei Bedarf
erschöpfend; ängstlich, schwindelig, sterbenselend, Herzklopfen

Cytisus laburnum D12 - 2x tägl.
wie bei Tabacum, aber mit brennendem Gesicht

Wechseljahre, Hitzewallungen mit warmen Schweißen

Sulfur D12 - 2x tägl.
große erschöpfende Hitze, Brennen überall; breitschultrig, gebeugt

Glonoinum D30 - 1x bei Bedarf
starker dunkelroter Blutandrang, Klopfen, Ohrgeräusche

Lachesis D12 - 2x tägl.
schwächend, Herzenge, Halsenge; trägt offene Bluse, verlangt Kälte

Naja D12 - 2x tägl.
wie bei Lachesis, verlangt aber Wärme

Crocus D12 - 2x tägl.
alles wallt: Brust, Herz, Periode; glaubt schwanger zu sein

Jaborandi D12 - 2x tägl.
plötzlich, heftig; erregt, zittert; Herzjagen, Übelkeit

Wechseljahre, Hitzewallungen ohne Schweiße

Aconitum D30 - 1x bei Bedarf
plötzlich mit Unruhe, Todesangst, mit Taubheitsgefühl, Schwindel

Apis D30 - 1x bei Bedarf
hitzig, Hochdruck, Husten, Asthma; schwirrt wie eine Biene

Sanguinaria D12 - 2x tägl.
rot wie angemalt, aufgedunsen, gichtig, verträgt keine Zugluft

Phosphorus D12 - 2x tägl.
Wallungen aus den Händen aufsteigend!

Strontium carbonicum D12 - 2x tägl.
hochrot mit schwerem Kopfschmerz, hüllt den Kopf warm ein

Veratrum viride D12 - 2x tägl.
mit viel Frost und Schauder, kalte Haut, klebriger Schweiß

Wechseljahre mit nervösen, neuropathischen Störungen

Cimicifuga D12 - 2x tägl.
ruhelos, unglücklich, traurig, launisch, kummervoll; morgens

Caulophyllum D12 - 2x tägl.
ruhelos, gespannt mit Arbeitsdrang, regt sich leicht auf

Wechseljahre mit Rheuma der Fingergelenke

Sepia D12 - 2x tägl.
chronisch, steif; Kreuz, Knie, besser durch Bewegung, frische Luft

Lachesis D12 - 2x tägl.
akut, schleichend, nachts, Erwachen, Spannungsgefühl, berührungsempfindlich

Caulophyllum D4 - 3x tägl.
chronisch, steif; Faustschluß nicht mehr möglich

Wechseljahre mit sexueller Übererregtheit

Apis D200 - 1x monatl.
Folge von unterdrücktem Geschlechtsleben; "hitzige Witwe"

Lilium D200 - 1x monatl.
wünscht sich einen Mann und hat Angst, sich ihm hinzugeben

Platinum D200 - 1x monatl.
wünscht sich einen Mann, aber weint leicht gerührt, wenn sie drandenkt

Veratrum album D200 - 1x monatl.
wünscht sich einen Mann, aber verträgt weder Wärme noch Zuneigung

Caladium D200 - 1x monatl.
wollüstig juckende Scham; aber ist kalt und orgasmusunfähig

ständig müde in den Wechseljahren

Bellis D3 - 3x tägl.
mit Rückenweh, möchte nur liegen; ausgemergelte Gebärmutter

Aletris D3 - 3x tägl.
mit Stuhlverstopfung ohne Drang, ständig kranker Unterleib

Zwischenblutung in den Wechseljahren

Sanguinaria D6 - 3x tägl.
hell, klumpig, übelriechend

Bovista D6 - 3x tägl.
dunkel, fließt bei der geringsten Anstrengung, nachts und frühmorgens

Gebärmutterblutung nach den Wechseljahren

Erigeron D6 - alle 10 Min.
dunkel, klumpig, stoßweise, gußweise; Blase und Darm gereizt

Kreosotum D4 - stündl.
schwärzlich, faul stinkend, heiß; wundes brennendes Genitale; Krebs?

Arsenicum album D6 - stündl.
wie brennendes Fleischwasser; ausgezehrt; Krebs?

Jucken am äußeren Genitale nach den Wechseljahren

Caladium D6 - 3x tägl.
wollüstig, besonders in der Bettwärme

Acidum sulfuricum D6 - 3x tägl.
heftig; beachte: Diabetes!

Sepia D6 - 3x tägl.
trocken; gegen Koitus abgeneigt

Alumina D6 - 3x tägl.
sehr trocken, reichlich Ausfluß

Conium D6 - 3x tägl.
wollüstig, ätzend; beachte: Diabetes, Drüsen!

Ambra D3 - 3x tägl.
unerträglich, überempfindlich; schlaflose Frau, zieht sich zurück

Kreislaufstörungen nach den Wechseljahren

Aconitum D30 - 1x bei Bedarf
plötzlich, hellrot; eckige, ängstliche, ruhelose Frau

Lachesis D12 - 2x tägl.
rot oder blaß; kräftige oder erschöpfte, geschwätzige Frau

Glonoinum D30 - 1x bei Bedarf
plötzlich, dunkelrot, Kopfdruck

NOTIZEN:

Schwangerschaft

"Eugenische Kur" 1. bis 5. Monat

Tuberculinum GT D200 - einmalig
1. Monat; beugt Erkältlichkeit und Drüsengeschichten vor

Medorrhinum D200 - einmalig
2. Monat; beugt Rheuma, Gicht, Lebergeschichten vor

Luesinum D200 - einmalig
3. Monat; beugt destruktiven, degenerativen Erkrankungen vor

Cancerinum D200 - einmalig
4. Monat; beugt Karzinomgeschehen vor

Sulfur D200 - einmalig
5. Monat; setzt "Gifte" in Bewegung und scheidet sie aus

"Eugenische Kur" 6. bis 8. Monat

Calcium carbonicum D200 - 1x monatl.
6.- 8. Monat; bei rundlichen, lieben, unbeholfenen Schwangeren; oder:

Calcium phosphoricum D200 - einmalig
bei schlanken, netten, verbindlichen Schwangeren; oder:

Calcium fluoratum D200 - einmalig
bei kräftigen, dünnen, strähnigen Schwangeren

beachte: die Eugenische Kur ist eine empfohlene Vorbeugung, falls Schwangere nicht bzw. noch nicht in Behandlung ist; Kinder aus homöopathisch geleiteten Schwangerschaften strotzen erfahrungsgemäß vor Gesundheit

ab 9. Monat

Pulsatilla D4 - 3x tägl.
zu schlaffe Beckenmuskeln; beugt Stauungen vor (Beine, Venen, Niere)

Caulophyllum D4 - 3x tägl.
zu straffe Beckenmuskeln; entspannt Muttermund, beugt Scheidenschnitt ("Epi") vor

Beschwerden in der Schwangerschaft

Allergie

Okoubaka D2 - 3x tägl.
besonders auf Medikamente

Angst

Aconitum D30 - 1x bei Bedarf
Todesangst, sagt ihre Todesstunde voraus

Arsenicum album D30 - 1x bei Bedarf
Angst vor dem Tod, Angst sterben zu müssen

Capsicum D200 - einmalig
Angst mit Heimweh und roten Bäckchen, will zu Mutter

Cimicifuga D30 - 1x bei Bedarf
Angst, es könne etwas schiefgehen

Pulsatilla D200 - 1x bei Bedarf
Angst vor drohendem Unheil mit Heulen und Wehklagen

Veratrum album D30 - 1x bei Bedarf
Angst mit geschwätziger Schwermut

Atemnot

Viola odorata D4 - 3x tägl.
klinisch bewährt

Bauchdeckenschmerz

Bellis D3 - 3x tägl.
wie zerschlagen, als ob die Hüfte auseinanderfiele, lahme Beine

Hamamelis D4 - 3x tägl.
wie gequetscht

Blutarmut

Natrium muriaticum D200 - einmalig
müde, Kreuzschmerz, braucht festen Druck im Rücken

Phosphorus D12 - 2x tägl.
rasch erschöpft, aber schnell erholt

Arsenicum album D12 - 2x tägl.
erholt sich nicht mehr, Totenmaske

Depression, allgemein

Platinum D200 - 1x monatl.
sexuell übererregt, leidet um ihre schöne Figur und weint schweigsam

Sepia D200 - 1x monatl.
schwerfällig, gleichgültig gegen ihre Lieben, will ihre Ruhe

Aurum D200 - 1x monatl.
tiefe Melancholie, will nicht mehr leben, plant schweigend ihren Tod

Cimicifuga D200 - 1x bei Bedarf
schlafraubende Sorgen, es könne nicht gut gehen; ruhelos

Pulsatilla D200 - 1x bei Bedarf
unbegründete Sorgen um ein bevorstehendes Unheil, weint schweigsam

Veratrum album D200 - 1x bei Bedarf
manisch, ruhelos, hochmütig, geschwätzig

Depression, hypochondrisch

Natrium muriaticum D200 - 1x monatl.
sorgt sich um sich selbst, seufzt in der Menge, weint in der Stille

Durchfall

Veratrum album D6 - 3x tägl.
Schwäche und kalter Schweiß danach

Antimonium crudum D4 - 3x tägl.
wechselnd mit Verstopfung

Eklampsie

Cuprum arsenicosum D12 - alle 10 Min.
Krämpfe überall, elend

Phosphorus D12 - alle 10 Min.
schmerzloses Erbrechen, schmerzloser Durchfall

Apocynum D2 - alle 10 Min.
Krämpfe, Erbrechen, Koma

Veratrum viride D30 - alle 10 Min.
blaß-blaues zuckendes Gesicht, kaltschweißig, Erbrechen, Koma; höchste Gefahr!

Erbrechen, durch Essen besser

Ignatia D4 - 3x tägl.
überempfindliche Frauen; übel bei Zigarettenrauch; Schluckauf

Anacardium D4 - 3x tägl.
Magendruck, Sodbrennen

Mandragora D4 - 3x tägl.
Säure bis zum Hals, weiße Zunge; apathisch-depressiv

Petroleum D6 - 3x tägl.
Heißhunger sofort danach

Erbrechen mit schwerem Kopfschmerz

Acidum carbolicum D6 - 3x tägl.
appetitlos, reizbar; Brennen und Rumpeln im Magen

Erbrechen mit Speichelfluß

Kreosotum D4 - 3x tägl.
unverdaute Speisen lange nach dem Essen

Lobelia inflata D3 - 3x tägl.
Essen erleichtert; Blähbauch

Apomorphinum D3 - 3x tägl.
bei geringster Nahrungsaufnahme; Schweiß, Unruhe, keine Übelkeit!

Erbrechen beim Denken an Speisen

Cocculus D4 - 3x tägl.
nervös; Speiseröhre krampft, Schwindel, Kopfschmerz; ängstlich

Nux moschata D6 - 3x tägl.
bei und nach dem Essen, Leeregefühl in der Magengrube

Stannum D6 - 3x tägl.
große Angst und Leeregefühl in der Magengrube, krümmt sich über Stuhllehne

Erbrechen beim Riechen von Speisen

Colchicum D4 - 3x tägl.
Erbrechen, Durchfall, Frösteln

Erbrechen beim Sehen von Speisen

Sepia D6 - 3x tägl.
Leere- und Hängegefühl im Magen, Hinsein

Arsenicum album D6 - 3x tägl.
unaufhörlich; Brennen mit Angstgefühl in der Magengrube

Dioscorea D4 - 3x tägl.
dumpfer Magenschmerz, kolikartig um den Nabel; beugt sich rückwärts

Erbrechen mit Übelkeit

Nux vomica D6 - 3x tägl.
morgens; mehr Aufstoßen als Erbrechen

Phosphorus D12 - 2x tägl.
Sodbrennen; mag kalte Getränke, die bald danach erbrochen werden

Cerium oxalicum D4 - 3x tägl.
klinisch bewährt; anhaltend, halb verdaute Speisen

Erbrechen, unstillbar

Ipecacuanha D4 - 3x tägl.
mit großer anhaltender Übelkeit, saubere Zunge!

Lobelia inflata D3 - 3x tägl.
tödliche Übelkeit mit kalten Schweißen; elender Klumpen in Hals und Magen

Frieren

Pulsatilla D6 - 3x tägl.
Frost und Schaudern

Gallebeschwerden

Cholesterinum D12 - 2x tägl.
vor dem Essen und:

Calculi biliarii D10 - 2x tägl.
nach dem Essen

Gelbsucht

Cholesterinum D4 - 3x tägl.
bei Cholesterinsteinen

Gelenkschwäche

Murex D6 - 3x tägl.
und Schwäche in den Beinen wie bei Bellis

Hämorrhoiden

Collinsonia D4 - 3x tägl.
mit Krampfadern an den Schamlippen und Stuhlverstopfung

Harndrang

Pulsatilla D6 - 3x tägl.
unwillkürlich beim Gehen, beim Husten

Podophyllum D4 - 3x tägl.
Hinabdrängen während des Stuhlgangs

Herzklopfen

Veratrum album D6 - stündl.
mit kalten Schweißen auf der Stirn

Ischias

Aconitum D30 - 1x bei Bedarf
plötzliche Unterkühlung

Collinsonia D4 - 3x tägl.
Beckenstau, Verstopfung, Schamlippenkrampfadern

Rhus tox D30 - 1x bei Bedarf
rechts, Unterkühlung, Überanstrengung

Gnaphalium D4 - 3x tägl.
links, muß im Stuhl sitzen

Agaricus D6 - 3x tägl.
kann nicht weich sitzen

Juckreiz

Sulfur D12 - 2x tägl.
brennend, an den Schamlippen, an allen Körperöffnungen

Juckreiz in der Scheide

Sepia D6 - 3x tägl.
trockene Scheide, Abneigung vor Verkehr; Schwangerschaftserbrechen

Kindesbewegungen, schmerzhaft

Arnica D4 - 3x tägl.
Kind strampelt und tritt, schlafstörend

Veratrum album D4 - 3x tägl.
Kind strampelt und tritt, zur Ohnmacht führend

Kindeslage anormal

Pulsatilla D6 - 2stündl.

Krampfadern

Pulsatilla D4 - 3x tägl.
bestehende Krampfadern verschlimmern sich, Beinschwere

Hamamelis D4 - 3x tägl.
Venen gestaut, Beine wie zerschlagen, Schwüle verschlimmert

Collinsonia D4 - 3x tägl.
Krampfadern der Scham, Hämorrhoiden, Beckenstau, Verstopfung, Ischias

Millefolium D4 - 3x tägl.
krampfartige Schmerzen entlang der Venen

Kreislaufstörungen

Veratrum album D30 - 1x bei Bedarf
niedriger oder schwankender Blutdruck, Schwindel, Erschöpfung

Mutterbandschmerz

Clematis D4 - 3x tägl.
wie gequetscht

Nervenschmerz

Aconitum D6 - 3x tägl.
plötzlich, mit Taubheitsgefühlen

Nierenbeckenentzündung

Sarsaparilla D6 - 3x tägl.
Brennen am Ende des Harnens, Nierengrieß?

Nierenentzündung

Apocynum D2 - 3x tägl.
wenig Sherry-farbener Urin, Schwellungen, Krämpfe; unstillbarer Durst

Nierenschrumpfung

Mercurius corrosivus D30 - 1x tägl.
rot, spärlich, Eiweiß, stärkste Krämpfe, Atemnot, wächsernes Aussehen

"Periode" in den ersten Monaten der Schwangerschaft

Nux moschata D6 - 3x tägl.
Völle, Blähungen, Übelkeit

Querlage im letzten Monat der Schwangerschaft

Toxoplasmose M - einmalig
sehr bewährt!

Scheinschwangerschaft

Crocus D200 - einmalig
ältere, rote, alberne Frauen; Gefühl wie etwas Lebendiges im Leib

Thuja D200 - einmalig
jüngere, blasse, melancholische Frauen; auch bei Tieren bewährt

Sabadilla D200 - einmalig
blasse, fröstelnde Frauen; weiß aber, daß es nur eine Einbildung ist

Schlafstörungen

Cimicifuga D12 - 2x tägl.
niedergeschlagen, sorgenvoll, Kopfschmerz, Rheuma

Schluckauf

Cuprum D200 - 1x in Wasser
krampfhaft

Schwäche, unüberwindbar

Sepia D12 - 2x tägl.
zieht sich zurück

Helonias D12 - 2x tägl.
sucht Ablenkung

Aletris D4 - 3x tägl.
ständig müde, möchte nur liegen

Schwellung der Beine

Solidago D2 - 3x tägl.
teigig

Apis D4 - 3x tägl.
gespannt

Sodbrennen

Mercurius solubilis D30 - 1x tägl.
nachts, brennend; Essen bessert nicht

Anacardium D4 - 3x tägl.
nüchtern; Essen bessert

Dioscorea D4 - 3x tägl.
tagsüber; beugt sich zurück

Tetanie

Veratrum album D3 - alle 10 Min.
eingefallen, kaltschweißig

Trunksucht

Nux vomica D30 - 1x tägl. morgens
mürrisch, reizbar

Venenschmerz

Millefolium D4 - 3x tägl.
krampfartig entlang der Venen

Hamamelis D4 - 3x tägl.
wie gepackt, wie gequetscht

Verstopfung ohne Drang

Sepia D6 - 3x tägl.
als habe sie ein Gewicht im Enddarm

Collinsonia D4 - 3x tägl.
mit Krampfadern am Genitale

Opium D12 - 2x tägl.
falls die vorigen Arzneien nicht wirken

Wadenkrämpfe

Cuprum aceticum D4 - 3x tägl.
muß aufstehen und auf dem kalten Boden fest auftreten

Zahnfleischentzündung

Mercurius solubilis D30 - 1x tägl.
mit anschließendem Zahnfleischschwund

Zahnschmerzen

Magnesium carbonicum D6 - 3x tägl.
pulsieren nachts im Bett; beim Kauen; besser Wärme, Reiben, Bewegung

Sepia D6 - 3x tägl.
pulsieren; bei Berührung, Zugluft

Kreosotum D4 - 3x tägl.
mit Karies und Zahnfleischschwund

Nux vomica D30 - 1x bei Bedarf
bei gereizten, mißlaunigen, verdrießlichen Frauen

Fehlgeburt, spontan, ohne Vorzeichen

Apis D200 - 1x bei Bedarf
in den ersten Monaten

Sepia D200 - 1x monatl.
fünfter bis siebter Monat

Opium D200 - 1x bei Bedarf
kurz vor der Geburt

Fehlgeburt, fieberhaft, septisch

Lachesis D12 - 2x tägl.
hektisches trockenes Fieber mit viel Durst; dazu eventuell:

Pyrogenium D30 - 3stündl.
besonders wenn Schwäche und stinkender Schweiß eintreten; Pulsdifferenz

Fehlgeburt bei abgestorbener Frucht

Cantharis D12 - 2stündl.
setzt die Austreibung in Gang; Brennen und Blasenreiz

Fehlgeburt, drohend, Auslösung

Aconitum D30 - 1x tägl. morgens
trockener Ärger, Schreck, Todesangst; ruhelos

Chamomilla D30 - 1x tägl. morgens
hitziger, schwitziger Ärger

Arnica D30 - 1x tägl. morgens
Unfall, Verletzung, Überanstrengung, Angst; Unterleib wie zerschlagen

Gelsemium D30 - 1x tägl. morgens
seelische Erregungen, Aufregung

Opium D30 - 1x tägl. morgens
Schock, Schreck; wie gelähmt

Cinnamomum D30 - 1x tägl. morgens
Unfall durch Fehltritt, Überanstrengung; heftige Blutung bei leichten Wehen

Fehlgeburt, drohend, in ersten und späteren Monaten

Viburnum D2 - 3x tägl.
Ziehen vom Rücken zum Unterbauch, bis in die Oberschenkel

Secale D4 - 3x tägl.
starke, schwarze, flüssige wehenartige Blutung; Ameisenlaufen; eingefallenes Gesicht, Verlangen nach Frischluft trotz kaltem Körper

Fehlgeburt, drohend, im 3. Monat

Sabina D4 - 3x tägl.
hellrote, klumpige Blutung; heftiges Ziehen vom Kreuz zum Schambein

Fehlgeburt, drohend, durch Blutstau im Unterleib

Belladonna D6 - stündl.
starke, heiße Blutung, wellenartiges Pulsieren im Rücken, im Kopf, in der Gebärmutter; streckt sich nach hinten

Fehlgeburt, drohend, durch Schwäche

Caulophyllum D4 - 3x tägl.
schweres Ziehen im Rücken und in den Seiten des Bauches, schwache Wehen, spärlicher Ausfluß; innerliches Zittern

Fehlgeburt, drohend, durch Gebärmutter-Verlagerung

Sepia D6 - 3x tägl.
Gefühl eines Gewichtes im After

Viburnum D2 - 3x tägl.
Rückenschmerz bis in die Oberschenkel ausstrahlend

Aletris D4 - 3x tägl.
mit Verstopfung ohne Drang, ständig müde

Fehlgeburt, drohend, durch häufigen Ultraschall

Gelsemium D6 - 3x tägl.
infolge Erregung durch Untersuchung bei sensiblen Frauen

Fehlgeburt, habituell, Vorbeugung

Sabina D4 - 3x tägl.
6 Wochen lang nach erfolgter Fehlgeburt; danach:

Kalium carbonicum D6 - 3x tägl.
6 Monate lang; besonders bei einschießendem Stechen und bei Kreuzweh

Fehlgeburt, habituell, Diathese

Bang D200 - einmalig
Brucellose; nach 4 Wochen:

Toxoplasmose D200 - einmalig
dazu:

Umckaloabo D2 - 3x tägl.
bewährt bei Toxoplasmose

Fehlgeburt, habituell, unterentwickelte Gebärmutter

Plumbum D4 - 3x tägl.
Muskeln der Gebärmutter zurückgebildet; graufahles Gesicht

Secale D4 - 3x tägl.
wie bei Plumbum, nur blasses gerunzeltes Gesicht; ausgezehrte Frauen

Fehlgeburt, habituell, bei rheumatischer Anlage

Cimicifuga D4 - 3x tägl.
Schmerzen schießen im Bauch hin und her, muß sich krümmen

Caulophyllum D4 - 3x tägl.
mit großer Schwäche

Fehlgeburt, Nachblutung

Sabina D4 - alle 10 Min.
hell, wehenartig zum Kreuz und zu den Oberschenkeln

Erigeron D4 - alle 10 Min.
hell, gußweise, anfallsartig; Blase und Darm gereizt

Fehlgeburt, mangelhafte Rückbildung der Gebärmutter

Psorinum D200 - einmalig
besonders bei langen hellroten Blutungen nach Fehlgeburt

Geburtsvorbereitung: 6 Wochen vor Termin

Pulsatilla D4 - 3x tägl.
vor dem Essen; löst Hemmung und Angst; und:

Caulophyllum D4 - 3x tägl.
nach dem Essen; löst verkrampften Beckenboden

Geburtsvorbereitung: 1 Woche vor Termin

Arnica D4 - 3x tägl.
beugt Geburtskomplikationen wie Schmerzen, Blutungen, abnormem Wochenfluß und mangelnder Rückbildung der Gebärmutter vor

Geburtsvorbereitung: zur Geburt mitnehmen

Gelsemium D30 - einmalig
für Eröffnungswehen, Zittern aus freudiger Erregung

Cimicifuga D3 - alle 10 Min.
für Wehenschwäche, Krampfwehen

Caulophyllum D4 - stündl.
für zu straffen Muttermund, Zittern aus Schwäche

Chamomilla D30 - einmalig
für unerträgliche Krampfwehen bis in die Oberschenkel

Cuprum D30 - einmalig
für Krämpfe an anderen Körperteilen, vor allem Finger, Waden, Füße

Nux vomica D30 - einmalig
für Wadenkrämpfe, Stuhlabgang bei jeder Wehe, nach eventueller Narkose

Geburt, Muttermund eröffnet sich

Gelsemium D30 - einmalig
eine Gabe reicht meist aus; ansonsten:

Caulophyllum D4 - stündl.
bei zu straffem Muttermund; oder:

Ustilago D4 - stündl.
bei zu schlaffem, schwammigem Muttermund

Einleitung bei Wehenschwäche

Cimicifuga D3 - alle 10 Min.
bis mittelkräftige Wehen erreicht sind

Caulophyllum D4 - stündl.
falls Wehen nicht in Gang kommen, Muttermund noch nicht aufgelockert

Wehen lassen nach

Cimicifuga D3 - alle 10 Min.
Schmerzen schießen durch den Körper und hin und her im Unterbauch

Caulophyllum D4 - stündl.
bei zu straffem Muttermund

Ustilago D4 - stündl.
bei zu schlaffem, schwammigem Muttermund

Wehen zu stark, Krampfwehen

Gelsemium D30 - 1x bei Bedarf
mit Schwäche, Mattigkeit

Caulophyllum D4 - stündl.
mit großer Schwäche, Muskelzittern ohne Geburtsfortgang

Chamomilla D30 - 1x bei Bedarf
wirft um sich

Cimicifuga D3 - alle 10 Min.
schreit um sich

Coffea D12 - einmalig
jede Wehe krampft; aus freudiger Erregung

Wehen mit Körperkrämpfen

Cimicifuga D3 - alle 10 Min.
Herzkrämpfe

Cuprum aceticum D4 - alle 10 Min.
Finger, Waden, Füße

Nux vomica D30 - einmalig
Wadenkrämpfe

Wehen mit Stuhldrang

Nux vomica D30 - einmalig
bei jeder Wehe geht Stuhl in kleinen Mengen ab, Rückenweh

Eklampsie während der Geburt

Cuprum arsenicosum D12 - alle 10 Min.
Krämpfe überall, elend

Phosphorus D12 - alle 10 Min.
schmerzloses Erbrechen, schmerzloser Durchfall

Apocynum D2 - alle 10 Min.
Krämpfe, Erbrechen, Koma

Veratrum viride D30 - alle 10 Min.
blaß-blaues zuckendes Gesicht, kaltschweißig, Erbrechen, Koma; höchste Gefahr!

Neugeborenes normal

Calcium carbonicum D200 - einmalig
im Sommer

Calcium phosphoricum D200 - einmalig
im Winter

Neugeborenes blaß-blau

Cuprum D200 - einmalig
Krämpfe, Atemnot

Augenentzündung des Neugeborenen

Kalium sulfuricum D4 - 3x tägl.
weißliche schleimige Absonderung

verklebte Augen des Neugeborenen

Medorrhinum D200 - einmalig
lithämisch

krampfhaftes Erbrechen des Neugeborenen

Calcium carbonicum D6 - 3x tägl.
Milchunverträglichkeit?

Geburtsschock des Neugeborenen

Aconitum D30 - einmalig
"raus in die Kälte"; Unruhe, Zittern

Hoden des Neugeborenen nicht tastbar

Sepia D6 - 3x tägl.
in der Bauchhöhle

Kopfekzem, trocken, des Neugeborenen

Lycopodium D6 - 3x tägl.

Körperekzem des Neugeborenen

Graphites D6 - 3x tägl.
gelbkrustig, eitrig darunter

Naseschniefen bei Neugeborenen

Luesinum D200 - einmalig
angeborener Schnupfen

Linsenschlottern, Grimassieren bei Neugeborenen

Agaricus D3 - 3x tägl.
Geburtsschaden?

Wasserbruch bei Neugeborenen

Thuja D6 - 3x tägl.
meist beidseitig

Folge von Zangengeburt bei Neugeborenen

Arnica D4 - 3x tägl.
4 Wochen lang für Mutter und Kind

Blasenlähmung der Mutter nach Geburt

Causticum D200 - einmalig
trotzdem gehen unbemerkt Harntröpfchen ab

Harnverhaltung bei der Mutter

Aconitum D30 - 1x bei Bedarf
plötzlich, heftig, stürmisch

Kreuzschmerzen der Mutter nach Zangengeburt

Hypericum D4 - 3x tägl.
Nervenquetschung

Plazenta der Mutter zurückgehalten

Pulsatilla D6 - 3x tägl.
Wehenmangel nach Geburt

Steißbeinschmerz (Kokzygodynie) nach Entbindung

Tarantula hispanica D6 - 3x tägl.

Symphyse bei der Mutter gelockert, Schwäche

Rhus tox D6 - 3x tägl.
schwache Beine, wie zerschlagen

Symphyse bei der Mutter gelockert, Lähmung

Causticum D6 - 3x tägl.
von unten nach oben aufsteigende Lahmheit

Plumbum D6 - 3x tägl.
krampfartige Lahmheit, Muskeln schwinden

Rhus tox D6 - 3x tägl.
steife Beine, schleppender Gang, wie zerschlagen

Zittern der Mutter

Gelsemium D30 - 1x in Wasser
empfindsam, erregt über das Ereignis

Caulophyllum D30 - 1x in Wasser
aus Schwäche nach schwerer verspannter Geburt

Nachwehen, allgemein

Arnica D4 - stündl.
wenn vor Geburt homöopathisch behandelt wurde, ist keine Therapie nötig

Xanthoxylum D4 - stündl.
klinisch bewährt

Nachwehen, krampfhaft

Caulophyllum D30 - 1x bei Bedarf
im Unterbauch nach langer anstrengender Geburt

Cuprum D30 - 1x bei Bedarf
heftig mit Krämpfen in den Waden und Füßen

Secale D4 - alle 10 Min.
heftig mit Spreizkrämpfen der Finger und Lippenkrampf

Nachwehen, schwach

Pulsatilla D4 - stündl.
erschöpft und weint

Nachwehen, unerträglich

Cimicifuga D3 - alle 10 Min.
starke Wehen in den Leisten; hysterisch, überempfindlich

Chamomilla D30 - 1x bei Bedarf
hitzige Wehen überall; Vorsicht: wirft mit Gegenständen!

Nachwehen hinter der Gebärmutter

Nux vomica D6 - stündl.
Druck auf Blase und After, Stuhl geht ab

Sepia D6 - stündl.
Druck wie ein Gewicht im After, sitzt wie auf einem Ball

Cocculus D4 - stündl.
Wehen im Darm

Sabina D4 - stündl.
Druck vom Rücken zum Schambein

Nachwehen mit Zittern

Gelsemium D30 - 1x in Wasser
empfindsam, erregt über das Ereignis

Caulophyllum D30 - 1x in Wasser
aus Schwäche nach schwerer verspannter Geburt

Nachwehen mit Wundschmerz

Arnica D4 - stündl.
wie zerschlagen

Bellis D4 - stündl.
durch das ganze Becken, das auseinanderzufallen droht; kann kaum gehen

Stillen, Milchmangel

Lac caninum D4 - 3x tägl.
Brüste schmerzen bei Berührung und Erschütterung

Urtica urens D2 - 3x tägl.
ohne ersichtlichen Anlaß; auch als Brennesseltee trinken

Ricinus communis D4 - 3x tägl.
Milch erscheint nicht; fördert Milchfluß

Agnus castus D4 - 3x tägl.
bei ruhigen, eher apathischen Müttern

Stillen, schmerzhafter Milchstau

Phytolacca D4 - 3x tägl.
schneidend durch den ganzen Körper beim Stillen

Phellandrium D4 - 3x tägl.
stechend durch die Brüste zum Rücken, besser beim Stillen

Pulsatilla D30 - 1x tägl.
depressiv, tränenreich; Sorgen und Weinen ohne Grund

Chamomilla D30 - 1x tägl.
hitzig, schwitzig; Folge von Ärger

Causticum D12 - 2x tägl.
trocken, fröstelnd; Folge von Rheuma

Abstillen

Phytolacca D4 - 3x tägl.
oder bei Versagen:

Phytolacca D1 - 3x tägl.
unter die Haut spritzen

Bryonia D4 - 3x tägl.
falls noch Brustspannung besteht, im Wechsel mit Phytolacca

Brustwarze schmerzt beim Stillen

Phytolacca D4 - 3x tägl.
schneidet durch den ganzen Körper beim Stillen

Phellandrium D4 - 3x tägl.
sticht durch die Brüste zum Rücken, besser beim Stillen

Croton D4 - 3x tägl.
Schrunden; Stechen als ob an einer Schnur zum Rücken gezogen

Nux vomica D6 - 3x tägl.
neuralgisch bei nervösen, reizbaren, mürrischen Frauen

Kind verweigert Muttermilch

Silicea D12 - 2x tägl.
Unverträglichkeit

Kind will nicht saugen

Lachesis D12 - 2x tägl.
kräftiges Kind, entzündete Mundschleimhaut

Mercurius solubilis D30 - 1x tägl.
fröstelndes Kind, entzündete Mundschleimhaut

Silicea D12 - 2x tägl.
lehnt Milch ab, Brustwarzen der Mutter geschrumpft

Antimonium crudum D12 - 2x tägl.
Brustwarzen schrundig, rissig

Wochenbett, allgemein

Arnica D4 - 3x tägl.
noch 14 Tage lang weitergeben

Blutung im Wochenbett

Ustilago D2 - stündl.
dunkel, klumpig, schwarz; Muttermund schlaff, schwammig; nicht untersuchen, sonst vermehrt Blutung!

Eierstockskrämpfe im Wochenbett

Clematis D4 - 3x tägl.
und Mutterbandschmerzen

Ekzem beginnt im Wochenbett

Lachesis D200 - 1x bei Bedarf
depressiv

Sepia D200 - 1x bei Bedarf
will ihr Kind nicht sehen

Pulsatilla D200 - 1x bei Bedarf
weint viel, besonders beim Stillen

Hämorrhoiden im Wochenbett

Collinsonia D4 - 3x tägl.
am After, an der Scheide; Verstopfung

Harnverhaltung im Wochenbett

Causticum D200 - einmalig
Überlaufblase, Urin geht unbemerkt und tropfenweise ab

Kopfschmerz im Wochenbett

China D4 - 3x tägl.
nach blutreicher Geburt

Muskelschmerzen im Wochenbett

Rhus tox D30 - 1x bei Bedarf
ganzer Körper wie zerschlagen

Acidum sarcolacticum D4 - 3x tägl.
lahme Rückenmuskeln, Beinmuskeln mit Krämpfen bei geringster Anstrengung

Psychose, apathisch im Wochenbett

Phosphorus M - einmalig
stumpfsinnig, will nicht reden, antwortet nur langsam; Gesichter grinsen sie an; ihr Körper sei in Stücke zerfallen

Psychose, geschwätzig im Wochenbett

Stramonium M - einmalig
sitzt im Bett, lacht, singt, flucht, betet und macht Reime

Lachesis M - einmalig
Angst vergiftet zu werden; steht unter Kontrolle eines Übermenschen

Cimicifuga M - einmalig
ständig wechselnde Themen; sieht Ratten und Mäuse

Hyoscyamus M - einmalig
sitzt im Bett, blickt wild um sich, murmelt, wimmert, weint, zuckt

Secale M - einmalig
sitzt im Bett, redet wirr von Angst und Tod; schlaflos bei Euphorie

Veratrum album M - einmalig
sitzt im Bett und zerschneidet ihre Kleider

Psychose, Mordlust im Wochenbett

Platinum M - einmalig
unwiderstehlicher Zwang, ihr Kind mit einem Messer zu töten

Psychose, sexuelle Überreizung im Wochenbett

Platinum M - einmalig
Wollust ohne Anlaß; könnte ihren Ehemann töten

Lilium M - einmalig
verzweifelt, sei schwerkrank, Herzanfälle, geile Reden, Schuldgefühl

Hyoscyamus M - einmalig
sitzt im Bett, zieht sich nackt aus mit anzüglichen Gebärden

Veratrum album M - einmalig
der Teufel kämpft mit ihrer Leidenschaft, windet ihre betenden Hände

Cantharis M - einmalig
hitzige Erregung, heftige Onanie, verzweifelt darüber in Tobsucht

Psychose, tobsüchtig im Wochenbett

Stramonium M - einmalig
wildester Zorn! hellrotes erschrockenes Gesicht, tobt mit Gespenstern

Belladonna M - einmalig
nie aus Stumpfsinn aufwecken! bellt, beißt wie ein tobsüchtiger Hund

Hyoscyamus M - einmalig
tobt mit eingebildeten Feinden, flieht unters Bett, Vergiftungsangst

Stillpsychose

Platinum D200 - einmalig
stolz, depressiv; will Kind nicht sehen

Hyoscyamus D200 - einmalig
erregt, manisch, schamlos; lehnt Kind ab

Steißbeinschmerz im Wochenbett

Hypericum D30 - einmalig
infolge Nervenverletzung

weint ohne Grund im Wochenbett

Pulsatilla D200 - einmalig
leicht gerührt, sehr tränenreich

Wochenfluß, fieberhaft

Pyrogenium D30 - 3ständl.
bei beginnendem Schüttelfrost

Lachesis D12 - 2x tägl.
Blutvergiftung mit hohem trockenem Fieber und viel Durst

Wochenfluß, spärlich

Pulsatilla D6 - 3x tägl.
Unterleib wie gestaut

Wochenfluß, übelriechend

Kreosotum D4 - 3x tägl.
mit Klumpen; fauler Mülltonnengeruch

NOTIZEN:

Haut

Abszeß, Entzündungsstadien

Apis D4 - stündl.
hellrot, weich, wie ein Bienenstich

Belladonna D30 - 2x tägl.
hellrot, hart, wie eine Tollkirsche

Arnica D30 - 2x tägl.
dunkelrot, hart, wie eine Prellung

Lachesis D12 - 2x tägl.
violett, hart, wie ein Schlangenbiß

Hepar sulfuris D200 - 6stündl., 3x insgesamt
gelbe Eiterkrone, akute Eiterungsprozesse

Anthracinum D200 - einmalig
schwarze Eiterkrone, chronische Eiterungsprozesse, Karbunkel

reifer Abszeß

Myristica sebifera D4 - stündl.
weiches Gewebe; "homöopathisches Messer" anstatt chirurgischem Skalpell

entleerter Abszeß

Silicea D6 - 3x tägl.
pfropfartige Höhlung, hell wie Sand

Carbo animalis D4 - 3x tägl.
schwarze Höhlung, wie verkohlt

Äderchen-Erweiterung (Angiektasien)

Aranea diadema D12 - 2x tägl.
auch alle anderen Spinnengifte; flohsticharttige Hautausschläge

Abrotanum D4 - 3x tägl.
schwache, brüchige Kapillare (Teleangiektasien)

Aurum D12 - 2x tägl.
Roseolen; an Lebererkrankung denken!

Afterjucken (Pruritus ani) ohne Ausschlag

Tuberculinum GT D200 - einmalig
lymphatisches Terrain; dazu:

Berberis D3 - 3x tägl.
bei fressendem Jucken; aggressiv; harnsaure Diathese

Cina D200 - 1x monatl.
nachts kribbelt es im After; Wurmbefall mit Fadenwürmern (Oxyuren)

Spigelia D4 - 3x tägl.
nachts durch Würmer; weniger hampelnd, weniger Nabelkrämpfe als bei Cina

Cuprum oxydatum nigrum D4 - 3x tägl.
unbeeinflußbarer Wurmbefall

Akne als Ausdruck einer vererbten Anlage

Tuberculinum bovinum D200 - einmalig
lymphatisch; leben gerne miteinander; evtl. mit einer Pflanze geben

Medorrhinum D200 - einmalig
lithämisch, seborrhöisch; leben nebeneinander her; evtl. mit Thuja

Luesinum D200 - einmalig
destruktiv; leben gegeneinander; evtl. mit Acidum nitricum oder Silicea

Akne als Ausdruck einer Verhaltensstörung

Pulsatilla D200 - 1x monatl.
überall klein; beleidigt, weint, halsstarrig, tröstbar; lithämisch

Sulfur D200 - 1x monatl.
überall groß; arbeitsunlustig, faul, stinkt, hängt herum; lithämisch

Natrium muriaticum D200 - 1x monatl.
Stirnhaargrenze; ernst, still, gereizt, untröstlich; lymphatisch

Acidum nitricum M - 1x alle 8 Wochen
Stirnhaargrenze; dürr, unruhig, stinkt, flucht, spuckt; destruktiv

Akne als Folge der Pille

Agnus castus D4 - 3x tägl.
rot; auch vor der Periode bei Gelbkörperschwäche der Eierstöcke

Lachesis D12 - 2x tägl.
dunkelrot; allgemein gestörter Hormonhaushalt

Akne eher bei Jungen

Calcium phosphoricum D4 - 3x tägl.
dünn, hippelig; Sexus vermehrt aber schwach; Schmerz nach Onanie

Selenium D6 - 3x tägl.
dünn, erschöpft; Sexus vermehrt, aber unzureichend; erschöpft nach Onanie

Sulfur D6 - 3x tägl.
dünn gebeugt oder dicklich kräftig; genüßliche Onanie, zu früher Erguß

Akne eher bei Mädchen

Pulsatilla D12 - 2x tägl.
rundliche, liebreizende, schüchterne Mädchen

Sepia D12 - 2x tägl.
straffe, jungfräuliche, kumpelhafte, vorlaute, schlampige Mädchen

Lilium D12 - 2x tägl.
nette, aber derbe Mädchen

Akne bei Säufern

Antimonium crudum D4 - 3x tägl.
rote Pickel, Magenbeschwerden mit dick-weiß angestrichener Zunge, Durst

Akne um das Kinn

Juglans regia D6 - 3x tägl.
kleine rote Pickel oder juckende, brennende Bläschen

Akne um die Periode

Sepia D6 - 3x tägl.
um den Mund; bei verschlampten Mädchen, bei adretten Geschäftsfrauen

Cimicifuga D6 - 3x tägl.
im Gesicht; bei Mädchen mit rauher Haut und seelisch-geistiger Unruhe

Akne zusammenfließend (conglomata)

Sulfur jodatum D4 - 3x tägl.
Therapiebeginn, 4 Wochen lang, Resorptionsarznei; danach:

Kalium bromatum D4 - 3x tägl.
ebenso 4 Wochen lang; eventuell Kur 1 bis 2 mal wiederholen

Hirudo D12 - 2x tägl.
wenig Eiter, leicht blutend

Hepar sulfuris D200 - 1x tägl., 3x insgesamt
viele Eiterstippchen, berührungsempfindlich, Splitterschmerz

Carbo animalis D4 - 3x tägl.
reaktionslos, aufgedrückte Pickel werden schwarz

Kälteallergie

Natrium muriaticum D200 - 1x bei Bedarf
bei trockener Kälte

Dulcamara D200 - 1x bei Bedarf
bei feuchter Kälte

Katzenallergie

Pulsatilla M - einmalig
auch Katzenmutter

Allergie auf Konservierungsmittel

Sabadilla D12 - 2x tägl.
Haut, Schleimhäute, Gehirn

Allergie, Nesselsucht, Nesselfieber

Apis D30 - 2stündl.
sticht, brennt, trockenes Fieber, kein Durst; verlangt kühl

Histaminum hydrochloricum D30 - 1x bei Bedarf
juckt wechselhaft, erscheint an den Kratzstellen

Urtica urens D2 - stündl.
brennt, juckt; nach Seefischgenuß, nach Insektenstichen; Wärme lindert

Arsenicum album D30 - 1x bei Bedarf
brennt; nach Eiweißgenuß; Wärme lindert

Okoubaka D2 - 3stündl.
Nahrungsmittelallergie, vor allem auf Reisen

Dulcamara D6 - 3x tägl.
Kälteallergie

Allergie, Quaddeln

Aconitum D30 - 1x bei Bedarf
akut, plötzlich, heftig; Kühle bessert

Histaminum hydrochloricum D200 - einmalig
wechselhaft, erscheint an den Kratzstellen; bestes Antihistaminikum

Bellis D30 - 1x bei Bedarf
juckt, brennt, beißt; nach warmem Bad schlimmer

Apis D200 - 1x bei Bedarf
allmählich, sticht, brennt, Schwellung (Phlegmasia alba); Kühle lindert

Urtica urens D2 - stündl.
brennt, juckt; vor allem nach Seefischgenuß, Insektenstichen; Wärme lindert

Dulcamara D6 - 3x tägl.
juckt wie Flohstiche, ganzer Körper; durch Kälte verursacht

Ausschlag (Exanthem), akut, flächenhaft

Aconitum D30 - 1x bei Bedarf
hellrot, plötzliche trockene Hitze, Unruhe, Kälteverlangen

Belladonna D30 - 1x bei Bedarf
rot, Hitze und dampfender Schweiß an bedeckten Teilen, Wärmeverlangen

Chamomilla D30 - 1x bei Bedarf
hektisch rot, Hitze und Schweiß der Schädeldecke, Kälteverlangen

Sulfur D30 - 1x bei Bedarf
kräftig rot, Hitze und Schweiß überall, Kälteverlangen

Masernausschlag

Belladonna D30 - 3stündl.
purpurrot

Rötelnausschlag

Aconitum D30 - 3stündl.
hellrot

Scharlachausschlag

Apis D30 - 3stündl.
hellrot geschwollen

Ausschlag, kleinpapulös (Lichen ruber planus)

Antimonium crudum D6 - 3x tägl.
derbe, stecknadelkopfgroße rote Knötchen auf dunkelrotem Grund

Arsenicum album D6 - 3x tägl.
wachsartig glänzende, zentral eingedellte Papeln

Lithium carbonicum D4 - 3x tägl
bei harnsaurer Diathese mit rotbraunem Satz im Urin

Beingeschwür bei Durchblutungsstörungen der Adern

Arnica D4 - 3x tägl.
Gefäßverkalkung; nach lokaler Verletzung

Abrotanum D4 - 3x tägl.
schwache, brüchige Äderchen

Secale D4 - 3x tägl.
Gefäßkrämpfe

Beingeschwür bei Durchblutungsstörungen der Venen

Lachesis D12 - 2x tägl.
dunkelroter Rand, dunkles Blutsickern, eher links; drohende Embolie

Crotalus D12 - 2x tägl.
blutet stärker als Lachesis, eher rechts

Vipera D12 - 2x tägl.
blasse Schwester der Lachesis; Beine wie zum Platzen, legt sie hoch

Aesculus D4 - 3x tägl.
Beckenvenenstau, Splittergefühl, Kreuzschmerz, Hämorrhoiden

Carbo animalis D4 - 3x tägl.
dunkler Rand, Wunde schwarz wie Kohle, Schwellung durch Stauung

Beingeschwür, narbig

Acidum hydrofluoricum D6 - 3x tägl.
hartnäckig hitzig, Venen erweitert, schlimmer sommers, Hitze, Schwüle

Calcium fluoratum D12 - 2x tägl.
bläulicher juckender Rand, leicht blutende Wunde, Kühle lindert

Silicea D6 - 3x tägl.
schlechte Heilhaut, nässende stinkende Wunde, verlangt Wärme

Beingeschwür, schmerzhaft

Acidum nitricum D6 - 3x tägl.
wie von Holzsplitter, dünner, scharf stinkender Eiter; sucht trockene Wärme

Hydrastis D4 - 3x tägl.
dünnes, scharfes eitriges Wundsekret; sucht feuchte Wärme

Kreosotum D4 - 3x tägl.
Rand und Wunde empfindungslos, Eiter stinkt nach Knoblauch; sucht Wärme

Asa foetida D4 - 3x tägl.
bläulicher Rand, dünne eitrige Wunde, stinkt aashaft; berührungsempfindlich

Arsenicum album D6 - 3x tägl.
wachsartiger Rand, blasse Wunde, brennt; braucht feuchte Wärme

Kalium bichromicum D12 - 2x tägl.
Wunde wie ausgestanzt

Beingeschwür, schmerzlos durch Stauung

Carduus D4 - 3x tägl.
Pfortaderstau, 4 Wochen lang; oder:

Hamamelis D4 - 3x tägl.
Beinvenenstau, 4 Wochen lang; danach:

Pulsatilla D4 - 3x tägl.
4 Wochen lang; dazu:

Calcium fluoratum D12 - 1x tägl. abends

beachte: Zusammenhang Geschwüre und Geistesstörung! Der Verschluß eines Geschwürs kann die latente Geistesstörung wachrufen!

Bindegewebsschwäche, allgemein

Alumina D6 - 3x tägl.
aggressive Unruhe

Silicea D6 - 3x tägl.
Minderwertigkeitsgefühle

Calcium fluoratum D12 - 2x tägl.
Angst vor dem Alleinsein

Magnesium carbonicum D12 - 2x tägl.
Dauermüdigkeit, Brotesser

Bläschen an den Händen, Bäckerekzem

Mezereum D6 - 3x tägl.
trocken, krustig

Rhus tox D30 - 1x tägl. abends
mehr juckend als brennend

Silicea D12 - 2x tägl.
trocken, verlangt Wärme

Causticum D12 - 2x tägl.
trocken, verlangt Feuchtigkeit

Thuja D12 - 2x tägl.
feucht, verlangt trockenes Wetter, Blumenkohlwarzen

Windpockenbläschen

Antimonium crudum D4 - 3x tägl.
bis die Krusten abfallen; verhindert Narbenbildung

Bläschen, Nesseln, Quaddeln, Petechien

Acidum salicylicum D12 - 2x tägl.
lymphatisch, triefende Schweißausbrüche

Acidum hydrofluoricum D6 - 3x tägl.
destruktiv, tiefe Hautstörung, schlimmer Juckreiz

Blasensucht (Pemphigus), Blasen und Hautablösungen

Acidum hydrofluoricum D6 - 3x tägl.
Diathese-Erkrankung! eher im Sommer

Luesinum D200 - 1x monatl.
zusätzlich, um die ererbte destruktive Anlage zu mildern

Acidum nitricum D6 - 3x tägl.
tiefste rissige Schrunden, eher im Winter

Lachesis D12 - 2x tägl.
bei erneutem Aufflackern

Blutschwamm, Flammenmal (Hämangiom)

Arnica D4 - 3x tägl.
dunkelrot, schlimmer im Sommer; wirkt auf Äderchen; kräftige Menschen

Ferrum phosphoricum D12 - 2x tägl.
hellrot; blasse, blutarme, leicht fiebernde Kinder

Acidum hydrofluoricum D6 - 3x tägl.
rot, schlimmer in der Wärme; wirkt auf Gewebe; kräftig oder kraftlos

Abrotanum D3 - 3x tägl.
blaß, schlimmer im Winter; wirkt auf Gefäße; schwach, frostig

Bellis D3 - 3x tägl.
rot; bewährt im eventuellen täglichen Wechsel mit Abrotanum

Tuberculinum GT D200 - 1x monatl.
zusätzlich dazwischen geben

Brand (Gangrän), eitrig zerfallende Geschwüre

beachte: immer an Diabetes denken!

Secale D4 - 3x tägl.
trockener Gewebsbrand; innerlich Hitze, äußerlich Kälte

Kreosotum D4 - 3x tägl.
empfindungsloser Gewebsbrand, Eiter stinkt nach Knoblauch; sucht Wärme

Asa foetida D4 - 3x tägl.
dünne eitrige Wunde, stinkt aashaft; berührungsempfindlich

Arsenicum album D6 - 3x tägl.
wachsartiger Rand, blasse Wunde, brennt nachts; braucht feuchte Wärme

Ekzem, Therapiebeginn, personenbezogen

Calcium carbonicum D30 - 1x wöchentl.
klein, rundlich, blaß, schwach, brav, "Ja-Sager"; 4x insgesamt, dann:

Calcium phosphoricum D30 - 1x wöchentl.
schlank, dünn, blaß, schwächlich, unruhig, "Widersprecher"; ebenso 4x

Berberis D3 - 3x tägl.
zusätzlich zur Ausleitung der Gifte über die Niere

Ekzem, Therapiefolge, personenbezogen

Calcium fluoratum D200 - 1x monatl.
dürr, blaß, kraftvoll, hippelig, "Nein-Sager", Suppenkaspar

Sulfur D200 - 1x monatl.
schmuddelig; Hitze, ätzender Schweiß; schlimmer im Sommer; alle Formen

Lachesis D200 - 1x monatl.
rot, kräftig, wortreich, phantasiereich, mutlos; schlimmer im Frühjahr

Pulsatilla D200 - 1x monatl.
rundlich, gehemmt, halsstarrig, verletzlich, beleidigt, errötet, weint

Zincum D200 - einmalig
bei durch Salben unterdrücktem Ausschlag; ruft Ekzem wieder hervor

Bacillinum D200 - einmalig
zur Reaktion, wenn gut gewählte Arznei nur ungenügend durchwirkt

Ekzem, Folgebehandlung

Tuberculinum GT D200 - einmalig
nur durch Pflanze oder Säure folgen lassen!

chronisches Ekzem ruht

Sulfur D200 - einmalig
dazu Leberarzneien und Nierenarzneien zur Drainage

Ekzem durch Medikamentenmißbrauch

Sulfur D200 - einmalig
Antibiotika; frieselartiger, heftig juckender Ausschlag am Stamm

Okoubaka D2 - 3stündl.
Insektizide, Antibiotika; frieselartig, mäßig juckend

Ekzem der Großstadtkinder mit Asthma

Acidum sulfuricum D12 - 2x tägl.
rasselnd, pfeifend, locker, ermüdender Reizhusten

Ekzem, im Wochenbett beginnend

Lachesis D200 - 1x bei Bedarf
depressiv

Sepia D200 - 1x bei Bedarf
will ihr Kind nicht sehen

Pulsatilla D200 - 1x bei Bedarf
weint viel, besonders beim Stillen

mikrobielles Ekzem

Acidum hydrofluoricum D12 - 2x tägl.
schlimmer in der Wärme, im Sommer, in der Sonne

Silicea D12 - 2x tägl.
schlimmer ab Herbst über Winter

Natrium muriaticum D200 - 1x monatl.
trocken, schlimmer im Winter, durch Sonne

Alumina D12 - 2x tägl.
sehr trocken, vor allem im Winter

Rhus tox D30 - 1x tägl. abends
wenn es näßt und juckt

Arsenicum album D30 - 1x tägl. abends
wenn es näßt und brennt

Haut wird schwarz durch Gold und Silber

Sulfur D200 - 1x monatl.

Uhrarmbandekzem

Strontium carbonicum D12 - 2x tägl.
eher trocken

Niccolum sulfuricum D12 - 2x tägl.
eher feucht

Windelausschlag

Croton D12 - 2x tägl.
Bläschen; auch Genitalekzeme bei Erwachsenen

Ekzem, Ort

Oleander D12 - 2x tägl.
hinter dem Ohr, Hinterkopf

Graphites D12 - 2x tägl.
im Ohr, Lider

Sulfur D12 - 2x tägl.
Augenbrauen

Thuja D12 - 2x tägl.
Nacken

Natrium muriaticum D12 - 2x tägl.
um den Mund

Staphisagria D12 - 2x tägl.
Augenbrauen, hinter dem Ohr

Ekzem an den Haut-Schleimhaut-Grenzen

Acidum nitricum D6 - 3x tägl.
dünn, nässend, wund

Hydrastis D4 - 3x tägl.
dünn, schleimig, wund

Mezereum D6 - 3x tägl.
eitrig, brennt

Ekzem um die Augenbrauen

Causticum D200 - 1x monatl.
eher trocken, nur im Sommer

Graphites D12 - 2x tägl.
eher nässend, nur im Sommer

Petroleum D12 - 2x tägl.
trocken und nässend, nur im Winter in der Kälte

Hepar sulfuris M - 1x monatl.
eitrig, nur im Winter beim Einbruch sonniger, trockener, warmer Tage

Gehörgangekzem

Alumina D12 - 1x tägl. morgens
sehr lange geben

Ekzem hinter den Ohren

Graphites D200 - 1x monatl.
blaß, dick, dumm, faul, gefräßig (Wiener Schnitzel und Pommes); nässend

Viola tricolor D4 - 3x tägl.
eher trocken, Einrisse am Ohrläppchen, Pusteln, gelbe Krusten

Oleander D12 - 2x tägl.
nässend, stinkend, auch bevorzugt im behaarten Hinterkopf und im Nacken

Petroleum D12 - 2x tägl.
rissig, blutend, nässend, stinkend, schlimmer im Winter, Fingerkuppen

Acidum nitricum M - 1x alle 8 Wochen
destruktivste Anlage! übelriechend, tropfend, Krusten bildend; flucht

Arsenicum album M - 1x alle 8 Wochen
personenbezogen; terrorisierte Kindheit; überbesorgt, pedantisch

Ekzem im behaarten Kopf

Acidum nitricum D6 - 3x tägl.
nässend, übelriechend; eher an den Haargrenzen

Graphites D12 - 2x tägl.
feucht, borkig, mäßiger Juckreiz

Hepar sulfuris D200 - 1x monatl.
nässend, eitrig, riecht nach altem Käse

Sarsaparilla D6 - 3x tägl.
nässend, heftiger Juckreiz

Staphisagria D200 - 1x monatl.
eher trocken oder übelriechende nässende Krusten

Viola tricolor D4 - 3x tägl.
feucht, borkig; Einrisse der Ohrläppchen; bei Kindern

Bartflechte

Sulfur D6 - 3x tägl.
trocken, nässend, eiternd, stinkend; roter Bart bei dunklem Kopfhaar

Hepar sulfuris D200 - 1x monatl.
nässend, rissig, eiternd, riecht nach altem Käse

Graphites D12 - 2x tägl.
nässend, rissig, gelb krustig, schmierig

Cicuta virosa D6 - 3x tägl.
rundständige Bläschen wie Herpes, eiternd, krustig

Ekzem im Genitalbereich

Croton D12 - 2x tägl.
Bläschen; auch Windelausschlag

Natrium sulfuricum D12 - 2x tägl.
feucht, gelb-krustig, rissig; auch um den After

Ekzem in der Leiste (Intertrigo)

Arnica D6 - 3x tägl.
dunkelrot, Bläschen, Pusteln, nässend, sehr berührungsempfindlich

Belladonna D6 - 3x tägl.
rot und glatt oder dunkelrot mit Papeln und Pusteln

Cantharis D6 - 3x tägl.
feuerrot, brennt, martert, evtl. Bläschen, Blasen

Chamomilla D6 - 3x tägl.
hitzig, wund an Berührungsflächen

Hepar sulfuris D200 - 1x wöchentl.
näßt, juckt, stinkt nach Fischlake

Sulfur D6 - 3x tägl.
alle Formen, auch wallartig; näßt, juckt, brennt, übelriechender Schweiß

Ekzem um den After

Ratanhia D4 - 3x tägl.
nässend wie die Hämorrhoiden, wie Kletten im After

Nux vomica D12 - 2x tägl.
eher trocken wie der Stuhlgang als Folge ungeregelter Lebensweise

Acidum nitricum D12 - 2x tägl.
stärkster nässender Ausschlag; kratzt sich blutig

Collinsonia D6 - 3x tägl.
in der Schwangerschaft, meist mit ungewohnter Verstopfung

Paeonia als Salbe von der "DHU"

Hamamelis als Salbe, zum Beispiel "Hametum"

Ekzem im Wechsel mit Asthma

lymphatisch: wenn zuerst Asthma auftrat und danach das Ekzem erschien

lithämisch: wenn zuerst Ekzem auftrat und danach das Asthma erschien

Sulfur D200 - 1x monatl.
auch gleichzeitig im Sommer und/oder in der Bettwärme; alle Formen

Pulsatilla D200 - 1x monatl.
Schleimhäute eher kälteempfindlich, Haut eher wärmeempfindlich; feucht

Lachesis D200 - 1x monatl.
erst Ekzem, dann Asthma, ab Frühjahr bis Herbst, Erwachen; alle Formen

Dulcamara D200 - 1x monatl.
Asthma in feuchtem Wetter, durch Unterkühlung, Durchnässen; Krusten

Natrium muriaticum D200 - 1x monatl.
im Winter eher Asthma, im Sommer eher Ekzem schlimmer; Reibeisenhaut

Arsenicum album D200 - 1x monatl.
nur im Winter schlimmer; friert wie bei Psorinum; Haut sehr trocken, Risse

Elephantiasis, teigige Schwellung der Glieder

Serum anguillae D10 - 3x tägl.
Stauungen; auch nach Brustentfernung, nach Röntgenbestrahlung

Serum anguillae D200 - 1x monatl.
oder alle 14 Tage zusätzlich in den Muskel oder unter die Haut spritzen

Elephantiasis, eher bei Frauen

Pulsatilla D12 - 2x tägl.
gestaut im Sitzen, im Sommer

Lachesis D12 - 2x tägl.
gestaut in der Wärme, Schwüle

Helleborus D4 - 3x tägl.
gestaut infolge Funktionsträgheit der Nieren und/oder des Gehirns

Lapis albus D6 - 3x tägl.
gestaut infolge Lymphknoten- und/oder Schilddrüsenschwellung

Carbo animalis D4 - 3x tägl.
Reaktionslosigkeit; Verdauung, Atmung, Kreislauf stocken

Erythrasma (Corynebakterien-Infektion, z.B. Intertrigo)

Acidum salicylicum D4 - 3x tägl.
scharf begrenzte, rötlich-braune Flecke

Fettgeschwülste (Lipome), verschiebbar, weich

Barium carbonicum D4 - 3x tägl.
bei eher rundlichen Menschen; lange geben; an Verkalkung denken!

Silicea D6 - 3x tägl.
bei eher schlanken Menschen; ebenso lange geben

Fischschuppenkrankheit (Ichthyosis)

Arsenicum album D6 - 3x tägl.
kleieartige Schuppen (alle Formen, zum Beispiel Simplex-Form)

Phosphorus D6 - 3x tägl.
Vorsicht: Darmbluten! zentral braun gefärbte Schuppen (zum Beispiel Nitida-Form); Netzhautentzündung, Innenohrschwerhörigkeit, Nervenentzündungen (Polyneuritis), Kleinhirnsymptome wie Gangunsicherheit (Ataxie) abklären!

Luesinum D200 - 1x monatl.
fortlaufend zusätzlich

Hautfistel

Tuberculinum GT D200 - einmalig
Therapiebeginn; zusätzlich:

Berberis D3 - 3x tägl.
zur Nierenspülung, 4 Wochen lang; danach:

Calcium fluoratum D6 - 3x tägl.
oder:

Acidum hydrofluoricum D6 - 3x tägl.
im Sommer schlimmer; oder:

Silicea D6 - 3x tägl.
im Winter schlimmer

beachte: alle 3 Arzneien haben dünne, scharfe, ätzende Absonderungen

Frostbeulen, Erfrierungen

Abrotanum D3 - 3x tägl.
flohstichartige Schmerzen, feinste Venenzeichnung sichtbar

Petroleum D6 - 3x tägl.
sehr schmerzhaft, sieht übel aus

Agaricus D4 - 3x tägl.
juckt wie mit tausend Eisnadeln

Furunkel, unbeeinflußbar

Sulfur jodatum D3 - 3x tägl.
Reaktions- und Resorptionsarznei; 3 Monate lang geben

Echinacea D2 - 3x tägl.
bei allen chronisch-entzündlichen Prozessen; lange geben

Fußpilz zwischen den Zehen

Acidum hydrofluoricum D6 - 3x tägl.
akut im Sommer, blasig, tiefe Risse

Calcium fluoratum D12 - 2x tägl.
chronisch im Sommer, blasig, rissig

Silicea D12 - 2x tägl.
chronisch im Winter, Bläschen, rissig

Gesichtsrose (Akne rosacea)

Acidum hydrofluoricum D6 - 3x tägl.
im Sommer schlimmer; rot, kräftig, destruktiv

Abrotanum D4 - 3x tägl.
im Winter schlimmer; blaß, schwach, hohläugig, lymphatisch, Nase blau

Graphites D12 - 2x tägl.
in der Kälte schlimmer; blaß, wäßrig, dumm, faul, fett, gefräßig

Pulsatilla D12 - 2x tägl.
im Sommer schlimmer; klobige Nase; rundlich, lieblich, mütterlich, halsstarrig

Lachesis D12 - 2x tägl.
Frühjahr und Schwüle schlimmer; blaurote Nase; hitzig, geschwätzig

Sepia D12 - 2x tägl.
extreme Hitze und Kälte verschlimmern; außen weich, wäßrig, innen derb

Gesichtsrose, rote Nase

Arnica D6 - 3x tägl.
kräftig; entzündete Haarbälge

Aurum D6 - 3x tägl.
melancholisch; Äderchen brüchig

Carbo animalis D4 - 3x tägl.
gestaut, venöser Stau

Gesichtsrose, wenn rote Nase blaß wird

Acidum nitricum D6 - 3x tägl.
ausgezehrt, spuckt mit Worten oder aufs Trottoir

Argentum D6 - 3x tägl.
fahl wie Erde, unsicher, nervös

Arsenicum album D6 - 3x tägl.
vergehend, räumt alles auf

Granulom, ringförmig (Granuloma anulare)

Ledum D4 - 3x tägl.
rheumatische Grundlage, schlimmer im Sommer, Kälte bessert

Dulcamara D4 - 3x tägl.
schlimmer ab feucht-kaltem Herbst, Wärme bessert

Diathese beachten:

Tuberculinum GT D200 - 1x monatl.
lymphatisch, Tuberkulose, weiche Lymphknoten

Medorrhinum D200 - 1x monatl.
lithämisch, Tripper, Schleimhauterkrankungen

Luesinum D200 - 1x monatl.
destruktiv, Syphilis, harte Lymphknoten

Grützbeutel (Atherom), schmerzlos, verschiebbar

Silicea D6 - 3x tägl.
viele Monate geben

Grützbeutel, entzündet

Belladonna D6 - 3x tägl.
rot, hart, äußerst schmerzhaft

Hepar sulfuris D200 - 8stündl., 3x insgesamt
eiternd, weich, nicht verschiebbar

Gürtelrose (Herpes zoster), frisch

Mezereum D6 - 3stündl.
wellenartig bohrender Brennschmerz, wie verbrüht, nachts schlimmer

Rhus tox D30 - 1x tägl.
brennender Juckreiz; Kratzen, Wärme, Bewegung lindern, nachts schlimmer

Ranunculus bulbosus D200 - jeden 2.Tag
stechender juckender Brennschmerz, Bläschen im Rippenbereich

Cantharis D6 - 6x tägl.
wütender Brennschmerz, große Blasen

Causticum D6 - 6x tägl.
ätzender Verbrennungsschmerz

Arsenicum album D6 - 6x tägl.
brüllender Brennschmerz nachts

Gürtelrose, Zusatzbehandlung

Formica rufa D30 - 1x tägl.
paravertebral im Segmentbereich quaddeln

Gürtelrose mit blutigen Blasen

Crotalus D12 - 2x tägl.
allgemeine Blutungsneigung

Gürtelrose, Nachwehen

Tellurium D4 - 3x tägl.
lange anhaltende Verkrustung

Arsenicum album D6 - 3x tägl.
lange anhaltender brennender Nervenschmerz, vor allem nachts

Haarbalg-Entzündung auf der Nase (Follikulitis)

Arnica D2 - 3x tägl.
ganze Nase, besonders Nasenspitze, eher dunkelrot

Unterhautblutungen (Petechien)

Acidum sulfuricum D3 - 3x tägl.
mit auslaufendem Rand; häufig bei Alkoholikern

Ledum D3 - 3x tägl.
mit scharf umgrenztem Rand; Rheumatiker

Phosphorus D12 - 2x tägl.
punktförmig hell; Morbus Werlhof, Leukämie

Lachesis D12 - 2x tägl.
punktförmig dunkel; sieht dabei blaß aus; Leukämie

Hautkrebs (Melanom); schwarze, sich verändernde Muttermale

Calcium fluoratum D4 - 3x tägl.
Angeber, kräftig, strähnig

Silicea D6 - 3x tägl.
Kümmerling, blaß, geknickt

Arsenicum album D6 - 3x tägl.
Pedant, leichenblaß, ängstlich

Aurum D6 - 3x tägl.
Melancholiker, rot, untersetzt, besitzstrebend

Lachesis D12 - 2x tägl.
Vielschwätzer, rot, Perfektionist

Luesinum D200 - 1x monatl.
zusätzlich; destruktive, degenerative Diathese

Herpes circinatus, kreisförmig angeordnete Herpesbläschen

Cicuta virosa D4 - 3x tägl.
mit Brennen, später zusammenfließend; im Gesicht, Bartflechte

Tellurium D6 - 3x tägl.
trocknen ein mit weißen Schuppen; überall am Körper

Herpes genitalis, Herpesbläschen im Genitalbereich

Thuja D12 - 2x tägl.
eitrig, nach altem Käse riechend; auch Warzen

Medorrhinum D200 - einmalig
zusätzlich; lithämische Diathese

Variolinum D200 - einmalig
wiederkehrend

Natrium muriaticum D200 - 1x wöchentl.
3x insgesamt; lymphatische Diathese

Petroleum D12 - 2x tägl.
eher im Winter; destruktive Diathese

Dulcamara D6 - 3x tägl.
bei jeder Erkältung oder Unterkühlung von unten

Herpes labialis, Herpesbläschen an den Lippen

Natrium muriaticum D200 - einmalig
erkältlich, morgendlicher Niesreiz

Rhus tox D30 - 8stündl.
nach Unterkühlung bei allen Wettern

Dulcamara D30 - 8stündl.
nach Durchnässen bei feucht-kaltem oder feucht-warmem Wetter

Thuja D12 - 2x tägl.
nach Zugluft im Herbst

Acidum nitricum D6 - 3stündl.
leicht eitrig, blutig, stinkt; breitet sich aus

Impetigo (Eitergrind), Bläschen, Pusteln, gelbbraune Krusten

Hepar sulfuris D200 - 8stündl., 3x insgesamt
Eiterpusteln, Eiterkrusten, stinkt nach altem Käse, verlangt Wärme

Mercurius solubilis D30 - 1x tägl.
Eiterauflagen, übelriechend, verlangt nach Kühle

Antimonium crudum D6 - 3x tägl.
Eiterbläschen, dann hornige Krusten

Tartarus stibiatus D6 - 3x tägl.
pockenartige Eiterbläschen, Eiterpusteln, dann trockene Krusten

Staphisagria D6 - 3x tägl.
brennender, nässender, schuppender, übelriechender Ausschlag

Tuberculinum bovinum D200 - 1x monatl.
am Rücken

Insektenstich

Apis D30 - stündl.
hellrote wäßrige stechende Schwellung wie Bienenstich, Kühle lindert

Ledum D3 - 2stündl.
als Folge von Stichverletzung verstanden, Kühle lindert

Lachesis D12 - 3x tägl.
dunkelrote Umgebung des Stiches, drohende Blutvergiftung

Acidum carbolicum D6 - 3stündl.
Bläschen, Eiter, Brennen, drohende Blutvergiftung

Staphisagria D12 - 1x tägl.
morgens vorbeugend; mäßigt auch den zornigen Anteil im Blut

Wespenstich

Vespa crabro D200 - einmalig
das Gift der Wespe; bedarfsweise wiederholen

Zeckenstich

Apis D30 - stündl.
im Beginn; schmerzt wie Bienenstich; kühl halten

Ledum D200 - einmalig
später; als Folge von Stichverletzung verstanden; evtl. wiederholen

Lachesis D12 - 3x tägl.
wenn der Biß dunkelrot wird und Blutvergiftung droht

beachte: Alkoholflasche drüberstülpen, Zecke entgegen dem Uhrzeigersinn drehen!

Juckreiz ohne Ausschlag

Rumex D12 - 2x tägl.
schlimmer beim Auskleiden

Dolichos pruriens D6 - 3x tägl.
bei Gelbsucht jeglicher Genese, bei Leberleiden

Kalium bromatum D30 - 1x tägl. abends
gegen Abend schlimmer

Alumina D12 - 2x tägl.
im Bett unerträglich

Juckreiz ohne Ausschlag im Alter

Mezereum D6 - 3x tägl.
nachts schlimmer

Dolichos pruriens D6 - 3x tägl.
ständig; vorwiegend bei Gelbsucht jeglicher Ursache, bei Leberleiden

Juckreiz der Brust

Conium D30 - 1x bei Bedarf
der ganzen Brust

Nux vomica D30 - 1x bei Bedarf
der Brustwarze

Juckreiz am Scheideneingang

Sulfur D6 - 3x tägl.
intensive Rötung aller Körperöffnungen

Sepia D6 - 3x tägl.
trockene Scheide, Abneigung vor Koitus; auch Schwangerschaftsjucken

Caladium D3 - 3x tägl.
leicht mannstoll erregbar, Bettwärme; Wechseljahre, Schwangerschaft

Acidum nitricum D6 - 3x tägl.
besonders nach dem Koitus

Ambra D3 - 3x tägl.
unerträglich, überempfindlich, wunder Ausfluß; will alleine sein

Conium D6 - 3x tägl.
heftig, wund, in der Wärme; an Diabetes denken!

Karbunkel, meist am Nacken und Rücken

Rhus tox D6 - 3x tägl.
am Beginn, dunkelrot, intensiver Schmerz

Arsenicum album D6 - 3x tägl.
nach Rhus; brennt wie mit glühenden Kohlen, nachts, Wärme lindert

Anthracinum D12 - 2x tägl.
wenn Arsen versagt; heftig brennender, tödlicher Schmerz

Lachesis D12 - 2x tägl.
geschwollen, blaurot, träge Eiterung, Sepsis, brennt, Kälte lindert

Tarantula cubensis D6 - 3x tägl.
häutet sich, beißender Schmerz, schwarzer Punkt im Zentrum

Silicea D6 - 3x tägl.
reife gute Eiterung; bevorzugt zwischen den Schultern

Knotenrose (Erythema nodosum), rheumatische Hautknötchen

Tuberculinum GT D200 - 1x monatl.
Therapiebeginn; 3x insgesamt; andere Erbnosoden dazwischen setzen

Pulsatilla D4 - 3x tägl.
Folgearznei 4 Wochen lang; Herdstreuung, im Sommer schlimmer

Phytolacca D4 - 3x tägl.
Folgearznei 4 Wochen lang; Herdstreuung, im Winter schlimmer; dann:

Lachesis D12 - 2x tägl.
schmerzhafte Knötchen, vor allem im Sommer; oder:

Abrotanum D3 - 3x tägl.
kälteempfindlich, frostig, im Winter schlimmer; oder:

Petroleum D12 - 2x tägl.
kälteempfindlich, hitzig, im Winter schlimmer; an Sarkoidose denken!

Juckreiz im behaarten Kopf

Natrium muriaticum D200 - 1x monatl.
mäßig aber anhaltend; ganzer Kopf, viele kleine Schuppen

Berberis D3 - 3x tägl.
zusätzlich bei fressendem Hinterkopf- und Stirnjucken

Alumina D12 - 2x tägl.
in der Bettwärme unerträglich, kleine Schuppen, dünne trockene Haare

Arsenicum album D12 - 2x tägl.
eher in der Kälte, brennt nach Kratzen, Kleieschuppen auf rotem Grund

Calcium carbonicum D12 - 2x tägl.
kratzt sich beim Erwachen; Kleieschuppen auf hellem Grund

Thuja D12 - 2x tägl.
juckt, brennt, Wärme lindert; größere Schuppen, glanzloser Haarausfall

Schuppen im behaarten Kopf

Natrium muriaticum D200 - 1x monatl.
mäßiges anhaltendes Jucken

Arsenicum album D200 - 1x monatl.
brennendes Jucken, blutendes Kratzen

Lycopodium D200 - 1x monatl.
Leberjucken, blutendes Kratzen

Staphisagria D200 - 1x monatl.
beißendes Fressen am Hinterkopf

Sulfur D200 - 1x monatl.
brennendes Jucken nachts

Thuja D200 - 1x monatl.
brennendes Jucken tagsüber

Krätze (Scabies)

Arsenicum album D200 - 2x wöchentl.
juckendes Brennen, vor allem nachts; Haut blaß, dünn; im Winter schlimmer

Psorinum D200 - einmalig
juckt heftig; Haut fettig, schmutzig, welk; nur im Winter

Sulfur D200 - 1x wöchentl.
juckt hitzig, brennt; Haut fettig, schmutzig; vor allem im Sommer

Sepia D200 - 1x wöchentl.
juckt mäßig; Haut schlaff, derb, wäßrig welk; sommers und winters

Leberflecke, personenbezogen

Lycopodium D6 - 3x tägl.
Würdenträger, baut Würden um sich wie andere einen Jägerzaun; hager

Phosphorus D12 - 2x tägl.
Sonnyboy, strahlt immer, weiß Verantwortung nicht einzuschätzen; schön

Arsenicum album D6 - 3x tägl.
blasser Perfektionist, verstandesmäßig planend; nervt seine Umwelt

Kalium carbonicum D6 - 3x tägl.
blasser Schwächling, wäßrig; möchte gern, aber ist kopf- und herzschwach

Lachesis D12 - 2x tägl.
roter Perfektionist, intuitiv, redet viel aber selten dummes Zeug

Thuja D6 - 3x tägl.
blasser Schwächling, wäßrig; möchte gern, aber ist gelenkschwach

Leberflecke, mögliche Aussage über Konstitution

Lycopodium D6 - 3x tägl.
hager, ernst, würdig

Phosphorus D12 - 2x tägl.
schlank, heiter, sonnig

Arsenicum album D6 - 3x tägl.
dünn, ernst, genau, düster

Thuja D6 - 3x tägl.
blaß, ernst, wäßrig, beinschwach

Sulfur D6 - 3x tägl.
rot, kräftig, sammelt alles

Lachesis D12 - 2x tägl.
rot, kräftig, redselig

Lichtdermatose, Blasen beim ersten Sonnenstrahl

Acidum hydrofluoricum D6 - 3stündl.
Brennen, Blasen klein, groß oder zusammenlaufend

Milchschorf der Säuglinge

Calcium carbonicum D12 - 2x tägl.
kreideartige oder dick-eitrige Abschilferung; Haarausfall

Vinca minor D6 - 3x tägl.
feucht, übelriechend, heftig juckend; Haar verfilzt wie Weichselzopf

Viola tricolor D4 - 3x tägl.
eitrig, krustig; Haar verfilzt, strähnig; Harn stinkt nach Katzenurin

Milchschorf bei Kleinkindern

Oleander D12 - 2x tägl.
Ausschlag wie Impetigo; Haargrenzen, hinter den Ohren

Magnesium carbonicum D12 - 2x tägl.
braune große Schuppen; Milchunverträglichkeit

Luesinum D200 - einmalig
dunkelbraune Schuppen, riechen nach Maggiwürze

Mißempfindungen der Haut (Parästhesien) bei roten Menschen

Aconitum D30 - 1x bei Bedarf
plötzlich, kurz vor Mitternacht

Arnica D30 - 1x bei Bedarf
als Folge einer Wirbelsäulen-Verletzung

Aurum D6 - 3x tägl.
destruktive Wirbelsäulen-Erkrankungen

Mißempfindungen der Haut bei blassen Menschen

Barium carbonicum D6 - 3x tägl.
Verkalkung, Hirnabbau

Cuprum D6 - 3x tägl.
Wadenkrämpfe, zittrig

Plumbum D6 - 3x tägl.
Gefäßsklerose, blitzartig, krampfartig

Secale D4 - 3x tägl.
Ameisenlaufen, als krieche etwas unter der Haut

Arsenicum album D6 - 3x tägl.
nachts wie Feuer brennend, Wärme lindert

Mißempfindungen der Haut, funktionell

Aconitum D30 - 1x bei Bedarf
nervlich

Cuprum D30 - 1x bei Bedarf
zentralnervös

Tabacum D30 - 1x bei Bedarf
Gefäßkrämpfe

Secale D30 - 1x bei Bedarf
Arteriolenkrämpfe

Mißempfindungen der Haut, nachts

Aconitum D30 - 1x bei Bedarf
vor Mitternacht

Arsenicum album D30 - 1x bei Bedarf
nach Mitternacht

Secale D4 - 3x tägl.
viel Frieren mit brennender Haut, beim Anfassen ist sie aber eiskalt

Hamamelis D4 - 3x tägl.
venöser Gefäßstau

Pulsatilla D6 - 3x tägl.
Nacken und Kreuz starr

Aesculus D4 - 3x tägl.
rheumatisch, venöse Stauung

Mißempfindungen der Haut, Ameisenlaufen

Formica rufa D30 - 1x wöchentl.
rheumatisch; bei allgemeinem Kribbeln unter die Haut spritzen

Platinum D12 - 2x tägl.
nervenbedingt; am Stamm und im Gesicht

Argentum nitricum D12 - 2x tägl.
nervös; am Kopf

Secale D4 - 3x tägl.
arteriell; im Gesicht, an den Extremitäten

Lycopodium D12 - 2x tägl.
nervenbedingt; in den Extremitäten

Mißempfindungen der Haut, Brennen

Phosphorus D12 - 2x tägl.
zart; Haut, Organe; Kühle bessert

Arsenicum album D12 - 2x tägl.
schwach; Haut, Organe; Wärme bessert

Sulfur D12 - 2x tägl.
kräftig; Haut, Körperteile; Kälte bessert

Mißempfindungen der Haut, Kältegefühle

Spinnengifte D12 - 2x tägl.
alle haben umschriebene Kälteempfindungen der Haut

Carbo vegetabilis D4 - 3x tägl.
an der Zunge

Agnus castus D6 - 3x tägl.
am männlichen Genitale

Oberschenkelhaut überempfindlich

China D4 - 3x tägl.
auf Kleiderreiben; Erschöpfung, zehrende Krankheiten, Genesungszeit

Rhus tox D6 - 3x tägl.
nach Unterkühlung; Nervenentzündung

Dulcamara D6 - 3x tägl.
nach Durchnässen bei feucht-kaltem oder feucht-warmem Wetter

Mißempfindungen der Haut, Prickeln

Aconitum D6 - 3x tägl.
taub, kalt; Fazialislähmung durch trocken-kalten Wind, Glieder gelähmt

Staphisagria D6 - 3x tägl.
Steifheit, Zerschlagenheit, Nervenschmerzen, Rheuma

Cannabis indica D6 - 3x tägl.
Lähmung der Glieder, Lähmung des Willens, kataleptische Starre

Mißempfindungen der Haut, Taubheitsgefühle

Acidum nitricum D200 - einmalig
am Kopf

Platinum D200 - 1x monatl.
Schläfen, Stirn, auch Beine

Gelsemium D30 - 1x bei Bedarf
Zunge zittert

Nux moschata D30 - 1x bei Bedarf
Zunge klebt am Gaumen

Mißempfindungen der Haut, wie mit tausend Nadeln

Agaricus D12 - 2x tägl.
kalt wie Eisnadeln

Arsenicum album D12 - 2x tägl.
brennend wie Feuer

Veränderungen an alten Narben

Lachesis D12 - 2x tägl.
verfärben sich blaurot bis violett

Calcium fluoratum D12 - 2x tägl.
jucken, vor allem in der Wärme

Theridion D12 - 2x tägl.
brechen auf ohne Geschwürsbildung

Heloderma D12 - 2x tägl.
brechen auf mit Geschwürsbildung

Keloid, verhärtete Narbenbildung, Diathese beachten!

Tuberculinum GT D200 - 1x monatl.
lymphatisch; zusätzlich zur gewählten Arznei geben

Luesinum D200 - 1x monatl.
destruktiv; sehr lange zur gewählten Arznei geben

Keloid, derbe bindegewebige Wulstnarben

Acidum hydrofluoricum D6 - 3x tägl.
juckt, hart, allgemein straffes Bindegewebe

Hekla lava D6 - 3x tägl.
hart wie Lava, auch Knochenauswüchse

Silicea D6 - 3x tägl.
hart wie Kiesel, allgemein schwaches Bindegewebe

Graphites D6 - 3x tägl.
weich, krallenartig, allgemein schlaffes Bindegewebe

Aristolochia D12 - 2x tägl.
weich, Gallebeteiligung

fettige, schuppige Nasenhaut

Sulfur D4 - 3x tägl.
ganze Nase, großschuppig

Selenium D4 - 3x tägl.
ganze Nase, kleinschuppig

Natrium muriaticum D200 - 1x monatl.
Nasen-Mundwinkel-Falte (Nasolabialfalte)

Phlegmone, flächenhaft in der Hohlhand

Hepar sulfuris D200 - 6stündl., 3x insgesamt
fördert die Eiterung; hart; verlangt Wärme

Mercurius solubilis D200 - 6stündl.
hart; verlangt Kälte

Recklinghausen, Nervengeschwülste (Fibrome) der Haut

Medorrhinum D200 - 1x monatl.
im Wechsel mit:

Luesinum D200 - 1x monatl.
von Generation zu Generation (dominant) vererbtes Krankheitsbild; dazu:

Abrotanum D4 - 3x tägl.
3 Monate lang; danach:

Silicea D12 - 2x tägl.
3 Monate lang; danach:

Calcium fluoratum D12 - 2x tägl.
3 Monate lang; danach:

Barium carbonicum D12 - 2x tägl.
3 Monate lang; Kur wiederholen

Schleimbeutel-Entzündung (Bursitis), akut und chronisch

Apis D4 - stündl.
akut, hochrot, geschwollen, stechende Schmerzen

Sticta D6 - 3x tägl.
chronisch, blaß; wirkt langsam aber sicher

Silicea D6 - 3x tägl.
zum Ausheilen, falls noch nötig

Schrunden, Einrisse, allgemein

Acidum nitricum D6 - 3x tägl.
an Haut-Schleimhaut-Grenzen; Auge, Nase, Lippen, Penis, Scheide, After

Graphites D12 - 2x tägl.
am ganzen Körper; Erkältung, Ekzem

Petroleum D12 - 2x tägl.
in jedem Winter; Ohrläppchen, Fingerkuppen, Genitale, After

Causticum D12 - 2x tägl.
trockene Haut und Schleimhaut; Augen, Mund, After

Natrium muriaticum D200 - 1x monatl.
an den Lippen, Reibeisenhaut; Ekzem

beachte: Schrunden sind tiefe Risse und weisen auf tiefgreifende Prozesse hin!

Schrunden, Einrisse, schmerzhaft

Petroleum D12 - 2x tägl.
Körperöffnungen, Ohrläppchen, Fingerspitzen, feucht, winters

Antimonium crudum D6 - 3x tägl
Handflächen, Fußsohlen, trocken

Graphites D6 - 3x tägl.
Körperöffnungen, Lider, Finger, nässend

Schrunden, Einrisse an den Augenlidern

Alumina D12 - 2x tägl.
Jucken, Brennen, trockene Lidrandentzündung, Wimpernausfall

Antimonium crudum D12 - 2x tägl.
Lidwinkel rissig, chronische trockene Lidrandentzündung

Petroleum D12 - 2x tägl.
eitrig, jeden Winter wiederkehrend

Silicea D12 - 2x tägl.
trocken, jeden Winter Lidrandentzündung, zugluftempfindlich

Graphites D12 - 2x tägl.
eitrig, rissig, Lider nach innen oder außen gestülpt (En-, Ektropium)

Sulfur D12 - 2x tägl.
eitrig, wund, verklebt

Schrunden, Einrisse am After

Acidum nitricum D6 - 3x tägl.
tiefe eitrige, juckende Risse, Geschwüre (Proktitis), Ekzem, Feigwarzen

Graphites D12 - 2x tägl.
teils eitrige Risse, Ekzem

Thuja D12 - 2x tägl.
nässend, stechend, stinkt nach Fischlake; Feigwarzen, Ekzem

Petroleum D12 - 2x tägl.
eher trocken; Ekzem zum Hoden hinziehend; nur im Winter

Lycopodium D12 - 2x tägl.
trocken; Ekzem, Afterkrampf

Schrunden, Einrisse am Nasenflügel

Acidum nitricum D6 - 3x tägl.
tiefe eitrige, juckende Risse, Geschwüre

Graphites D12 - 2x tägl.
teils eitrige Risse, Herpes; bei jeder Erkältung

Antimonium crudum D12 - 2x tägl.
trocken; Unterkühlung im Sommer nach Baden; bei chronischer Magenbelastung

Petroleum D12 - 2x tägl.
eher trocken; auch Ohransatz; jeden Winter wieder

Schrunden, Einrisse am Ohransatz

Petroleum D12 - 2x tägl.
in jedem Winter; Fingerkuppen, Genitale, After

Viola tricolor D4 - 3x tägl.
Milchschorf, Kopfhaarekzem der Kinder

Graphites D12 - 2x tägl.
eitrige Ekzeme, Ohrmuschel, Gehörgang

Schrunden, Einrisse an den Lippen

Natrium muriaticum D200 - 1x monatl.
Mitte der Unterlippe, Mundwinkel; kribbeln, schälen sich; Blutarmut

Antimonium crudum D12 - 2x tägl.
rissig; chronische Magenbelastung

Acidum nitricum D6 - 3x tägl.
Übergang von Haut zu Schleimhaut; Mundfäule; Schleimhautkrebs

Arum triphyllum D6 - 3x tägl.
zupft und nagt bis es blutet

Condurango D4 - 3x tägl.
an Magenkrebs denken

Luesinum D200 - 1x monatl.
Mitte der Oberlippe; destruktives Zeichen

Schrunden, Einrisse an den Händen

Natrium carbonicum D12 - 2x tägl.
Handrücken über den Fingergrundgelenken, trockene Hohlhand

Alumina D12 - 2x tägl.
Hohlhand, Fingerspitzen, blutend

Petroleum D12 - 2x tägl.
Hohlhand, Finger, Fingerkuppen, blutend, jeden Winter

Graphites D12 - 2x tägl.
Hohlhand, Finger, Fingerspitzen, eitrig

Schrunden, Einrisse an der Ferse

Petroleum D12 - 2x tägl.
nur im Winter; tiefe, trockene Risse, stinkende Schweißfüße

Graphites D12 - 2x tägl.
eher im Winter; hornige, teils eitrige Risse; Schwielen

Antimonium crudum D12 - 2x tägl.
hornige, trockene Risse; trockene, brennende Fußsohlen; Schwielen

Lycopodium D12 - 2x tägl.
blutende, trockene Risse; kaltschweißige, brennende Fußsohlen

Schrunden, Einrisse am Penis

Acidum nitricum D6 - 3x tägl.
tiefe eitrige, juckende Risse, Geschwüre, Feigwarzen

Graphites D12 - 2x tägl.
teils eitrige Risse, Ekzem, Herpes

Thuja D12 - 2x tägl.
nässende stechende Risse; Feigwarzen, Herpes

Schrunden, Einrisse an der Vulva

Acidum nitricum D6 - 3x tägl.
tiefe eitrige, juckende Risse, Geschwüre, Feigwarzen

Graphites D12 - 2x tägl.
teils eitrige Risse, Ekzem, Herpes

Thuja D12 - 2x tägl.
nässende stechende Risse; Feigwarzen, Herpes

Kreosotum D4 - 3x tägl.
nässende brennende Risse; an Diabetes denken

Schuppenflechte (Psoriasis) und Gelenkbeschwerden

Acidum benzoicum D3 - 3x tägl.
Beginn im Herbst, wenn Herbst verschlimmert; 4 Wochen lang; danach:

Berberis D3 - 3x tägl.
aggressives, fressendes Jucken; ebenso 4 Wochen lang; danach:

Lithium carbonicum D3 - 3x tägl.
Gicht der kleinen Gelenke; brennende, rauhe Haut; ebenso 4 Wochen lang

Lycopodium D4 - 3x tägl.
im Frühjahr schlimmer; girlandenförmiger Ausschlag; juckende Bläschen

Petroleum D12 - 2x tägl.
im Winter schlimmer; verdickte, blutige Schrunden; juckende Bläschen

Cresolum D12 - 2x tägl.
im Winter schlimmer; lederartig, gelbbraune Krusten, Risse

Schuppenflechte der Fingernägel

Lycopodium D4 - 3x tägl.
straffe Haut, mit Gelenkbeschwerden, im Frühjahr schlimmer

Sepia D6 - 3x tägl.
derbe Frauen, derbe Haut; auch im Gesicht

Thuja D6 - 3x tägl.
weiche, wäßrige Haut; im Herbst schlimmer

Calcium fluoratum D6 - 3x tägl.
strähnige Haut; im Sommer schlimmer

Schuppenflechte, girlandenartig

Lycopodium D4 - 3x tägl.
mit Gelenkbeschwerden, im Frühjahr schlimmer

Graphites D6 - 3x tägl.
rissig trocken oder nässend; hormonelle Unterfunktion

Sarsaparilla D6 - 3x tägl.
heftig juckend, besonders am Kopf

Selenium D12 - 2x tägl.
mit fettiger Haut; bei extremen Wetterlagen schlimmer

Hydrocotyle asiatica D4 - 3x tägl.
heftig juckend, fast kreisförmig, abschuppende wallartige Ränder

Tellurium D6 - 3x tägl.
flohstichartige Schmerzen; am Meer besser

Schuppenflechte, girlandenartig, Zwischenbehandlung

Calcium carbonicum D200 - 1x monatl.
bei eher rundlichen, ruhigen, lieben Menschen

Berberis D3 - 3x tägl.
zur Ausleitung der Gifte über die Niere

Thuja D200 - 1x monatl.
bei eher fröstelnden, weichen, wäßrigen Menschen; schlimmer im Herbst

Sulfur D200 - 1x monatl.
bei eher kräftigen oder schlanken Menschen; schlimmer im Sommer

Arsenicum album D12 - 2x tägl.
von *Stiegele* empfohlen als Zwischengabe

Schuppenflechte bei Frauen

Pulsatilla D4 - 3x tägl.
liebliche Frauen, liebliche Haut

Sepia D6 - 3x tägl.
derbe Frauen, derbe Haut; auch im Gesicht und an den Fingernägeln

Schuppenflechte, unbeeinflußbar

Berberis D3 - 3x tägl.
fortlaufend; dann:

Calcium carbonicum D200 - 1x monatl.
3 x insgesamt; danach:

Sulfur D200 - 1x monatl.
3 x insgesamt; danach:

Lycopodium D200 - 1x monatl.
3 x insgesamt; sogenannte *Hahnemannsche* Trias; oder:

Phosphorus D200 - 1x monatl.
bei schlanken, blonden, hübschen Menschen; in Wimpern und Augenbrauen

Cancerinum D200 - einmalig
dazwischen, wenn auch ein Elternteil mit Schuppenflechte behaftet ist

Schweiß, übermäßig (Hyperhidrose); Diathese

Tuberculinum bovinum D200 - 1x monatl.
im allgemeinen immer tuberkulinisch wie auch die zu trockene Haut; zusätzlich:

Acidum salicylicum D4 - 3x tägl.
rot, warm, feucht, hitzig, erregt; reichlich schwächende Schweiße

heißer Schweiß

Belladonna D30 - 1x bei Bedarf
dampfend im Gesicht; hochrot wie angemalt, wie angespritzt; mag Wärme

Chamomilla D30 - 1x bei Bedarf
dampft im Fieber; Kopf, Gesicht; bei Erregung, im Zorn; mag Kälte

Coffea D30 - 1x bei Bedarf
bei freudigen Anlässen; auch Kopfschmerzen

Jodum D12 - 2x tägl.
flüssig; Hände und Füße, bei Erregung, Schilddrüse, Freßsucht, Abmagerung

Opium D30 - 1x bei Bedarf
flüssig; Kopf, Gesicht; Erregung, Ohnmachtsgefühl, Schlaganfall, Delir

Stramonium D30 - 1x bei Bedarf
hektisch; nicht erleichternd, schlechtes Omen, Erregung, Delirium

kalter Schweiß

Lycopodium D12 - 2x tägl.
sauer, Zwiebelgeruch, Achsel, Füße

Calcium carbonicum D12 - 2x tägl.
sauer, Hände, Füße, Hinterkopf, Schuhe voller Wasser, Haut schält sich

Tabacum D30 - 1x bei Bedarf
flüssig; elendig, schwindelig, Gesicht, Hände

Veratrum album D30 - 1x bei Bedarf
flüssig; Vergehensgefühl, Kopf, Gesicht, Hände; verträgt keine Wärme

Arsenicum album D30 - 1x bei Bedarf
klebrig, Todesangst, Todelendigkeit, Kollaps, Gesicht

kritischer Schweiß

Baptisia D30 - 1x bei Bedarf
heiß, rot, stinkt, Kopf, nachts; bösartige Infektion, Fieberdelir

Cantharis D30 - 1x bei Bedarf
heiß, Uringeruch, Kopf; Blasen, seröse Exsudate, Harnwegsinfekte

Schweiß mit exzentrischem Geruch

Thuja D12 - 2x tägl.
Honig

Cantharis D6 - 3x tägl.
Urin

Sambucus nigra D4 - 3x tägl.
Holunder

Colocynthis D6 - 3x tägl.
Urin

Lycopodium D12 - 2x tägl.
Zwiebel

Artemisia vulgaris D6 - 3x tägl.
Knoblauch

Schweiß, nachts heftig

Sulfur D12 - 2x tägl.
heiß, sauer, übelriechend

Pulsatilla D12 - 2x tägl.
warm, Träume voller Hemmungen

Mercurius solubilis D30 - 1x tägl.
übel, klebrig, fettig, färbt die Wäsche gelb

Aranea diadema D12 - 2x tägl.
heftig, kritisch

Psorinum D200 - 1x bei Bedarf
schwächend, aashaft

Schweiß, übermäßig vor Regen und Sturm

Rhus tox D30 - 1x bei Bedarf
Rheumatiker, Unruhe

Schweiß, übermäßig in den Achseln

Acidum salicylicum D6 - 3x tägl.
warm, feucht, reichlich

Acidum phosphoricum D6 - 3x tägl.
reichlich, schwächend

Acidum sulfuricum D12 - 2x tägl.
stinkt, wäscht sich nicht

Petroleum D12 - 2x tägl.
übelriechend

Sepia D12 - 2x tägl.
klebrig

Schweiß, übermäßig an den Armen

Petroleum D12 - 2x tägl.
unter der Achsel, am Genitale, stinkend

Schweiß, übermäßig beim Einschlafen

Conium D30 - 1x bei Bedarf
warm

Arsenicum album D30 - 1x bei Bedarf
kalt

Schweiß, übermäßig an den Fußsohlen

Sulfur D12 - 2x tägl.
heiß, sauer, übelriechend; Brennen

Calcium carbonicum D12 - 2x tägl.
kalt, Schuhe voller Wasser, Haut schält sich

Silicea D12 - 2x tägl.
scharf, wundmachend, schwächend

Lycopodium D12 - 2x tägl.
riecht nach Urin und Zwiebeln, linker Fuß warm, rechter Fuß kalt

Barium carbonicum D12 - 2x tägl.
übelriechend, bei Kindern und Greisen

Graphites D12 - 2x tägl.
stinkt; hormonell bedingt, bei fetten schmierigen Kindern

Schweiß, übermäßig am männlichen Genitale

Sulfur D12 - 2x tägl.
heiß, sauer, übelriechend

Thuja D12 - 2x tägl.
warm, stinkt nach Fischlake

Petroleum D12 - 2x tägl.
scharf, streng

Schweiß, übermäßig am weiblichen Genitale

Sulfur D12 - 2x tägl.
heiß, sauer, übelriechend

Thuja D12 - 2x tägl.
warm, stinkt nach Fischlake

Petroleum D12 - 2x tägl.
scharf, streng

Sepia D12 - 2x tägl.
sauer, übel, käsig

Crocus D12 - 2x tägl.
geil

Schweiß, übermäßig in den Handflächen

Sulfur D12 - 2x tägl.
heiß, sauer, übelriechend

Pulsatilla D12 - 2x tägl.
warm; voller Hemmungen, Erröten

Jodum D12 - 2x tägl.
wäßrig tropfend; Schilddrüsenüberfunktion

Ferrum phosphoricum D12 - 2x tägl.
flüssig; Erröten, lymphatisch

Gelsemium D30 - 1x bei Bedarf
flüssig; bei Lampenfieber

Coffea D12 - 2x tägl.
flüssig; bei freudigen Ereignissen

Schweiß, übermäßig bei Kindern im behaarten Kopf

Calcium carbonicum D200 - 1x monatl.
nachts, bei Anstrengung, sauer, Hinterkopf; phlegmatisch

Calcium phosphoricum D200 - 1x monatl.
nachts, bei Bewegung, ganzer Kopf; überbeweglich

Silicea D200 - 1x monatl.
nachts, bei Erschöpfung, Stirn, behaarter Kopf; apathisch

Chamomilla D30 - 1x bei Bedarf
heiß, aus Zorn; Schädeldecke; unleidlich

Schweiß am Körper außer am Kopf

Rhus tox D12 - 2x tägl.
scharf

Sambucus nigra D4 - 3x tägl.
beim Erwachen; wie Holunderblüten

Sepia D12 - 2x tägl.
sauer, stinkend

Schweiß, übermäßig an den Oberschenkeln

Borax D3 - 3x tägl.

Schweiß nur an bedeckten Teilen

Belladonna D30 - 1x bei Bedarf
Fieber, Delir, Halluzinationen

Schweiß nur an unbedeckten Teilen

Thuja D12 - 2x tägl.
Herbstrheumatiker, Herbstasthmatiker

Sklerodermie; wachsartige, derbe Verhärtung der Haut

Acidum hydrofluoricum D6 - 3x tägl.
plaqueartig, Zentrum hell, Rand blauviolett (lilac ring), destruktiv

Barium carbonicum D4 - 3x tägl.
lymphatischer Beginn, "Säbelhieb" an Stirn, Bandform an Extremitäten

Luesinum D200 - 1x monatl.
zu beiden Arzneien, lange Zeit geben; oder:

Abrotanum D4 - 3x tägl.
Maskengesicht, Madonnenfinger, proximal sich ausbreitend; dazu:

Tuberculinum GT D200
im Wechsel mit:

Medorrhinum D200
alle 14 Tage eine Gabe

Sonnenallergie, Frieseln bis Blasen

Natrium muriaticum D200 - einmalig
vorbeugend bei bekannter Neigung; 1 Gabe bei Sonnenbeginn wiederholen

Acidum hydrofluoricum D6 - 2stündl.
wenn die unbedeckten Teile sich röten und brennen; Frieseln oder Blasen

Cantharis D200 - einmalig
winzige, heftig brennende Bläschen beim ersten Sonnenstrahl

Sonnenbrand, heftiges Brennen der Haut

Belladonna D200 - 2stündl.
rot wie eine Tollkirsche, fröstelt, verlangt nach Wärme

Rhus tox D200 - 2stündl.
heftiger Durst, trinkt in großen Zügen; ganzer Körper wie zerschlagen

Arsenicum album D30 - stündl.
brennender Durst aber trinkt nur winzige Schlucke; verlangt nach Wärme

Cantharis D200 - 3stündl.
blasige Haut wie Verbrennung I. Grades

Calendula D4 - 2stündl.
wenn die Blasen sich öffnen

Causticum D200 - 6stündl.
wunde, verätzte Haut wie Verbrennung II. Grades

Arnica D200 - 6stündl.
nicht vergessen! Körper wie geprügelt, große Angst berührt zu werden

Spritzenabszeß durch Chemotherapeutika

Aranea diadema D12 - 2x tägl.
heftigste bißartige Schmerzen, blaurot zerfallende Wunde

Tuberkulose der Nase (Lupus vulgaris)

Kreosotum D4 - 3x tägl.

Umlauf (Paronychie) um den Nagel

Belladonna D30 - 6stündl.
rot, hart, verlangt lokale Wärme

Hepar sulfuris D200 - 8stündl., 3x insgesamt
rot, weich, eitrig, verlangt lokale Wärme

Staphisagria D12 - 2x tägl.
chronisch rot, unheilsam

Tarantula hispanica D12 - 2x tägl.
chronisch blaurot, heftige bißartige Schmerzen

Verbrennung I. Grades

Apis D200 - einmalig
Röte, Hitze, stechendes Brennen, wäßrige Schwellung, Kälte lindert

Aconitum D30 - 2- bis 3stündl.
hellrot, trockene Hitze, flacher roter Ausschlag, Kälte lindert

Belladonna D30 - 2- bis 3stündl.
kräftig rot wie eine Tollkirsche, flachroter Ausschlag, Wärme lindert

Arnica D30 - 3stündl.
nicht vergessen(!), infolge Verletzung; wie zerschlagen, Berührungsangst

Hamamelis D4 - alle 10 Min.
bei Verbrühung der Lippen, der Zunge, der Mundschleimhaut

Verbrennung II. Grades

Rhus tox D200 - einmalig
jückende Bläschen, kühler Umschlag tut gut, viel Durst auf Kaltes

Cantharis D30 - 2- bis 3stündl.
brennende Blasen, verlangt kühl

Arsenicum album D30 - 2- bis 3stündl.
brennende Bläschen, brennender Durst, trinkt wenig; verlangt Wärme

Verbrennung III. Grades

Causticum D200 - 1x bei Bedarf
rohes Fleisch, schmerzt wie verätzt

Pyrogenium D30 - 1x bei Bedarf
rohes Fleisch beginnt zu stinken

Calendula D4 - 3stündl.
wenn die Blasen aufbrechen

Acidum carbolicum D4 - 3x tägl.
Geschwüre, starke Verschorfung

Bluterguß

Acidum sulfuricum D3 - 2stündl.
Rand wie ausgefranst, glasige Schwellung

Verletzung durch Glassplitter, vor allem der Finger

Silicea D6 - 3x tägl.
ohne Eiterung

Hepar sulfuris D200 - 1x tägl., 3x insgesamt
mit Eiterung

Katzenbiß

Ledum D4 - 3x tägl.
am Daumen; Katzenzähne sind wie eine Stichverletzung

Lachesis D12 - 2x tägl.
bei anschließender Blutvergiftung

Rißwunde

Calendula D4 - 3x tägl.
pflanzliches Hepar sulfuris; Stacheldraht, Hundebisse

Hamamelis D4 - 3x tägl.
anhaltende dunkle Blutung, verletzte Teile wie gequetscht

Acidum carbolicum D4 - 3x tägl.
und Quetschung durch stumpfe Gegenstände, vor allem an den Fingerspitzen

Schlangenbiß

Ledum D4 - stündl.
Folge von Stich

Schnittwunde

Staphisagria D3 - 3x tägl.
auch Operationsschnitte

Schürfwunde

Bellis D3 - 3x tägl.
bis die Krusten abfallen; hinterläßt keine Narben; Knutschflecken

Stichwunden

Ledum D3 - 3x tägl.
auch Insektenstiche, Spritzen, Spritzenabszeß, kalte Auflage lindert

Vitiligo; entfärbte Hautpigmentstellen

Tuberculinum GT D200 - 1x monatl.
Zeichen einer destruktiven Anlage, trotzdem hiermit beginnen

Calcium carbonicum D200 - 1x monatl.
im Wechsel mit Tuberculin bei eher rundlichen, freundlichen Menschen

Sepia D4 - 3x tägl.
alle 4 Wochen steigern auf D6, D12; bei eher derben Menschen; danach:

Luesinum D200 - 1x monatl.
zusätzlich:

Sulfur D6 - 3x tägl.
bei kräftigen roten oder schlanken, blassen, gebeugten Menschen; oder:

Selenium D6 - 3x tägl.
bei schwachen, erschöpften, sexualneurotischen Menschen

hornige Warzen im Alter

Beryllium D12 - 2x tägl.
auch knotig entzündetes Kopfhaarekzem

Selenium D12 - 2x tägl.
am ganzen Körper, trocken, schuppig

Warzen an den Händen

Calcium carbonicum D12 - 2x tägl.
groß, hart, zusammenfließend; um die Fingernägel

Causticum D12 - 2x tägl.
flach, rund, hart; Fingerspitzen und Nasenspitze

Thuja D12 - 2x tägl.
klein und groß, gefächert wie Blumenkohl, riechen nach altem Käse

Anacardium D12 - 2x tägl.
viele kleine, flache; auf dem Handrücken

Antimonium crudum D4 - 3x tägl.
viele kleine harte Hörner; auch am Körper

Natrium sulfuricum D12 - 2x tägl.
weich, glatt oder gestielt wie Pilze; auch Achsel, Hals, "Halskrause"

Feigwarzen, Feuchtwarzen; Diathese beachten!

Calcium carbonicum D200 - 1x monatl.
lymphatisch; trocken oder nach saurem Schweiß riechend

Thuja D200 - 1x monatl.
lithämisch; nässend, stinkend wie Fischlake

Sepia D200 - 1x monatl.
lithämisch; übelriechend wie eine stinkende Meeresbucht

Acidum nitricum D200 - 1x monatl.
destruktiv; durchdringend scharf, streng, übelriechend wie Pferdeharn

schmerzhafte Warzen an den Fußsohlen

Antimonium crudum D6 - 3x tägl.
Zunge dick weiß belegt; rüpelhaft verärgert, gehetzt, ungeduldig

Luesinum D200 - 1x monatl.
zusätzlich oder im Wechsel mit:

Hühneraugen an den Zehen

Causticum D6 - 3x tägl.
Zunge rein, evtl. Leukoplakien der Mundschleimhaut

Antimonium crudum D6 - 3x tägl.
Zunge dick weiß belegt, wie angestrichen

Thuja D6 - 3x tägl.
Zunge mit Zahneindrücken am Zungenrand

Wunden, vereitert nach Verletzung

Hepar sulfuris D200 - 8stündl., 3x insgesamt
warme Auflage lindert

Mercurius solubilis D30 - 1x tägl.
kalte Auflage lindert

Wunden, nicht stehen wollende Blutung

Hamamelis D4 - alle 10 Min.
venös, dunkel

Wundliegen (Dekubitus), Vorbeugung

Abrotanum D4 - 3x tägl.
schwache Gefäße, blasse Druckstellen; schwach, fröstelnd

Belladonna D4 - 3x tägl.
aktiver Blutandrang, kräftig rote Druckstellen; kräftig, fröstelnd

Arnica D4 - 3x tägl.
passiver Blutandrang, dunkelrote Druckstellen; kräftig, hitzig

Wundliegen, akut

Cantharis D6 - 3stündl.
brennende Bläschen und Blasen auf rotem Grund, massive Schwellung

Lachesis D12 - 3x tägl.
dunkelrot blutende Wunde, blauroter Rand

Rhus tox D6 - 3stündl.
überbeanspruchte Druckstelle; Gefühl wie zerschlagen

Arsenicum album D6 - 3stündl.
brennende, verbrannte Wunde; blasser, wäßriger Rand

Wundliegen, chronisch

Carbo animalis D4 - 3x tägl.
Wunde schwarz wie Kohle; Rand blaß, wäßrig geschwollen

Hepar sulfuris D200 - 1x wöchentl.
Wunde eitert rahmig mild, stinkt nach altem Käse

Silicea D6 - 3x tägl.
Wunde eitrig nässend, scharf; Rand hart, blaß

Kreosotum D4 - 3x tägl.
Wunde eitrig-brandig zerfallend mit aashaft stinkendem Sekret

Pyrogenium D30 - einmalig
zusätzlich dazwischen, um die drohende Blutvergiftung zu vermeiden

Wundrose (Erysipel), akut

Apis D4 - stündl.
hellrote Schwellung, stechender Spannschmerz, Kälte lindert

Belladonna D30 - 2- bis 3stündl.
hellrote Schwellung, Schüttelfrost, Wärme lindert

Cantharis D6 - stündl.
stark brennende, wäßrige Blasen auf hellrotem Grund

Rhus tox D30 - 2stündl.
leicht brennende, juckende Bläschen auf dunkelrotem Grund; zerschlagen

Wundrose, wiederkehrend

Crotalus D12 - 3x tägl.
jährlich in der Schwüle; eher rechts; blutige Bläschen, septisch

Lachesis D12 - 3x tägl.
jährlich im Frühjahr; eher links; bläulich, septisch; Kälte lindert

Anthracinum D200 - einmalig
bläulich schwarze Bläschen, geschwürig, Gangrän, wund, stinkt, brennt

Wundrose, wiederkehrend; Zwischenbehandlung

Sulfur D200 - einmalig
sofort nach der akuten Phase zur Systemreinigung; danach entweder:

Calcium fluoratum D12 - 2x tägl.
bei eher kräftigen Menschen; oder:

Silicea D12 - 2x tägl.
bei eher schwächlichen Menschen

Wundrose, wiederkehrend bei älteren Menschen

Belladonna D30 - 2- bis 3stündl.
Rötung, Schwellung, Berührungsschmerz, Wärmeverlangen; danach:

Rhus tox D30 - 2stündl.
wenn der Klopfschmerz vorüber ist; Bein wie zerschlagen

NOTIZEN:

Haare

Behaarung, Lanugo, übermäßig

Tuberculinum bovinum D200 - 1x monatl.
beim Säugling und beim Erwachsenen

Behaarung im Kreuz bei Männern

Sepia D6 - 3x tägl.
dunkelhaarig

Damenbart

Sepia D200 - 1x monatl.
weich, wäßrig, kräftig, derb

Natrium muriaticum D200 - 1x monatl.
dünn, blaß, ernst; stärker behaart als Sepia

Haarausfall (Alopezia), kreisrund (areata)

Acidum hydrofluoricum D6 - 3x tägl.
brüchige Haare

Phosphorus D12 - 2x tägl.
feine Haare; beide Arzneien ergänzen sich; im täglichen Wechsel geben

Haarausfall, nervös (nervosa)

Acidum phosphoricum D6 - 3x tägl.
Liebeskummer, Blutarmut

Kalium bromatum D12 - 2x tägl.
Schilddrüse; Arme, Finger und Beine stets in Bewegung

Kalium phosphoricum D12 - 2x tägl.
"alles liegt wie ein Berg vor mir"

Phosphorus D12 - 2x tägl.
Schnittlauchhaare; feurig, erschöpft, unruhig

Silicea D6 - 3x tägl.
trocken, schwach, blaß, erschöpft, ruhig

Haarausfall total (totalis)

Thallium D6 - 3x tägl.
Vergiftung; 3 Monate lang; danach:

Pel talpae D6 - 3x tägl.
ebenso 3 Monate lang; Kur bedarfsweise wiederholen

Haarausfall der Augenbrauen

Sulfur D12 - 2x tägl.
Ekzem, trocken, nässend, juckend

Natrium muriaticum D12 - 2x tägl.
Schuppen, juckend

Arsenicum album D12 - 2x tägl.
Schuppen, brennend

Selenium D6 - 3x tägl.
nach hormoneller und sexueller Überlastung

Alumina D6 - 3x tägl.
Ausfall der äußeren Hälfte bei frostigen, ausgetrockneten Frauen

Thallium D6 - 3x tägl.
Ausfall überall, auch an anderen Körperstellen; Vergiftung

Haarausfall bei Trockenheit (sicca)

Alumina D12 - 2x tägl.
schleichende Krankheiten

Arsenicum album D12 - 2x tägl.
Abmagerung

Graphites D12 - 2x tägl.
hormonelle Unterfunktion

Lycopodium D12 - 2x tägl.
Leber, Magen

Natrium muriaticum D200 - 1x monatl.
Kummer, Blutarmut, Kopfschuppen

Selenium D12 - 2x tägl.
Kraftlosigkeit, Sexualneurose

Haarausfall durch Hirnverkalkung (sklerotica)

Calcium carbonicum D12 - 2x tägl.
allgemeine Verkalkung, Ekzeme

Barium carbonicum D6 - 3x tägl.
Hirnverkalkung

Plumbum D6 - 3x tägl.
Systemerkrankung

Secale D4 - 3x tägl.
blasser Bluthochdruck

NOTIZEN:

Nägel

Nägelkauen bis zur Nagelwurzel

Cina D200 - 1x monatl.
nervös, grimassierend verwurmt

Arsenicum album D200 - 1x monatl.
pedantisch, nichts darf überstehen

Silicea D200 - 1x monatl.
offenbar unsicher

Lycopodium D200 - 1x monatl.
versteckt unsicher

Natrium muriaticum D200 - 1x monatl.
besorgt unsicher

Sulfur D200 - 1x monatl.
nervös, juckt und kratzt sich überall

Niednagel, chronisch entzündet

Acidum hydrofluoricum D6 - 3x tägl.
verhärtet

NOTIZEN:

Muskeln

Dupuytren, Beugekontraktur der Finger

Abrotanum D4 - 3x tägl.
Knoten und Stränge in der Hohlhand (Stadium I); 6 Wochen lang, danach:

Hekla lava D4 - 3x tägl.
6 Wochen lang, danach:

Graphites D6 - 3x tägl.
6 Wochen lang

Calcium fluoratum D6 - 3x tägl.
im Grundgelenk (Stadium II); 2 Monate lang, danach:

Silicea D6 - 3x tägl.
im Grundgelenk und Mittelgelenk (Stadium III); 3 Monate lang, danach:

Guaiacum D4 - 3x tägl.
im Grundgelenk und Mittelgelenk, überstrecktes Endgelenk (Stadium IV)

Ganglion, Überbein, Nervenknoten

Apis D4 - 3x tägl.
akute Schwellung, warm, berührungsempfindlich

Acidum phosphoricum D6 - 3x tägl.
bei schwachen Gelenken schwächlicher Menschen, die sich rasch erholen

Acidum benzoicum D4 - 3x tägl.
bei harnsaurer Diathese kräftiger, roter Menschen

Silicea D6 - 3x tägl.
chronisch bei schwachen, erschöpften Menschen, die sich nicht erholen

Krampfneigung (Spasmophilie), allgemein

Cuprum D200 - 1x monatl.
Gefäßkrämpfe, Muskelkrämpfe, Hirnkrämpfe, Epilepsie, bei Neumond

Zincum D12 - 2x tägl.
Hirnschädigung, Beinezappeln

Magnesium carbonicum D6 - alle 10 Min.
Bauch, Waden, wie mit Messern

Secale D4 - 3x tägl.
Gefäßkrämpfe, Glieder

Veratrum album D3 - alle 10 Min.
tetanische Krämpfe

Lähmung, unvollständig (Parese), allgemein

Gelsemium D6 - 3x tägl.
akut; Fazialisnerv, nach Kinderlähmung, nach Diphtherie

Causticum D6 - 3x tägl.
allmählich aufsteigend; Blase, Schließmuskel

Plumbum D4 - 3x tägl.
Rückenmarkserkrankungen; Krämpfe, Zittern

Lähmung, unvollständig nach Schlaganfall

Causticum D6 - 3x tägl.
wenn sonst gesundet; Stimmband, Blase; findet das richtige Wort nicht

Arnica D4 - 3x tägl.
durch Hirnblutung

Hypericum D4 - 3x tägl.
durch Hirnnervenquetschung

Lähmung, unvollständig bei Kinderlähmung (Poliomyelitis)

Gelsemium D6 - 3x tägl.
Kopfgrippe im Sommer, Lahmheit, Schwäche, Mattigkeit

Causticum D4 - 3x tägl.
bei allmählicher Lahmheit von unten nach oben

Mercurius cyanatus D4 - 3x tägl.
Zittern, Zuckungen, zuckende Krämpfe (klonisch)

Cresolum D12 - 2x tägl.
zerrende Krämpfe (spastisch) und Stöße

Lathyrus sativus D4 - 3x tägl.
bei steifen Muskeln, Beinkrämpfen; plötzliche Lähmung aller Glieder

Lähmung, unvollständig und aussichtslos

Causticum D6 - 3x tägl.
schleichende aufsteigende Entwicklung; Urinabgang ungewollt, unbemerkt

Baptisia D4 - 3x tägl.
aufliegende Teile schmerzen, wie zerschlagen; Urin und Stuhl ungewollt

Diphtherinum D200 - 1x monatl.
zusätzlich

Muskelfibrillieren, Muskelhüpfen

Phytolacca D4 - 3x tägl.
Muskelhüpfen; Hinweis auf chronischen Eiterherd (Fokaltoxikose)

Secale D4 - 3x tägl.
Sehnenhüpfen; Diabetes, Hirnstörung

Muskelschwund, progressiv, angeboren

Plumbum D6 - 3x tägl.
blaß, trocken, kalt, verspannt, Streckmuskeln der Arme, "Fallhand"

Physostigminum D4 - 3x tägl.
Rücken brennt, zwickt, krampft; Füße, Hände taub; Krämpfe auf Druck

Causticum D4 - 3x tägl.
allmählich von unten nach oben steigend; Blase, Stimme, Augenlider

Gelsemium D4 - 3x tägl.
funktionelle motorische Lähmung; Polio, Diphtherie, Erregung

Muskelschwund, progressiv, erworben

Plumbum D6 - 3x tägl.
blaß, trocken, kalt, verspannt; Streckmuskeln der Arme, "Fallhand"

Cuprum D6 - 3x tägl.
noch mehr verkrampft als bei Plumbum; Wadenkrämpfe, Finger gebeugt, Daumen nach innen

Phosphorus D12 - 2x tägl.
infolge fettiger Degeneration; Glieder, Rücken schwach; stolpert

Secale D6 - 3x tägl.
alle Streckmuskeln, Spreizkrämpfe der Finger, "Kriechen" unter der Haut

Rheuma, Muskeln versteift (Polymyalgia rheumatica)

Rhus tox D6 - 3x tägl.
weiches Bindegewebe

Cimicifuga D6 - 3x tägl.
Muskelbäuche

Colchicum D4 - 3x tägl.
Sehnen, Hüllen, Bänder, Knochenhaut

Sanguinaria D6 - 3x tägl.
akut, Nacken, Rücken, rechte Schulter

Rheuma der Schultern (Deltoid-Muskel)

Sanguinaria D6 - 3x tägl.
rechts, akut, Nacken, nachts beim Umdrehen, kann Arm nicht mehr heben

Magnesium carbonicum D6 - 3x tägl.
rechts, Leberbelastung, schlimmer im Bett, besser durch Wärme

Ferrum D12 - 2x tägl.
eher rechts, wellenartig; Bewegen, Kühle lindern

Ferrum phosphoricum D12 - 2x tägl.
nur links

Nux moschata D6 - 3x tägl.
links, als ob die Knochen in Stücke zerschlagen wären; Herbst

Urtica urens D3 - 3x tägl.
rechts und links, Waschen verschlimmert; löst Harnsäureablagerungen

Phytolacca D4 - 3x tägl.
rechts und links, zieht nachts umher; besonders im naßkalten Herbst

Sehnenriß

Symphytum D4 - 3x tägl.
zu gleichen Teilen mischen mit:

Ruta D3 - 3x tägl.
davon 10 Tropfen je Gabe

Anacardium D4 - 3x tägl.
falls starke Schmerzen weiterhin bestehen

Sehnenscheiden-Entzündung (Tendovaginitis), Schmerz

Ruta D4 - 3x tägl.
Dauerschmerz, Gelenkschwäche

Rhus tox D4 - 3x tägl.
akuter Bewegungsschmerz, leichte Wärme lindert

Marum verum D4 - 3x tägl.
subakut; rheumatisch im Herbst

Hekla lava D6 - 3x tägl.
chronisch; Überbeine

tetanische Krampfanfälle (Tetanie)

Veratrum album D3 - alle 10 Min.
akut

Nux vomica D30 - 1x in Wasser
gereizt, mürrisch, steigert sich hinein, hyperventiliert

Magnesium phosphoricum D4 - alle 10 Min.
nervös, krampfig

Cuprum D6 - alle 10 Min.
allgemeine Krampfneigung

Cresolum D12 - 2x tägl.
bei Rückenmarkserkrankungen

Acidum hydrocyanicum D4 - alle 10 Min.
mit blauen Lippen und blauer, kalter Nasenspitze

Muskelkater

Arnica D30 - 1x bei Bedarf
wie geprügelt; Bewegungsdrang, aber kann nicht, findet keinen Platz

Überanstrengung, wie zerschlagen

Rhus tox D30 - 1x bei Bedarf
Gelenke, Knochen, Kreuz

Arnica D30 - 1x bei Bedarf
Muskeln, Knochen, Kreuz

Wadenkrämpfe nachts

Magnesium phosphoricum D4 - 1x tägl. abends
muß die Wade anfassen und massieren

Cuprum arsenicosum D4 - 1x tägl. abends
muß aus dem Bett, auf dem kalten Boden fest auftreten

NOTIZEN:

Gelenke

Gelenk-Auskugelung (Luxation), gewohnheitsmäßig (habituell)

Petroleum D12 - 2x tägl.
Bänderschwäche

Gelenk-Auskugelung, gewohnheitsmäßig, der Schultern

Calcium fluoratum D6 - 3x tägl.
lange geben; bei akuten Schmerzen:

Arnica D3 - 3x tägl.
und

Ruta D4 - 3x tägl.
und

Hypericum D3 - 3x tägl.
zu gleichen Teilen mischen, 10 Tropfen je Gabe

Gelenk-, Harnröhren- und Bindehautentzündung (Reiter)

Acidum benzoicum D4 - 3x tägl.
blaß, kaltschweißig; kleine Gelenke, Kniegelenke, Gicht; 4 Wochen, dann:

Acidum oxalicum D4 - 3x tägl.
rot, warmschweißig; Finger- und Zehengelenke; 4 Wochen lang, dann:

Acidum nitricum D4 - 3x tägl.
blaß, trocken; große Gelenke, Schienbein; 4 Wochen lang

Gelenkknacken der Finger

Angustura D4 - 3x tägl.
auch Nacken-Knacksen; nicht krankhaft, nur zum Erkennen von Prozessen

Gelenkknacken der Knie

Causticum D6 - 3x tägl.
der trockene "angeknackste" Mensch

Silicea D6 - 3x tägl.
der trockene "geknickte" Mensch

Gichtanfall (Arthritis acuta)

Aconitum D200 - 1x in Wasser
Brennen oder Eiseskälte, Taubheit, einschießend, krampfig

Belladonna D200 - 1x in Wasser
nach Durchnässen, Wärme lindert

Arnica D200 - 1x in Wasser
überanstrengte Gelenke, rechte Großzehe, Kälte lindert

Bryonia D200 - 1x in Wasser
scharf, stechend, schneidend bei der geringsten Bewegung

Gichtanfall besser durch Kälte

Acidum benzoicum D3 - 3x tägl.
Urin stinkt scharf

Berberis D3 - 3x tägl.
Schmerz am Beginn des Harnlassens

Ledum D3 - 3x tägl.
Schmerzen ziehen in den Gliedern nach oben

beachte: alle 3 Arzneien zu gleichen Teilen mischen, 10 Tropfen je Gabe

Gichtanfall besser durch Wärme

Acidum benzoicum D3 - 3x tägl.
Urin stinkt scharf

Berberis D3 - 3x tägl.
Schmerz am Beginn des Harnlassens

Lithium carbonicum D3 - 3x tägl.
rheumatische Schmerzen in der Herzgegend

beachte: alle 3 Arzneien zu gleichen Teilen mischen, 10 Tropfen je Gabe

chronische Gicht

Colchicum D4 - 3x tägl.
kleine Gelenke, im Herbst schlimmer

Ledum D4 - 3x tägl.
Großzehenballen, Ferse, Hüftgelenk

Antimonium crudum D4 - 3x tägl.
und Magensymptome

Lycopodium D4 - 3x tägl.
und Harnsymptome mit rotbraunem Ziegelmehl im Urin

Staphisagria D6 - 3x tägl.
ganzer Mensch gichtig

Acidum benzoicum D3 - 3x tägl.
und Harnsymptome mit scharf stinkendem Urin

Gichtknoten an den Fingergelenken

Ammonium phosphoricum D4 - 3x tägl.
und Harnsäureablagerungen in den deformierten Gelenken

Guaiacum D4 - 3x tägl.
alle Gelenke wie verkürzt; blaß, destruktiv

Hüftgelenkarthrose mit Schmerzen

Ledum D3 - 3stündl.
heiße Schwellung, wenig Erguß, Schmerz zieht von unten nach oben

Causticum D6 - 3x tägl.
wie verstaucht, Gelenke wie zu kurz

Kalium carbonicum D6 - 3x tägl.
eher links; blitzartige Stiche wie elektrische Schläge

Magnesium carbonicum D6 - 3x tägl.
eher rechts; wie zerbrochen, einschießend wie mit einem Messer

Colocynthis D4 - 3x tägl.
Stiche, Krämpfe; geht am Stock

Calcium-Salze D6 - 3x tägl.
Calcium carbonicum läßt sich gehen, Calcium fluoratum ist stolz, Silicea verbirgt sein Leid

Hüftgelenkschmerzen wie gequetscht

Bellis D3 - 3stündl.
als fiele das Becken auseinander

Hüftgelenkschmerzen mit Ausstrahlung zur Innenseite der Knie

Tellurium D4 - 3x tägl.
quer über den Oberschenkel

Kiefergelenk-Arthrose, Knarren, Schaben

Petroleum D12 - 2x tägl.
auch Luxation des Kiefergelenkes

Acidum nitricum D6 - 3x tägl.
Gelenkzerfall

Kiefersperre

Magnesium phosphoricum D30 - 1x bei Bedarf
durch Muskelverkrampfung beim Kauen

Zincum D30 - 1x bei Bedarf
durch Muskelverkrampfung beim Gähnen

Kniegelenkarthrose, Geschwulst

Calcium carbonicum D6 - 3x tägl.
vom Arbeiten in kaltem Wasser; Wärme lindert; auch alle anderen Calcium-Salze

Causticum D4 - 3x tägl.
Verkürzungsgefühl in der Kniekehle, feuchte Wärme lindert

Kalium carbonicum D6 - 3x tägl.
Stiche wie elektrische Schläge, Wärme lindert

Kalium jodatum D4 - 3x tägl.
teigige Schwellung, nachts, Kälte lindert

Pulsatilla D6 - 3x tägl.
Kälte lindert

Sepia D6 - 3x tägl.
kann die Knie nicht aufeinander legen

Silicea D6 - 3x tägl.
chronisch

Sulfur D6 - 3x tägl.
in Ruhe und Bettwärme schlimmer

Kniegelenkentzündung, Röte, Hitze, Schwellung, Schmerz

Apis D6 - stündl.
trockenes Fieber, kein Durst; hellrot, Stiche, Kälte lindert

Bryonia D3 - stündl.
trockenes Fieber, viel Durst; hochrot, Stiche bei Bewegen, Wärme gut

Lachesis D12 - 2x tägl.
trockenes Fieber, viel Durst; dunkelrot, Kälte lindert

Kniegelenkentzündung, Erguß

Apis D6 - stündl.
hellrot, stechender Dauerschmerz; Kälte lindert

Bryonia D3 - stündl.
hochrot, Stiche beim geringsten Bewegen, warme feuchte Auflage tut gut

Lachesis D12 - 2x tägl.
dunkelrot, Kälte lindert

Kalium jodatum D4 - 3x tägl.
blasse teigige Schwellung, Nachtschmerz

Sulfur jodatum D4 - 3x tägl.
zur Auflösung des Ergusses, als letzte Arznei geben

Kreuzarthrose (Ileosakralarthrose), Gelenkversteifung

Calcium carbonicum D6 - 3x tägl.
3 Monate lang; danach:

Strontium carbonicum D12 - 2x tägl.
ebenso 3 Monate lang; Kur wiederholen

Thallium D6 - 3x tägl.
falls noch Schmerzen, 3 Monate lang; danach:

Tellurium D6 - 3x tägl.
3 Monate lang; Kur bedarfsweise wiederholen

PCP (progredient chronische Polyarthritis); Diathese

Tuberculinum GT D200 - einmalig
immer die Erbnosoden in dieser Reihenfolge in 2-wöchentl. Abstand; dann:

Medorrhinum D200 - einmalig
nach weiteren 2 Wochen:

Luesinum D200 - einmalig
nach 1/2 Jahr Kur wiederholen

beachte: Anlage ist destruktiv!

PCP mit Schmerzen

Acidum benzoicum D3 - 3x tägl.
kleine Gelenke

Berberis D3 - 3x tägl.
alle Glieder, wunder Fersenschmerz, lahmes Kreuz

Lithium carbonicum D3 - 3x tägl.
Fingergelenke, Herzgegend

beachte: alle 3 Arzneien zu gleichen Teilen mischen, 10 Tropfen je Gabe

Perthes (allmähliche Bewegungseinschränkung der Hüfte)

Calcium phosphoricum D12 - 2x tägl.
2 Monate lang; danach:

Calcium fluoratum D12 - 2x tägl.
2 Monate lang; danach:

Silicea D12 - 2x tägl.
2 Monate lang; danach:

Strontium carbonicum D12 - 2x tägl.
2 Monate lang; danach:

Thallium D6 - 3x tägl.
2 Monate lang; danach:

Tellurium D6 - 3x tägl.
2 Monate; dazwischen Tuberculinum GT D200 und Luesinum D200 im Wechsel

Reiter (Gelenk-, Harnleiter- und Bindehaut-Entzündung)

Acidum benzoicum D4 - 3x tägl.
blaß, kaltschweißig; kleine Gelenke, Kniegelenke, Gicht; 4 Wochen, dann:

Acidum oxalicum D4 - 3x tägl.
rot, warmschweißig; Finger- und Zehengelenke; 4 Wochen lang, dann:

Acidum nitricum D4 - 3x tägl.
blaß, trocken; große Gelenke, Schienbein; 4 Wochen lang

Rheuma; Diathese

lymphatisch: wenn Rheuma mit Fieber begann

destruktiv: wenn Rheuma ohne Fieber begann (wie PCP)

Tuberculinum GT D200 - einmalig
immer die Erbnosoden in dieser Reihenfolge im 2-Wochen-Abstand; dann:

Medorrhinum D200 - einmalig
nach weiteren 2 Wochen:

Luesinum D200 - einmalig
nach 1/2 Jahr Kur wiederholen

Silicea D6 - 3x tägl.
wenn die Eltern Rheuma haben

Rheuma, akut

Apis D6 - stündl.
trockenes Fieber, kein Durst; Gelenke hellrot, Stiche, Kälte lindert

Bryonia D3 - stündl.
trockenes Fieber, viel Durst: Gelenke hochrot, Stiche bei Bewegung

Ledum D4 - 2stündl.
weniger Erguß als bei Bryonia; kleine Gelenke, von unten nach oben

Colchicum D4 - 2stündl.
im Herbst; Muskelansätze, Knochenhaut, Gelenke dunkelrot geschwollen

Kalmia D2 - stündl.
hohes Fieber; marternde Schmerzen, obere Arme, untere Beine, Herz

Phytolacca D4 - stündl.
im Herbst; Schulter, Unterarme, Unterschenkel, Knochenhaut, umherfliegend

Rheuma im Herbst (naßkaltes Wetter)

Colchicum D4 - 3x tägl.
Hand- und Fingergelenke, Knöchel, Zehen, Bindegewebe; abends, Schwäche

Rhus tox D4 - 3x tägl.
Bänder, Muskelscheiden, Weichteilrheuma, tiefe Rückenmuskeln; Unruhe

Thuja D6 - 3x tägl.
große Gelenke, Knie, nachts bis 4 Uhr, tags ab 16 Uhr; lithämisch

Natrium sulfuricum D6 - 3x tägl.
alle Glieder, bei Nebel, an Binnenseen: große Frostigkeit

Aranea diadema D12 - 2x tägl.
Gelenke, Muskeln, Fersenschmerz, Taubheit im Ulnarisgebiet (3. bis 5. Finger)

Phytolacca D4 - 3x tägl.
Bindegewebe, Periost, unterhalb der Ellenbogen, unterhalb der Knie; wandernd

Rheumatiker fürchten sich vor dem Herbst

Colchicum D4 - 3x tägl.
alles schlimmer im Herbst, Gicht, Verdauung, Durchfall

Caulophyllum D4 - 3x tägl.
kleine Gelenke werden unbeugsam, steif

Guaiacum D4 - 3x tägl.
Bänder ziehen überall

Rheuma vor Wetterwechsel

Rhododendron D30 - 1x bei Bedarf
vor Gewitter

Rhus tox D30 - 1x bei Bedarf
Wechsel zu feuchtem Wetter

Formica rufa D12 - 2x tägl.
Wechsel zu naßkaltem Wetter

Rheuma bei Schönwetter (trocken-warm)

Bryonia D3 - 3x tägl.
liebt Regen, möchte sich bewegen, aber heftiger Bewegungsschmerz

Causticum D4 - 3x tägl.
haßt trockene Kälte, liebt feuchte Wärme, ruhelos nachts

Nux vomica D6 - 3x tägl.
haßt trockende Kälte, bei Bewegung schlimmer, fühlt sich wie verkatert

Hepar sulfuris D200 - 1x wöchentl.
äußerst kälteempfindlich, liebt feuchte Wärme, Einhüllen; wie zerschlagen

Sarsaparilla D4 - 3x tägl.
haßt feuchte Kälte, liebt feuchte Wärme; wandernde Schmerzen nachts

Rheuma grabend, wühlend, schabend in der Nacht

Arnica D12 - 2x tägl.
durch Überanstrengung; wie zerschlagen, findet keinen Platz im Bett

Mercurius solubilis D30 - 1x tägl.
durch naßkaltes Wetter; in den langen Röhrenknochen

Hyoscyamus D12 - 2x tägl.
durch Hirnschädigung; steife, krampfige Glieder

Rheuma mit nächtlichen Knochenschmerzen

Acidum phosphoricum D6 - 3x tägl.
Hüfte, Wirbelsäule; schabend wie mit Messern, Wärme lindert

Strontium carbonicum D12 - 2x tägl.
lange Röhrenknochen; zieht, bohrt um 3 Uhr morgens, Wärme lindert

Asa foetida D4 - 3x tägl.
Schienbeine; schießt, klopft, bohrt unerträglich in Ruhe

Mezereum D4 - 3x tägl.
Schienbeine; zieht und bohrt jeden Winter, Kühle lindert

Mercurius solubilis D30 - 1x tägl.
Knochen- und Knochenhaut-Entzündung; reißt, schabt; große Unruhe, verlangt kühl aber keine Kälte

Rheuma, wandernde Schmerzen

Pulsatilla D6 - 3x tägl.
abends, Wärme

Kalium sulfuricum D4 - 3x tägl.
wie bei Pulsatilla, wenn diese versagt

Bryonia D3 - 3x tägl.
geringste Bewegung, seröse Häute

Colchicum D4 - 3x tägl.
im Herbst; Gicht, Muskelansätze, große Schwäche

Kalium bichromicum D6 - 3x tägl.
von einem Punkt ausgehend

Kalmia D4 - 3x tägl.
marternder Bewegungsschmerz, große Schwäche

Rheuma im Wechsel mit Durchfall

Arctium lappa D4 - 3x tägl.
dumpfe wunde Schmerzen in den Muskeln, Bewegung verschlimmert

Abrotanum D6 - 3x tägl.
bei Kälte, Nässe, Nebel; Kümmerling; an Lymphdrüsen, Tuberkulose denken

Dulcamara D6 - 3x tägl.
bei Wechsel zu feucht; wie zerschlagen, gelähmt, Bewegung bessert

Kalium bichromicum D12 - 2x tägl.
kommt und geht plötzlich, wandernd, punktförmig, kälteempfindlich, Bewegung bessert

Rheuma eher bei Frauen

Colchicum D4 - 3x tägl.
im Herbst; kleine Gelenke, Herz wie umwunden, große Schwäche

Caulophyllum D4 - 3x tägl.
Mittelhand, Endgliedgelenke der Hände, Verwachsungen deformieren

Calcium phosphoricum D6 - 3x tägl.
bei jedem Wetterwechsel, Waschfrauenhände, Kreuz und Beine

Sepia D6 - 3x tägl.
chronischer Kreuzschmerz, bei weichem Sitzen schlimmer

Cimicifuga D6 - 3x tägl.
Nässe, Wind, Muskelrheuma, Rücken, plötzlich, heftig, nachts

Pulsatilla D6 - 3x tägl.
Wärme, Sommer, Knie, Knöchel, Fußwurzel, Unterhaut wie geschwürig

Tripperrheuma

Thuja D6 - 3x tägl.
Knie, Schienbein, wie vergrößert; im Herbst, braucht Wärme

Pulsatilla D6 - 3x tägl.
Knie, Knöchel, Fußwurzeln; in der Wärme, im Sommer, abends; braucht Kälte

Kalium bichromicum D12 - 2x tägl.
Knie, wandernd; im warmen Zimmer besser

Guaiacum D4 - 3x tägl.
mehrere Gelenke, heiß, hart geschwollen, wie zu kurz, deformieren

Rheuma, Zeige- und Mittelfinger aufgetrieben

Causticum D6 - 3x tägl.
Sommerrheuma

Rheuma mit großer Schwäche

Colchicum D4 - 3x tägl.
mit Fieber, dunkelrote Schwellungen

Kalmia D4 - 3x tägl.
ohne Fieber, ohne Schwellungen

Rheuma mit Herzbeteiligung

Kalmia D4 - 3x tägl.
Herzstiche über die Schulter in den Rücken, in den Arm; Herzklappen

Lithium carbonicum D4 - 3x tägl.
Stiche, Zucken, Flattern, Enge, Harnflut bessert; Herzklappen

Ledum D4 - 3x tägl.
Druck und Beklemmung hinter dem Brustbein, von unten nach oben ziehend

Acidum benzoicum D4 - 3x tägl.
nachts Stolpern und Klopfen, Entzündung des Muskels, der Herzhäute

Colchicum D4 - 3x tägl.
wie mit einem breiten Band gequetscht, große Schwäche

Rheuma mit Blasenbeschwerden

Causticum D6 - 3x tägl.
unfreiwilliges, unbemerktes Harnträufeln

Sarsaparilla D6 - 3x tägl.
am Ende des Harnens

Lycopodium D4 - 3x tägl.
am Beginn des Harnens, rotbrauner klarer Satz

Berberis D3 - 3x tägl.
am Beginn des Harnens, rötlicher trüber Satz

Acidum benzoicum D3 - 3x tägl.
extrem stinkender, scharfer Urin

Lithium carbonicum D4 - 3x tägl.
häufiges Harnen, Brennen, Krämpfe, schleimiger braunroter Satz

Rheuma mit Entzündung der Prostata

Thuja D6 - 3x tägl.
und zusätzlich:

Medorrhinum D200 - 1x monatl.
lithämische Diathese

Rheuma mit Fußsohlenschmerz

Antimonium crudum D4 - 3x tägl.
sehr empfindlich

Rheuma besser durch Alkohol

Acidum sulfuricum D4 - 3x tägl.
Gelenk- und Nervenschmerzen

Ledum D4 - 3x tägl.
von unten nach oben ziehend

Capsicum D4 - 3x tägl.
Gelenke und Muskeln, nach Ruhe und in der Kälte schlimmer

Rheuma, Bewegung erleichtert Schmerzen

Rhus tox D6 - 3x tägl.
leichte Bewegung; Anfangsbewegung und fortgesetzte Bewegung schlimmer

Pulsatilla D6 - 3x tägl.
leichte Bewegung

Lycopodium D4 - 3x tägl.
leichte Bewegung

Ferrum D12 - 2x tägl.
leichte Bewegung

Magnesium carbonicum D6 - 3x tägl.
ständige Bewegung

Calcium fluoratum D12 - 2x tägl.
fortgesetzte Bewegung; Anfangsbewegung schlimmer

Rheuma, Bewegung verschlimmert Schmerzen

Bryonia D3 - 3x tägl.
hält sich ruhig, da die leichteste Bewegung sticht

Causticum D6 - 3x tägl.
ruhelos nachts, möchte sich bewegen

Kalmia D4 - 3x tägl.
vor allem beim rheumatischen Fieber

Rhododendron D4 - 3x tägl.
auch Ruhe verschlimmert, möchte sich bewegen

Cimicifuga D6 - 3x tägl.
sehr ruhelos, möchte sich bewegen, aber kann nicht

Guaiacum D4 - 3x tägl.
steif, schwach

Rheuma der Brustkorbmuskeln

Arnica D6 - 3x tägl.
wie geprügelt bei Nässe, Kälte, muskulärer Überanstrengung

Ranunculus bulbosus D4 - 3x tägl.
wie gequetscht bei wechselhaftem feuchtem Wetter

Rheuma der Fußrücken

Ruta D4 - 3x tägl.
Sehnen, Knochenhäute; danach Versuch mit:

Ledum D4 - 3x tägl.
hartnäckige Schwellung; oder mit:

Viola odorata D4 - 3x tägl.
Versuch lohnt sich

Rheuma der großen Gelenke

Bryonia D3 - 3x tägl.
liebt Regen, möchte sich bewegen, aber heftiger Bewegungsschmerz

Causticum D4 - 3x tägl.
gichtige Ablagerungen; Sehnen wie zu kurz; reckt sich, dehnt sich

Pulsatilla D6 - 3x tägl.
Beingelenke, wandernd, abends in Wärme; Leber- und Magenstörung

Calcium carbonicum D6 - 3x tägl.
Folge von Nässe, kaltem Wasser; Gichtknoten der Finger

Rheuma der kleinen Gelenke

Colchicum D4 - 3x tägl.
Hände und Füße; geschwollen, dunkelrot, Druckschmerz; große Schwäche

Caulophyllum D4 - 3x tägl.
Mittelhand, Endgliedgelenke der Hände; Verwachsungen deformieren

Ledum D6 - 3x tägl.
Hände und Füße; nach oben ziehend; Gegenarznei bei Colchicum-Mißbrauch

Rhododendron D6 - 3x tägl.
Hände und Füße; Barometerschmerzen, vor Wetterwechsel, vor Gewitter

Lithium carbonicum D6 - 3x tägl.
Fingergelenke, Herz; Harn rotbrauner Satz, Harnflut bessert

Actaea spicata D6 - 3x tägl.
Hände und Füße; Gelenke schwellen, schmerzen nur während der Bewegung

Rheuma der kleinen Gelenke in den Wechseljahren

Sepia D12 - 2x tägl.
chronisch, steif; Kreuz, Knie, besser durch Bewegung, frische Luft

Lachesis D12 - 2x tägl.
akut oder schleichend, gespannt, berührungsempfindlich; nachts, beim Erwachen

Caulophyllum D4 - 3x tägl.
chronisch, steif; Faustschluß nicht mehr möglich

Rheuma der Knochenhaut und Muskeln

Rhus tox D6 - 3x tägl.
weiches Bindegewebe

Cimicifuga D6 - 3x tägl.
Muskelbäuche

Colchicum D4 - 3x tägl.
Sehnen, Hüllen, Bänder, Knochenhaut

Sanguinaria D6 - 3x tägl.
akut, Nacken, Rücken, rechte Schulter

Phytolacca D4 - 3x tägl.
Bindegewebe, Knochenhaut, Schultern, Unterarme, Unterschenkel

Rheuma der Jugendlichen

Tuberculinum bovinum D200 - 1x monatl.
und

Umckaloabo D2 - 3x tägl.

Tennisarm (Epicondylitis), Schmerz wie überanstrengt

Formica rufa D30 - jeden 2.Tag
kreisförmig um den Schmerzpunkt quaddeln und an Knochenhaut spritzen

Ruta D200 - jeden 2.Tag
zusätzlich, da Knochenhaut überanstrengt; bei Mißerfolg Versuch mit:

Arnica D4 - 3x tägl.
und
Ruta D4 - 3x tägl.
und
Hypericum D4 - 3x tägl.
zu gleichen Teilen mischen, 10 Tropfen je Gabe; Arm ruhig stellen!

Umknicken der Knöchelgelenke, häufig wiederkehrend

Rhus tox D6 - 3stündl.
akut, verrenkt

Calcium phosphoricum D6 - 3x tägl.
schwache Gelenke überall

Causticum D6 - 3x tägl.
trockene, knackende, wie zu kurze Gelenke

Natrium carbonicum D12 - 2x tägl.
chronisch wiederkehrend

Strontium carbonicum D12 - 2x tägl.
Karies und Wucherung der Gelenke

Verletzung des Meniskus

Petroleum D6 - 3x tägl.
und der Gelenke

Verstauchung (Distorsion), allgemein

Rhus tox D4 - 3x tägl.
Zerrung von Gelenkkapseln, Sehnen, Bändern; Fußballer, Tänzer, Tennisspieler

NOTIZEN:

Knochen

Knochenbruch, allgemein

Symphytum D4 - 3x tägl.
fördert Kallusbildung; Grünholzfraktur

Ruta D4 - 3x tägl.
Knochenhaut und Sehnen schmerzen

Acidum carbolicum D4 - 3x tägl.
offener Bruch, starke Verschorfung der Wunden

Schwellung nach Knochenbruch

Strontium carbonicum D12 - 2x tägl.
warme Auflage tut gut

chronische Knocheneiterung (Osteomyelitis), nach außen offen

Pyrogenium D30 - einmalig
bei aashaft stinkender Eiterung

Acidum hydrofluoricum D6 - 3x tägl.
3 Monate lang im täglichen Wechsel mit dem ergänzenden

Silicea D12 - 2x tägl.
die Wundabsonderungen sind dünn scharf, wundmachend

Calcium fluoratum D12 - 2x tägl.
folgt gut auf die beiden oberen Arzneien und heilt oft aus!

Asa foetida D4 - 3x tägl.
bei widerlich stinkenden Wundsekreten, Schienbein zieht und bohrt in der Ruhe wie mit Messern

chronische Knocheneiterung der Fußknochen

Platinum chloratum D4 - 3x tägl.

Knochenfistel

Calcium fluoratum D6 - 3x tägl.
Sekret dünn, scharf, wundmachend; eher im Sommer, Kälte lindert

Acidum hydrofluoricum D6 - 3x tägl.
Sekret dünn, scharf, ätzend; im Sommer schlimmer, Kälte lindert

Silicea D6 - 3x tägl.
eher im Winter; Sekret dünn, scharf, wundmachend, Wärme lindert

Strontium carbonicum D12 - 2x tägl.
1. Arznei für alle abbauenden Knochenprozesse; Bohren in den Röhrenknochen

Thallium D6 - 3x tägl.
2. Arznei; heftig brennende Fußsohlen, Druckschmerz der Schienbeinkante

Tellurium D6 - 3x tägl.
3. Arznei; Sekret riecht nach Heringslake; die 3 Arzneien folgen gut aufeinander

Knochenhaut-Entzündung (Periostitis) vor dem Eiterungsstadium

Mezereum D4 - 3x tägl.
sehr berührungsempfindlich, nächtlicher Knochenschmerz

Knochenhaut-Entzündung, chronisch

Colchicum D6 - 3x tägl.
Sehnen, Sehnenplatten, Bänder, Herbstrheuma, Gicht, Herz, Blähungen

Phytolacca D6 - 3x tägl.
Bindegewebe, Schultern, Unterarme, Unterschenkel, Herbst, nachts

Knochenhaut-Verletzung

Ruta D3 - 3x tägl.
Prellungen, Schienbein, Sehnenbeteiligung, usw.

Knochenkrebs (Sarkom)

Thallium D6 - 3x tägl.
für tiefgreifende degenerative Knochenprozesse; erregt, teilnahmslos

Cresolum D6 - 3x tägl.
ist eher in Hochstimmung im Vergleich zur Schwere des Krankheitsbildes

Silicea D6 - 3x tägl.
dicke, gelbe, stinkende Absonderungen

Knochenwachstumsstörung (Osteogenesis imperfecta)

Knochenbrüchigkeit, Minderwuchs; junger Mensch

Calcium fluoratum D12 - 2x tägl.
fortlaufend; zusätzlich monatlich die Erbnosoden; zuerst:

Tuberculinum GT D200 - einmalig
danach:

Medorrhinum D200 - einmalig
danach:

Luesinum D200 - 1x monatl.
sehr lange

Symphytum D3 - 3x tägl.
und

Arnica D4 - 3x tägl.
bei jedem Bruch zusätzlich

Knochenbrüchigkeit, Minderwuchs; alter Mensch

Silicea D6 - 3x tägl.
blaß, schwach

Strontium carbonicum D6 - 3x tägl.
rot, kräftig; zusätzlich monatlich die Erbnosoden in dieser Folge:

Tuberculinum GT D200 - 1x monatl.
danach:

Medorrhinum D200 - 1x monatl.
danach:

Luesinum D200 - 1x monatl.
sehr lange

Arnica D4 - 3x tägl.
zusammen mit Symphytum D4 bei jeder Fraktur zusätzlich

Osteoporose; Rückenschmerzen, Knochenbrüche

Tuberculinum GT D200 - einmalig
Therapiebeginn; zusätzlich:

Calcium fluoratum D12 - 2x tägl.
zwei Monate lang; Knochenverdickungen; danach:

Strontium carbonicum D12 - 2x tägl.
zwei Monate lang; Knochenfraß der langen Röhrenknochen; danach:

Thallium D6 - 3x tägl.
zwei Monate lang; tiefgreifende Knochenprozesse; danach:

Radium bromatum D12 - 2x tägl.
zwei Monate lang; Folge von viel Röntgen; blitzartige elektrische Schläge

Hypericum D30 - 1x bei Bedarf
bei Nervenschmerzen durch Knochenbrüche, vor allem der Wirbelkörperplatten

Perthes; Hinken, Bewegung eingeschränkt, schmerzt

Calcium phosphoricum D12 - 2x tägl
Therapiebeginn, 3 Monate lang; lymphatisch; danach:

Calcium fluoratum D12 - 2x tägl.
destruktiv; 2 Monate lang; danach:

Silicea D12 - 2x tägl.
alle 3 Arzneien folgen gut aufeinander, ergänzen sich; nach 2 Monaten:

Strontium carbonicum D12 - 2x tägl.

Thallium D4 - 3x tägl.

Tellurium D4 - 3x tägl.
in dieser Folge je 2 Monate

Tuberculinum GT D200 - 1x im Halbjahr
dazwischen geben und

Luesinum D200 - 1x im Halbjahr
4 Wochen später dazwischen geben

Rheuma mit nächtlichen Knochenschmerzen

Acidum phosphoricum D6 - 3x tägl.
Hüfte, Wirbelsäule; schabend wie mit Messern, Wärme lindert

Strontium carbonicum D12 - 2x tägl.
lange Röhrenknochen; zieht, bohrt um 3 Uhr morgens, Wärme lindert

Asa foetida D4 - 3x tägl.
Schienbeine; schießt, klopft, bohrt unerträglich in Ruhe

Mezereum D4 - 3x tägl.
Schienbeine; zieht und bohrt jeden Winter, Kühle lindert

Mercurius solubilis D30 - 1x tägl.
Knochen- und Knochenhautentzündung; reißt, schabt; große Unruhe, verlangt kühl aber keine Kälte

Sudeck-Syndrom, Pseudogelenkbildung nach Knochenbruch

Aurum D4 - 3x tägl.
chronisch-entzündliche Durchblutungs- und Stoffwechselstörung; 3 Monate lang

Thallium D6 - 3x tägl.
nach Aurum geben; heftige schlagartige Schmerzen, Aussetzen (Latenz) der Schmerzen mehrere Tage

Calcium fluoratum D6 - 3x tägl.
Fokalherd? entzündliche Noxe?

Beryllium D6 - 3x tägl.
gestörte Phosphatase-Aktivität, Teil ist kalt

Symphytum D4 - 3x tägl.
fördert Kallusbildung durch Leukozyten-Einwanderung

Bellis D3 - 3x tägl.
tiefsitzendes Wundheitsgefühl, Teil wie zerschlagen, Wärme lindert

Überbein, Exostose, Knochenauswuchs

Hekla lava D4 - 3x tägl.
sehr bewährt!

Überbein der Fußknochen

Mezereum D4 - 3x tägl.
sehr berührungsempfindlich, nächtlicher Knochenschmerz

Hekla lava D4 - 3x tägl.
bei spangenartigen Knochenauswüchsen

NOTIZEN:

Wirbelsäule

Asthma nach Verletzung der Wirbelsäule

Hypericum D4 - 3x tägl.

Bechterew; Wirbelsäule schrumpft und verknöchert

Erbnosoden D200 - einmalig in monatl. Abstand
Tuberculinum GT D200, Medorrhinum D200, Luesinum D200; dann:

Luesinum D200 - 1x monatl.
destruktiver Knochen-Gelenk-Prozeß; dazu zuerst die

Calcium-Salze D12 - 2x tägl.
später:

Strontium carbonicum D12 - 2x tägl.

Thallium D4 - 3x tägl.

Tellurium D4 - 3x tägl.
nacheinander je 2 Monate lang; oder:

Hekla lava D4 - 3x tägl.
bei spangenartigen Knochenauswüchsen; zusätzlich:

Dulcamara D6 - 3x tägl.
bei Auslösung: Durchnässen im Herbst, schlimmer bei feuchtem Wetter

Bandscheiben-Teilvorfall; kurativ

Calcium fluoratum D12 - 2x tägl.
4 Wochen lang; danach:

Strontium carbonicum D12 - 2x tägl.
4 Wochen lang; danach:

Thallium D6 - 3x tägl.
4 Wochen lang; Kur wiederholen; wenn noch Beschwerden, weiter mit:

Radium bromatum D6 - 3x tägl.
4 Wochen lang, danach:

Tellurium D6 - 3x tägl.
4 Wochen lang; ebenso bedarfsweise wiederholen

Hexenschuß

Rhus tox D4 - stündl.
nach Überanstrengung, wie verrenkt, Anfangsbewegung schlimmer

Calcium fluoratum D4 - 2stündl.
schwache Knochen, fortgesetzte Bewegung bessert

Bryonia D3 - stündl.
schneidender Schmerz bei der geringsten Bewegung

Colocynthis D3 - stündl.
stechender Nervenschmerz, einschießend

beachte: die beiden letzten Arzneien auch im Wechsel alle 10 Minuten

Ischias, akut

Aconitum D30 - 1x bei Bedarf
plötzlich

Colocynthis D4 - alle 10 Min.
einschießend

Rhus tox D30 - 1x bei Bedarf
rechts

Ischias, entzündlich, plötzlich, Auslösung

Aconitum D30 - 1x bei Bedarf
durch Kälte, Feuchtigkeit, Zugluft; Ärger, Aufregung; taub, kribbelt

Belladonna D30 - 1x bei Bedarf
durch Erkältung, Zugluft; sticht, nachts, bei Bewegen; steht auf

Nux vomica D30 - 1x bei Bedarf
durch trockene Kälte, Zugluft; schießt bis zum Fuß; zuckt, lahm, kalt

Ischias, neuralgisch, nicht entzündlich

Arsenicum album D30 - 1x bei Bedarf
nachts unerträglich, tagsüber beschwerdefrei, Wärme lindert

Chamomilla D30 - 1x bei Bedarf
brüllt vor Schmerz, je mehr Schmerz, desto heißer der Patient

Colocynthis D6 - stündl.
bis zum Knie, zur Ferse, bei Bewegen, Kälte; Bein wie im Schraubstock

Gnaphalium D6 - stündl.
bis zu den Zehen, heftig, taub, beim Liegen, Bewegen; muß sich setzen

Ischias, rheumatisch

Bryonia D4 - stündl.
schießt von oben nach unten, Wärme und fester Druck lindern

Ledum D4 - stündl.
zieht von unten nach oben, Kälte lindert

Ischias, tief im Muskel sitzend

Rhus tox D30 - 1x bei Bedarf
eher rechts, Folge von Unterkühlung, Überanstrengung

Nux vomica D30 - 1x bei Bedarf
Folge von Ärger, Aufregung, trockener Kälte

Tartarus stibiatus D4 - 3stündl.
kollapsartig, jeder Hustenstoß erschüttert das Kreuz

Magnesium phosphoricum D4 - 3stündl.
krampfartig, muß sich krümmen

Ischias im linken Oberschenkel

Kalium bichromicum D12 - 2stündl.
quälend, Bewegen erleichtert

Ischias mit Hauptschmerz im Knie

Ruta D4 - stündl.
schießt am Ischias hinunter, Anfangsbewegung; läuft auf und ab

Ischias nach Überanstrengung

Arnica D30 - 1x bei Bedarf
wie geprügelt, wie gequetscht, Kühle lindert

Rhus tox D30 - 1x bei Bedarf
Sehnen und Bänder wie zerschlagen, wie verrenkt, Wärme lindert

Ischias bei Muskelschwund

Plumbum D12 - 2x tägl.
blitzartig, anfallsweise, Krämpfe entlang der Schmerzen

Ischias in der Schwangerschaft

Aconitum D30 - 1x bei Bedarf
plötzliche Unterkühlung

Collinsonia D4 - 3x tägl.
Verstopfung, Krampfadern an den Schamlippen

Rhus tox D30 - 1x bei Bedarf
rechts, Unterkühlung, Überanstrengung

Gnaphalium D4 - 3x tägl.
links, muß im Stuhl sitzen

Agaricus D6 - 3x tägl.
kann nicht weich sitzen

Ischias mit Schweißausbruch

Gelsemium D4 - 2stündl.
und Erschöpfung

Ischias nur im Sitzen

Ammonium chloratum D4 - 3x tägl.
im Liegen schmerzlos

Ischias mit Taubheitsgefühl

Gnaphalium D4 - 3x tägl.
heftig entlang der großen Nerven mit Taubheitsgefühlen; im Sitzen gut

Kreuzarthrose (Ileosakralarthrose), Gelenkversteifung

Calcium carbonicum D6 - 3x tägl
3 Monate lang; danach:

Strontium carbonicum D12 - 2x tägl.
ebenso 3 Monate lang; Kur wiederholen

Kreuzschmerzen, braucht feste Kreuzstütze beim Sitzen

Natrium muriaticum D200 - 1x monatl.
trocken; bewegt die Wirbelsäule hin und her

Kalium carbonicum D200 - 1x monatl.
wäßrig; Hirn schwach, Herz schwach, Kreuz schwach

Causticum D200 - 1x monatl.
trocken; reckt und dehnt sich nach hinten

Sepia D200 - 1x monatl.
wäßrig; alles hängt, äußeres Gewebe und innere Organe

Helonias D12 - 2x tägl.
überarbeitet, abgewrackt, Bewegung bessert alles

"gynäkologischer Kreuzschmerz"

Sepia D6 - 3x tägl.
bei gesenkter Gebärmutter; alles hängt: Gewebe, Organe, Gemüt

Kalium carbonicum D6 - 3x tägl.
Hirn schwach, Herz schwach, Kreuz schwach

Lilium D6 - 3x tägl.
Gefühl, als falle alles aus der Scheide, muß die Hand dagegen drücken

Helonias D12 - 2x tägl.
abgewrackte Frauen, Bewegen bessert, Ablenken erquickt Gemüt

Kreuzschmerzen und Ischias bei jedem Wetterwechsel

Calcium-Salze D12 - 2x tägl.
durch kaltes Wasser, feuchte Kälte, ins Kreuz, in Beine ausstrahlend

Dulcamara D6 - 3x tägl.
bei Wechsel zu feuchtem Wetter

Thuja D6 - 3x tägl.
von warm zu kalt-feucht

Kreuzschmerzen der Mutter nach Zangengeburt

Hypericum D4 - 3x tägl.
Nervenquetschung

Nackenschmerzen nach Schleudertrauma

Arnica D12 - 2x tägl.
Therapiebeginn, immer zuerst geben, 4 Wochen lang; danach:

Hypericum D4 - 3x tägl.
4 Wochen lang; danach:

Ruta D4 - 3x tägl.
4 Wochen lang; auch als Mischung zu gleichen Teilen, 10 Tropfen je Gabe

Nackenkrampf

Gelsemium D30 - 1x bei Bedarf
bei Schwüle, Föhn; apathisch

Cimicifuga D3 - alle 10 Min.
bei Hysterie, bei Kopfschmerz

Zincum D12 - stündl.
beim Autofahren

Ignatia D30 - 1x bei Bedarf
bei akuten Sorgen

Schiefhals (Torticollis), akut

Phosphorus D200 - einmalig
nach Verlegen, kühle Auflage lindert

Belladonna D30 - 2stündl.
plötzlich durch Naßwerden des Kopfes, warme Auflage lindert

Lachnanthes D4 - 3x tägl.
chronisch mit Kopfschmerz bis zur Nase; wie verrenkt

Menyanthes D4 - 3x tägl.
chronisch mit Kopfschmerz im 1. Trigeminusast; Gegendruck lindert

Querschnittsverletzung, kurativ

Arnica D4 - 3x tägl.
4 Wochen lang, dann:

Hypericum D4 - 3x tägl.
4 Wochen lang, dann:

Mandragora D4 - 3x tägl.
4 Wochen lang, dann:

Harpagophytum D4 - 3x tägl.
4 Wochen lang; Kur bedarfsweise wiederholen

Rückenschmerzen nach Verletzung der Wirbelsäule

Arnica D12 - 2x tägl.
Therapiebeginn, immer zuerst geben, 4 Wochen lang; danach:

Hypericum D4 - 3x tägl.
4 Wochen lang; bei Nichterfolg mit:

Natrium sulfuricum D12 - 2x tägl.
versuchen; ebenso lange geben; Kur bedarfsweise wiederholen

Rückenschmerzen, rechts am unteren Schulterblattwinkel

Chelidonium D6 - 3x tägl.
dumpf, ziehend; Leberschmerz

Rückenschmerzen, herzbedingt

Cactus D3 - 3x tägl.
Herzdruck, Herzkrampf, Druck und Krampf im Rücken

Kalmia D2 - 3x tägl.
Herzziehen zur Schulter hin, Ziehen im Rücken

Spigelia D4 - 3x tägl.
Herzstiche, Herzklopfen, Stiche und Klopfen im Rücken

Rückenschmerzen, schlimmer nach Harnlassen

Luesinum D200 - 3x tägl.
Goldkörnchen!

letzter (12.) Brustwirbel schmerzt

Zincum D30 - 1x bei Bedarf
dumpf, sticht, vor allem bei geistiger Erschöpfung

Scheuermann bei Kindern und Jugendlichen, Wirbelsäule verkrümmt

Calcium phosphoricum D4 - 3x tägl.
und zusätzlich:

Tuberculinum bovinum D200 - einmalig

gebeugte und in sich verdrehte Wirbelsäule (Skoliose)

Calcium phosphoricum D6 - 3x tägl.
muß sich mit allen Mitteln durchsetzen, erschöpft rasch

Calcium fluoratum D6 - 3x tägl.
setzt sich vor allem mit Kraft durch, erschöpft nicht

Brennen zwischen den Schulterblättern

Phosphorus D12 - 2x tägl.
wie Feuer; Hitze hoch, Frost runter, als bewege sich Quecksilber darin

Lycopodium D12 - 2x tägl.
wie von heißen Kohlen, vor allem in der Ruhe, Bewegen erleichtert

Hängeschultern bei Jugendlichen

Phosphorus D200 - 1x monatl.
schlank, zart, errötend, heiter, rasch erschöpft

Sulfur D200 - 1x monatl.
schlank, kräftig, blaß, schmuddelig, ernst, philosophiert

Steißbeinschmerz, allgemein, häufiger bei Frauen

Castor equi D200 - einmalig
sehr bewährtes Goldkörnchen(!), meist seelisch bedingt

Ruta D4 - 3x tägl.
eher in der Folge von Knochenhautverletzung

Tarantula hispanica D6 - 3x tägl.
nach Entbindung

Wurzelneuritis (Radikulitis)

Hypericum D4 - 3x tägl.
Folge von Nervenverletzung

NOTIZEN:

Arme

Durchblutungsstörungen der Glieder, Froschhände

Acidum phosphoricum D12 - 2x tägl.
eiskalt, feucht, nervöse Erschöpfung

Calcium fluoratum D12 - 2x tägl.
dunkelrot, wie abgestorben in der Kälte, Gewebsschwäche

Silicea D12 - 2x tägl.
blaßrot, wie abgestorben in der Kälte, Gewebsschwäche

Pulsatilla D12 - 2x tägl.
dunkelrot, Venenstau

Jodum D12 - 2x tägl.
blaurot in der Kälte, blasses Gesicht, Schilddrüsen-Überfunktion

Lachesis D12 - 2x tägl.
blaurot in der Kälte, Schilddrüsen-Überfunktion, Gefäßstau

akute Gelenkentzündung der Schultern (Deltoid-Muskel)

Sanguinaria D6 - 3x tägl.
rechts, akut, Nacken, nachts beim Umdrehen, kann Arm nicht mehr heben

Magnesium carbonicum D6 - 3x tägl.
rechts, Leberbelastung, schlimmer im Bett, besser durch Wärme

Ferrum D12 - 2x tägl.
eher rechts, wellenartig; Bewegen, Kühle lindern

Ferrum phosphoricum D12 - 2x tägl.
eher links

Nux moschata D6 - 3x tägl.
links, als ob die Knochen in Stücke zerschlagen wären, Herbst

Urtica urens D3 - 3x tägl.
rechts und links, Waschen verschlimmert; löst Harnsäureablagerungen

Phytolacca D4 - 3x tägl.
rechts und links, zieht nachts umher, besonders im naßkalten Herbst

Gichtknoten bei deformierten Fingergelenken

Ammonium phosphoricum D4 - 3x tägl.
und Harnsäureablagerungen in den Gelenken chronische Gicht

Guaiacum D4 - 3x tägl.
alle Gelenke, Sehnen wie zu kurz

Nervenschmerz (Neuralgie) der Arme nachts

Aconitum D30 - 1x bei Bedarf
plötzliches Erwachen durch Schmerz um Mitternacht

Aesculus D4 - 3x tägl.
Venenstau, Kälte bessert; kräftig

Sanguinaria D6 - 3x tägl.
Hitzestau, nur rechts, pulsierend, Kälte bessert

Arsenicum album D6 - 3x tägl.
Nervenkrampf, brennt, Wärme bessert

Secale D4 - 3x tägl.
Arteriolenkrampf, Hitzeempfindung, Haut aber kalt, Wärme bessert

Phlegmone in der Hohlhand

Hepar sulfuris D200 - 6stündl., 3x insgesamt
fördert die Eiterung; hart; verlangt Wärme

Mercurius solubilis D200 - 6stündl.
hart; verlangt Kälte

Rheuma, Zeige- und Mittelfinger aufgetrieben

Causticum D6 - 3x tägl.
Sommerrheuma

Schrunden, Einrisse an den Händen

Natrium carbonicum D12 - 2x tägl.
Handrücken über den Fingergrundgelenken, trockene Hohlhand

Alumina D12 - 2x tägl.
Hohlhand, Fingerspitzen, blutend

Petroleum D12 - 2x tägl.
Hohlhand, Finger, Fingerkuppen, blutend, jeden Winter

Graphites D12 - 2x tägl.
Hohlhand, Finger, Fingerspitzen, eitrig

Schweiß, übermäßig in den Handflächen

Sulfur D12 - 2x tägl.
heiß, sauer, übelriechend

Pulsatilla D12 - 2x tägl.
warm; voller Hemmungen, Erröten

Jodum D12 - 2x tägl.
wäßrig tropfend; Schilddrüsenüberfunktion

Ferrum phosphoricum D12 - 2x tägl.
flüssig; Erröten, lymphatisch

Gelsemium D30 - 1x bei Bedarf
flüssig bei Lampenfieber

Coffea D12 - 2x tägl.
flüssig bei freudigen Ereignissen

NOTIZEN:

Beine

Amputationsneuralgie, Phantomschmerz

Allium cepa D4 - 3x tägl.
sehr bewährt!

Arnica D4 - 3x tägl.
Folge von Verletzung; wie zerschlagen

Staphisagria D3 - 3x tägl.
Folge von Schnittverletzung; steif, sticht, krampft

Hypericum D4 - 3x tägl.
Folge von Nervenquetschung, Nervendurchtrennung; sticht wie gequetscht

Symphytum D4 - 3x tägl.
Folge von Knochenverletzung; wie gebrochen

Ammonium chloratum D3 - 3x tägl.
Fuß wie zu kurz

Beingeschwür bei arteriellen Durchblutungsstörungen

Arnica D4 - 3x tägl.
Gefäßverkalkung; nach lokaler Verletzung

Abrotanum D4 - 3x tägl.
schwache, brüchige Äderchen

Secale D4 - 3x tägl.
Gefäßkrämpfe

Beingeschwür bei venösen Durchblutungsstörungen

Lachesis D12 - 2x tägl.
dunkelroter Rand, dunkles Blutsickern, eher links; drohende Embolie

Crotalus D12 - 2x tägl.
blutet stärker als Lachesis, eher rechts

Vipera D12 - 2x tägl.
blasse Schwester der Lachesis; Beine wie zum Platzen, legt sie hoch

Aesculus D4 - 3x tägl.
Beckenvenenstau, Splittergefühl, Kreuzschmerz, Hämorrhoiden

Carbo animalis D4 - 3x tägl.
dunkler Rand, Wunde schwarz wie Kohle, Schwellung durch Stauung

Beingeschwür, schmerzlos durch Stauung

Carduus D4 - 3x tägl.
Pfortaderstau, 4 Wochen lang; oder:

Hamamelis D4 - 3x tägl.
Beinvenenstau, 4 Wochen lang, danach:

Pulsatilla D4 - 3x tägl.
4 Wochen lang; dazu:

Calcium fluoratum D12 - 1x tägl. abends

Beingeschwür, schmerzhaft

Acidum nitricum D6 - 3x tägl.
wie von Holzsplitter; dünner, scharf stinkender Eiter; sucht trockene Wärme

Hydrastis D4 - 3x tägl.
dünnes, scharfes eitriges Wundsekret; sucht feuchte Wärme

Kreosotum D4 - 3x tägl.
Wundrand und Wundbett empfindungslos, Eiter stinkt nach Knoblauch; sucht Wärme

Asa foetida D4 - 3x tägl.
bläulicher Rand, dünn-eitrige Wunde, stinkt aashaft, sehr empfindlich

Arsenicum album D6 - 3x tägl.
wachsartiger Rand, blasse Wunde, brennt. braucht feuchte Wärme

Kalium bichromicum D12 - 2x tägl.
Wunde wie ausgestanzt

Beingeschwür, narbig

Acidum hydrofluoricum D6 - 3x tägl.
hartnäckig hitzig, Venen erweitert; schlimmer sommers, Hitze, Schwüle

Calcium fluoratum D12 - 2x tägl.
bläulicher, juckender Rand, leicht blutende Wunde; Kühle lindert

Silicea D6 - 3x tägl.
schlechte Heilhaut, nässende, stinkende Wunde; verlangt Wärme

Brand (Gangrän), eitrig zerfallend

immer an Diabetes denken!

Secale D4 - 3x tägl.
trockener Gewebsbrand; innere Hitze, äußerlich Kälte

Kreosotum D4 - 3x tägl.
empfindungsloser Gewebsbrand, Eiter stinkt nach Knoblauch; sucht Wärme

Asa foetida D4 - 3x tägl.
dünne eitrige Wunde, stinkt aashaft, berührungsempfindlich

Arsenicum album D6 - 3x tägl.
wachsartiger Rand, blasse Wunde, brennt nachts; braucht feuchte Wärme

Durchblutungsstörungen der Arterien; rot

Arnica D12 - 2x tägl.
verkalkte Gefäße, verkalkte Menschen, tagsüber Schmerzen

Lachesis D12 - 2x tägl.
vergiftete Gefäße, giftige Menschen, beim Erwachen Schmerzen

Aurum D12 - 2x tägl.
brüchige Gefäße, gebrochene Menschen, nachts Schmerzen

Durchblutungsstörungen der Arterien; blaß

Secale D4 - 3x tägl.
abgehärmt; innen heiß, außen kalt, reibt, streckt Glieder, will Kälte

Cuprum D6 - 3x tägl.
beklagenswert; springt aus dem Bett wegen der Krämpfe, umklammert die Beine

Plumbum D6 - 3x tägl.
geschwunden; dehnt berührungsempfdl. Glieder, hält sie fest, will Wärme

Tabacum D6 - 3x tägl.
funktionell, Gefäßkrämpfe, Übelkeit, Schwindel

Arsenicum album D6 - 3x tägl.
ausgemergelt, Gefäße bröckelig, todelend; will nur noch Wärme

Durchblutungsstörungen der Glieder

(Füße kalt, feucht, blaurot)

Acidum hydrofluoricum D6 - 3x tägl.
nachts heiß, Gewebsschwäche

Jodum D12 - 2x tägl.
heißes rotes Gesicht, Schilddrüsen-Überfunktion

Hedera D6 - 3x tägl.
eiskalt, Kropf bei Schilddrüsen-Überfunktion

Fersenschmerz

Aranea diadema D12 - 2x tägl.
Herbstrheuma, zieht entlang der Wade nach oben

Ledum D3 - 3x tägl.
Rheuma, zieht von unten nach oben

Colchicum D4 - 3x tägl.
Herbstrheuma, Knochenschmerz

Secale D4 - 3x tägl.
trockenes Fersengeschwür

Kalium jodatum D4 - 3x tägl.
nässendes Fersengeschwür

Frostbeulen, Erfrierungen der Zehen

Abrotanum D3 - 3x tägl.
flohstichartige Schmerzen, feinste Venenzeichnung sichtbar

Petroleum D6 - 3x tägl.
sehr schmerzhaft, sieht übel aus

Agaricus D4 - 3x tägl.
juckt wie mit tausend Eisnadeln

Fußpilz zwischen den Zehen

Acidum hydrofluoricum D6 - 3x tägl.
akut im Sommer, blasig, tiefe Risse

Calcium fluoratum D12 - 2x tägl.
chronisch im Sommer, blasig, rissig

Silicea D12 - 2x tägl.
chronisch im Winter, Bläschen, rissig

Hinken bei Gefäßverschlußkrankheit (Claudicatio intermittens)

Secale D4 - 3x tägl.
blaß; innen heiß, außen kalt, reibt und streckt Glieder, will Kälte

Cuprum D6 - 3x tägl.
blaß; springt aus dem Bett wegen Krämpfe, drückt sie, tritt fest auf

Plumbum D6 - 3x tägl.
wie bei Cuprum; berührungsempfindliche, schwindende Muskeln; sucht Wärme

Arnica D12 - 2x tägl.
lymphatisch verkalkter, roter, kräftiger Mensch

Lachesis D12 - 2x tägl.
lithämisch vergifteter, roter, einst kräftiger Mensch

Aurum D12 - 2x tägl.
destruktiv gebrochener, roter, untersetzter Mensch

Oberschenkelhaut überempfindlich

China D4 - 3x tägl.
auf Kleiderreiben: Erschöpfung, zehrende Krankheiten, Genesungszeit

Rhus tox D6 - 3x tägl.
nach Unterkühlung; Nervenentzündung

Dulcamara D6 - 3x tägl.
nach Durchnässen bei feucht-kaltem oder feucht-warmem Wetter

Rheuma der Fußrücken

Ruta D4 - 3x tägl.
Sehnen, Knochenhäute; danach Versuch mit:

Ledum D4 - 3x tägl.
hartnäckige Schwellung; oder mit:

Viola odorata D4 - 3x tägl.
Versuch lohnt sich

Schrunden, Einrisse an der Ferse

Petroleum D12 - 2x tägl.
nur im Winter, tiefe trockene Risse, stinkende Schweißfüße

Graphites D12 - 2x tägl.
hornige, teils eitrige Risse; Schwielen

Lycopodium D12 - 2x tägl.
blutende trockene Risse; kaltschweißige, brennende Fußsohlen

Schweiß, übermäßig an den Fußsohlen

Sulfur D12 - 2x tägl.
heiß, sauer, übelriechend; Brennen

Calcium carbonicum D12 - 2x tägl.
kalt; Schuhe voller Wasser, Haut schält sich

Silicea D12 - 2x tägl.
scharf, wundmachend, schwächend

Lycopodium D12 - 2x tägl.
riecht nach Urin und Zwiebeln; linker Fuß warm, rechter Fuß kalt

Barium carbonicum D12 - 2x tägl.
übelriechend; bei Kindern und Greisen

Graphites D12 - 2x tägl.
stinkt; hormonell bedingt, bei fetten, schmierigen Kindern

Umknicken der Knöchelgelenke, häufig wiederkehrend

Rhus tox D6 - 3stündl.
akut, verrenkt

Calcium phosphoricum D6 - 3x tägl.
schwache Gelenke überall

Causticum D6 - 3x tägl.
trockene, knackende, wie zu kurze Gelenke

Natrium carbonicum D12 - 2x tägl.
chronisch wiederkehrend

Strontium carbonicum D12 - 2x tägl.
Karies und Wucherung der Gelenke

Warzen, hornartig auf der Fußsohle

Antimonium crudum D4 - 3x tägl.
und

Luesinum D200 - 1x monatl.
zusätzlich

Wassersucht, Lymphstau der Beine

Hamamelis D4 - 3x tägl.
venös, schmerzhaft, gequetscht

Pulsatilla D6 - 3x tägl.
venös, schwer wie Blei

Serum anguillae D200 - 1x alle 14 Tage
in die Vene spritzen

Wassersucht nach Becken- oder Oberschenkelvenenthrombose

Serum anguillae D200 - 1x wöchentl.
unter die Haut spritzen

Apis D4 - 3x tägl.
Haut gespannt, glänzt

Hamamelis D4 - 3x tägl.
Haut teigig

Zehenkrämpfe

Causticum D6 - 3x tägl.
nach unten

Cuprum D6 - 3x tägl.
nach oben

NOTIZEN:

Blut

Agranulozytose, Mangel an Knochenmarksubstanz

Phosphorus D12 - 2x tägl.
blaß, zart, feuerrote Lippen

Lachesis D12 - 2x tägl.
blaß, kräftig, dunkelrote Lippen

Crotalus D4 - 3x tägl.
stärkste Unterhautblutungen, flächenhaft, dunkelrot wie bei Lachesis

Blutarmut (Anämie) aus unbekannter Ursache

Natrium muriaticum D200 - 1x monatl.
zusätzlich im ersten Monat:

Ferrum phosphoricum D4 - 3x tägl.
im zweiten Monat:

China D4 - 3x tägl.
im dritten Monat:

Manganum aceticum D4 - 3x tägl.
Kur bedarfsweise wiederholen

Ferrum arsenicosum D4 - 3x tägl.
bei appetitlosen Kindern

Blutarmut, sekundär

Natrium muriaticum D200 - einmalig
Infektion, chronische Entzündung, Tumor, Krebs, Kummer

Blutarmut mit Blutungen

Ferrum D12 - 3x tägl.
hellrot, gußweise, mit Gerinnsel; Hitzewellen im Gesicht

Blutarmut mit Neuralgien

China D6 - 3x tägl.
durch Zugluft und Berührung der betroffenen Teile schlimmer

Bluter-Krankheit (Hämophilie)

Hirudo D200 - 1x monatl.
6 Monate lang; an Morbus Werlhof denken(!); danach:

Phosphorus D12 - 2x tägl.
zart; leichtes Erröten, leichtes Erblassen; oder:

Lachesis D12 - 2x tägl.
kräftig, hitzig, offenblusig, offenhemdig

Blutvergiftung (Sepsis), allgemein

Pyrogenium D30 - 1x bei Bedarf
Fieber, stinkender Schweiß, Schüttelfrost, Puls verlangsamt (paradox)

Lachesis D12 - 3x tägl.
heftiges trockenes Fieber, viel Durst, verlangt Kälte

China D4 - 3x tägl.
wiederkehrendes Fieber, zehrende Krankheiten, Frost, Schwächeschweiß

Chininum arsenicosum D4 - 3x tägl.
chronisch; hinfällig, ohnmächtig

Blutvergiftung mit Durchfall

Lachesis D12 - 3x tägl.
dunkelblutig, schleimig, Hämmern im After, Afterkrampf

Pyrogenium D12 - 3x tägl.
aashaft, blutig, schmerzlos

Blutvergiftung, schleichend, durch chronische Entzündung

Natrium muriaticum D200 - 1x monatl.
blaß, blutarm; dazu entweder:

China D4 - 3x tägl.
zur Genesung; oder:

Chininum arsenicosum D4 - 3x tägl.
zur Blutbildung

Pyrogenium D30 - einmalig
bei Schüttelfrost, wenn Puls niedrig bei hohem Fieber oder umgekehrt

Unterhautblutungen (Petechien)

Acidum sulfuricum D3 - 3x tägl.
mit auslaufendem Rand; häufig bei Alkoholikern

Ledum D3 - 3x tägl.
mit scharf umgrenztem Rand; Rheumatiker

Phosphorus D12 - 2x tägl.
punktförmig hell; Morbus Werlhof, Leukämie

Lachesis D12 - 2x tägl.
punktförmig dunkel; blasse Phase, Leukämie

Leukämie, allgemein

Lachesis LM6 - 1x tägl.
Hauptarznei! Hautinfiltrate blaurot

Crotalus LM6 - 1x tägl.
vermehrte Unterhautblutungen

Naja LM6 - 1x tägl.
weniger Hautinfiltrate

Leukämie mit ausgeprägter Blutarmut

Kalium nitricum D6 - 3x tägl.
Blutungen, Schwellungen, Herzschwäche, Atemnot; feuchte Kälte schlimmer

Arsenicum album D6 - 3x tägl.
letzte Arznei! Abmagerung, hinfällige Ruhelosigkeit und Angst vor Tod

Leukämie mit ausgeprägten punktförmigen Blutungen

Hirudo D200 - 1x bei Bedarf
dazwischen setzen

Leukämie mit Milzschwellung

China D4 - 3x tägl.
und großer Schwäche

Ceanothus D4 - 3x tägl.
falls Milzschwellung im Vordergrund steht

Leukämie mit Schwäche

Natrium muriaticum D200 - einmalig
und zusätzlich

Chininum arsenicosum D4 - 3x tägl.
3 Monate lang

Perniciosa, Störung der Vitamin B_{12}-Aufspaltung,

(fehlende Magensäure, Schleimhautschwund)

Formica rufa D30 - 1x wöchentl.
im entsprechenden Hautsegment quaddeln; Vitamin B_{12} spritzen!

Acidum phosphoricum D3 - 3x tägl.
Therapiebeginn, 3 Monate lang; danach:

Acidum sulfuricum D3 - 3x tägl.
3 Monate lang; später:

Uranium nitricum D12 - 2x tägl.
dann

Strontium carbonicum D12 - 2x tägl.
dann

Thallium D4 - 3x tägl.
dann

Tellurium D4 - 3x tägl.
in dieser Folge je 2 Monate; Kur wiederholen

Polyzythämie (vergrößerte Blutkörperchen im Knochenmark)

bei Kindern

Phosphorus D12 - 2x tägl.
falls die Blutplättchen am Krankheitsbefund beteiligt sind

Ceanothus D4 - 3x tägl.
bei vordergründiger Milzschwellung

bei Erwachsenen

Aurum D6 - 3x tägl.
untersetzt; mürrisch-gereizt, depressiv; Hauptarznei, oft wiederholen

Arnica D3 - 3x tägl.
athletisch; wenn Hautblutungen im Vordergrund stehen

Ceanothus D4 - 3x tägl.
schwach; wenn Milztumor im Vordergrund steht

China D4 - 3x tägl.
schwach; muß sich allgemein erholen; Milzarznei

Sulfur D4 - 3x tägl.
kräftig; obwohl selten gebraucht, aber erwägen

Acidum hydrofluoricum D4 - 3x tägl.
strähnig; destruktivste Knochenarznei, ebenso erwägen

Nachbehandlung

Medorrhinum D200 - 1x monatl.
zusammen mit:

Thuja D6 - 3x tägl.
lithämische Diathese!

Luesinum D200 - 1x monatl.
ab Beginn des Winters zusammen mit:

Abrotanum D4 - 3x tägl.
zur Stärkung der Schwäche und der kleinen Gefäße

Porphyrie, Urin rot oder dunkel, Porphyrinurie

Beryllium D6 - 3x tägl.
erworbene Form, Vergiftung

Zincum D6 - 3x tägl.
hepatische Form, Störung der Blutbildung

Thrombopenie (verminderte Anzahl der Blutplättchen)

(allgemeine Therapie)

Hirudo D200 - 1x monatl.
Haut- und Schleimhautblutungen

Werlhof; Blutplättchen vermindert, Gelenkschmerzen

Phosphorus D12 - 2x tägl.
blaß, zart, feuerrote Lippen

Lachesis D12 - 2x tägl.
rot, kräftig, dunkelrote Lippen

China D4 - 3x tägl.
blaß, schwächlich, Blutarmut

Manganum aceticum D6 - 3x tägl.
blaß, schwach, Nervenschmerzen

Hirudo D200 - 1x monatl.
regelmäßig zusätzlich zu allen Arzneien

NOTIZEN:

Drüsen

Addison; Nebennierenrindenschrumpfung, Bronzehautkrankheit

Arsenicum album D6 - 3x tägl.
Appetitmangel, große Schwäche, Übelkeit, Blutarmut, Unterzuckerung

Arsenicum album D6 - alle 10 Min.
Addisonkrise; alle Empfindungen krisenhaft gesteigert; Eosinophilie, Na/K-Verhältnis <20 (normal >30)

Boeck'sches Sarkoid (Brustraumtumor)

Abrotanum D4 - 3x tägl.
müde, matt, schwach, blaß, abgemagert, lymphatisch

Silicea D6 - 3x tägl.
erschöpft, blaß, ängstlich, minderwertig, rachitisch, lymphatisch

Acidum hydrofluoricum D6 - 3x tägl.
Morgenmensch, abends verzweifelt, destruktiv; folgt gut auf Silicea

Aurum D6 - 3x tägl.
kräftig, untersetzt, melancholisch, destruktiv

Beryllium D6 - 3x tägl.
blaß, kalt, trocken, schwach, abgemagert, destruktiv

Geschlechtsdrüsen unterentwickelt (Hypogonadismus)

Aurum D6 - 3x tägl.
eher männlich

Graphites D6 - 3x tägl.
eher weiblich

Lymphdrüsen-Entzündung (Lymphadenitis), akut

Belladonna D30 - 3stündl.
Entzündung des Drüsengewebes, rasche Schwellung, Hals, Achsel, Leiste

Apis D4 - stündl.
oberflächliche Entzündung, Schwellung der Umgebung, kalte Auflage gut

Mercurius solubilis D30 - 1x tägl.
nach Belladonna; Unterkieferdrüsen, großer Schmerz, harte Nackenknoten

Hepar sulfuris D200 - 8stündl., 3x insgesamt
bei drohender Eiterung; weiche Drüsen

Lymphdrüsen-Entzündung, anhaltend

Mercurius solubilis D30 - 1x tägl.
nach jeder Erkältung, Hals

Silicea D6 - 3x tägl.
Eiterung, Drüsenfistel, Hals, Leiste

Jodum D12 - 2x tägl.
hart, groß, schmerzlos, Nacken

Bromum D6 - 3x tägl.
hart, elastisch, Hals; hellblonde, blauäugige Kinder

Carbo vegetabilis D4 - 3x tägl.
hart, brennend, bläulich, vereiternd, Achsel, Leiste

Carbo animalis D4 - 3x tägl.
hart wie Stein, bläulich gefärbt

Lymphdrüsen-Entzündung, septisch

Lachesis D12 - 2x tägl.
äußerst berührungsempfindlich, rötlich, bläulich, weich; Fieber trocken

Pyrogenium D30 - 6stündl.
Fieber, stinkende Schweiße; Herz pocht, Puls langsam oder umgekehrt

Lymphdrüsen-Schwellung (Lymphadenome), personenbezogen

Calcium carbonicum D12 - 2x tägl.
hart, fest, groß; nach Sulfur; rundliche, phlegmatische Kinder

Calcium phosphoricum D12 - 2x tägl.
hart, klein, perlschnurartig im Nacken; dünne, zarte, hampelnde Kinder

Calcium fluoratum D12 - 2x tägl.
hart, klein, solid, schmerzlos am Hals; dürre, eckige, wilde Kinder

Sulfur D12 - 2x tägl.
alle Lymphdrüsen können befallen sein; kräftige Kinder

Graphites D12 - 2x tägl.
eher weich, groß, empfindlich; Nacken, Achsel; fette, blasse, erkältliche Kinder

Lymphdrüsen-Schwellung am Unterkiefer

Conium D30 - 2x wöchentl.
steinhart, klein, schmerzlos oder messerstichartige Empfindung

Cistus D6 - 3x tägl.
hart mit gelegentlich entzündlicher Entartung bei Kieferbeschwerden, schlechter Mundgeruch, höchst empfindlich bei kalter Luft

Lapis albus D6 - 3x tägl.
wenn große, harte Knoten weich werden; Blutarmut, großer Appetit

Lymphdrüsen-Schwellung, Ausheilung

Barium carbonicum D6 - 3x tägl.
groß, hart; wenn wiederholte Mandelentzündungen auftreten

Barium jodatum D6 - 3x tägl.
klein, hart

Barium chloratum D6 - 3x tägl.
klein, steinhart

Unfruchtbarkeit bei der Frau

Aristolochia D12 - 2x tägl.
die edle Pulsatilla; 6 Wochen lang, danach:

Pulsatilla D12 - 2x tägl.
rundlich, lieblich, bäuerlich; 6 Wochen lang, danach:

Lilium D12 - 2x tägl.
kräftig, feucht, träumt von Leidenschaft, aber kann nicht; 6 Wochen

Berberis D3 - 1x tägl. abends
zusätzlich zu einer der obigen Arzneien

Unfruchtbarkeit beim Mann

Agnus castus D12 - 2x tägl.
sexuelles Unvermögen, sexuelle Luftschlösser, Nerven zerrüttet

Caladium D12 - 2x tägl.
Onanie, Samenverluste, verlangt nach zärtlichem Zuspruch

Selenium D12 - 2x tägl.
exzessive Samenergüsse, exzessive Stimulanzien, erschöpft, kann nicht mehr

beachte: die 3 Arzneien auch aufeinander folgend, je 6 Wochen; Kur wiederholen

Nux vomica D12 - 2x tägl.
bei Rauchern und Säufern

Acidum sulfuricum D12 - 2x tägl.
bei Säufern

NOTIZEN:

Gefäße

Äderchen-Erweiterung (Angiektasien) in der Haut

Aranea diadema D12 - 2x tägl.
oder eines der anderen Spinnengifte; flohstichartige Hautausschläge

Abrotanum D4 - 3x tägl.
schwache, brüchige Kapillaren (Teleangiektasien)

Aurum D12 - 2x tägl.
roseolenartig; an Lebererkrankung denken!

Aneurysma der großen Arterien

Arnica D4 - 3x tägl.
rote kräftige Menschen

Aurum D4 - 3x tägl.
rote untersetzte, melancholische Menschen

Arterien-Entzündung (Arteriitis)

(Schmerzen und Blutaustritte an den Gliedern)

Arnica D12 - 2x tägl.
rote kräftige Menschen, Tagschmerz, Teile wie zerschlagen, Petechien

Lachesis D12 - 2x tägl.
rote kräftige Menschen, Schmerz beim Erwachen, Schwellungen

Crotalus D12 - 2x tägl.
mehr Blutungen als bei Lachesis

Aurum D12 - 2x tägl.
melancholische Menschen, Nachtschmerz

Blutdruck, hoch (Hypertonie); rot

Arnica D12 - 2x tägl.
Verkalkung der großen Gefäße, Herzvergrößerung

Aurum D12 - 2x tägl.
destruktiv; Gefäßwandverhärtung, Leberverfettung, Nierenverfettung

Viscum album D12 - 2x tägl.
funktionell; alte Menschen, Schwindel bei Lageänderung

Lachesis D12 - 2x tägl.
hormonell; Schilddrüse, Eierstöcke, Stauungen

Sulfur D12 - 2x tägl.
pastös, verschlampt; Leberschwellung, Stauungen

Blutdruck, hoch; blaß

Barium carbonicum D6 - 3x tägl.
dick, Gefäßverkalkung

Cuprum D6 - 3x tägl.
dünn, Gefäßkrämpfe

Blutdruck, hoch; blaß; mit Netzhautstörung (Retinopathie)

Plumbum D6 - 3x tägl.
Gefäßstarre, verkalkt

Phosphorus D12 - 2x tägl.
Gefäßverfettung, brüchig, Blutung

Arsenicum album D6 - 3x tägl.
Gefäßverfettung, blaß

Secale D6 - 3x tägl.
Gefäßkrämpfe

Blutdruck, hoch; blaß; bei Nierenschaden

Arsenicum album D6 - 3x tägl.
Gefäßdegeneration, fettige Degeneration der Niere (Nierenschrumpfung)

Secale D6 - 3x tägl.
Krämpfe der kleinen Blutgefäße

Blutdruck, hoch; mit Beinschwellungen

Vipera D12 - 2x tägl.
blaß; Beine wie zum Platzen beim Hängenlassen

Quebracho D4 - 3x tägl.
Atemnot bei Herzleiden

Berberis D3 - 3x tägl.
nierenbedingt; zusammen mit:

Solidago D3 - 3x tägl.
zu gleichen Teilen gemischt, 10 Tropfen je Gabe

Scilla D3 - 3x tägl.
diastolischer Hochdruck, Altersherz, absolute Herzrhythmusstörungen

Blutdruck, hoch; im Alter

Ginseng D3 - 3x tägl.
Herzschwäche mit Unregelmäßigkeiten; depressiv, nervlich erschöpft

Viscum album D12 - 2x tägl.
Schwindel, fällt nach hinten

Frau Wanke

Tabamm

Blutdruck, hoch; bei Schlaganfall

Aconitum D30 - 2stündl.
hochrot; panische Angst, sagt seine Todesstunde voraus; nach Ärger, nach Aufregung

Arnica D30 - 2stündl.
kräftig rot; Verkalkung der großen Gefäße, plötzliche Blutung

Aurum D30 - 2stündl.
dunkelrot; Leber, Gefäßwandverhärtung, Dauerhochdruck, Blutung

Belladonna D30 - 2stündl.
kirschrot; plötzliche Blutdruckkrise

Glonoinum D30 - stündl.
blaurot; Nierenbeteiligung, plötzlicher Blutstau im Kopf

Blutdruckkrise

Aconitum D30 - 2stündl.
hochrot; panische Angst, als hebe sich die Schädeldecke ab; Ärger, Aufregung

Belladonna D30 - 2stündl.
kirschrot, eher rundlich, schwitzt; Schwüle

Glonoinum D30 - 2stündl.
blaurot, verwirrt; Gefäßverkalkung, Schlaganfall

Blutdruck, niedrig (Hypotonie); mit hohem Blutdruck wechselnd

Phosphorus D12 - 2x tägl.
allmählich, Gefäßverfettung, Gefäßdegeneration

Tabacum D30 - 1x bei Bedarf
plötzlich, Gefäßkrämpfe

Blutdruck, niedrig; mit Kopfweh, Schwindel

Gelsemium D6 - 3x tägl.
zittert, MS, Parkinson

Veratrum album D6 - 3x tägl.
blaß, kaltschweißig

Tabacum D30 - 1x bei Bedarf
blaß, kaltschweißig, Brechdurchfall

Blutdruck, niedrig; bei Schlaganfall

Tabacum D30 - 2stündl.
blaß, elend, speiübel, außen kalt, innere Hitze, deckt sich auf

Veratrum album D30 - 2stündl.
blaß, kalt, friert, verträgt aber keine Zudecke

Arsenicum album D30 - 2stündl.
leichenblaß, kaltschweißig, todelend, Todesangst, deckt sich zu

Blutdruck, niedrig; mit Schwäche

Kalium carbonicum D12 - 2x tägl.
müde, matt, Hirn, Herz, Kreuz

Lachesis D12 - 2x tägl.
hormonell bedingt, blaß; bei Hochdruck rot und kräftig

Crataegus D2 - 3x tägl.
bei Reisen und Wanderungen

Durchblutungsstörungen der Arterien; rot

Arnica D12 - 2x tägl.
verkalkte Gefäße, verkalkte Menschen, tagsüber Schmerzen

Lachesis D12 - 2x tägl.
vergiftete Gefäße, giftige Menschen, beim Erwachen Schmerzen

Aurum D12 - 2x tägl.
brüchige Gefäße, gebrochene Menschen, nachts Schmerzen

Durchblutungsstörungen der Arterien; blaß

Secale D4 - 3x tägl.
abgehärmt; innen heiß, außen kalt, reibt, streckt Glieder, will Kälte

Cuprum D6 - 3x tägl.
beklagenswert; springt aus dem Bett wegen der Beinkrämpfe,
umklammert seine Beine mit den Händen

Plumbum D6 - 3x tägl.
geschwunden; dehnt die berührungsempfindlichen Glieder, hält sie fest, will Wärme

Tabacum D6 - 3x tägl.
funktionell, Gefäßkrämpfe, Übelkeit, Schwindel

Arsenicum album D6 - 3x tägl.
ausgemergelt, Gefäße bröckelig, todelend; will nur noch Wärme

Durchblutungsstörungen der Glieder, Froschhände

Acidum phosphoricum D12 - 2x tägl.
eiskalt, feucht, nervöse Erschöpfung

Calcium fluoratum D12 - 2x tägl.
dunkelrot, wie abgestorben in der Kälte, Gewebsschwäche

Silicea D12 - 2x tägl.
blaßrot, wie abgestorben in der Kälte, Gewebsschwäche

Pulsatilla D12 - 2x tägl.
dunkelrot, Venenstau

Jodum D12 - 2x tägl.
blaurot, wenn kalt und blaß, Schilddrüsen-Überfunktion

Lachesis D12 - 2x tägl.
blaurot in der Kälte, Schilddrüsen-Überfunktion, Gefäßstau

Durchblutungsstörungen der Glieder

(Füße kalt, feucht, blaurot)

Acidum hydrofluoricum D6 - 3x tägl.
nachts heiß; Gewebsschwäche

Jodum D12 - 2x tägl.
heißes rotes Gesicht; Schilddrüsen-Überfunktion

Hedera D6 - 3x tägl.
eiskalt; Schilddrüsen-Überfunktion mit Kropf

Durchblutungsstörungen des Gehirns, Verkalkung (Zerebralsklerose)

Arnica D4 - 3x tägl.
rot, starr, kräftig; lehnt Arzt ab, glaubt er vergifte ihn

Aurum D4 - 3x tägl.
rot, untersetzt, schwermütig; sehnt sich nach dem Tod, suizidgefährdet

Strontium carbonicum D12 - 2x tägl.
rot, cholerisch, starr, mürrisch, streitsüchtig, hüllt seinen Kopf ein

Barium carbonicum D6 - 3x tägl.
blaß, kindisch, verlangsamt, schwerfällig, verblödet, friert

Helleborus D4 - 3x tägl.
blaß, geschwollen, döst vor sich hin, dümmlich, gerunzelte Stirn

Hyoscyamus D6 - 3x tägl.
blaß, abgemagert, erregt, geile Reden; fühlt sich verfolgt, vergiftet

Durchblutungsstörungen des Gehirns mit Schlafstörungen

Cuprum D12 - 1x tägl. abends
unruhig; Wadenkrämpfe, Fußkrämpfe

Zincum D12 - 1x tägl. abends
unruhig; Beinunruhe

Ambra D3 - 3x tägl.
ruhig; Gedanken reißen ab, Gedanken kreisen um Sorgen

Passiflora D2 - 3x tägl.
ruhig; Gedanken kreisen um Tagesereignisse

Durchblutungsstörungen des Gehirns, (Basilaris-Insuffizienz)

Cocculus D3 - 3x tägl.
Leeregefühl, "Brett vor dem Kopf", Schraubstockgefühl, Schwindel

Embolie der Lunge, im Hirn

Lachesis D12 - 3stündl.
plötzlicher zerreißender Schmerz; blaß, kalt-schweißig, Ohnmacht

Hinken (Claudicatio intermittens) bei Gefäßverschlußkrankheit

Secale D4 - 3x tägl.
blaß; innen heiß, außen kalt, reibt und streckt Glieder, will Kälte

Cuprum D6 - 3x tägl.
blaß; springt aus dem Bett wegen Krämpfe, drückt sie, tritt fest auf

Plumbum D6 - 3x tägl.
wie bei Cuprum; berührungsempfindliche, schwindende Muskeln, sucht Wärme

Arnica D12 - 2x tägl.
lymphatisch verkalkter, roter, kräftiger Mensch

Lachesis D12 - 2x tägl.
lithämisch vergifteter, roter, einst kräftiger Mensch

Aurum D12 - 2x tägl.
destruktiv gebrochener, roter, untersetzter Mensch

Krampfadern (Varizen)

Calcium fluoratum D12 - 2x tägl.
steinharte Venen

Alumina D12 - 2x tägl.
geschlängelt unter trockener Haut

Krampfadern mit Lymphstau

Calcium carbonicum D12 - 2x tägl.
eindrückbar

Kalium carbonicum D12 - 2x tägl.
teigig

Apis D12 - 2x tägl.
glänzend

Carbo vegetabilis D30 - 1x tägl. abends
massiv, bläulich

Krampfadern, entzündet (Thrombophlebitis)

Hamamelis D4 - 3x tägl.
beginnend, wie gequetscht

Apis D4 - 3x tägl.
umschrieben hellrot, sticht

Lachesis D12 - 2x tägl.
flächenhaft, blaurot, wie gebissen; beachte: Mikroembolien, Thromboembolie!

Krampfadern; Arzneien zur Gefäßwandstärkung

Acidum sulfuricum D4 - 3x tägl.
bei bläulich schimmernden Venen

Aesculus D4 - 3x tägl.
bei vollen hitzigen Venen

Calcium fluoratum D12 - 1x tägl. abends
bei allgemeiner Gewebsschwäche

Carduus D3 - 3x tägl.
bei Leberstau

Krampfadern, schmerzhaft

Apis D4 - 3x tägl.
stechen, glänzen, entzündet

Aesculus D4 - 3x tägl.
stechen, mit Hämorrhoiden

Hamamelis D4 - 3x tägl.
kurzzeitig, wie gequetscht

Pulsatilla D12 - 2x tägl.
langzeitig, schwer wie Blei

Lilium D12 - 2x tägl.
chronisch, berstend

Lachesis D12 - 2x tägl.
entzündet, septisch

Krampfadern eher bei Frauen

Pulsatilla D12 - 2x tägl.
rund, lieblich, schwach; Leber schwach, Venen schwach

Sepia D12 - 2x tägl.
kräftig, wäßrig, derb; Leber derb, Venen derb

Carduus D3 - 3x tägl.
runde, junge, dynamische Frauen

Krampfadern in der Schwangerschaft

Pulsatilla D4 - 3x tägl.
bestehende Krampfadern verschlimmern sich, Beinschwere

Hamamelis D4 - 3x tägl.
Venen gestaut, Beine wie zerschlagen, Schwüle verschlimmert

Collinsonia D4 - 3x tägl.
Krampfadern der Scham, Hämorrhoiden, Beckenstau, Verstopfung, Ischias

Millefolium D4 - 3x tägl.
krampfartige Schmerzen entlang der Venen

Krampfadern eher bei Männern, Leberstau

Sulfur D12 - 2x tägl.
rot; Leberschwellung, Pfortaderstau

Lycopodium D12 - 2x tägl.
blaß, hager; Leberzellschaden

Chelidonium D3 - 3x tägl.
blaß, eckig; Galle-Leberstau

Wassersucht nach Becken- oder Oberschenkelvenenthrombose

Serum anguillae D200 - 1x wöchentl.
unter die Haut spritzen

Apis D4 - 3x tägl.
Haut gespannt, glänzt

Hamamelis D4 - 3x tägl.
Haut teigig

NOTIZEN:

Nerven

Amputationsneuralgie, Phantomschmerz

Allium cepa D4 - 3x tägl.
sehr bewährt!

Arnica D4 - 3x tägl.
Folge von Verletzung; wie zerschlagen

Staphisagria D3 - 3x tägl.
Folge von Schnittverletzung; steif, sticht, krampft

Hypericum D4 - 3x tägl.
Folge von Nervenquetschung, Nervendurchtrennung; sticht wie gequetscht

Symphytum D4 - 3x tägl.
Folge von Knochenverletzung; wie gebrochen

Ammonium chloratum D3 - 3x tägl.
Fuß wie zu kurz

Epilepsie, allgemeine Therapie

Cuprum D200 - 1x monatl.
Therapiebeginn, 3 Monate lang

Argentum nitricum D200 - 1x monatl.
bei Mißerfolg mit Cuprum; erregbar, verlangt süß, verträgt es nicht

Zincum D200 - 1x monatl.
Beinunruhe, "Radfahren", verblödet, destruktiv

Tuberculinum GT D200 - einmalig
1. Erbnosode, nach anfänglicher Besserung; 4 Wochen danach:

Medorrhinum D200 - einmalig
2. Erbnosode; nach weiteren 4 Wochen:

Luesinum D200 - einmalig
3. Erbnosode; in dieser Reihenfolge; die Erbnosoden nach 6 Monaten eventuell wiederholen

Epilepsie nach Unfall

Arnica D12 - 2x tägl.
erste Arznei bei jeder Verletzung; rot, kräftig

Hypericum D12 - 2x tägl.
Verletzung von Nerven; rot gedunsen, jammert

Epilepsie durch verweigerten Wunsch

Cina D6 - 3x tägl.
klagt, weint, stößt alle von sich

Epilepsie in der Pubertät beginnend

Bufo D12 - 2x tägl.
nach Onanie, später auch nach dem Verkehr

Epilepsie, seelisches Verhalten unbeeinflußt

Veratrum album D12 - 2x tägl.
blaß-blau, kaltschweißig; verlangt Wärme, verträgt sie nicht

Oenanthe D12 - 2x tägl.
nachts im Schlaf ohne Erwachen, durchdringender Aufschrei zu Beginn

Causticum D12 - 2x tägl.
beim Gehen im Freien; Abneigung gegen süß, mitleidend, trocken

Epilepsie mit schwerer Störung der Hirnfunktionen

Agaricus D12 - 2x tägl.
albern, dreist, ungeschickt, unbeliebt, lernunfähig, Hampelmann

Helleborus D4 - 3x tägl.
Hirnfunktionsmittel, seelisches Absacken

Hyoscyamus D12 - 2x tägl.
gereizt, verlangsamt, spöttisch, mannstoll, Hexe

Epilepsie mit religiösem Wahn

Veratrum album D200 - 1x monatl.
Gewissensangst, habe Böses begangen, Schlimmes stehe bevor

Sulfur D200 - 1x monatl.
fromme Schwärmerei, fürchtet um sein Seelenheil

Anacardium D200 - 1x monatl.
blaue Augenränder; zwei Willen, möchte Gutes, tut nur Böses, flucht

Epilepsie, blaues Gesicht

Bufo D12 - 2x tägl.
Kleinkinder und Pubertierende; sexuell enthemmt, hysterisch

Cicuta virosa D12 - 2x tägl.
kleine Anfälle, plötzliches Zucken, ohne Allgemeinbefinden zu stören

Acidum hydrocyanicum D4 - alle 10 Min.
schwach, benommen, bewußtlos

Epilepsie nachts mit anfänglichem Aufschrei

Cicuta virosa D4 - 3x tägl.
blaues Gesicht, Zwerchfellkrampf (Schluckauf als Aura), bewußtlos

Oenanthe D4 - 3x tägl.
blasses, gelbgrünes Gesicht, blutiger Schaum vor dem Mund, Zungenbiß

Hyoscyamus D6 - 3x tägl.
rotes Gesicht, heftige Erregung und Zuckungen, tiefe Betäubung danach

Epilepsie, Aura aus dem Bauch nach oben steigend

Artemisia vulgaris D6 - 3x tägl.
brutale Ausbrüche

Fazialisparese, akut und chronisch

Aconitum D30 - 1x bei Bedarf
plötzlich nachts, brennt

Belladonna D30 - 1x bei Bedarf
blitzartig, wellenartig, pulsierend

Gelsemium D6 - 3x tägl.
spannend

Causticum D6 - 3x tägl.
anhaltend

Gangunsicherheit (Ataxie), Torkeln (lokomotorisch)

Argentum nitricum D12 - 2x tägl.
nach Erregung, im Dunkeln, bei Augenschluß, Beine wie gequetscht, wie aus Holz

Alumina D12 - 2x tägl.
durch Austrocknung, Spinnweben im Gesicht, Fußsohlen geschwollen

Secale D12 - 2x tägl.
Mangeldurchblutung, Kniescheibenreflex fehlt, Beugemuskelkrämpfe, Tabes

Acidum nitricum D12 - 2x tägl.
destruktiv, Verkalkung; scharfe blitzartige, spannende Schmerzen, Tabes

Gangunsicherheit durch sexuelle Übertreibung

Nux vomica D12 - 2x tägl.
plötzlich beim Gehen im Freien, Lähmungen

Acidum picrinicum D12 - 2x tägl.
rasch erschöpft, Prickeln wie mit Nadeln, schmerzhafte Erektionen

Phosphorus D12 - 2x tägl.
hinfällig, zittert beim Schreiben, blitzartige Schmerzen, Rücken brennt, Ameisenlaufen der Beine

Hirnhautentzündung (Meningitis), Folgebeschwerden; rot

Tuberculinum GT D200 - einmalig
schlägt sich mit der Hand an den Kopf, Kopfrollen; zusätzlich:

Arnica D12 - 2x tägl.
kräftig; Geburtstrauma? oder:

Phosphorus D12 - 2x tägl.
kraftlos; Hirnstoffwechsel?

Hirnhautentzündung, Folgebeschwerden; blaß

Tuberculinum GT D200 - einmalig
schlägt sich mit der Hand an den Kopf, Kopfrollen; zusätzlich:

Helleborus D4 - 3x tägl.
verstört, dümmlich, gedunsen, wortkarg, ablehnend, schläft sitzend ein; oder:

Cuprum D6 - 3x tägl.
blaß-bläulich, krampfig, drückt den Krämpfen mit der Hand entgegen; oder:

Plumbum D6 - 3x tägl.
wie bei Cuprum, nur die Muskeln schwinden schon

Hirnhautentzündung, Folgebeschwerden; böse

Hyoscyamus D12 - 2x tägl.
blaß; Tobsucht, grimassenhaft, Veitstanz; bei Glanz, Wasserfließen

Stramonium D12 - 2x tägl.
rot; sonst wie bei Hyoscyamus

Zincum D6 - 3x tägl.
Folgetherapie, wenn sich die Kinder beruhigt haben

Hirnhautentzündung, Folgebeschwerden; Krampfanfälle

Cuprum D200 - 1x monatl.
zusätzlich zur Basisarznei bei Krämpfen überall oder:

Zincum D200 - 1x monatl.
bei Folgen einer unterdrückenden Behandlung

Hirnhautentzündung, Folgebeschwerden; unbeeinflußbar

Mercurius solubilis D30 - 2x wöchentl.
zusätzlich:

Luesinum D200 - 1x monatl.
3x insgesamt

Hirnhautreizung (Meningismus), akut

Apis D4 - stündl.
zurückgezogener Kopf, trockenes Fieber, durstlos, benommen, schreit schrill (cri encéphalique), heiß, deckt sich ab

Hirnhautreizung, Folgebeschwerden

Calcium phosphoricum D4 - 3x tägl.
überaktiv, laut, hampelnd

Berberis D3 - 3x tägl.
müde, matt, schläfrig

Hirnhauttumor (Meningeom) mit Hirnschwellung

Helleborus D4 - 3x tägl.
dösig, starr, bewußtlos, gerunzelte Stirn, Kaubewegungen, gierig Durst

Cantharis D6 - 3x tägl.
Blutandrang, klopfend, reißend, todesängstliche Unruhe, Harnverhaltung, Brennen

Apis D4 - 3x tägl.
Kissenbohren, Kopfrollen, schreit schrill; eine Hälfte gelähmt, andere verkrampft

Hirnhauttumor mit Lähmungen und Ausfallerscheinungen

Argentum nitricum D4 - 3x tägl.
krampfartig, veitstanzähnliche Bewegungen, steif, stolpert

Causticum D4 - 3x tägl.
allmählich, krampfende Hälfte, stimmlos, unwillkürlicher Urinverlust

Lathyrus sativus D12 - 2x tägl.
plötzlich, krampfartig, Lähmung aller Glieder, kein Muskelschwund

Hirnhauttumor, sich verhärtend

Acidum hydrofluoricum D12 - 2x tägl.
4 Wochen lang; danach:

Calcium fluoratum D4 - 3x tägl.
4 Wochen lang; danach:

Silicea D4 - 3x tägl.
4 Wochen lang; danach personenbezogen:

Aurum D4 - 3x tägl.
roter, machtstrebender Mensch

Platinum D4 - 3x tägl.
blasser, besitzstrebender Mensch

Natrium muriaticum D12 - 2x tägl.
edler, adliger, kummervoller Mensch

Hirnschaden, entzündlich oder traumatisch; Folge

Helleborus D4 - 3x tägl.
fortlaufend; zusätzlich:

Tuberculinum GT D200 - 1x im Halbjahr
nach 4 Wochen:

Medorrhinum D200 - 1x im Halbjahr
nach 4 Wochen:

Luesinum D200 - 1x im Halbjahr

Hirnschaden nach Unfall, Verletzung

Arnica D4 - 3x tägl.
Folge von Blutung; Kopfschmerz, Ängste

Hypericum D4 - 3x tägl.
Folge von Nervenquetschung; Jammerneurose, Hypochondrie

Helleborus D4 - 3x tägl.
wenn blaß und debil wird

Natrium carbonicum D12 - 2x tägl.
Kopfschmerz als Spätfolge, schlimmer bei Sonne

Hirnschaden nach Impfungen

Apis D200 - einmalig
bei Fieber mit Hirnhautreizung (Genick zurückgezogen), cri encéphalique

Zincum D30 - 1x tägl.
bei Hirnhautreizung mit Beinunruhe; Hirnschaden als Spätfolge

Silicea D6 - 3x tägl.
allgemeine Schwäche, chronische Hirnleistungsschwäche, Hirnkrämpfe

Vaccinium myrtillus D30 - 1x wöchentl.
bleibt allmählich körperlich und geistig zurück

Kissenbohren, Kind gefährdet!

Tuberculinum GT D200 - einmalig
zweimal jährlich eine Gabe

Apis D4 - 3x tägl.
Hirndruck gesteigert, Wasserkopf, Entzündung, schon blaß, durstlos

Belladonna D30 - 1x bei Bedarf
heißer Kopf, kalte Füße, Entzündung, Hirnkrämpfe, Schielen, Starre

Helleborus D4 - 3x tägl.
blaß, dösig, gerunzelte Stirn, Kopfrollen, Wasserkopf, Folge von abgelaufenen Entzündungen im Hirn

Stramonium D12 - 2x tägl.
rot, heftig, Entzündung, Hirndruck, Delir, Krämpfe, Schwindel

Zincum D6 - 3x tägl.
sehr blaß, Krämpfe, Hirnerweichung, Entzündung, Blutleere

Kopfrollen (Jactatio capitis) durch Hirnreizung

Calcium phosphoricum D12 - 2x tägl.
Suppenkaspar, überbeweglich

Agaricus D4 - 3x tägl.
Hampelmann, überbeweglich

Hyoscyamus D12 - 2x tägl.
Schimpfhahn; Geburtstrauma, nach Hirn- oder Hirnhautentzündung

Stramonium D12 - 2x tägl.
Draufhauer, Spielverderber; roter Bruder von Hyoscyamus

Zincum D12 - 2x tägl.
Kümmerling; Hirnschaden, Epilepsie, zum Beispiel als Folge von Impfungen!

Kopfrollen durch Hirndruck

Apis D12 - 2x tägl.
rot, unruhig, erregt; Auslösung beachten: Sonne, Impfung, Infekt, usw.

Helleborus D4 - 3x tägl.
blaß, dösig, stirnrunzelnd; zum Beispiel nach Geburtstrauma, nach Hirnentzündung (Enzephalitis)

Kopfrollen durch sexuelle Erregung

Tuberculinum bovinum D200 - 1x bei Bedarf
Therapiebeginn zur Terrainsäuberung; auch Kissenbohren

Cina D4 - 3x tägl.
bei Wurmkindern

Staphisagria D12 - 2x tägl.
mit geilen Phantasien

Tarantula hispanica D12 - 2x tägl.
onaniert bei rhythmusstarker Musik

Millefolium D12 - 2x tägl.
ganzer Oberkörper beteiligt; Erektion

Krampfneigung (Spasmophilie), allgemein

Cuprum D200 - 1x monatl.
Gefäßkrämpfe, Muskelkrampf, Hirnkrämpfe, Epilepsie, bei Neumond

Zincum D12 - 2x tägl.
Hirnschädigung, Beinezappeln

Magnesium carbonicum D6 - alle 10 Min.
Bauch, Waden, wie mit Messern

Secale D4 - 3x tägl.
Gefäßkrämpfe, Glieder

Veratrum album D3 - alle 10 Min.
tetanische Krämpfe

Krampfneigung, blasse Anfälle, im Hirn ausgelöst

Helleborus D6 - 3x tägl.
Folge von Geburtstrauma, Hirn- oder Hirnhautentzündung; dösig, dümmlich

Hyoscyamus D6 - 3x tägl.
Folge von Hirnentzündung; angriffslustig

Lähmung, krampfartig (spastische Spinalparese) kleiner Kinder

Strychninum phosphoricum D12 - 2x tägl.
Rücken schmerzhaft empfindlich; Glieder müde, zerschlagen; Krämpfe bei jeder Bewegung, kann nur auf dem Rücken liegen, Einschießen wie elektrischer Strom

Lähmung, unvollständig (Parese), allgemein

Gelsemium D6 - 3x tägl.
akut, Fazialisnerv, nach Kinderlähmung, nach Diphtherie

Causticum D6 - 3x tägl.
allmählich aufsteigend, Blase, Schließmuskel

Plumbum D4 - 3x tägl.
Rückenmarkserkrankungen, Krämpfe, Zittern

Lähmung, unvollständig nach Schlaganfall

Causticum D6 - 3x tägl.
wenn sonst gesundet; Stimmbänder; unmöglich, richtige Worte zu finden

Arnica D4 - 3x tägl.
durch Hirnblutung

Hypericum D4 - 3x tägl.
durch Hirnnervenquetschung

Lähmung, unvollständig halbseitig, nachdem sonst gesundet

Causticum D4 - 3x tägl.
es ist ihm unmöglich, das richtige Wort zu finden (motorische Aphasie)

Baptisia D3 - 3x tägl.
Taubheits- und Vergrößerungsgefühl; kann nur Flüssiges schlucken

Diphtherinum D30 - 1x wöchentl.
aussichtslos

Lähmung, unvollständig, des Oberlides nach Verletzung

Ledum D4 - 3x tägl.

Lähmung, unvollständig des Ulnarisnerven (Ulnarisparese)

Calcium fluoratum D6 - 3x tägl.
plötzlich, rechtes Ulnarisgebiet und linker Ring- u. Kleinfinger taub

Natrium fluoratum D6 - 3x tägl.
mit Muskelzucken, Muskelhüpfen

Lähmung, unvollständig des Daumens

Plumbum D6 - 3x tägl.
Muskeln schwinden, Daumen neigt sich zur Handinnenfläche, Greifen erschwert

Lähmung, unvollständig und aussichtslos

Causticum D6 - 3x tägl.
schleichende Entwicklung aufsteigend; Urinabgang ungewollt, unbemerkt

Baptisia D4 - 3x tägl.
aufliegende Teile schmerzen, wie zerschlagen, Urin und Stuhl gehen ungewollt ab

Diphtherinum D200 - 1x monatl.
zusätzlich

amyotrophe Lateralsklerose

(krampfende und schlaffe Lähmungen zugleich)

Plumbum D6 - 3x tägl.
Muskeln schwinden, Hände fallen; höchst berührungsempfindlich, Krämpfe

Stannum D6 - 3x tägl.
zittert beim Hinabgehen, bei Anstrengung, Schmerzen im Sonnenverlauf

Zincum D6 - 3x tägl.
steif, krampfig; zittert, zuckt, Bewegen bessert, Beinunruhe nachts

Argentum nitricum D6 - 3x tägl.
Unterschenkel, Krämpfe der Arme und Beine; stolpert; plötzlich einschießender Schmerz

Lathyrus sativus D4 - 3x tägl.
motorisch, untere Glieder, plötzlich, eher krampfend, erhöhte Reflexe

Mißempfindungen der Haut (Parästhesien) bei roten Menschen

Aconitum D30 - 1x bei Bedarf
plötzlich, kurz vor Mitternacht

Arnica D30 - 1x bei Bedarf
als Folge einer Wirbelsäulen-Verletzung

Aurum D6 - 3x tägl.
destruktive Wirbelsäulen-Erkrankungen

Mißempfindungen der Haut bei blassen Menschen

Barium carbonicum D6 - 3x tägl.
Verkalkung, Hirnabbau

Cuprum D6 - 3x tägl.
Wadenkrämpfe, zittrig

Plumbum D6 - 3x tägl.
Gefäßverkalkung, blitzartig, krampfartig

Secale D4 - 3x tägl.
Ameisenlaufen, als krieche etwas unter der Haut

Arsenicum album D6 - 3x tägl.
nachts brennend wie Feuer, Wärme lindert

Mißempfindungen der Haut ohne Befund

Aconitum D30 - 1x bei Bedarf
nervlich

Cuprum D30 - 1x bei Bedarf
zentralnervös

Tabacum D30 - 1x bei Bedarf
Gefäßkrämpfe

Secale D30 - 1x bei Bedarf
Arteriolenkrämpfe

Mißempfindungen der Haut, nachts

Aconitum D30 - 1x bei Bedarf
vor Mitternacht

Arsenicum album D30 - 1x bei Bedarf
nach Mitternacht

Secale D4 - 3x tägl.
viel Frieren mit brennender Haut, beim Anfassen ist sie aber eiskalt

Hamamelis D4 - 3x tägl.
venöser Gefäßstau

Pulsatilla D6 - 3x tägl.
Nacken und Kreuz starr

Aesculus D4 - 3x tägl.
rheumatisch, venöse Stauung

Mißempfindungen der Haut, Ameisenlaufen

Formica rufa D30 - 1x wöchentl.
rheumatisch; bei allgemeinem Kribbeln unter die Haut spritzen

Platinum D12 - 2x tägl.
nervenbedingt; am Stamm und im Gesicht

Argentum nitricum D12 - 2x tägl.
nervös; am Kopf

Secale D4 - 3x tägl.
arteriell; im Gesicht, an den Extremitäten

Lycopodium D12 - 2x tägl.
nervenbedingt; an den Extremitäten

Mißempfindungen der Haut, Brennen

Phosphorus D12 - 2x tägl.
zart; Haut, Organe; Kühle bessert

Arsenicum album D12 - 2x tägl.
schwach; Haut, Organe; Wärme bessert

Sulfur D12 - 2x tägl.
kräftig; Haut, Körperteile; Kälte bessert

Mißempfindungen der Haut, Kältegefühle

Spinnengifte D12 - 2x tägl.
alle Spinnengift-Bedürftigen empfinden umschriebene Kälte der Haut

Carbo vegetabilis D4 - 3x tägl.
an der Zunge

Agnus castus D6 - 3x tägl.
am männlichen Genitale

Mißempfindungen der Haut, wie mit tausend Nadeln

Agaricus D12 - 2x tägl.
kalt wie Eisnadeln

Arsenicum album D12 - 2x tägl.
brennend wie Feuer

Mißempfindungen der Haut, Prickeln

Aconitum D6 - 3x tägl.
taub, kalt, Fazialislähmung durch trocken-kalten Wind, Glieder gelähmt

Staphisagria D6 - 3x tägl.
Steifheit, Zerschlagenheit, Nervenschmerzen, Rheuma

Cannabis indica D6 - 3x tägl.
Lähmung der Glieder, Lähmung des Willens, kataleptische Starre

Mißempfindungen der Haut, Taubheitsgefühle

Acidum nitricum D200 - einmalig
am Kopf

Platinum D200 - 1x monatl.
Schläfen, Stirn, auch Beine

Gelsemium D30 - 1x bei Bedarf
Zunge zittert

Nux moschata D30 - 1x bei Bedarf
Zunge klebt am Gaumen

Multiple Sklerose, destruktive Diathese

Tuberculinum GT D200 - einmalig
trotz Degeneration hiermit beginnen

Morbillinum D200 - einmalig
Masern-Nosode; lymphatisch, rot, saftig

Diphtherinum D200 - einmalig
Diphtherie-Nosode; destruktiv, blaß, trocken

Luesinum D200 - 1x monatl.
bei geistigem Abbau; schlechtes Omen; die Nosoden 1x jährl. in monatl. Abstand

Multiple Sklerose, Kopfweh, Schwindel, Linsenschlottern

Conium D12 - 2x tägl.
Kopfweh bei leerem Magen, Drehschwindel bei Kopfdrehen, mangelhafte Akkommodation

Cocculus D12 - 2x tägl.
Gefühl von Leere im Kopf, enge Pupillen, trübsichtig, mouches volantes

Gelsemium D12 - 2x tägl.
Bandkopfweh, Hinterkopfschwindel, Doppeltsehen, mangelhafte Akkommodation, weite Pupillen

Multiple Sklerose, Sprachschwierigkeiten, Halskrämpfe

Causticum D12 - 2x tägl.
Stimmbänder lahm, krampfend; findet das richtige Wort nicht

Agaricus D12 - 2x tägl.
Silbenstottern; Hals eng wie zusammengeschnürt

Multiple Sklerose, Blasenlähmung

Strychninum phosphoricum D12 - 2x tägl.
Krämpfe bei jeder Bewegung, kann nur auf dem Rücken liegen

Multiple Sklerose, unwillkürlicher Stuhl

Aloe D6 - 3x tägl.
bei einer Blähung, beim Urinieren, "falsche Freunde"

Silicea D6 - 3x tägl.
Schließmuskelkrampf, Schließmuskelschwäche

Alumina D6 - 3x tägl.
Schließmuskellähmung

Multiple Sklerose, Umklammerungsgefühl

Colocynthis D4 - 3x tägl.
einschießende messerscharfe Schmerzen

Theridion D12 - 2x tägl.
überempfindlich gegen Geräusche, Schwindel, Schmerz, innere Kälte

Multiple Sklerose, Wadenkrämpfe

Cuprum D6 - 3x tägl.
muß kräftig mit der Hand gegendrücken, muß auftreten; vor allem nachts

Magnesium phosphoricum D6 - 3x tägl.
Gegendruck und warmes Fußbad lindern

Zincum D6 - 3x tägl.
mit Zittern, Zucken, Beinunruhe, muß sich bewegen, Bewegen erleichtert

Muskelschwund, progressiv (Muskelatrophie), angeboren

Plumbum D6 - 3x tägl.
blaß, trocken, kalt, verspannt; Streckmuskeln der Arme, "Fallhand"

Physostigminum D4 - 3x tägl.
Rücken brennt, zwickt, krampft; Füße, Hände taub; Krämpfe auf Druck

Causticum D4 - 3x tägl.
allmählich von unten nach oben steigend; Blase, Stimme, Augenlider

Gelsemium D4 - 3x tägl.
funktionelle motorische Lähmung; Polio, Diphtherie, Erregung

Muskelschwund, progressiv; erworben

Plumbum D6 - 3x tägl.
blaß, trocken, kalt, verspannt; Streckmuskeln der Arme, "Fallhand"

Cuprum D6 - 3x tägl.
noch mehr verkrampft; Wadenkrämpfe, Finger gebeugt, Daumen nach innen

Phosphorus D12 - 2x tägl.
infolge fettiger Degeneration; Glieder, Rücken schwach; stolpert

Secale D6 - 3x tägl.
alle Streckmuskeln; Spreizkrämpfe der Finger, "Kriechen" unter der Haut

Nervenentzündung (Neuritis), akut

Aconitum D30 - 3stündl.
durch Kälte; Taubheit und Kälte der befallenen Teile; nachts, ruhelos

Nervenentzündung, chronisch brennend

Arsenicum album D6 - 3x tägl.
brennt nachts, Wärme lindert

Phosphorus D12 - 2x tägl.
brennt tagsüber, Kälte lindert

Nervenentzündung, traumatisch

Rhus tox D30 - 3stündl.
durch Kälte, Nässe, Überanstrengung; reißt, schießt, nachts, ruhelos

Arnica D30 - 3stündl.
wund, zerschlagen; Kühle lindert

Bellis D3 - stündl.
noch stärkeres Wundheitsgefühl als Arnica

Hypericum D30 - 3stündl.
wund, scharf schneidend nach Nervenverletzung

Nervenentzündung, Alkoholneuritis

Cimicifuga D6 - 3x tägl.
Rücken, Muskeln, tief sitzend

Ledum D4 - 3x tägl.
von unten nach oben ziehend

Plumbum D6 - 3x tägl.
mit Muskelschwund

Nervenentzündung des Nervus pudendus

Clematis D4 - 3x tägl.
Samenstrang schmerzt

Sehnerventzündung (Retrobulbärneuritis)

Phosphorus D12 - 2x tägl.
zentrale Gesichtsfeldausfälle (zentrales Skotom), bis zur Blindheit

Nervenentzündung der Wirbelsäule-Nervenwurzeln (Radikulitis)

Hypericum D4 - 3x tägl.
Folge von Nervenverletzung

Nervenschmerz (Neuralgie), akut

Aconitum D30 - 1x bei Bedarf
rot, heiß, plötzlich, durch kalten Wind, Zugluft; Angst, nachts; Kälte

Belladonna D30 - 1x bei Bedarf
kommt und geht plötzlich, wellenartig, pulsierend, rechts; Wärme

Gelsemium D30 - 1x bei Bedarf
plötzlich bei Wetterwechsel, Gehstörungen, benommen, lähmig; Kühle

Colocynthis D4 - alle 10 Min.
plötzlich einschießend, messerscharf; Krümmen, Druck, Wärme lindern

Chamomilla D30 - 1x bei Bedarf
unerträglich, nachts, viel Hitze; nervös, barsch, unleidlich

Nervenschmerz, chronisch

Arsenicum album D12 - 2x tägl.
nachts, verzweifelt, Unruhe, steht auf; liebt Wärme; beachte: Diabetes!

Rhus tox D12 - 2x tägl.
nachts, Unruhe, bleibt im Bett; linde Wärme bessert; Durchnässen

Gnaphalium D4 - 3x tägl.
taub, gefühllos, nur im Sitzen, mit Wadenkrämpfen; Ischias

Cedron D4 - 3x tägl.
jeden Tag zur gleichen Stunde, auch nachts, links; Trigeminus

Kalium bichromicum D12 - 2x tägl.
kommt und geht plötzlich, Wetterextreme, Wärme lindert; Kopf, Ischias

Nervenschmerz bei Blutarmut

China D6 - 3x tägl.
durch Zugluft und Berührung der betroffenen Teile schlimmer

Nervenschmerz lange nach Gürtelrose

Arsenicum album D30 - 2x tägl.
nachts brennend

Nervenschmerz nach Malaria

Natrium muriaticum D12 - 2x tägl.
hartnäckig, schlimmer an der See, gegen Mittag

China D6 - 3x tägl.
abgemagert, schwach, ruhelos, blutarm; schlimmer bei Berührung, Zugluft

Arsenicum album D12 - 2x tägl.
kümmerlich; wie brennende Nadeln, nachts, ruhelos, Wärme lindert

Cedron D6 - 3x tägl.
eher links, jeden Abend zur gleichen Zeit auf die Minute genau!

Nervenschmerz im Sonnenverlauf

Stannum D12 - 2x tägl.
langsam zunehmend, langsam abnehmend

Platinum D12 - 2x tägl.
wie in einen Schraubstock gepreßt

Nervenschmerz über dem Auge (supraorbital)

Stannum D12 - 2x tägl.
tagsüber; beginnt langsam, hört langsam auf (Sonnenverlauf)

Cimicifuga D12 - 2x tägl.
jeden Nachmittag bis Abend; Gebärmutterreflex!

Cedron D12 - 2x tägl.
jeden Abend auf die Minute wieder; links, Augen brennen

Spigelia D12 - 2x tägl.
zuckend, ziehend, stechend; bei Berührung läuft Schauder über Körper

Nervenschmerz unter dem Auge (infraorbital)

Belladonna D12 - 2x tägl.
abends bis Mitternacht; schneidend; Tränen, Speichelfluß; Wärme heilt

Calcium carbonicum D12 - 2x tägl.
rechts, über Jochbein zum Ohr; häufiges Wasserlassen, Wärme lindert

Nervenschmerz der Wimpern

Prunus spinosa D4 - 3x tägl.
Auge wie von hinten nach außen gepreßt

Cimicifuga D6 - 3x tägl.
schießend, reißend, Gefühl wie geschwollen

Secale D4 - 3x tägl.
krampfig

Natrium muriaticum D200 - einmalig
an der See, gegen Mittag

Mezereum D6 - 3x tägl.
brennt nachts; kaltes Gefühl im Auge

Nervenschmerz des Fazialisnerven

Magnesium phosphoricum D12 - 2x tägl.
schießend, in Intervallen, 14 Uhr, Wärme lindert

Pulsatilla D12 - 2x tägl.
akut, rheumatisch

Nervenschmerz des Kiefers

Aconitum D30 - 1x bei Bedarf
nach Wind, Sturm; anhaltend, prickelnd, unerträglich, "es muß was geschehn"

Verbascum D12 - 2x tägl.
als ob Kiefer mit Zangen gequetscht; schlimmer durch Druck, Kauen, Kaltluft

Plantago major D12 - 2x tägl.
scharf; schießt zwischen Zähnen und Ohren hin und her

Capsicum D12 - 2x tägl.
rechts, fein, durchdringend, brennend, beim Einschlafen, durch Luftzug

Nervenschmerz der Zähne

Staphisagria D12 - 2x tägl.
von hohlen Zähnen mit Karies

Mercurius solubilis D30 - 1x tägl.
von Amalgamfüllungen, nachts

Mezereum D12 - 2x tägl.
von toten Zähnen, nachts

Spigelia D6 - 3x tägl.
Zähne des Oberkiefers, rheumatisch, zuckt, zieht, periodisch; Angst

Kalmia D6 - 3x tägl.
Zähne des Oberkiefers, mehr rechts, reißend, anhaltend; Erregung

Nervenschmerz der Zunge

Crotalus D12 - 2x tägl.
Zungenzittern, Zungenkrebs

Nervenschmerz der Brustwarzen

Ranunculus bulbosus D200 - 1x bei Bedarf
auch Rippenneuralgie

Cimicifuga D12 - 2x tägl.
unter der linken Brust; Eierstöcke?

Nervenschmerz im Bauch

Colocynthis D6 - 3x tägl.
nach Erregung, Erkältung, preßt, sticht; Ruhe, Wärme, Druck lindern

Nux vomica D12 - 2x tägl.
nach Ärger, Erkältung, eher links

Nervenschmerz der Eierstöcke

Colocynthis D6 - 3x tägl.
nach Erregung, Erkältung; zieht, preßt, sticht; Wärme, Druck lindern

Nervenschmerz der Samenstränge

Clematis D4 - 3x tägl.
wie gequetscht, pressend, eher rechts, nachts

Spongia D4 - 3x tägl.
geschwollen, Stiche schießen durch die Samenstränge nach oben

Acidum oxalicum D4 - 3x tägl.
ziehend, von einem Punkt ausgehend

Nervenverletzung, Quetschung

Hypericum D30 - 1x in Wasser
zum Beispiel durch Schnitt am Finger

Neurofibromatose Recklinghausen

Medorrhinum D200 - 1x monatl.
im Wechsel mit:

Luesinum D200 - 1x monatl.
von Generation zu Generation (dominant) vererbtes Krankheitsbild! dazu:

Abrotanum D4 - 3x tägl.
3 Monate lang; danach:

Silicea D12 - 2x tägl.
3 Monate lang; danach:

Calcium fluoratum D12 - 2x tägl.
3 Monate lang; danach:

Barium carbonicum D12 - 2x tägl.
3 Monate lang; Kur wiederholen

Parkinson; kurativ

Cocculus D4 - 3x tägl.
4 Wochen lang; danach:

Conium D4 - 3x tägl.
4 Wochen lang; danach:

Argentum D4 - 3x tägl.
wenn blaß, 4 Wochen lang; oder:

Agaricus D4 - 3x tägl.
wenn rot, 4 Wochen lang

Parkinson; rot

Belladonna D12 - 2x tägl.
tagsüber starr, nachts Visionen, Geister, Ungeheuer; schreit auf

Stramonium D12 - 2x tägl.
alles noch heftiger, Wut, Zerstörung, Aufschreien, erkennt niemanden

Glonoinum D12 - 2x tägl.
erkennt sein Zuhause nicht mehr, möchte nach Hause, obwohl er zu Hause ist

Agaricus D12 - 2x tägl.
"tausend Eisnadeln unter der Haut", Zucken, Ticks, Veitstanzkrämpfe

Parkinson; blaß

Argentum nitricum D12 - 2x tägl.
erdfahl, trocken; Schwindel im Dunkeln, stottert; Beine wie Holz oder wie Watte

Hyoscyamus D12 - 2x tägl.
tagsüber abgewandt gegen die Wand; nachts Visionen: Fratzen, Fremde, will fliehen

Heloderma D12 - 2x tägl.
Gefühl umschriebener Eiseskälte; Glieder zucken, schütteln; reckt sich

Cresolum D12 - 2x tägl.
kindisch-heiter, geschwätzig, gestikuliert; hört Glocken, sieht Küchenschaben

Parkinson; Endarznei

Strontium carbonicum D12 - 2x tägl.
starr, mürrisch, streitsüchtig, schlechtes Gewissen; Rucken der Glieder

Rippenneuralgie (Interkostalneuralgie)

Ranunculus bulbosus D200 - 1x bei Bedarf
auch Brustwarzenneuralgie

Säuferdelir (Delirium tremens), akut

Hyoscyamus D200 - 1x in Wasser
geschwätzig; Flockenlesen; wähnt sich verfolgt, vergiftet; entblößt sich, flieht

Cannabis indica D200 - 1x in Wasser
rot, redselig; Objekte bedrängen; übertreibt Zeiten, Entfernungen

Belladonna D200 - 1x in Wasser
rot, wild; Visionen von Ratten, Mäusen; will entfliehen

Stramonium D200 - 1x in Wasser
rot, wahnsinnig; Angst, Schreck; Tiere kommen aus jeder Ecke; flieht

Calcium carbonicum D200 - 1x monatl.
ängstlich; Visionen von Ratten, Mäusen; nach Belladonna und Stramonium

Cimicifuga D200 - 1x in Wasser
sieht Ratten und Mäuse

Säuferdelir, wiederholt

Opium D200 - 1x bei Bedarf
Furcht, Terror; Tiere und Geister springen von überall auf ihn zu

Lachesis D200 - 1x bei Bedarf
Halswürgen, Aufschrecken; Vögel und Schlangen bewegen sich auf ihn zu

Cantharis D200 - 1x bei Bedarf
blaß-gelb; versucht unaufhörlich zu beißen, sexuell erregt;Harnbrennen

Arsenicum album D200 - 1x bei Bedarf
schwach, zittert; sieht Geister; Käfer und Würmer krabbeln auf ihm rum, versucht, sie abzubürsten

Schlaganfall, Lähmungen

Barium carbonicum D4 - 3x tägl.
auf Hirnblutung folgende Lähmung, Therapiebeginn

Plumbum D6 - 3x tägl.
in aufsteigenden Potenzen bis D200; mit Lähmung der Handstrecker

Cuprum D6 - 3x tägl.
in aufsteigenden Potenzen bis D200; mit krampfartiger Lähmung

Phosphorus D12 - 2x tägl.
bei eher zarten Menschen nach Hirnblutung

Crotalus D12 - 2x tägl.
bei eher kräftigen Menschen nach Hirnblutung

Schlaganfall, Sprachverlust, Stimmbandlähmung

Hyoscyamus D6 - 3x tägl.
bei frischer Lähmung

Causticum D4 - 3x tägl.
bei alter Lähmung

Syringomyelie mit blauen Lippen

Laurocerasus D4 - 3x tägl.
mit Zysten in Herzsegmenten

Tetanie, allgemein

Veratrum album D3 - alle 10 Min.
akut

Nux vomica D30 - 1x in Wasser
gereizt, mürrisch, steigert sich hinein, hyperventiliert

Magnesium phosphoricum D4 - alle 10 Min.
nervös, krampfig

Cuprum D6 - alle 10 Min.
allgemeine Krampfneigung

Cresolum D12 - 2x tägl.
bei Rückenmarkserkrankungen

Acidum hydrocyanicum D4 - alle 10 Min.
mit blauen Lippen und blauer, kalter Nasenspitze

Tick, konvulsiv (Gesichtszucken)

Magnesium phosphoricum D6 - 3x tägl.
schmerzhaft, muß warme Hand dagegendrücken

Agaricus D4 - 3x tägl.
besonders der Lider, Gefühl wie tausend Eisnadeln unter der Haut

Gelsemium D6 - 3x tägl.
reißt, zuckt, krampft, besser nach Harnflut; tiefrot wie betrunken

Lycopodium D6 - 3x tägl.
eher links, schmerzlos; blaß, hager, ordentlich

Hyoscyamus D6 - 3x tägl.
grimassiert, gestikuliert; wilde, funkelnde Augen; bei Glanz, Wasser

Tarantula hispanica D6 - 3x tägl.
grimassiert wenn unbeachtet, Kältegefühl im Tick; manische Unruhe

Tick, nervös; durch Alkoholabusus

Absinthium D12 - 2x tägl.
auch Kinder von Alkoholikern; rot, heftig, zornig, brutal; klaut gerne

Trigeminusneuralgie, akut

Aconitum D30 - 1x bei Bedarf
plötzlich nachts, brennt zum Schreien; Erkältung, Zugluft; Kälte besser

Belladonna D30 - 1x bei Bedarf
blitzartig, wellenartig, pulsierend, rechts, Mitternacht; Wärme besser

Chamomilla D30 - 1x bei Bedarf
nachts, durch Ärger, Zahnung, muß herumgehen; Kälte bessert

Colocynthis D4 - alle 10 Min.
stechend, reißend, krampfig, links; Wärme und Druck bessern

Trigeminusneuralgie, chronisch

Arsenicum album D12 - 2x tägl.
periodisch um Mitternacht, Brennen; Wärme bessert

Cedron D4 - 3x tägl.
periodisch täglich auf die Minute genau, links

Magnesium phosphoricum D4 - 3x tägl.
periodisch um 14 Uhr, anfallsartig, krampfig, rechts; Wärme, Druck besser

Plantago major D6 - 3x tägl.
periodisch wiederkehrend, hin und her schießend bis zu den Ohren

Verbascum D6 - 3x tägl.
periodisch 2x täglich, wie gequetscht durch Zangengriff, schmerzt bei Zahndruck; Kälte lindert

großer Veitstanz (Chorea major)

Tarantula hispanica D12 - 2x tägl.
"wie von der Tarantel gestochen", Musik und Beachtung beruhigen

Hydrophobinum D200 - 1x bei Bedarf
"wie ein tollwütiger Hund"; bei Glanz, bei fließendem oder tropfendem Wasser

kleiner Veitstanz (Chorea minor)

Agaricus D12 - 2x tägl.
krampfiges Zucken, Gesicht, Hals, Glieder, blitzartig; wie im Rausch

Mygale D12 - 2x tägl.
Kopf wird plötzlich nach links und hinten geworfen, nicht im Schlaf!

Wasserkopf (Hydrozephalus), akut

Belladonna D6 - 3x tägl.
feuchtes Fieber, Aufschreien, Zähneknirschen, klopfender Kopfschmerz

Apis D4 - 3x tägl.
trockenes Fieber, Kissenbohren, Kopfrollen, Aufschrei, Stiche; durstlos

Calcium carbonicum D6 - 3x tägl.
frühe Stadien; Bauch aufgetrieben, Glieder ungeschickt, Kopfschweiß nachts, häufiges Schreien ohne Grund

Wasserkopf, personenbezogen

Calcium carbonicum D6 - 3x tägl.
blaß,munter, altklug, großköpfig, dicker Bauch, Kopfschweiß, Durchfall

Calcium phosphoricum D6 - 3x tägl.
bleich, kalt, unruhig, verlangt ständig Brust oder Kartoffeln und Salz

Barium carbonicum D6 - 3x tägl.
möchte nicht spielen, großköpfig, ausgezehrt, dürrer Nacken, große Drüsen

Silicea D6 - 3x tägl.
rotes Gesicht, kalte Glieder, großer schweißbedeckter Kopf; schreckt nachts aus dem Schlaf auf

Zincum D6 - 3x tägl.
starrer Blick, Beinunruhe, rollt Kopf, bohrt ihn in Kissen; hinten heiß, vorne kalt

Sulfur D6 - 3x tägl.
Augen halboffen, Kopf fällt nach hinten, starr, zuckt, Großzehenkrämpfe

Wasserkopf, seröse Ausschwitzung (Exsudation)

Helleborus D4 - 3x tägl.
dösig, gerunzelte Stirn, Kaubewegungen, gieriger Durst, schreit schrill (cri encéphalique)

Cantharis D6 - 3x tägl.
Blutandrang, klopfend, reißend, todesängstliche Unruhe, Harnverhaltung, Brennen

Apocynum D2 - 3x tägl.
Stirnhöcker, offene Fontanellen, schielt; stete unwillkürliche einseitige Bewegungen der Glieder, kein schrilles Schreien!

Wasserkopf, mangelhafte Auflösung (Resorption)

Apis D4 - 3x tägl.
am Beginn und am Ende

Zittern (Tremor) der Glieder

Barium carbonicum D6 - 3x tägl
Verkalkung

Gelsemium D12 - 2x tägl.
Erregung, Ärger

Tabacum D12 - 2x tägl.
Durchblutung, Verkalkung

Kalium bromatum D12 - 2x tägl.
Nerven, trommelt ständig mit den Fingern auf dem Tisch

Mercurius solubilis D30 - 1x tägl
Hirn- und Rückenmarkserweichung

NOTIZEN:

Teil II

Auslösung, Verfassung, Anlage
Geist und Gemüt

Auslösung

Alkoholmißbrauch

Person: rot, warm, kräftig

Sulfur D200 - 1x monatl.
kräftig rot

Stramonium D200 - 1x monatl.
leuchtend rot

Opium D200 - 1x monatl.
dunkelrot

Person: blaß, kalt, schwach

Hyoscyamus D200 - 1x wöchentl.
erschreckend blaß

Carbo vegetabilis D200 - 1x wöchentl.
leichenblaß, blaue Lippen

Arsenicum album D200 - 1x wöchentl.
wächsern blaß, Totenmaske

Luesinum D200 - 1x monatl.
3x insgesamt

akuter Alkoholmißbrauch

Nux vomica D30 - 1x bei Bedarf
vorbeugend vor und nach Gelagen; übel, würgt, zittert, morgens

Cannabis indica D200 - 1x bei Bedarf
rot, gewalttätig, geistig aktiv, redselig, übertreibt Dinge

Ranunculus bulbosus D2 - alle 10 Min.
beruhigt akute Anfälle von Säuferdelir (Delirium tremens)

gelegentlicher Alkoholmißbrauch

Stramonium D200 - 1x bei Bedarf
tobsüchtig, tritt Möbel, schlägt auf Familie ein; ängstlich schreckhaft

chronischer Alkoholmißbrauch

Acidum sulfuricum D30 - 1x tägl. abends
blaß, kalt, verschrumpelt, verschlampt, hastig, erbricht sauer; nach Nux vomica

Capsicum D2 - alle 10 Min.
erbricht morgens, Magen brennt, appetitlos, ruhelos, zittert; Delirium

Verhalten im Alkoholrausch

Nux vomica D30 - 1x bei Bedarf
mürrisch, eifersüchtig, beleidigend, tätlich, will sich ertränken

Belladonna D30 - 1x bei Bedarf
spielt Komödie, enthemmte Reden und Taten; krampft, zerstört, Mordlust

Opium D200 - 1x bei Bedarf
sehr fröhlich, dann stumpfsinnig, schläft ein

Lachesis D200 - 1x monatl.
redet ununterbrochen, enthemmte Worte und Taten, eifersüchtig, mürrisch

Causticum D200 - 1x monatl.
redelustig, schreit, mürrisch, übermäßig sexuell erregt

Hyoscyamus D200 - 1x bei Bedarf
eifersüchtig, tätlich, schreit, will sich nackt ausziehen, Mordlust

Alkoholismus der Frau

Sepia D200 - 1x monatl.
vernachlässigt sich und Familie, verschlampt

Verlangen nach Alkohol vor der Periode

Pulsatilla D12 - 2x tägl.
nach Wein, Likör; trinkt alleine, ist ungern alleine

Beschwerden morgens nach einer Alkoholorgie

Nux vomica D30 - 1x bei Bedarf
Katerkopf, miserabler Mundgeschmack, miserables Lebensgefühl

Cocculus D12 - stündl.
Leeregefühl, Schwindel im Kopf; schusselig, läßt die Tasse fallen

Carbo vegetabilis D30 - 1x bei Bedarf
Hinterkopfweh; leerer hängender, geblähter Oberbauch, Gärungsdurchfall

Säufererbrechen

Nux vomica D4 - 3x tägl.
Exzesse, frißt, säuft

Acidum sulfuricum D4 - 3x tägl.
morgendliches Säurewürgen; bei Trinkwunsch in D30 und Willensstärke

Kalium bichromicum D12 - 2x tägl.
nach Biergenuß

Blutungen bei Säufern

Ledum D4 - alle 10 Min.
rot, schaumig; elegante, unglaubwürdige Whiskytrinker

Opium D30 - alle 10 Min.
dunkel, schaumig; redet viel Dampf, schläft über dem Trinken ein

Lügen bei Säufern

Opium D200 - 1x monatl.
rot, erregt, macht viel Dampf

Carbo vegetabilis D200 - 1x monatl.
blaß, erschöpft

nervöser Tick bei Säufern

Absinthium D12 - 2x tägl.
rot, heftig, zornig, brutal; klaut gerne; auch Kinder von Alkoholikern

Krämpfe bei Säufern

Zincum D6 - 3x tägl.
Hirnkrämpfe, epileptische Anfälle

Nervenentzündung (Alkoholneuritis)

Cimicifuga D6 - 3x tägl.
Rücken, Muskeln, tiefsitzend

Ledum D4 - 3x tägl.
von unten nach oben ziehend

Plumbum D6 - 3x tägl.
mit Muskelschwund

Leberzirrhose bei Säufern

Nux vomica D6 - 3x tägl.
akut; frißt und säuft und raucht tags und nachts

Sulfur D6 - 3x tägl.
pyknisch, rot; säuft insgeheim weiter aus Lust

Lachesis D12 - 2x tägl.
kräftig, hitzig, rot; säuft weiter aus Verzweiflung

Acidum hydrofluoricum D6 - 3x tägl.
Leber steinhart

Arsenicum album D6 - 3x tägl.
Leberschrumpfung; ziemlich am Ende

Ammonium chloratum D6 - 3x tägl.
schlaff, kraftlos; Stuhl hart, bröckelig mit glasigem Schleim

Säuferwahn

Acidum sulfuricum M - 1x bei Bedarf
fühlt sich angegriffen, ausgelacht, verhöhnt, verfolgt

Anacardium M - 1x bei Bedarf
folgt zwei Willen mit entgegengesetzten Aufträgen, hört Stimmen

Lachesis M - 1x bei Bedarf
geschwätzige Eifersucht

Kalium bichromicum M - 1x bei Bedarf
gereizt, gedrückt, ängstlich, menschenscheu

Arsenicum album M - 1x bei Bedarf
sieht Tiere, hört Stimmen; nach häufigem geringem Alkoholgenuß

Luesinum M - 1x bei Bedarf
lacht und weint ohne Grund, verzweifelt, gedrückt, hirnschwach

Säuferdelir, akut

Hyoscyamus D200 - 1x in Wasser
geschwätzig; hascht nach Flocken in der Luft; fühlt sich verfolgt, vergiftet; entblößt sich, flieht

Cannabis indica D200 - 1x in Wasser
rot, redselig; Objekte bedrängen; übertreibt Zeiten, Entfernungen

Belladonna D200 - 1x in Wasser
rot, wild; Visionen von Ratten, Mäusen; will entfliehen

Stramonium D200 - 1x in Wasser
rot, wahnsinnig; Angst, Schreck; Tiere kommen aus jeder Ecke; flieht

Calcium carbonicum D200 - 1x monatl.
ängstlich; Visionen von Ratten, Mäusen; nach Belladonna und Stramonium

Cimicifuga D200 - 1x in Wasser
sieht Ratten und Mäuse

Säuferdelir, wiederholt

Opium D200 - 1x bei Bedarf
Furcht, Terror; Tiere und Geister springen von überall auf ihn zu

Lachesis D200 - 1x bei Bedarf
Halswürgen, Aufschrecken; Vögel und Schlangen bewegen sich auf ihn zu

Cantharis D200 - 1x bei Bedarf
blaß-gelb; versucht unaufhörlich zu beißen, sexuell erregt; Harnbrennen

Arsenicum album D200 - 1x bei Bedarf
schwach, zittert; sieht Geister; Käfer und Würmer krabbeln auf ihm rum, versucht sie abzubürsten

NOTIZEN:

Angst

Angst, allgemein

Angst ist ungerichtet, unerklärlich, personenbezogen, subjektbezogen!
Furcht ist auf eine Sache bezogen, objektbezogen!
Angst ist um so tiefgreifender, je giftiger die Trägersubstanz ist!

Urbangnis

Calcium carbonicum D200 - 1x monatl.
am Beginn des Lebens, am Beginn des Lebendigen

Lachesis D200 - 1x monatl.
in der Mitte des Lebens, Lebenskrise inmitten des Lebendigen

Arsenicum album D200 - 1x monatl.
am Ende des Lebens, am Ende des Lebendigen

Angst, plötzlich, unbegründet

Aconitum D30 - 1x in Wasser
Herzangst, Todesangst mit aufgeregter Unruhe; eher abends

Angst vor Abwärtsbewegung

Borax D30 - 1x bei Bedarf
schreit; "außer sich"

Argentum nitricum D30 - 1x bei Bedarf
erblaßt; Magen hebt sich; fällt

Ferrum D30 - 1x bei Bedarf
errötet; Herz klopft

Angst vor Alleinsein

Aconitum D30 - 1x in Wasser
könne sich der Todesstunde nähern, möchte Hand gehalten haben

Phosphorus D200 - 1x bei Bedarf
könne von Unheil bedroht werden, möchte gestreichelt werden

Sepia D200 - 1x bei Bedarf
könne melancholisch werden; erträgt aber keinen Menschen

Argentum nitricum D200 - 1x bei Bedarf
könne sterben

Arsenicum album D200 - 1x bei Bedarf
könne sich ermorden

Stramonium D200 - 1x bei Bedarf
könne von Geistern erschreckt werden

Angst vor dem Altern

Phosphorus D200 - 1x monatl.
fürchtet, weniger gut auszusehen

Arsenicum album D200 - 1x bei Bedarf
fürchtet sich vor den zwingenden Krankheiten des Alters

Lachesis D200 - 1x monatl.
fürchtet, "Gelegenheiten" zu verpassen

Angst vor der Angst beim Denken daran

Calcium carbonicum D200 - 1x monatl.
lymphatisch; hilfesuchend

Acidum nitricum D200 - 1x monatl.
destruktiv; klebrig

Angst, arm zu sterben

Ambra D30 - 1x bei Bedarf
ständig in Sorge, Geschäfte könnten fehlschlagen; schlaflos

Bryonia D200 - 1x monatl.
wie bei Ambra; mürrisch, reizbar, gallig

Calcium carbonicum D200 - 1x monatl.
und verlassen zu sein

Sepia D200 - 1x monatl.
und zu verhungern

Sulfur D200 - 1x monatl.
und angesammelten Besitz zu verlieren

Angst bei Aufwärtsbewegung

Acidum nitricum D200 - 1x monatl.
Schwäche, Gelenkknacken

Angst beim Augenschließen

Calcium carbonicum D12 - 2x tägl.
Angst steigt aus der Seele, ist verlassen

Arnica D12 - 2x tägl.
Angst, jemand könnte ihn berühren, ihn vergiften

Lachesis D12 - 2x tägl.
verliert die intellektuelle Sicht, Angst vor unbewußten Impulsen

Argentum nitricum D12 - 2x tägl.
Angst zu stolpern, macht große Schritte

Theridion D12 - 2x tägl.
Angst vor Geräuschen

Angst vor Bakterien, vor Verschmutzung

Arsenicum album D200 - 1x monatl.
Herr und Frau Saubermann; Angst vor verdorbenen Lebensmitteln

Silicea D200 - 1x monatl.
bügelt allabendlich mit heißem Eisen seine Geldscheine

Angst vor Beengung, vor Enge

Aconitum D30 - 1x bei Bedarf
Herzenge

Ambra D3 - 3x tägl.
Menschenenge

Lachesis D200 - 1x monatl.
Hitzeenge

Jodum D200 - 1x monatl.
Bewegungsenge

Lycopodium D200 - 1x monatl.
Bauchenge

Pulsatilla D200 - 1x monatl.
Stauungsenge

Angst vor Begegnung

Ambra D30 - 1x bei Bedarf
greift an und macht schlaflos

Arnica D200 - 1x bei Bedarf
er könnte berührt werden

Angst, lebendig begraben zu werden

Lachesis D200 - 1x bei Bedarf
und keiner merke es

Angst, über Brücken, über Wasser zu gehen

Ferrum D12 - 2x tägl.
auch bei stehenden, ruhigen Gewässern

Bromum D12 - 2x tägl.
beim Schauen auf strömende Gewässer

Angst vor und in der Dunkelheit

Calcium carbonicum D200 - 1x monatl.
sieht Geister

Stramonium D200 - 1x monatl.
sieht erschreckende Fratzen

Phosphorus D200 - 1x monatl.
sieht grinsende Fratzen

Causticum D200 - 1x monatl.
hört unheimliche Geräusche

Lycopodium D200 - 1x monatl.
sieht furchterregende Schreckbilder

Angst, ein Entgegenkommender schlage auf ihn ein

Arnica D200 - 1x bei Bedarf
ahnt das Trauma und zieht es an; Angst vor Gewalttätigkeit folgert, daß dieser Mensch auch gewalttätig sein kann!

Angst, wenn sich jemand nähert

Anacardium D200 - 1x monatl.
fühlt sich von Feinden umgeben

Arnica D200 - 1x monatl.
man könne auf ihn einschlagen

Silicea D200 - 1x monatl.
man könne ihn berühren

Thuja D200 - 1x monatl.
er könne zerbrechen

Angst vor Erfolg

Calcium carbonicum D200 - 1x monatl.
gibt seine blühende Karriere oder sein Geschäft auf wegen verlorenem Sinn oder wegen überwältigender Verantwortung

Silicea D200 - 1x monatl.
gibt auf dem Höhepunkt auf, wenn Probleme zu groß werden

Angst morgens beim Erwachen

Natrium muriaticum D200 - 1x bei Bedarf
Urangst, ungenügend zu sein; verlorenes Salz der Erde, verkümmerte Seele

Silicea D200 - 1x bei Bedarf
Urangst, minderwertig zu sein; verlorener Halt

Lachesis D200 - 1x monatl.
Urangst vor der "Sünde"

Barium carbonicum D200 - 1x monatl.
Urangst, sich zu blamieren; verlorene Chance

Arsenicum album D200 - 1x monatl.
es könnte etwa von ihm verlangt werden

Graphites D200 - 1x monatl.
schwach, träge; verlorene Spannkraft

Angst vor dem Erwachen nachts

Luesinum D200 - 1x monatl.
alles Zerstörerische verschlimmert sich in der Nacht

Lachesis D200 - 1x monatl.
Schlangen kommen in der Nacht, winden sich unbemerkt um Hals und Brust

Angst vor dem Fliegen

Ignatia D30 - 1x abends zuvor und morgens
und eventuell 1 Stunde vor dem Start; unbegründete Angst

Cimicifuga D30 - 1x vor dem Start und bei Bedarf
Gefühl der Panik wegen Platzangst

Chininum sulfuricum D30 - 1x je vorher
Ohrensausen bei Abflug und Landung

Borax D30 - 2x tägl.
vor der Landung; Abwärtsbewegung!

Angst vor spitzen Gegenständen

Silicea D200 - 1x monatl.
vor Scheren, Spritzen, Messern

Angst vor Geräuschen

Silicea D12 - 2x tägl.
äußerst schreckhaft und überempfindlich

Causticum D12 - 2x tägl.
Möbel und Holzdielen knarren, "Einbrecher kommen"

Aconitum D30 - 1x bei Bedarf
vor lauten Menschen, lauter Musik, vor Streit

Kalium bromatum D12 - 2x tägl.
ruhelos, argwöhnisch, erschöpft, schlaflos

Ignatia D30 - 1x bei Bedarf
schreckhaft, hysterisch

Angst, in der Gesellschaft abgelehnt zu werden

Aconitum D30 - 1x bei Bedarf
man bemerke sein Herzklopfen, seine Erregtheit

Arnica D200 - 1x monatl.
man bemerke seine Verletzlichkeit

Aurum D200 - 1x monatl.
man könne ihm das Schlachtfeld seiner "Ellbogen-Macht" entziehen

Calcium carbonicum D200 - 1x monatl.
man bemerke seine Unbeholfenheit

Pulsatilla D200 - 1x monatl.
man betrachte sie als "mittelalterlich", sie sei nicht "emanzipiert"

Silicea D200 - 1x monatl.
man bemerke die Unvollkommenheit in ihm

Angst, nicht wieder gesund zu werden

Anacardium D200 - 1x monatl.
Geistes- und Gedächtnisschwäche; Angst gelähmt zu werden

Cimicifuga D200 - 1x monatl.
sei unheilbar krank

Veratrum album D200 - 1x monatl.
sei in die Hölle verdammt

Angst vor Gewalttätigkeit, Grausamkeit

Calcium carbonicum D200 - 1x monatl.
kann nicht verstehen, warum andere sich grundlos böse verhalten

Arnica D200 - 1x monatl.
zieht sie an sich; kann auch gewalttätig sein

Gewissensangst (schlechtes Gewissen)

Arsenicum album D200 - 1x bei Bedarf
als habe er noch immer nicht genügend getan

Ignatia D200 - 1x bei Bedarf
als habe er ein Verbrechen begangen; seufzt und schluchzt untröstlich

Alumina D200 - 1x monatl.
als habe er jemanden ermordet

Veratrum album D200 - 1x bei Bedarf
als habe er etwas Böses getan und sei verdammt

Zincum D200 - 1x bei Bedarf
als sei er eines Verbrechens schuldig

Angst vor Gewitter

Phosphorus D200 - 1x monatl.
vor dem Blitz; macht alle Läden zu und verkriecht sich im Keller

Natrium carbonicum D200 - 1x monatl.
übelgelaunt

Sepia D200 - 1x monatl.
aber auch unheimlich fasziniert vom Gewitter

Angst, von Höhen hinunterzuschauen

Argentum nitricum D200 - 1x bei Bedarf
"Hochhaus-Syndrom", Tiefe zieht an, fährt in den Magen

Ferrum D200 - 1x bei Bedarf
von Brücken auf stehendes oder fließendes Wasser

kindliche Angst beim Wiegen

Silicea D12 - 2x tägl.
Bewegung verschlimmert die Schwäche

kindliche Angst, aus dem Bett genommen zu werden

Calcium carbonicum D12 - 2x tägl.
rundliches Kind; Aufwärtsbewegung verschlimmert

Calcium phosphoricum D12 - 2x tägl.
schlankes Kind; Aufwärtsbewegung verschlimmert

kindliche Angst beim Legen ins Bett

Borax D30 - 1x bei Bedarf
Abwärtsbewegung verschlimmert

Angst vor Lebererkrankungen

Lycopodium D200 - 1x bei Bedarf
was Angst macht, zieht an; was anzieht, macht Angst

Angst vor Lungenerkrankungen

Stannum D200 - 1x bei Bedarf
depressive Ängste bei solchen

Angst, es könne etwas passieren

Aconitum D30 - 1x bei Bedarf
unruhig und unnütz aufgeregt; Angst vor Unheil, Unglück

Platzangst

Aconitum D30 - 1x bei Bedarf
Herzrasen, Unruhe, "muß sterben"

Argentum nitricum D200 - 1x monatl.
Magenkrämpfe, Stolpern, Vernichtungsgefühl

Lachesis D200 - 1x monatl.
Erstickung, Hitzewallungen

Jodum D200 - 1x monatl.
Erstickung, Bewegungsdrang

Lycopodium D200 - 1x monatl.
Umschnürung in der Taille, wird wild

Pulsatilla D200 - 1x monatl.
Umschnürung vom Herzen abwärts, Stauung, weint

Angst, über leere Plätze zu gehen

Argentum nitricum D200 - 1x bei Bedarf
an einer bestimmten Ecke vorbei zu gehen

Angst vor einer Reise

Aconitum D30 - 1x bei Bedarf
plötzliche Angst, es könne etwas schiefgehen; ruhelos

Argentum nitricum D30 - 1x bei Bedarf
wegen Terminangst, könnte Flug verpassen; hastig, kommt trotzdem viel zu früh

Gelsemium D200 - 1x bei Bedarf
zittrig aufgeregt wegen ungerichteter Erwartungsangst; lähmig

Bryonia D30 - 1x tägl. morgens
1 Woche vor Abreise bei bedenklichen Sorgen, sein Geschäft zu verlassen; grantig

Angst vor Schlaflosigkeit, durch Übernächtigung

Cocculus D12 - 2x tägl.
Tagesereignisse behindern Einschlafen; Aufschrecken

Acidum nitricum D12 - 2x tägl.
erwacht halbstündlich aus Halbschlaf, schläft nach 2 oder 4 Uhr nicht mehr ein

Angst vor Schlaganfall, vor Herzinfarkt

Arnica D200 - 1x bei Bedarf
vor jeglicher Gewalt und Verletzung

Aurum D200 - 1x monatl.
weiß um seinen Bluthochdruck

Angst vor Schmerzen

Chamomilla D30 - 1x bei Bedarf
verfällt in ungebärdigen Ärger mit schrillen Zwischenschreien

Ignatia D30 - 1x bei Bedarf
fällt in Ohnmacht

Colocynthis D200 - 1x bei Bedarf
verfällt in galligen Ärger

Angst vor Schule, vor Prüfungen

Gelsemium D30 - 1x bei Bedarf
eher rundliche, rote Angst; einnehmen, sobald das Ereignis plagt

Argentum nitricum D30 - 1x bei Bedarf
schlank, blaß; stolpert über Ereignis, über seine Füße; rast zum Klo

Arsenicum album D30 - 1x bei Bedarf
totenmaskenähnliche Angst, verläßt das Klo nicht mehr

Strophantus D4 - alle 10 Min.
trotzdem Herzklopfen und Brett vor dem Kopf, dabei gut vorbereitet

Angst in der Schwangerschaft

Aconitum D30 - 1x bei Bedarf
Todesangst, sagt die Todesstunde voraus

Arsenicum album D30 - 1x bei Bedarf
Angst vor dem Tod, Angst sterben zu müssen

Capsicum D200 - einmalig
Angst mit Heimweh und roten Bäckchen, will zur Mutter

Cimicifuga D30 - 1x bei Bedarf
Angst, es könne etwas schiefgehen

Pulsatilla D200 - 1x bei Bedarf
Angst vor drohendem Unheil mit Heulen und Wehklagen

Veratrum album D30 - 1x bei Bedarf
Angst mit geschwätziger Schwermut

Angst um sein Seelenheil

Sulfur D200 - 1x monatl.
fürchtet um sein Heil, während ihm das der anderen völlig egal ist

Pulsatilla D200 - 1x monatl.
betet wie eine erstarrte Madonna

Lycopodium D200 - 1x monatl.
verwirrte, traurige Gedanken um sein Seelenheil; erschöpft

Veratrum album D200 - 1x monatl.
betet inbrünstig

Arsenicum album D200 - 1x monatl.
glaubt, auf ewig verdammt zu sein; sei der Gnade Gottes nicht würdig

Angst vor und in der Sesselbahn

Argentum nitricum D30 - 1x bei Bedarf
vor der Höhe; Tiefe zieht magisch an

Angst vor dem Sterben

Arsenicum album D30 - 1x bei Bedarf
haßt den Tod oder umarmt ihn

Argentum nitricum D30 - 1x bei Bedarf
stolpert dem Tod entgegen, wenn alleine

Angst, eine Straße zu überqueren

Argentum nitricum D200 - 1x bei Bedarf
die Häuser könnten auf ihn einstürzen

Aconitum D200 - 1x bei Bedarf
eine geschäftige Straße; es könnte etwas passieren

Angst vor Tadel

Ignatia D30 - 1x bei Bedarf
krampft; von leichten Magenkrämpfen bis zum epileptischen Anfall

Calcium carbonicum D200 - 1x monatl.
sinnt still auf Rache, wird böse; scheitert als Erwachsener

Silicea D200 - 1x monatl.
zieht sich zurück, wird schwach, geknickt, ungenügend, lebensmüde

Pulsatilla D200 - 1x bei Bedarf
fühlt sich vernichtet, weint, traut sich nicht mehr

Natrium muriaticum D200 - 1x monatl.
ungehalten, holt aus, möchte zuschlagen

Arsenicum album D200 - 1x monatl.
fängt an, sich mit Worten zu verteidigen

Staphisagria D200 - 1x monatl.
zornig; unterdrückt oder unberechenbar

Opium D200 - einmalig
antwortet mit aufgebauschten Lügen

Angst vor dem Telefonieren

Lycopodium M - einmalig
Situationsänderung!

Angst vor Tieren

Calcium carbonicum D200 - 1x monatl.
Mäuse, Vögel oder ganz bestimmte, ausgesuchte Tiere

Sepia D200 - 1x monatl.
Ratten

Lac caninum D200 - 1x monatl.
Schlangen

Crotalus D200 - 1x monatl.
Spinnen

Arsenicum album D200 - 1x monatl.
Ungeziefer

Phosphorus D200 - 1x monatl.
Pferde

Angst vor Hunden

Calcium carbonicum D200 - 1x monatl.
vor großen Hunden; vor der Größe anderer

Angst vor schwarzen Hunden

Arsenicum album D200 - 1x bei Bedarf
schwarz ist der Tod; trägt gerne schwarz

Angst vor Katzen

Tuberculinum bovinum D200 - einmalig
vor ihrer Unberechenbarkeit (oder vor der eigenen?)

Hyoscyamus D200 - 1x bei Bedarf
vor den Krallen; eine krallende Katze braucht ebenso diese Arznei

Angst vor dem Tod

Aconitum D30 - 1x in Wasser
sagt die Todesstunde voraus, ruhelos, eher abends

Phosphorus D200 - 1x bei Bedarf
Tod erscheint ihm in der Nacht

Sepia D200 - 1x bei Bedarf
vor Hungertod

Platinum D200 - 1x bei Bedarf
Tod steht nahe bevor, handelt mit ihm

Cimicifuga D200 - 1x bei Bedarf
weil sie unheilbar krank sei

Anacardium D200 - 1x bei Bedarf
weil er in die Hölle müsse, der Teufel warte dort auf ihn

Angst vor einem schrecklichen Traum

Erigeron D200 - 1x bei Bedarf
vorher euphorisch!

Angst vor Überraschungen

Aconitum D30 - 1x in Wasser
Herzklopfen, Herzanfall

Coffea D30 - 1x alle 6-8 Wochen
Weinen, Kopfschmerz; auch bei erfreulichem Anlaß

Ferrum D12 - 2x tägl.
Herzklopfen, Erröten

Gelsemium D30 - 1x in Wasser
Zittern, Schwäche, Lahmheit

Strophantus D4 - alle 10 Min.
Herzklopfen, Hirnleere

Staphisagria D200 - 1x bei Bedarf
Zittern bei schlechten Nachrichten

Angst, beim Gehen verfolgt zu werden

Anacardium D200 - 1x bei Bedarf
Vorsicht! beginnende Wahnvorstellung

Angst, wenn etwas von ihm verlangt wird

Arsenicum album D200 - 1x bei Bedarf
glaubt immer, nicht genügend vorbereitet zu sein

Angst, von Anwesenden vergiftet zu werden

Hyoscyamus D200 - 1x bei Bedarf
alle sind Feinde

Lachesis D200 - 1x bei Bedarf
lehnt Arzt und Nahrung ab

Arnica D200 - 1x bei Bedarf
lehnt Arzt und Arznei ab

Rhus tox D200 - 1x bei Bedarf
im Fieberdelir

Belladonna D200 - 1x bei Bedarf
im Fieberdelir, im akuten Wahn

Stramonium D200 - 1x bei Bedarf
im akuten Wahn

Angst, sich zu verlieben

Sepia D200 - 1x bei Bedarf
unfähig zu geben und zu empfangen; kann sich nicht hingeben

Natrium muriaticum D200 - 1x bei Bedarf
unfähig offen zu sein; kann sich nicht öffnen

Angst, verrückt zu werden

Calcium carbonicum D200 - 1x monatl.
Angst vor Krankheit, um seine Gesundheit

Cimicifuga D200 - 1x bei Bedarf
unbegründet; "es muß etwas geschehen"

Alumina D200 - 1x bei Bedarf
depressive, furchtsame Schwäche

Jodum D200 - 1x bei Bedarf
meidet Arzt und Leute

Angst zu versagen

Calcium carbonicum D200 - 1x monatl.
vor Älteren, Klügeren und Mächtigen

Silicea D200 - 1x monatl.
glaubt, auf ewig zur Minderwertigkeit verdammt zu sein

Pulsatilla D200 - 1x monatl.
Haus und Familie könne ihr entgleiten

Lycopodium D200 - 1x monatl.
Würde und Wirkung könne ihm entgleiten

Aurum D200 - 1x monatl.
Macht könne ihm entgleiten

Sulfur D200 - 1x monatl.
Besitz könne ihm entgleiten

Angst vor Verspätung

Arsenicum album D200 - 1x monatl.
entwirft übergenaue zeitliche Schlachtpläne

Natrium muriaticum D200 - 1x monatl.
will so schnell wie möglich dort sein; verzeiht Verspätung anderer nicht; ärgert sich nur, aber sagt nichts; beklagt sich jedoch bei Dritten

Argentum nitricum D200 - 1x monatl.
Terminangst; kommt stets zu früh angehastet

Angst vor Wasser

Phosphorus D200 - 1x monatl.
dunkle stehende Gewässer; ein tropfender Wasserhahn macht verrückt

Hyoscyamus D200 - 1x bei Bedarf
tiefschwarze Seen mit glänzender Oberfläche; flippt aus

Stramonium D200 - 1x bei Bedarf
Lichtreflexe auf nassen Straßen und Gewässern; krampft

Hydrophobinum D200 - 1x bei Bedarf
glänzende Gewässer; tropfender Wasserhahn verwirrt, macht tollwütig

Sulfur D200 - 1x monatl.
schmutzige Gewässer; "Wasser ist was für Leute, die schmutzig sind"

Angst vor der Zukunft

Calcium carbonicum D200 - 1x monatl.
unbeholfener Schwarzseher

Sepia D200 - 1x monatl.
mit trüben Gedanken um Hungersnot, Armut und Krankheit

Sulfur D200 - 1x monatl.
um sein selbstsüchtiges Seelenheil

Psorinum D200 - 1x bei Bedarf
Geschäfte könnten schieflaufen; stets menschenscheu mit dem Sterben beschäftigt

Phosphorus D200 - 1x bei Bedarf
es könne ein Unheil geschehen

Natrium muriaticum D200 - 1x monatl.
ohne Hoffnung, ohne Halt

NOTIZEN:

Ärger

ärgert sich selbst über Ärger

Nux vomica D30 - 1x bei Bedarf
schimpft und nörgelt an sich rum

Staphisagria D30 - 1x bei Bedarf
unterdrückt ihn, schweigt, zittert

chronischer Ärger

Ignatia D200 - 1x bei Bedarf
Kloß im Hals, Hirnbasiskopfweh, widersprüchlichste Erscheinungen

alle Beschwerden schlimmer nach Ärger

Sepia D30 - 1x bei Bedarf
Schwäche, Lahmheit

Durchfall nach Ärger

Aconitum D30 - 1x bei Bedarf
Schreck, Kolik

Argentum nitricum D30 - 1x bei Bedarf
Herzklopfen, Stimme versagt

Chamomilla D30 - 1x bei Bedarf
Krämpfe, Regel bleibt aus

Coffea D30 - 1x bei Bedarf
Herzklopfen, überempfindlich

Colocynthis D30 - 1x bei Bedarf
Kolik zu Krümmen

Veratrum album D30 - 1x bei Bedarf
Krämpfe, Ohnmacht

Petroleum D30 - 1x bei Bedarf
Schwindel, appetitlos

Verstopfung nach Ärger

Opium D30 - 1x bei Bedarf
Hirnkrämpfe, Schlaganfall, Harnverhaltung

Kolik nach Ärger

Bryonia D30 - 1x in Wasser
Ärger über seinen Ärger, ihm läuft die Galle über

Colocynthis D200 - 1x in Wasser
Ärger über Unrecht, messerscharfe Magen-, Gallenkolik zum Krümmen

Chamomilla D30 - 1x in Wasser
Ärger über alles, hitzig, überempfindlich, Magen-, Nabelkolik

Nux vomica D30 - 1x in Wasser
Ärger über die Fliege an der Wand, Magenkolik

Argentum nitricum D30 - 1x in Wasser
Ärger über seine Unsicherheit, verschluckt ihn zur Magenkolik

Leberbeschwerden nach Ärger

Bryonia D30 - 1x bei Bedarf
Gelbsucht, Kopfweh

Lycopodium D30 - 1x bei Bedarf
Magenweh

schlaflos nach Ärger

Aconitum D30 - 1x bei Bedarf
Herz pocht und stolpert

Nux vomica D30 - 1x bei Bedarf
Kopfweh, Magenweh, Regel bleibt aus

Sulfur D30 - 1x bei Bedarf
Schwäche

Zincum D30 - 1x bei Bedarf
Unruhe, Zittern

Zittern nach Ärger

Aconitum D30 - 1x in Wasser
rot, Herz pocht, Beine versagen

Gelsemium D30 - 1x in Wasser
dunkelrot, alles zittert

Staphisagria D30 - 1x in Wasser
kräftig rot, zittert nach schlechten Nachrichten

Argentum nitricum D30 - 1x in Wasser
blaß, Herz pocht, Stimme versagt

Arsenicum album D30 - 1x in Wasser
leichenblaß, ergeht sich über Unachtsamkeiten, über Unordnung

Zincum D30 - 1x in Wasser
blaß, eingefallen, dunkle Augenringe; schlaflos

NOTIZEN:

Arzneimißbrauch

allgemein

Nux vomica D30 - 1x tägl.
3x insgesamt bei Verdauungsproblemen

Sulfur D200 - einmalig
bei Symptomenarmut am Beginn einer homöopathischen Behandlung

Hydrastis D4 - 3x tägl.
Allergie der Schleimhäute

Opium D30 - jeden 2.Tag
Verstopfung ohne Stuhldrang

Selenium D6 - 3x tägl.
Schwäche, Erschöpfung

Rheum D6 - 3x tägl.
wäßrige, schleimige, wundmachende Durchfälle bei Kindern

Ekzem durch Medikamente

Sulfur D200 - einmalig
Antibiotika; frieselartiger, heftig juckender Ausschlag am Stamm

Okoubaka D2 - 3stündl.
Insektizide, Antibiotika; frieselartig, mäßig juckend

Magen-Darm-Störungen durch Medikamente

Nux vomica D30 - 1x tägl. abends
Übelkeit, zunehmende Verstopfung

Pulsatilla D4 - 3x tägl.
Übelkeit, Blähungen, Durchfälle

Carbo vegetabilis D30 - 1x tägl. abends
Völle im Oberbauch, Blähungen; drücken zum Herzen, Atemnot

Hydrastis D4 - 3x tägl.
Neigung zu Schleimhautblutungen

Opium D6 - 3x tägl.
Verstopfung ohne Stuhldrang bei Bettlägerigen

Camphora D1 - 3x tägl.
Übelkeit, Schwindel, heftige Durchfälle

Rheum D6 - 3x tägl.
wundmachende Durchfälle bei Kindern

Abführmittel-Mißbrauch

Hydrastis D4 - 3x tägl.
schleimige, blutige Stühle

Nux vomica D30 - 1x tägl. abends
bis zur Besserung; zunehmende Verstopfung

Antibiotika-Mißbrauch

Sulfur D30 - 1x tägl.
Ausschläge, Durchfall

Chinin-Mißbrauch (Malaria-Vorbeugung)

Lachesis D12 - 2x tägl.
Leberschwellung

Arsenicum album D12 - 2x tägl.
Leber- und Milzschwellung

Stannum D12 - 2x tägl.
Nervenschmerzen über den Augen

Eisen-Mißbrauch

Pulsatilla D12 - 2x tägl.
Magenbeschwerden, Durchfall oder Verstopfung

Homöopathika-Mißbrauch

Camphora D1 - 3x tägl.
Gegenmittel zu allen pflanzlichen homöopathischen Arzneien

Chamomilla D30 - 1x tägl.
Überreaktion auf homöopathische Arzneien; nervöse Unruhe, Durchfall

Insektiziden-Mißbrauch

Okoubaka D2 - 3stündl.
Frieselnausschlag

Kortison-Mißbrauch

Phosphorus D12 - 2x tägl.
Übererregung, Verfettung, Unterhautblutungen; gleichzeitig mit:

Cortison D10 - 1x tägl. morgens
bei Kortison-Dauertherapie

Magnesium-Mißbrauch

Rheum D12 - 2x tägl.
Durchfall, Blähungen

Opium (Morphium)-Mißbrauch

Chamomilla D30 - 1x bei Bedarf
vorübergehende, heftige Gemütserregungen

Schwäche nach Periduralanästhesie

Rhus tox D30 - 1x bei Bedarf
lähmungsartige Schwäche in den Beinen

Akne als Folge der Pille

Agnus castus D4 - 3x tägl.
rot; auch vor der Periode bei Gelbkörperschwäche der Eierstöcke

Lachesis D12 - 2x tägl.
dunkelrot; allgemein gestörter Hormonhaushalt

Psychopharmaka-Mißbrauch

Phosphorus D12 - 2x tägl.
Euphorie, Erschöpfung

Kalium bromatum D12 - 2x tägl.
Tranquilizer erregen: Glieder ständig in Bewegung

Agaricus D12 - 2x tägl.
ebenso umgekehrte Wirkung: Übererregung, Ticks, Krämpfe

Überdigitalisierung

Pulsatilla D4 - 3x tägl.
Ängste, Reizblase

NOTIZEN:

Blutverlust

erschöpft, blaß

China D4 - 3x tägl.
blutarm, appetitlos; auch nach Säfteverlust jeder Art

Abrotanum D4 - 3x tägl.
hohläugig, appetitlos

Acidum phosphoricum D12 - 2x tägl.
teilnahmslos

Carbo vegetabilis D30 - 1x bei Bedarf
kalt, reaktionslos

überempfindlich

Natrium muriaticum D200 - einmalig
abgemagert, trockene Blutwallungen

Ferrum phosphoricum D12 - 2x tägl.
Herzklopfen, feuchte Blutwallungen

Phosphorus D12 - 2x tägl.
leicht verängstigt, reizbar

Arnica D30 - 1x bei Bedarf
ängstlich, zerschlagen; Vorsicht bei Annäherung ans Bett!

NOTIZEN:

Drogensucht

beachte: keine Droge ist harmlos! Sie bereitet den Weg zur stärkeren Droge. Sucht ist immer zerstörerisch!

Motivation

Lachesis D200 - 1x monatl.
Langeweile, Neugier, könnte was verpassen, will die Welt erneuern

Arsenicum album D200 - 1x monatl.
Langeweile, Größenwahn (Kokain), will hoch hinaus

Hyoscyamus D200 - 1x monatl.
Liebesenttäuschung, Größenwahn (Kokain)

Nux vomica D200 - 1x monatl.
will "in" sein, chaotischer Lebensstil

Sulfur D200 - 1x monatl.
Flucht vor Arbeit, Verantwortung: Eigenbrötler mit chaotischem Weltbild

Capsicum D200 - 1x monatl.
Langeweile, Unsicherheit, Heimweh; sehnt sich nach einem Zuhause

Causticum D200 - 1x monatl.
Widerspruch, Heimweh

Folgen

Cannabis indica D200 - 1x monatl.
euphorisch, berauscht, schwebt, fliegt, weint

Opium D200 - 1x tägl.
Verstopfung ohne Drang

Avena sativa D2 - stündl.
nervös, hektisch, schlaflos, drohendes Delirium

Acidum sulfuricum D200 - 1x monatl.
vernachlässigt, verschlampt, verschrumpelt

Carbo vegetabilis D200 - 1x monatl.
blaß, erschöpft; sehnt sich nach Zuhause

bewußtlos

Lachesis D200 - 1x bei Bedarf
blaurot, Starre, geschwätziges Delir; Zunge zittert, bleibt an der Zahnleiste hängen

Acidum muriaticum D200 - 1x bei Bedarf
vergehend blaß; trockene, braun-schwarz belegte Zunge, röchelnde Atmung

Opium D200 - 1x bei Bedarf
dunkelrot; berauscht, benommen, stöhnend, schwitzend; schreckhaft

Hyoscyamus D200 - 1x bei Bedarf
blaß; geschwätzig murmelndes Delir; bewußtlos, zuckt, schreit auf, deckt sich ab, stöhnt, will fliehen; trockene Kehle, unfreiwilliger Stuhl, unfreiwilliger Harn

Carbo vegetabilis D200 - 1x bei Bedarf
blau gedunsen, schwitzig, Lippen blau; kurzatmig, Angst ums Herz, Luftverlangen

Agaricus D200 - 1x bei Bedarf
regungslos, zuckt in Händen und Füßen jammert vor Schmerzen

Hilfe bei Entwöhnung

Avena sativa D2 - 3x tägl.
gegen hektische Nervosität und:

Passiflora D2 - 3x tägl.
gegen unerträgliche Schmerzen und:

Zincum valerianicum D4 - 3x tägl.
zu gleichen Teilen gemischt, 20 Tropfen je Gabe

NOTIZEN:

Entzündungen

Absonderung, wäßrig

Cepa D3 - stündl.
drinnen

Arsenicum album D6 - 2- bis 3stündl.
draußen

Absonderung, schleimig

Kalium sulfuricum D4 - 3x tägl.
weißlich

Hepar sulfuris D200 - 8stündl., 3x insgesamt
eitrig

Hydrastis D4 - 3x tägl.
zäh, gelb

Thuja D6 - 3x tägl.
grün

Absonderung, eitrig

Hepar sulfuris D200 - 8stündl., 3x insgesamt
grün, sahnig

Hydrastis D4 - 3x tägl.
dünn, wundmachend

Thuja D6 - 3x tägl.
dick, sämig

Absonderung, wundmachend

Kalium bichromicum D12 - 2x tägl.
zäh, fadenziehend

Mercurius corrosivus D30 - 1x tägl.
dünn, eitrig

Hydrastis D4 - 3x tägl.
dick, zäh, gelb

Absonderung, übelriechend

Kalium bichromicum D12 - 2x tägl.
gummiartig

Sulfur D6 - 3x tägl.
wie faule Eier

Hydrastis D4 - 3x tägl.
dick, zäh, eitrig

Mater perlarum D4 - 3x tägl.
chronisch, verschlampt

Tellurium D6 - 3x tägl.
Knochenfraß, Knoblauchgeruch

Absonderung, verstopft, krustig

Lachesis D12 - 2x tägl.
Unterleib, alles staut

Luffa D6 - 3x tägl.
Nase, akut

Kalium bichromicum D12 - 2x tägl.
Nebenhöhlen, Bronchien, Unterleib

Sulfur D6 - 3x tägl.
Nase, Nebenhöhlen, Unterleib, chronisch

Absonderung, verschlampt

Balsamum peruvianum D4 - 3x tägl.
chronisch

Mater perlarum D4 - 3x tägl.
übelriechend, Knochenfraß körpernaher Knochenenden

hyperämisches Stadium (Blutfülle, Rötung)

Aconitum D30 - einmalig
aktiv, hellrot; trocken, plötzlich, heftig, ängstlich, unruhig

Belladonna D30 - einmalig
aktiv, rot; schweißig, hitzig, friert, benommen ruhig

Glonoinum D12 - 2x tägl.
aktiv, dunkelrot; schweißig, hitzig, beklommen, unruhig

Ferrum phosphoricum D12 - 3x tägl.
aktiv, hellrot; Herzklopfen, Blutandrang, bemerkt das Fieber nicht

Arnica D4 - 3x tägl.
passiv, hellrot, gedunsen, erschüttert; Verletzungsfolge, Schlaganfall

Opium D12 - 2x tägl.
passiv, dunkelrot, unruhig, schreckhaft; Schockfolge, Schlaganfall

ödematöse Durchtränkung (wäßrige Schwellung)

Apis D4 - stündl.
hellrot, glänzt; Haut und Schleimhäute

Cantharis D6 - stündl.
rot, massiv, blasig; Haut, Niere, Blase

Helleborus D4 - 2- bis 3stündl.
blaß, massiv; Gehirn, Niere

fibrinöse Ausschwitzung (Fibrinbelag)

Bryonia D3 - 2stündl.
stechende Schmerzen, Erguß, mäßige Wärme lindert; alle serösen Häute

Jodum D12 - 3x tägl.
schmerzlos, Kühle lindert; Bindegewebe, alle Drüsen

Leukozyten-Einwanderung (Eiter)

Hepar sulfuris D200 - 8stündl., 3x insgesamt
Eiterstippchen, Eiter rahmig, mild

Mercurius solubilis D30 - 1x tägl.
Eiterflächen, Eiter dünn, scharf

Erythrozyten-Auswanderung (Blutaustritt)

Lachesis D12 - 2x tägl.
starke dunkelrote Blutzersetzung und Blutungsneigung; Herzenge

Crotalus D12 - 2x tägl.
noch stärkere dunkelrote, schwarze Blutzersetzung und Blutungsneigung

Phosphorus D12 - 2x tägl.
starke hellrote Blutzersetzung und Blutungsneigung

Auflösung, Ausheilung (Resorption)

Sulfur D4 - 3x tägl.
auch Sulfur jodatum D4 (Abszeß, Erguß); jegliche Entzündung

Chelidonium D3 - 3x tägl.
chronische Lungenentzündung links

Lycopodium D4 - 3x tägl.
chronische Lungenentzündung rechts

Calcium fluoratum D6 - 3x tägl.
chronische Knocheneiterung

Silicea D6 - 3x tägl.
Abszesse, Wunden, Knochen, Fisteln

Thallium D6 - 3x tägl.
Knochen, Knochenkrebs (Sarkom), Metastasen

lebensbedrohliche Eiterung

Anthracinum D200 - einmalig
Milzbrand-Nosode; zum Beispiel Gangrän, Phlegmone, Ekzem, Wunde, Pickel, Abszeß

Blutvergiftung (Sepsis)

Lachesis D12 - 3x tägl.
rot, trockene Hitze, viel Durst, später blaß, starke Blutungsneigung

Crotalus D12 - 3x tägl.
rot, trocken, dann kollapsig, noch stärkere Blutungsneigung

Arsenicum album D6 - 6x tägl.
blaß, erst trockene Hitze, dann kaltschweißig, leichenblaß

Pyrogenium D30 - 3stündl.
dunkelrot, trockene Hitze, friert, dann Schüttelfrost, warmer Schweiß

China D4 - stündl.
zusätzlich zu Pyrogenium bei Schüttelfrost; blaß, bedrohlicher Verfall

schleichende Blutvergiftung (Subsepsis)

Natrium muriaticum D200 - 1x monatl.
blaß, blutarm; dazu entweder:

China D4 - 3x tägl.
zur Genesung; oder:

Chininum arsenicosum D4 - 3x tägl.
zur Blutbildung

Pyrogenium D30 - einmalig
bei Schüttelfrost, wenn Puls niedrig bei hohem Fieber oder umgekehrt

Fokalherd, Streuherd

Phytolacca D4 - 3x tägl.
und

Echinacea D2 - 3x tägl.
zu gleichen Teilen mischen, je Gabe 10 Tropfen

Mercurius solubilis D200 - einmalig
Herd provozieren

Verwachsungen nach Entzündung an den Eierstöcken

Lilium D4 - 3x tägl.
kreuzt die Beine, "als wolle alles herausfallen"

Sepia D4 - 3x tägl.
Organgefühl, Vorfall der Gebärmutter, "alles hängt"

NOTIZEN:

Fernsehen, Computer

Überanstrengung

Ruta D4 - 3x tägl.
Augen gereizt, drücken, brennen

Calcium carbonicum D12 - 2x tägl.
Kopfschmerz, Sehstörungen

Leistungsschwäche, vor allem bei Kindern

Phosphorus D30 - 1x bei Bedarf
erregt, Alpträume, Ängste, Leistungsschwäche

Cocculus D12 - 2x tägl.
überdreht, schlaflos, schusselig, Leistungsschwäche

schlaflos danach

Ambra D3 - stündl.
durch Sorgen; verspricht sich, Gedanken reißen ab

Calcium carbonicum D12 - 2x tägl.
durch Grausamkeiten; Gedankenzustrom, angstvolle Träume

Causticum D12 - 2x tägl.
durch Mitgefühl; unruhig, schreckt nachts auf, tagsüber schläfrig

NOTIZEN:

Geburtsschaden

Geburtsschaden, Therapiebeginn

Arnica D4 - 3x tägl.
Folge von Blutung, Verletzung, Erschütterung; Angst; auch für Mutter!

Hypericum D4 - 3x tägl.
Folge von Nervenquetschung; jammert, hypochondrisch

Helleborus D4 - 3x tägl.
wenn blaß, debil, ablehnend, redeunlustig, gedunsen, gerunzelte Stirn

beachte: diese 3 Arzneien je 6 Wochen aufeinander folgen lassen!

Apis D12 - 2x tägl.
bei Hirnschwellung, Neigung zu Wasserkopf, überstreckter Kopf, Fieber

Cuprum D30 - 1x bei Bedarf
Sauerstoff-Mangel bei Geburt; Krämpfe, v.a. der unteren Glieder, durch festen Druck gelindert

Hirnleistungsschwäche

Barium carbonicum D4 - 3x tägl.
verdummt, unbeholfen, dicklich, klebrig

Agaricus D4 - 3x tägl.
hampelnd, dauernd abgelenkt, "Hirnfutter"

Hirnschaden, personenbezogen

Calcium phosphoricum D4 - 3x tägl.
zart, dünn, appetitlos, redelustig, überschwenglich

Calcium fluoratum D6 - 3x tägl.
eckig, dürr, wild, laut

NOTIZEN:

Grippe

Grippe, Vorbeugung

Camphora D1 - 1x tägl. morgens 1 Tropfen
ab kaltfeuchter Jahreszeit vor Verlassen des Hauses

Influencinum D200 - 1x monatl.
ab Oktober unter die Haut spritzen

Influencinum D30 - 1x wöchentl.
bei beginnender Erkältung

Tuberculinum bovinum D200 - 1x monatl.
3x insgesamt; bei jährlichen Rückfällen

Grippe, Auslösung

Aconitum D30 - 1x bei Bedarf
Zugluft

Belladonna D30 - 1x bei Bedarf
Entblößung

Dulcamara D30 - 1x bei Bedarf
Unterkühlung, Durchnässung

Rhus tox D30 - 1x bei Bedarf
Überanstrengung, Unterkühlung

Nux vomica D30 - 1x bei Bedarf
trockene Kälte, Zugluft

Antimonium crudum D30 - 1x bei Bedarf
Kaltbaden an heißen Tagen

Grippebeginn, Ort

Sticta D6 - 3x tägl.
in der Nase

Phytolacca D4 - 3x tägl.
im Hals, dunkelroter Rachenring

Phosphorus D12 - 2x tägl.
im Hals, Kratzen, Brennen

Kalium sulfuricum D4 - 3x tägl.
in den Bronchien, weißlich zähes Sekret

Grippe durch chronische Unterkühlung

Rhus tox D4 - 3x tägl.
Rücken und Glieder wie zerschlagen; Ischias in Ruhe und nachts; Wärme lindert

Grippe an schönen trockenen Tagen

Hepar sulfuris D200 - 1x tägl., 3x insgesamt
liebt feuchte Wärme

Causticum D30 - 1x tägl. abends
liebt Trübwetter

Bryonia D30 - 1x tägl. abends
liebt lauwarmen Regen

Grippe bei kühlen Nächten nach heißen Tagen

Dulcamara D30 - 1x tägl. abends
Stockschnupfen, wunder Rachen

Grippe beim Einbruch warmer Tage nach Kälte

Gelsemium D30 - 1x tägl. morgens
schlapp, apathisch, Hinterkopfschmerz

Grippe nach Frisörbesuch

Belladonna D30 - 1x bei Bedarf
Kopfschmerz, Nackenkrampf, Nervenschmerzen

Erkältlichkeit, Beginn

Aconitum D30 - 1x bei Bedarf
eher bei schlanken, kantigen Menschen; trockenes Kratzen in Nase, Hals

Belladonna D30 - 1x bei Bedarf
eher bei runden, dicklichen Menschen; brennendes Kratzen

Erkältlichkeit, steigt in die Bronchien ab

Bryonia D30 - 1x bei Bedarf
tiefsitzender Hackhusten, beim Übergang ins Warme

Ipecacuanha D3 - 3x tägl.
grobblasiger Husten; rote Wangen, saubere Zunge, anhaltende Übelkeit!

Tartarus stibiatus D6 - 3x tägl.
feinblasiger Husten; blaß, gedunsen; belegte Zunge

Ammonium carbonicum D3 - 3x tägl.
tiefsitzender Husten mit Kreislaufschwäche

Carbo vegetabilis D30 - 1x bei Bedarf
sehr schwach, reißt die Fenster auf, will frische Luft zugefächelt haben

Arsenicum album D30 - 1x bei Bedarf
sehr schwach, kaltschweißig, schließt die Fenster, will Wärme

Erkältungsfieber

Aconitum D30 - 1x bei Bedarf
trockenes, unruhiges, ängstliches Fieber; Kühle suchend

Belladonna D30 - 1x bei Bedarf
schwitziges Fieber; Wärme suchend

Eupatorium perfoliatum D200 - 1x bei Bedarf
trockenes Fieber; Knochen wie zerbrochen

Rhus tox D30 - 1x bei Bedarf
unruhiges Fieber; Muskeln wie zerschlagen

Nux vomica D30 - 1x bei Bedarf
durstloses Fieber; Magenweh, Kopfweh

chronische Herbstgrippe

Marum verum D4 - 3x tägl.
ab September 4 Wochen lang; danach:

Grindelia D4 - 3x tägl.
weitere 4 Wochen; danach:

Senega D4 - 3x tägl.
ebenso 4 Wochen lang; jährlich wiederholen!

Kopfgrippe

Gelsemium D30 - 1x tägl. morgens
matt, müde, friert; wunde Muskeln, wunde Nase, Niesen; Bandkopfschmerz

Halsgrippe

Phytolacca D4 - 3x tägl.
dunkelroter Hals, harte empfindliche Lymphdrüsen

Dulcamara D6 - 3x tägl.
wunder Hals, Augen tränen, Husten und Muskeln schmerzen

Grippe im Winter, im Hals beginnend

Pyrogenium D30 - 1x bei Bedarf
wund, brennt; zusätzlich:

Phytolacca D4 - 3x tägl.
dunkelroter Rachen, Schmerz zieht zu den Ohren, schmerzende Glieder

Katarrh der Ohrtrompete (Tube)

Pulsatilla D4 - 3x tägl.
mild

Kalium sulfuricum D4 - 3x tägl.
weiß-klar, mild

Kalium chloratum D4 - 3x tägl.
weiß-zäh, wund

Brustgrippe

Eupatorium perfoliatum D4 - 3x tägl.
wunder Rachen, heiser, Kopfschmerz; zerbrochene Knochen; Gallebeschwerden

Bryonia D3 - 3x tägl.
tiefsitzender Hackhusten, besonders beim Übergang ins Warme

Rhus tox D30 - 1x tägl. morgens
tiefsitzender Kitzelhusten gegen Abend; Niesen, nächtliche Unruhe

Magengrippe

Nux vomica D30 - 1x tägl. abends
wie verkatert; Kopfschmerz, Nase trocken verstopft, Kitzel, Niesen

Magen-Darmgrippe

Baptisia D6 - 3x tägl.
faulige Stühle, fauliger Mundgeruch

Darmgrippe

Veratrum album D30 - 1x tägl. abends
im Sommer

Arsenicum album D30 - 1x tägl. abends
im Winter

Grippe mit Fließschnupfen

Arsenicum album D6 - 3x tägl.
draußen

Cepa D3 - 3x tägl.
drinnen

Gelsemium D30 - 1x tägl. morgens
wunde Nase, wunde Muskeln

Sticta D6 - 3x tägl.
Tränenfluß, Kopfschmerz, zermürbender Husten

Arsenicum jodatum D6 - 3x tägl.
heftiger Fluß draußen; Frösteln im Wechsel mit Hitze

Grippe mit Niesen

Sabadilla D12 - 2x tägl.
Fließschnupfen, Tränen, Frösteln; Husten beim Niederlegen

Cepa D3 - 3x tägl.
Fließschnupfen drinnen

Gelsemium D30 - 1x tägl. morgens
wunder Fließschnupfen, wunde Muskeln

Rhus tox D30 - 1x tägl. morgens
trocken mit Kitzelhusten in der oberen Luftröhre

Arsenicum jodatum D6 - 3x tägl.
heftiger Fließschnupfen draußen

Grippe mit Geruchsverlust

Natrium muriaticum D200 - einmalig
zusätzlich:

Luffa D4 - 3x tägl.
verstopfte Nase, verstopfte Nebenhöhlen

Grippe mit Geruchs- und Geschmacksverlust

Natrium muriaticum D200 - 1x monatl.
während und danach anhaltend, alles taub

Pulsatilla D6 - 3x tägl.
während, alles mild

Sanguinaria D6 - 3x tägl.
während, alles brennt

Magnesium chloratum D6 - 3x tägl.
danach, alles trocken

Grippe mit Schmerz an der Nasenwurzel

Luffa D6 - 3x tägl.
Druck; drinnen trockene, schorfige Nase

Nux vomica D30 - 1x tägl. morgens
dumpfer Druck; Nase trocken, kitzelt; Hals kratzt

Sticta D6 - 3x tägl.
Völlegefühl; Nase verstopft

Grippe mit Stirnkopfschmerz

Eupatorium perfoliatum D6 - 3x tägl.
bei erschütterndem Husten

Sabadilla D12 - 2x tägl.
bei erschütterndem Niesen

Nux vomica D30 - 1x tägl. morgens
verkatert von oben bis unten

Sticta D6 - 3x tägl.
bei unstillbarem Quälhusten

Grippe mit Bettnässen (Enuresis)

Dulcamara D6 - 3x tägl.
durch naßkalte Füße, durch Sitzen auf kalten Steinen

Pulsatilla D6 - 3x tägl.
durch naßkalte Füße

Grippe mit Müdigkeit, Mattheit, Zerschlagenheit

Eupatorium perfoliatum D6 - 3x tägl.
Knochen wie zerhackt

Rhus tox D3 - 3x tägl.
Muskeln wie geprügelt

Causticum D30 - 1x tägl. morgens
wunde, zerschlagene Muskeln, Harn tröpfelt beim Husten

Gelsemium D30 - 1x tägl. morgens
wundes Gefühl in den Muskeln

anhaltende Schwäche nach Grippe

Natrium muriaticum D200 - einmalig
blaß, schwach, niedergeschlagen; möchte nur liegen

Castoreum D200 - einmalig
abgeschafft, abgehärmt; bewältigt seine Probleme nicht mehr

Phosphorus D12 - 2x tägl.
rasch erschöpft, rasch erholt im Wechsel

Influencinum D200 - einmalig
kann sich nicht erholen, grippale Erscheinungen dauern fort

Grippe immer mit Beginn der Periode

Sepia D6 - 3x tägl.
trockener Nasenkatarrh

NOTIZEN:

Heimweh

Folge von Heimweh, eher bei Kindern

Acidum phosphoricum D12 - 2x tägl.
erschöpft vom Kummer, zieht sich zurück, liegt nur noch auf dem Bett

Ignatia D30 - 1x bei Bedarf
seufzt und weint elegisch, weiß nicht mehr, was sie soll noch will

Pulsatilla D30 - 1x bei Bedarf
rastlos, ratlos, müde, trostsuchend

Natrium muriaticum D200 - 1x bei Bedarf
still, schweigt, seufzt, weint im Alleinsein

Carbo animalis D30 - 1x bei Bedarf
schweigt, verfällt, wird blaß, bläulich

Capsicum D200 - 1x bei Bedarf
rote Wangen, unterdrückt Weinen, verweigert Essen

Ursache oder Folge, eher bei Erwachsenen

Aurum D200 - 1x bei Bedarf
wird an sich selbst und am Leben irre; sehnt sich haltsuchend nach der Mutter oder nach den Kindern

Opium D200 - 1x bei Bedarf
teilnahmslos, hilflos, ängstlich, schreckhaft; in Lügennetze verstrickt; sehnt sich nach Vergebung

Staphisagria D12 - 2x tägl.
vom Leben enttäuscht durch Unterdrückung persönlicher Wünsche, entrüstet über die Menschen; sehnt sich nach Verstehen und Geborgenheit

NOTIZEN:

Impfschaden

Angst vor Impfungen

Silicea D200 - 1x bei Bedarf
vor spitzen Gegenständen; Übelkeit danach

Impfschaden, Vorbeugung

Vaccinium myrtillus D200 - einmalig
vor jeder Impfung oder:

Thuja D30 - einmalig
vor und nach jeder Impfung

Medorrhinum D200 - einmalig
nach Pockenimpfung zusammen mit Thuja

Pyrogenium D30 - einmalig
vor und nach DTP-Impfung (Diphtherie-Tetanus-Pertussis)

entsprechende Nosode in D200 - einmalig
vor der entsprechenden Impfung, spätestens nach der Impfung

Hirnschäden als Impfschaden

Apis D200 - einmalig
bei Fieber mit Hirnhautreiz (Genick zurückgezogen), cri encéphalique

Zincum D30 - 1x tägl.
bei Hirnhautreizung mit Beinunruhe; Hirnschaden als Spätfolge

Silicea D6 - 3x tägl.
allgemeine Schwäche, chronische Hirnleistungsschwäche, Hirnkrämpfe

Vaccinium myrtillus D30 - 1x wöchentl.
bleibt allmählich körperlich und geistig zurück

Impfschaden nach BCG: Bacille Calmette-Guérin (Tuberkulose)

Tuberculinum GT D200 - einmalig
nach der Impfung

Silicea D6 - 3x tägl.
bei zunehmender Schwäche

Tuberkulose nach BCG-Impfung

Berberis D3 - 3x tägl.
2 Wochen lang, danach:

Pulsatilla D12 - 2x tägl.
lange geben

Impfschaden nach DTP (Diphtherie-Tetanus-Pertussis)

Pyrogenium D200 - einmalig
bei Fieber, Schüttelfrost, stinkendem Schweiß

Gelsemium D6 - 3x tägl.
bei Lahmheit, Mattigkeit

Tetanus D200 - einmalig
bei geistigem Leistungsabfall

Cuprum arsenicosum D4 - 3x tägl.
bei nächtlichem Husten

Impfschaden nach Masern-Impfung

Morbillinum D200 - einmalig
nach der Impfung

Silicea D6 - 3x tägl.
bei Atemnot, Durchfall

Camphora D1 - 1x bei Bedarf
bei Kreislaufschwäche

Carbo vegetabilis D30 - 1x bei Bedarf
bei Ohnmachtsneigung

Moschus D12 - 2x tägl.
bei Hirnentzündung

Impfschaden nach Pocken-Impfung (heute entbehrlich)

Vaccinium myrtillus D200 - einmalig
immer vor oder nach der Impfung

Thuja D6 - 3x tägl.
herpesartige Pusteln

Tartarus stibiatus D6 - 3x tägl.
bei stark eitrigen Pusteln

Kalium chloratum D4 - 3x tägl.
bei geschwürigen Pusteln

Impfschaden nach Polio-Schluckimpfung

Gelsemium D6 - 3x tägl.
bei jeder Kopfgrippe im Sommer; vermeidet Polio

Poliomyelitis D200 - einmalig
(Stauffen-Pharma); nach der Impfung zusammen mit:

Causticum D4 - 3x tägl.
bei Lahmheit von unten nach oben

Gelsemium D6 - 3x tägl.
bei allgemeiner Lahmheit, Schwäche, Mattigkeit, Bandkopfschmerz

Variolinum D200 - einmalig
bei chronischer Oberlidlähmung (Ptose)

Lathyrus sativus D4 - 3x tägl.
bei steifen Muskeln, Beinkrämpfen; plötzliche Lähmung aller 4 Glieder bei Jugendlichen

Impfschaden nach Scharlach-Impfung

Scarlatinum D200 - einmalig
nach der Impfung, Nierenentzündung, Rheuma, auch als Spätschaden

Phytolacca D4 - 3x tägl.
bei rheumatischen Beschwerden

Thuja D6 - 3x tägl.
Erkältungserscheinungen mit grünem Hustenauswurf und grünem Schnupfen

Cantharis D6 - 3x tägl.
Blasenentzündung

Barium carbonicum D4 - 3x tägl.
hart geschwollene Lymphdrüsen

Impfschaden nach Tetanus-Impfung

Arnica D30 - einmalig
bei jeder Verletzung; wirkt intensiver schützend als das Serum

Tetanus D200 - einmalig
Schwäche, Leistungsabfall, Konzentrationsstörungen in der Schule

NOTIZEN:

Infektionen

Fieberbeginn

Aconitum D30 - einmalig
hellrot; trocken, plötzlich, heftig; ängstlich, unruhig, starker Durst

Belladonna D30 - einmalig
rot; dampfend schweißig, friert; benommen, ruhig, mäßiger Durst

Veratrum viride D30 - 3stündl.
rot; Kopf heiß, Glieder kalt und blaß-bläulich, Schweiß, keine Angst

Apis D200 - 6stündl.
hellrot, gedunsen, trocken; unruhig, stechende Schmerzen, kein Durst

Ferrum phosphoricum D12 - 3x tägl.
hellrot; Herzklopfen, Blutandrang; bemerkt das Fieber nicht, spielt

Chamomilla D200 - 6stündl.
eine Wange rot, die andere blaß, heiße Kopfdecke; unleidlich, schrill

Eupatorium perfoliatum D200 - 6stündl.
rheumatisch, durch Unterkühlung, Muskeln und Gelenke wie geprügelt

Fieber, schleichend

Mercurius solubilis D30 - 1x tägl.
bis zur Besserung; dann jeden 2. Tag, 1x tägl.

Fieber, septisch

Lachesis D12 - 3x tägl.
rot, trocken, viel Durst, später blaß, Kollaps; starke Blutungsneigung

Crotalus D12 - 3x tägl.
rot, trocken, dann kollapsig; beachte: noch stärkere Blutungsneigung!

Arsenicum album D6 - 6x tägl.
erst trockene Hitze, Blässe, dann kaltschweißig, leichenblaß

Pyrogenium D30 - 3stündl.
dunkelrot, trockene Hitze, friert, dann Schüttelfrost, warmer Schweiß

China D4 - stündl.
zusätzlich zu Pyrogenium bei Schüttelfrost; blaß, bedrohlicher Verfall

beachte: Blässe beim Fieber weist immer auf einen bedrohlichen Prozeß hin!

Schüttelfrost

Pyrogenium D30 - einmalig
sofort im Beginn; kalt, verlangt Wärme, dann hitzig, schweißig

China D4 - stündl.
zusätzlich; bedrohliche Blutvergiftung

Fieber mit kritischem Schweiß

Baptisia D30 - 1x bei Bedarf
heiß, rot, stinkt, Kopf, nachts; bösartige Infektion, Fieberdelir

Cantharis D30 - 1x bei Bedarf
heiß, Uringeruch, Kopf; Blasen, Ergüsse der Serosa, Harnwegsinfekte

Fieberkrämpfe

Belladonna D30 - 1x bei Bedarf
rot; funkelnde Augen, große Pupillen, starrer Blick, verwirrt; will Wärme

Cuprum D30 - 1x bei Bedarf
blaß; Zuckungen, Krämpfe am ganzen Körper; Kollaps, Kälte, blaue Lippen

Fieberdelir

Belladonna D30 - 1x in Wasser
Angst vergiftet zu werden, versteckt sich

Lachesis D12 - 2x tägl.
lehnt Arzt, angebotene Arznei, Nahrung und Getränke ab; Angst,er werde vergiftet

Baptisia D12 - 2x tägl.
Körper sei in Stücke zerfallen, sucht sie zusammen; stumpfsinnig

Agaricus D12 - 2x tägl.
springt aus dem Bett, zittert am ganzen Körper

Cuprum D30 - 1x in Wasser
beißt in die Bettwäsche, beißt in die eigenen und in andere Hände

Brucellose (Bang-Krankheit, Brucella abortus)

Bang D200 - 1x monatl.
bakterielle Lebensmittelvergiftung; Rinderprodukte; habituelle Fehlgeburt

Cholera, Symptomatologie

plötzliches Auftreten, reichlich wäßrige Stühle (Reiswasserdurchfall), Erbrechen, rasche allgemeine Austrocknung, Kollaps, Krämpfe, spärlicher Harn, Urämie, Herzrhythmusstörungen, Bewußtlosigkeit, Koma

Cholera, akut

Veratrum album D4 - stündl.
Reiswasser- oder Spinatstühle, gleichzeitig Erbrechen, Vergehen während, Ohnmacht nachher, schneidende Krämpfe vorher, blaues Gesicht, kalter Schweiß, kalte Körperoberfläche, inneres Brennen, deckt sich ab

Arsenicum album D6 - stündl.
spärliche, braungelbe, grüne Stühle, Durst auf kleine Schlucke, ruhelos

Cuprum D4 - stündl.
Krämpfe überall, Trockenheit, Blaufärbung, vergebliches Würgen

Jatropha curcas D6 - stündl.
Erbrochenes ist zäh, eiweißartig; Krämpfe, Kälte

Cholera, fortgeschritten

Acidum hydrocyanicum D4 - alle 10 Min.
letztes Stadium, alle Absonderungen stoppen, blau, schwach, Tetanie

Carbo vegetabilis D4 - alle 10 Min.
fast erloschen, alle Funktionen schwach, will Luft zugefächelt haben

Cholera sicca (keine Ausscheidungen)

Camphora D1 - alle 10 Min.
plötzlich kraftlos, blau, eiskalt, trocken, steif, quiekt, vom Magen steigt Brennen auf, Zunge kalt, Kollaps, Wärme erleichtert

Cholera der Säuglinge (infantum)

Aconitum D4 - stündl.
Spinatstühle, Fieber; ruhelos, Ohnmacht bevor Stuhlentleerung einsetzt

Arsenicum album D6 - stündl.
wenig Unverdautes; ruhelos, rasche Abmagerung

Secale D4 - stündl.
viel Unverdautes; ruhig, trocken, runzelig, Zucken, Finger gespreizt

Veratrum album D6 - stündl.
viel wie Reiswasser oder Spinat; alles kalt und feucht, deckt sich ab!

Elaterium D4 - stündl.
viel olivgrünes Wasser, gußartig

Croton D6 - stündl.
viel Gelbes oder Wasser gleich nach Essen und Trinken

Cholera der Kleinkinder (infantum)

Podophyllum D6 - stündl.
wäßrig, unverdaut, schußartig, morgens; verweigert Essen

Calcium carbonicum D6 - 3stündl.
grün, unverdaut, wäßrig, sauer, abends; verlangt Eier, erbricht Milch

Calcium phosphoricum D6 - 3stündl.
ausgezehrte Kinder mit Verlangen nach Schinken, Speck und Salami

Argentum nitricum D6 - 2stündl.
geräuschvolle Spinatstühle bei mumifizierten Kindern; verlangt Süßes

Psorinum D30 - 3x tägl.
eitrige Stühle mit haftendem aashaftem Geruch, nachts; ruhelos

Dengue-Fieber (Siebentagefieber)

Eupatorium perfoliatum D200 - notfalls 1x tägl.
Serum-Typ 1 bis 3; akutes hohes Fieber, Muskeln und Knochen wie zerschlagen (engl.: breakbone fever); Fieberrücklauf spätestens am 3. Tag; 3. bis 5. Tag eventuell masern- oder scharlachähnlicher Ausschlag

Crotalus D200 - notfalls 2x bis 3x tägl.
Serum-Typ 2 bis 4 (hämorrhagisch; Sterblichkeit um 50%); ab 7. Tag wieder Fieber, Blutungen aus allen Körperöffnungen (und in allen Organen)

Dengue-Fieber, Vorbeugung

Staphisagria D12 - 1x tägl. morgens
schützt vor Stichen der Aedes-Mücke

Diphtherie

Mercurius cyanatus D30 - 1x tägl.
flächenhafte, geschwürig eitrige Auflagen

Gelbfieber, akut

Aconitum D30 - 3stündl.
plötzlich hohes trockenes Fieber, Frost, springender Puls, ruhelos

Gelsemium D30 - 3stündl.
dunkelrotes Gesicht, Bandkopfschmerz, dumpf, benommen

Belladonna D30 - 3stündl.
purpurrotes Gesicht, schwere pulsierende Kopfschmerzen, dampft feucht

Bryonia D30 - 3stündl.
nach Aconit; hohes Fieber, übel, erbricht bei geringster Bewegung

Ipecacuanha D4 - alle 10 Min.
Erbrechen in den ersten Stadien bei sauberer Zunge und ständiger Übelkeit

Camphora D1 - alle 10 Min.
Kälte des ganzen Körpers, Kollaps

Gelbfieber, spätere Stadien

Arsenicum album D6 - stündl.
anhaltendes schwarzes, blutiges Erbrechen; Gesicht gelb, Brennen

Lachesis D12 - 3stündl.
erbricht, empfindlicher Bauch, braune Zunge; Delir, langsame Sprache

Acidum sulfuricum D6 - 2stündl.
blutet schwarz, schwitzt stark, erschöpfend; stinkende Stühle

Crotalus D12 - 3stündl.
erbricht schwarze Masse, blutet aus allen Öffnungen, gelbe Haut, Sepsis

Carbo vegetabilis D30 - 2stündl.
3. Stadium; Kollaps, Kälte, stinkende Absonderungen, große Schwäche

Gelbfieber, Vorbeugung

Crotalus D200 - 1x alle 6 Wochen
vor Ort viel Limonensaft trinken

Staphisagria D12 - 1x tägl. morgens
schützt vor Stichen der Aedes-Mücke

akute Hirnhaut-, akute Hirnentzündung

Apis D4 - stündl.
rotes Fieber ohne Durst; Stiche, Kopf zurückgezogen, schrille Schreie

Bryonia D4 - stündl.
rotes Fieber mit viel Durst; Stiche, Schwindel, Erbrechen bei geringster Bewegung

Helleborus D4 - stündl.
blasses Fieber, Stirnrunzeln, Kopfrollen, Kissenbohren, Kauen, Zupfen

Lachesis D12 - 3stündl.
rotes Fieber, trocken, viel Durst, Frost, Kopf heiß, Körper kalt

Folge von Hirnhaut- und Hirnentzündung; rot

Tuberculinum GT D200 - einmalig
schlägt sich mit der Hand an den Kopf, Kopfrollen; zusätzlich:

Arnica D12 - 2x tägl.
kräftig; Geburtstrauma?

Phosphorus D12 - 2x tägl.
kraftlos; Hirnstoffwechsel?

Folge von Hirnhaut- und Hirnentzündung; blaß

Tuberculinum GT D200 - einmalig
schlägt sich mit der Hand an den Kopf, Kopfrollen; zusätzlich:

Helleborus D4 - 3x tägl.
verstört, dümmlich, gedunsen, wortkarg, ablehnend, schläft sitzend ein

Cuprum D6 - 3x tägl.
blaß-bläulich, krampfig, drückt den Krämpfen mit der Hand entgegen

Plumbum D6 - 3x tägl.
gleiche Empfindungen, nur die Muskeln schwinden schon

Folge von Hirnhaut- und Hirnentzündung; böse

Hyoscyamus D12 - 2x tägl.
blaß, Tobsucht, grimassenhaft, Veitstanz; bei Glanz und Wasserfließen

Stramonium D12 - 2x tägl.
rot; sonst gleiche Erscheinungen wie bei Hyoscyamus

Zincum D6 - 3x tägl.
Folgetherapie, wenn sich die Kinder beruhigt haben

Folge von Hirnhaut- und Hirnentzündung; Krämpfe

Cuprum D200 - 1x monatl.
zusätzlich zur Basisarznei bei Krämpfen überall oder:

Zincum D200 - 1x monatl.
bei Folgen einer unterdrückenden Behandlung

Folge von Hirnhaut- und Hirnentzündung, verblödet

Tuberculinum GT D200 - 1x monatl.
schlägt sich mit der Hand an den Kopf, Kopfrollen; zusätzlich:

Helleborus D4 - 3x tägl.
verstört, dümmlich, gedunsen, wortkarg, ablehnend, schläft sitzend ein

Folge von Hirnhaut- und Hirnentzündung, sonstiges

Cocculus D4 - 3x tägl.
starkes Linsenschlottern

Gelsemium D4 - 3x tägl.
Augen- und Lidschwäche, Lidlähmung

Argentum nitricum D6 - 3x tägl.
Lahmheit

Lathyrus sativus D6 - 3x tägl.
krampfartige Lähmung

Kreosotum D6 - 3x tägl.
Blase

Folge von Hirnhaut- und Hirnentzündung, unbeeinflußbar

Mercurius solubilis D30 - 1x tägl.
zusätzlich:

Luesinum D200 - 1x monatl.
3x insgesamt

akute Hepatitis (Leberentzündung, H. epidemica)

Phosphorus D12 - 2x tägl.
Leberzellschaden; zusätzlich:

Carduus D4 - 3x tägl.
bei roten, runden, dicken, gutmütigen Menschen; oder:

Chelidonium D4 - 3x tägl.
bei blassen, dünnen, eingegangenen Menschen; oder:

Berberis D3 - 3x tägl.
bei fahlen, müden Menschen

beachte: 3 Tage fasten; bei Verstopfung morgens 1 Eßlöffel Bittersalz auf ¼ Liter lauwarmes Wasser, im Schuß trinken!

persistierende Hepatitis (anhaltende)

Sulfur D6 - 3x tägl.
pyknisch, rund

Lycopodium D6 - 3x tägl.
asthenisch, hager

septische Hepatitis

Lachesis D12 - 2x tägl.
heftige Leberschwellung

Crotalus D12 - 2x tägl.
mit heftigen schwarzen Blutungen; Kaffeesatzerbrechen

Hepatitis, späte 1. Konsultation

Carduus D4 - 3x tägl.
4 Wochen, dann:

Chelidonium D4 - 3x tägl.
4 Wochen, dann:

Taraxacum D4 - 3x tägl.
4 Wochen; galliger Durchfall, fröstelt nach Essen, Landkartenzunge; oder nur:

Lycopodium D4 - 3x tägl.
dumpf, ziehend; schnell satt, wie ein enger Gürtel um die Taille

chronisch-aggressive Hepatitis

bei Umwandlung in Zirrhose, 1. Konsultation

Carduus D3 - 3x tägl.
4 Wochen, dann:

Chelidonium D3 - 3x tägl.
4 Wochen, dann:

Taraxacum D3 - 3x tägl.
4 Wochen lang

bei Umwandlung in Zirrhose, 2. Konsultation

Nux vomica D3 - 3x tägl.
und

Quassia D3 - 3x tägl.
zu gleichen Teilen gemischt, 10 Tropfen je Gabe

mit zunehmender Schwäche

Lycopodium D6 - 3x tägl.
je länger die Krankheit dauert, desto mehr ist es angezeigt

Plumbum D6 - 3x tägl.
bei beginnender Leberschrumpfung; zusätzlich:

Berberis D3 - 3x tägl.
zur Galleverflüssigung

mit zunehmender Mattigkeit

Natrium muriaticum D200 - einmalig
zusätzlich:

China D4 - 3x tägl.
4 Wochen, danach:

Chininum arsenicosum D4 - 3x tägl.
4 Wochen lang

Hepatitis, Vorbeugung auf Reisen

Natrium sulfuricum D12 - 1x tägl. morgens
in Gebieten mit feuchtem, heißem, schwülem Klima

Chionanthus D12 - 1x tägl. morgens
in Gebieten mit trockenem Klima oder in Sumpfgebieten

Keuchhusten

Belladonna D30 - einmalig
abends; Hustenanfälle nachts, trocken, bellend; Kind verlangt Wärme

Drosera D3 - 3x tägl.
hohl klingender Husten um Mitternacht bis 2 Uhr

Spongia D3 - 3x tägl.
giemender Husten beim Niederlegen, um Mitternacht

Coccus cacti D6 - 3x tägl.
wie Raucherhusten; dick, glasig, fadenziehend; Niederlegen, Erwachen

Cuprum D30 - 1x bei Bedarf
zusätzlich; Würgehusten; Gesicht wird beim Husten blau

Keuchhusten, Komplikationen

Sanguinaria D6 - 3x tägl.
hartnäckiger, trockener Husten überdauert; Gesicht wie rot angemalt

Bromum D6 - 3x tägl.
Reizhusten, Räuspern; im warmen Zimmer, beim Niederlegen; trinkt kleine Schlucke kaltes Wasser

Corallium rubrum D4 - 3x tägl.
Bluthusten

Keuchhusten, Vorbeugung

Belladonna D30 - 1x tägl. abends
bei Infektion der Umgebung oder bei Epidemie

Malaria, Anfälle

China D4 - 3x tägl.
Tertiana, unregelmäßige Anfälle von kurzem Frost und durstlosem Fieber

Nux vomica D6 - 3x tägl.
Frost täglich spätnachmittags, blaue Fingernägel, durstlos; Magen-Darm-Beschwerden

Arsenicum album D6 - 3x tägl.
starke anhaltende Anfälle, Typho-Malaria, Brennen, Durst, Angst

Eupatorium perfoliatum D6 - 3x tägl.
wechselhafte Anfälle, Frost im Rücken, Schädeldach drückt, zerschlagen

Gelsemium D6 - 3x tägl.
vor allem Kinder; aufsteigender Frost, will sich festhalten wegen Schütteln

beachte: falls möglich aus Enzianwurzel, 3 gr. pro Tasse, einen kalten Auszug zubereiten, der 4 Std. zieht; filtern vor Trinken

Malaria, Folgen

Natrium muriaticum D200 - 1x bei Bedarf
hartnäckig, ungleiche Stadien, anhaltender Frost um 10 Uhr, Herpes

China D4 - 3x tägl.
abgemagert, schwach, ruhelos, Schwellungen, spärlicher Ziegelmehlurin

Arsenicum album D6 - 3x tägl.
sehr mager; hinfällige Ruhelosigkeit; je länger die Krankheit dauert, desto mehr ist diese Arznei angezeigt

Ceanothus D4 - 3x tägl.
wenn Leber- und Milzschwellung im Vordergrund stehen, heftige Onanie

Malaria-Neuralgien

Natrium muriaticum D200 - 1x bei Bedarf
hartnäckig, schlimmer an der See, gegen Mittag

China D6 - 3x tägl.
abgemagert, schwach, ruhelos, blutarm; schlimmer Berührung, Zugluft

Arsenicum album D12 - 2x tägl.
kümmerlich; wie brennende Nadeln, nachts, ruhelos, Wärme lindert

Cedron D6 - 3x tägl.
eher links, jeden Abend zur gleichen Zeit auf die Minute genau!

Malaria, Vorbeugung

Natrium muriaticum M - einmalig
1 Woche vor Abreise, nach 8 Wochen bedarfsweise wiederholen

Staphisagria D12 - 1x tägl. morgens
schützt vor Stichen der Anopheles-Mücke

Maltafieber (Brucellose, Brucella melitensis)

Arsenicum album D30 - 2x tägl.
bakterielle Lebensmittelvergiftung im Mittelmeerraum durch Produkte von Schafen und Ziegen; wellenförmige Fieberschübe

Masern

Aconitum D30 - 1x bei Bedarf
bei anfänglichem plötzlichem, trockenem Fieber, verlangt nach Kälte

Apis D200 - einmalig
bei beginnendem Ausschlag; Schwellungen, kein Durst

Euphrasia D12 - 2x tägl.
verheult; Bindehautentzündung, lichtempfindlich; "Scheibenwischer der Hornhaut"

Pulsatilla D6 - 3x tägl.
verrotzt; Schnupfen, mild, zäh, gelb-grün

Bryonia D3 - 3x tägl.
verschleimt; Anfangshusten hart, trocken, schmerzt stechend

Sulfur D30 - 1x bei Bedarf
starker Juckreiz; fördert Ausschlag

Masern, Komplikationen

Silicea D6 - 3x tägl.
Atemnot, Durchfall

Camphora D1 - 1x bei Bedarf
Kreislaufschwäche

Carbo vegetabilis D30 - 1x bei Bedarf
Ohnmachtsneigung

Moschus D12 - 2x tägl.
Hirnentzündung

Zincum D12 - 2x tägl.
Hirnkrämpfe

Masern, akute Bindehautentzündung

Euphrasia D12 - 2x tägl.
lichtscheu, wundmachende Tränen; geht dem Masernausschlag oft voraus

Masern, chronische Bindehautentzündung

Graphites D6 - 3x tägl.
verklebt, lichtscheu

Pulsatilla D6 - 3x tägl.
verklebt, mild

Argentum nitricum D6 - 3x tägl.
verklebt, eitrig, wund

Masernausschlag

Belladonna D30 - 3stündl.
purpurrot

Masern, Vorbeugung

Belladonna D30 - 1x tägl. morgens
bei Infektion in der Umgebung oder bei Epidemie

Mumps (Ziegenpeter)

Belladonna D30 - 1x bei Bedarf
bei anfänglichem Fieber, verlangt nach einem warmen Schal

Mercurius solubilis D30 - 1x tägl.
weiche Schwellung, Speichelfluß, verlangt Kühle; beachte: Keimdrüsen!

Barium carbonicum D4 - 3x tägl.
harte Schwellung; bis zur Auflösung geben

Plumbum D6 - 3x tägl.
bei Keimdrüsenentzündung (Orchitis), Hirnhautentzündung (Meningitis)

Anthracinum D12 - 2x tägl.
bei gewebsbrandiger Eiterung; beachte: bedrohlich!

Mumps, Komplikationen

Pulsatilla D6 - 3x tägl.
Brustdrüse, Eierstock, Hoden

Clematis D4 - 3x tägl.
Hoden, Samenstrang

Pocken, Beginn

Aconitum D30 - 3stündl.
plötzlich hohes Fieber, durstig, ruhelos

Gelsemium D30 - 2stündl.
Rückenschmerzen, Bandkopfschmerz, dumpf, benommen

Belladonna D30 - 3stündl.
purpurrotes Gesicht, schwere pulsierende Kopfschmerzen, dampft feucht

Veratrum viride D30 - 3stündl.
Kopf heiß, Glieder kalt und blaß-bläulich, Rückenschmerzen, Schweiß

Bryonia D30 - 3stündl.
nach Aconit; hohes Fieber, übel, erbricht, Kopfschmerz bei Bewegung

Pocken, Ausschlag

Tartarus stibiatus D6 - 3stündl.
beste Arznei! Blasen, Pusteln an Haut und Schleimhaut, lockerer Husten, quälender Lendenschmerz, eventuell Gastritis; auch vorbeugend

Thuja D6 - 3stündl.
milchige flache, schmerzhafte Pusteln, dunkel entzündeter Grund, stinkt

Rhus tox D6 - 3stündl.
Bläschenbeginn; schwarze Pusteln; zerschlagen, blutiger Durchfall

Variolinum D30 - 6stündl.
Bläschen gehen in Pusteln über

Arsenicum album D6 - 3stündl.
Pusteln flach, bläulich, blutig; Durchfall, Schwäche, brennende Hitze

Pocken, Folge

Anacardium D12 - 2x tägl.
Gedächtnisverlust

Poliomyelitis (Kinderlähmung)

Gelsemium D6 - 3x tägl.
Kopfgrippe im Sommer, Lahmheit, Schwäche, Mattigkeit

Causticum D4 - 3x tägl.
bei allmählicher Lahmheit von unten nach oben

Mercurius cyanatus D30 - 1x tägl.
Zittern, Zuckungen, zuckende Krämpfe

Cresolum D12 - 2x tägl.
zerrende Krämpfe und Stöße

Lathyrus sativus D4 - 3x tägl.
bei steifen Muskeln, Beinkrämpfen; plötzliche Lähmung aller Glieder

Röteln

Aconitum D30 - 1x bei Bedarf
bei anfänglichem plötzlichem, trockenem Fieber, verlangt nach Kälte

Zincum D200 - einmalig
falls Ausschlag nur schwach erscheint

Sulfur D30 - einmalig
nach der Erkrankung

Rötelnausschlag

Aconitum D30 - 3stündl.
hellrot

Röteln, Vorbeugung

Aconitum D30 - 1x tägl. morgens
bei Infektion in der Umgebung oder bei Epidemie

Ruhr, akut

Cantharis D4 - 2stündl.
weiße, blutige, schleimige Schabsel, heftiger Dauerkrümmkrampf

Colocynthis D4 - 2stündl.
blutige, schleimige Stühle, Krümmkrämpfe nur während des Stuhls

Colchicum D4 - 2stündl.
wäßrig, blutig, Blähbauch, Kolik und Afterkrampf nach dem Stuhl

Ruhr, fortgeschritten

Arsenicum album D6 - stündl.
wenig, unverdaut, schleimig, blutig; Durst auf kleine Schlucke, ruhelos

Mercurius corrosivus D30 - 2stündl.
blutig, wund, messerscharfe Krämpfe, anstrengende Entleerung, "nie fertig"

Sulfur D6 - stündl.
plötzlich, früh, spärlich, wäßrig, blutig; Dauerkrämpfe

Nux vomica D6 - stündl.
früh, häufiger Drang; Krämpfe besser nach Stuhl

Rhus tox D6 - stündl.
wäßrig, aashaft; heftige Schmerzen die Oberschenkel hinunter

Lachesis D12 - 3stündl.
stinkend, dunkel blutig; Afterkrampf

Baptisia D4 - stündl.
hinfällig, stinkt; Krämpfe ohne Schmerz

Scharlach

Apis D30 - 2stündl.
trockene Hitze ohne Durst, glatte Zunge; Ausschlag geschwollen

Belladonna D30 - 2stündl.
dampfender Schweiß, warmes Einhüllen, Erdbeerzunge, Ausschlag flach

Lachesis D12 - 2x tägl.
septischer Verlauf, trocken, Frost, viel Durst, Ausschlag blaurot

Lycopodium D4 - 3x tägl.
wenn Kind in der 2. Entzündungsphase blaß und schwach wird

Mercurius solubilis D30 - 1x tägl.
eitrige Halsentzündung, große belegte Zunge, stinkender Nachtschweiß

Acidum nitricum D6 - 3x tägl.
eitrig geschwürige Halsentzündung, Atem riecht streng und scharf

Scharlach, Komplikationen

Ailanthus D6 - 3x tägl.
Fieber, Frost, kalter Schweiß; Ausschlag großfleckig, dunkelrot

Rhus tox D30 - 1x tägl. abends
bei Juckreiz

Barium carbonicum D4 - 3x tägl.
harte, große Lymphdrüsen bleiben

Thuja D6 - 3x tägl.
Erkältungsinfekt mit Husten und Schnupfen

Cantharis D6 - 3x tägl.
Entzündung der Harnblase

Scharlachausschlag

Apis D30 - 3stündl.
hellrot geschwollen

Scharlach, Vorbeugung

Belladonna D30 - 1x tägl. morgens
bei Infektion in der Umgebung oder bei Epidemie

Schlafkrankheit (Trypanosomiasis, West- und Zentralafrika)

Nux moschata D200 - 1x tägl.
vorbeugend Muskatnuß lutschen!

Staphisagria D12 - 1x tägl. morgens
schützt vor Stichen der Tsetse-Mücke

Syphilis, Primärstadium (Lues I)

Mercurius solubilis D30 - 1x tägl.
weicher Schanker, Bubonen, Fieber, speckige, dreckige, üble Geschwüre

Mercurius jodatus flavus D30 - 1x tägl.
harter Schanker, wenig Schmerz, kein Eiter

Mercurius bijodatus D30 - 1x tägl.
harter Schanker, schmerzlos

Mercurius corrosivus D30 - 1x tägl.
sich ausbreitende Geschwüre mit eingerissenen Rändern, akute Bubonen

Arsenicum album D6 - 3x tägl.
nach Mercur; heftig brennende, sich ausbreitende Geschwüre

Carbo animalis D4 - 3x tägl.
harte Bubonen, Achsel- und Leistendrüsen hart wie Stein, Kupferflecke

Syphilis, Sekundärstadium (Lues II)

Mercurius solubilis D30 - 1x tägl.
Halsschmerz, nächtliche nagende Knochenschmerzen, geschwürige Papeln

Kalium bichromicum D4 - 3x tägl.
Mund- und Rachengeschwüre wie ausgestanzt

Hepar sulfuris D200 - 1x tägl., 3x insgesamt
bei kreisrundem Haarausfall; Papeln stechen, rot; wäßriger Eiter

Acidum nitricum D4 - 3x tägl.
Papeln bluten, splitterartiger Schmerz, Bubonen eitern; Kopfknochen schmerzen bohrend, berührungsempfindlich; Kupferflecke

Lycopodium D4 - 3x tägl.
Halsgeschwüre, dunkelgraue Kupferflecke an der Stirn

Syphilis, Tertiärstadium (Lues III)

Aurum D4 - 3x tägl.
Gummen, stinkende Knochenkaries der Nase; Melancholie

Kalium jodatum D4 - 3x tägl.
nagende Knochenschmerzen Stirn, Nase; Gummen; zerebrospinale Gefäße

Mezereum D4 - 3x tägl.
Knochenschmerz nachts, Schienbein schwillt, Pusteln, Nervenschmerzen

Asa foetida D4 - 3x tägl.
Schienbeinschmerz nachts, Gummen mit dünnem aashaftem Eiter, Nekrosen

Stillingia silvatica D4 - 3x tägl.
Röhrenknochen, qualvolle Knoten am Kopf und Schienbein

Phytolacca D4 - 3x tägl.
Muskelansätze, rheumatische Nervenschmerzen nachts, bei feuchter Kälte

ererbte Syphilis (Lues connata)

Mercurius dulcis D30 - 1x tägl.
kindliche Syphilis; Geschwüre im Mund und Rachen

Luesinum D200 - 1x monatl.
falls das Kind überlebt

Tetanus (Wundstarrkrampf)

Nux vomica D6 - alle 10 Min.
Kopf zurückgebeugt, Gesicht verzerrt, Atemnot durch äußere Eindrücke

Strychninum phosphoricum D6 - alle 10 Min.
Atemkrampf, Kaumuskelkrampf, blaues Gesicht, klarer Verstand

Acidum hydrocyanicum D4 - alle 10 Min.
Dauerkrämpfe, blaue Lippen, Schaum vor dem Mund, rückwärts gebeugt

Cicuta virosa D4 - alle 10 Min.
plötzlich steif, zuckt, beugt Kopf zurück bei Berührung, Augen fixiert

Physostigminum D4 - alle 10 Min.
Krämpfe der Wirbelsäule und der Beine im Wechsel, wechselnde Pupillenöffnung

Stramonium D6 - alle 10 Min.
Gliederkrämpfe, Schlundkrampf, Brustkrampf, durch Licht und Berührung

Tetanus durch verwundete Sohlen, Handflächen, Finger

Belladonna D30 - 1x in Wasser
starke Rötung

Hypericum D30 - 1x in Wasser
Nervenschmerzen

Ledum D200 - 1x in Wasser
Stichwunde

Tetanuskrampf beginnt in der Wunde

Ledum D200 - 1x monatl.
verletzte Teile werden eiskalt

Tetanus, Vorbeugung

Arnica D30 - einmalig
die Verletzung geht dem Tetanus immer voraus

Toxoplasmose

Umckaloabo D2 - 3x tägl.
und gelegentlich:

Toxoplasmose M - einmalig
zusätzlich

Tripper (Gonorrhoe), akut; 1. Wahl

Aconitum D30 - 3stündl.
Urin spärlich, heiß, brennt, Harnröhre trocken, Krabbeln

Gelsemium D6 - 3x tägl.
Ausfluß gering, Harnleiter wund, brennt; Nebenhoden entzündet

Cannabis sativa D6 - 3x tägl.
eitrig, brennt heftig beim Harnen, Penisende dunkelrot geschwollen

Mercurius solubilis D30 - 1x tägl.
grün, nachts, Blase krampft; Vorhaut verengt, geschwollen, entzündet

Cantharis D6 - 3x tägl.
eitrig, blutig, brennt grabend, erregt mit Erektionen, Blase krampft

Balsamum copaivae D6 - 3x tägl.
eitrig, milchig, brennt, steter Harndrang, Veilchengeruch, Nesselsucht

Tripper, akut; 2. Wahl

Argentum nitricum D6 - 3x tägl.
dick, gelb, eitrig, geschwollen, nachts; sexuelle Träume mit Ergüssen

Capsicum D6 - 3x tägl.
dick, eitrig, brennt wie Pfeffer, feine Stiche am Ausgang; Fettsüchtige

Petroselinum D4 - 3x tägl.
Harnröhre juckt, Schmerz zieht zur Peniswurzel; Reizblase, erreicht das Klo nicht mehr

Cannabis indica D6 - 3x tägl.
wie Cannabis sativa mit schmerzhaften Erektionen und Dauererektion

Cubeba D6 - 3x tägl.
klebrig, harnt andauernd, Krampf danach, Veilchengeruch, Prostata mitentzündet

Tripper, chronisch

Sulfur D6 - 3x tägl.
verschlampt, gereizt, wund, brennt; Medorrhin D200 dazwischen setzen

Sepia D6 - 3x tägl.
hartnäckig, Ausfluß spärlich, milchig-grünlich, eher morgens

Pulsatilla D6 - 3x tägl.
bei phlegmatischen Menschen; Ausfluß mild, dick, gelb bis grün

Natrium muriaticum D200 - 3x wöchentl.
Ausfluß glasig. Harn träufelt nach, schneidender Schmerz

Thuja D6 - 3x tägl.
Ausfluß dünn, gelb bis grün

Acidum nitricum D6 - 3x tägl.
Ausfluß dünn, wund, brennt; Splitterschmerz, Feigwarzen

Tripper, durch Medikamente unterdrückt

Pulsatilla D6 - 3x tägl.
Hoden-, Nebenhodenentzündung

Clematis D4 - 3x tägl.
Hodenentzündung, Samenstrangneuralgie

Gelsemium D6 - 3x tägl.
Hodenentzündung

Tuberkulose

Stannum D6 - 3x tägl.
abgemagert, schwach, kann kaum noch husten

Phosphorus D12 - 2x tägl.
Bluthusten bei jungen Menschen, engbrüstig, schnell wachsend

Sulfur D6 - 3x tägl.
Frühstadium mit Hitzegefühl, vor allem in der Brust, stinkende Nachtschweiße

Silicea D6 - 3x tägl.
eitriges Stadium, fröstelnde, ältere Leute, Lungenabszeß, Nachtschweiß

Acidum nitricum D6 - 3x tägl.
vor Kavernenbildung, Blutandrang, Bluthusten; beachte: Wärme schlimmer!

Calcium carbonicum D6 - 3x tägl.
3. Stadium, große Kavernen bei Schwächlichen, Bleichen, Erkältlichen

Tuberkulose der Nase (Lupus vulgaris)

Kreosotum D4 - 3x tägl.
stinkender Gewebszerfall

Tuberkulose, nach BCG-Impfung

Berberis D3 - 3x tägl.
2 Wochen lang, danach:

Pulsatilla D12 - 2x tägl.
lange geben

Typhus, anfänglich

Sulfur D200 - alle 10 Min.
solange, bis der erleichternde Schweißausbruch eintritt

Baptisia D6 - 3stündl.
dumpfer Ausdruck, alles stinkt, Delir: "als sei er in Stücke zerfallen"

Rhus tox D6 - 3stündl.
rotes Dreieck Zungenspitze, ruhelos, Kinnzittern, Stuhl unwillkürlich

Bryonia D6 - 3stündl.
alles schmerzt bei geringster Bewegung, Delir: "möchte nach Hause"

Arnica D4 - 3stündl.
ähnlich wie bei Baptisia; wie geprügelt, Hautblutungen, Stuhl und Urin gehen unwillkürlich ab, Gleichgültigkeit, Stupor starr

Typhus, fortgeschritten mit Blutungen

Lachesis D12 - 3x tägl.
schleimig, dunkel

Acidum nitricum D12 - 3x tägl.
schleimig, eitrig

Millefolium D6 - 3stündl.
hellrot, aktiv

Hamamelis D6 - 3stündl.
dunkel, passiv

Typhus, fortgeschritten mit Schwäche

Arsenicum album D6 - 3stündl.
hinfällige Ruhelosigkeit; großer Durst, kleine Schlucke; 0 bis 3 Uhr

China D4 - 3stündl.
aufgetriebener Bauch

Colchicum D4 - 3stündl.
aufgetriebener Bauch und Ruhelosigkeit

Carbo vegetabilis D4 - 3stündl.
am Rande der Auflösung, pulslos, will Luft zugefächelt haben

Acidum muriaticum D4 - 3ständl.
rutscht zum Bettende hinunter, Schleimhautgeschwüre, Zunge rasselt

Gelsemium D6 - 3stündl.
rot! wie geprügelt, apathisch, schläfrig, Bandkopfschmerz, Frost

Typhus, fortgeschritten mit Delirium

Lachesis D12 - 3x tägl.
Stupor mit hängendem Kiefer, geschwätziges Delir, Zunge zittert, hängt

Opium D12 - 3x tägl.
dunkelrotes Gesicht, Cheyne-Stokes-Atmung (aufgrund von Herzschwäche)

Nux moschata D6 - 3stündl.
Zunge klebt am Gaumen, kein Durst! unbeweglicher Ausdruck

Kalium phosphoricum D6 - 3stündl.
geistige Schwäche, Depression, braune Zunge, fauler Atem, fauler Stuhl

Acidum phosphoricum D4 - 3stündl.
seelische Apathie, glasiger Blick, Blähbauch, Rumpeln, Stuhl schmerzlos

Hyoscyamus D6 - 3stündl.
zupft an der Bettdecke, Sehnenhüpfen, hängender Kiefer; Stuhl unfreiwillig

Windpocken

Antimonium crudum D4 - 3x tägl.
Bläschen verheilen ohne Narben, falls Krusten nicht abgekratzt werden

Sulfur D30 - 1x bei Bedarf
Juckreiz unerträglich; auch einige Gaben nach der Erkrankung

Cantharis D30 - 1x bei Bedarf
Brennen unerträglich

Windpockenbläschen

Antimonium crudum D4 - 3x tägl.
bis die Krusten abfallen, verhindert Narbenbildung

Windpocken, Komplikationen

Antimonium crudum D4 - 3x tägl.
Husten nach der Erkrankung

Schulschwierigkeit nach Kinderkrankheit

Sulfur D12 - 2x tägl.
unruhig, bringt keine zwei Gedanken zusammen

Helleborus D4 - 3x tägl.
dösig mit gerunzelter Stirn

NOTIZEN:

Insektenstiche

Insektenstich

Apis D30 - stündl.
hellrote wäßrige, stechende Schwellung wie Bienenstich, Kühle lindert in D200 - alle 5 Min. beim anaphylaktischen Schock

Ledum D30 - stündl.
als Folge von Stichverletzung verstanden; Kühle lindert

Lachesis D12 - 3x tägl.
dunkelrote Umgebung des Stiches, drohende Blutvergiftung

Acidum carbolicum D6 - stündl.
Bläschen, Eiter, Brennen, drohende Blutvergiftung

Staphisagria D12 - 1x tägl. morgens
vorbeugend; verhütet gleichsam Tropenkrankheiten durch Stechmückenübertragung

beachte: Zitronell-Öl auf Wattebausch und/oder auf die Haut verjagt Stechmücken! Johanniskrautöl (Hypericum-Öl) auf der Haut schreckt Bienen ab!

Wespenstich

Vespa crabro D200 - einmalig
das Gift der Wespe; bedarfsweise wiederholen

Arsenicum album D30 - stündl.
bei großer ruheloser, hinfälliger Schwäche

Lachesis D30 - stündl.
bei Herzbeschwerden

beachte: beim anaphylaktischen Schock durch Wespen- oder Bienenstich hilft immer Apis D200 - alle 5 Minuten eine Gabe!

Zeckenstich

Apis D30 - stündl.
im Beginn; schmerzt wie Bienenstich, kühl halten

Ledum D200 - einmalig
später; als Folge von Stichverletzung verstanden, evtl. wiederholen

Lachesis D12 - 3x tägl.
wenn der Biß dunkelrot wird und Blutvergiftung droht

beachte: Alkoholflasche drüberstülpen, Zecke entgegen dem Uhrzeigersinn drehen!

NOTIZEN:

Kummer

Liebeskummer Jugendlicher und Junggebliebener

Acidum phosphoricum D12 - 2x tägl.
rundlich, zart

Acidum picrinicum D12 - 2x tägl.
eckig, eckt an

Hyoscyamus D200 - 1x bei Bedarf
hektisch, schamlos

Kränkung, Demütigung

Natrium muriaticum D200 - 1x monatl.
distanziert in sich und zu sich selbst, Lebensunlust, Depression

Acidum phosphoricum D200 - 1x monatl.
schwach, blaß, elegisch, immer wieder verliebt

Ignatia D30 - 1x bei Bedarf
akut; verwaltet und verschweigt Kränkung wie Natrium; ohne Depression

Ambra D3 - 3x tägl.
Tagessorgen, Geschäftssorgen; verliert den roten Faden, Schlaf gestört

Hyoscyamus D200 - 1x bei Bedarf
sehr bewährt nach Liebesenttäuschung; Unruhe, Eifersucht, Abmagerung

Acidum picrinicum D200 - 1x monatl.
schwach, blaß, eckig, apathisch; glaubt, es lohne sich nicht mehr

Kummer mit Aggressionen

Sepia M - einmalig
geradeaus und unverhohlen aggressiv

Lachesis M - einmalig
windet sich und schmiedet aggressive Intrigen

Kummer mit Entrüstung

Staphisagria D200 - 1x monatl.
"entrüsteter Schlucker"; Magen, Blähsucht; Handlung gelähmt

Kummer mit unterdrücktem Haß

Aurum D200 - 1x monatl.
Lebensunlust, Verzweiflung, Selbstmord

Staphisagria D200 - 1x monatl.
Zorn, geile Entartung

Stannum D200 - 1x monatl.
Kopfschmerz im Sonnenverlauf

Colocynthis D200 - 2x wöchentl.
Gallenkolik, Bauchkrämpfe

Kummer durch Tagessorgen

Ambra D30 - 1x bei Bedarf
Alltagssorgen, schlaflos

Acidum succinicum D30 - 1x bei Bedarf
wie bei Ambra, folgt gut danach

Bryonia D30 - 1x bei Bedarf
Geschäftssorgen, träumt davon

NOTIZEN:

Nahrung

Austern

Lachesis D12 - 2x tägl.
begierig auf Austern

Phosphorus D12 - 2x tägl.
Abneigung gegen alle Meerestiere

Bryonia D30 - 1x bei Bedarf
ißt wenig auf einmal; verdirbt sich den Magen

Lycopodium D30 - 1x bei Bedarf
ißt immer mehr; verdirbt sich den Magen

Brot, Verlangen

Natrium muriaticum D200 - 1x monatl.
mit Butter und Salz

Mercurius solubilis D30 - 2x wöchent.
mit dick Butter drauf

Arsenicum album D12 - 2x tägl.
Roggenbrot mit Butter und Senf oder Schmalz

Magnesium carbonicum D12 - 2x tägl.
trockenes Brot mit Butter und Milch dazu

Ferrum D12 - 2x tägl.
mit Butter, aber kein Schwarzbrot

Ignatia D6 - 3x tägl.
Schwarzbrot

Strontium carbonicum D12 - 2x tägl.
hartes Schwarzbrot und Milch dazu

Abrotanum D4 - 3x tägl.
Brot in gekochter Milch

Brot, Abneigung

Natrium muriaticum D200 - 1x monatl.
Schwarzbrot oder Brot schmeckt ihm besser als alles andere

China D4 - 3x tägl.
Völle, Blähsucht, bitteres Aufstoßen

Lycopodium D12 - 2x tägl.
Schwarzbrot

Kalium carbonicum D6 - 3x tägl.
Völle und Blähkolik nach Schwarzbrot

Brot, Unverträglichkeit

Bryonia D12 - 2x tägl.
Magenschmerzen

China D4 - 3x tägl.
bitteres Aufstoßen

Causticum D12 - 2x tägl.
verdorbener drückender Magen

Acidum phosphoricum D12 - 2x tägl.
Übelkeit nach Schwarzbrot

Butter

Arsenicum album D12 - 2x tägl.
Verlangen; auch nach Schmalz

Mercurius solubilis D30 - 2x wöchentl.
Verlangen oder Abneigung

Phosphorus D12 - 2x tägl.
Abneigung

Pulsatilla D12 - 2x tägl.
Abneigung, faules Aufstoßen

China D4 - 3x tägl.
Abneigung, bitteres Aufstoßen, Blähungen

Carbo vegetabilis D30 - 1x bei Bedarf
Völle, Blähungen, Sodbrennen

Eier

Calcium carbonicum D12 - 2x tägl.
begierig auf weich gekochte Eier

Ferrum D12 - 2x tägl.
Abneigung, Magen verstimmt, Erbrechen

Sulfur D12 - 2x tägl.
Sodbrennen

Chininum arsenicosum D4 - stündl.
verdorbener Magen

Eis, Verlangen oder unverträglich

Phosphorus D12 - 2x tägl.
liebt Kaltes, weil es überall brennt

Veratrum album D12 - 2x tägl.
liebt Kaltes trotz äußerlicher Kälte

Pulsatilla D12 - 2x tägl.
mag es, aber verdirbt sich den Magen, erbricht

Arsenicum album D12 - 2x tägl.
mag nur Warmes; Eis macht Magenbrennen, Erbrechen

Eis (oder Kalttrinken), Durchfall, Erbrechen

Arsenicum album D6 - 3x tägl.
Durchfall, sobald es im Magen warm wird

Phosphorus D12 - 2x tägl.
Erbrechen, sobald es im Magen warm wird

Nux moschata D6 - 3x tägl.
spärlich, schleimig, mit viel vergeblichem Drang

Fett, Verlangen oder Abneigung

Acidum nitricum D12 - 2x tägl.
begieriges Verlangen

Sulfur D12 - 2x tägl.
gieriges Verlangen

Nux vomica D12 - 2x tägl.
Begierde

China D4 - 3x tägl.
Abneigung gegen fette und schwere Speisen; Blähsucht, Schwäche

Carbo vegetabilis D12 - 2x tägl.
Abneigung gegen fettes Fleisch; Blähsucht, Herzenge, müde

Petroleum D12 - 2x tägl.
Abneigung gegen fette und schwere Speisen; Durchfall

Pulsatilla D30 - 1x bei Bedarf
Abneigung gegen fette und schwere Speisen Blähsucht, Übelkeit

Fett, unverträglich

Arsenicum album D12 - 2x tägl.
schon beim Anblick oder Geruch von Fett und fetten Speisen

Pulsatilla D30 - 1x bei Bedarf
Magen, übel; stößt faul auf, erbricht oder durchfällig nach fetten und schweren Speisen

Sepia D12 - 2x tägl.
Völle, wie ein schwerer Stein im Magen

Ferrum D30 - 1x bei Bedarf
bitteres Aufstoßen nach fetten und schweren Speisen

Carbo vegetabilis D30 - 1x bei Bedarf
faules Aufstoßen nach fetten und schweren Speisen; Gesicht dunkelrot gestaut

Asa foetida D6 - ständl.
stinkendes Aufstoßen nach fetten und schweren Speisen; blasses Gesicht

Ipecacuanha D4 - stündl.
Übelkeit nach fetten und schweren Speisen; blasses Gesicht mit roten Wangen

Fisch

Natrium muriaticum D200 - 1x monatl.
starkes Verlangen nach Meer und Salz; aber auch Übelkeit

Veratrum album D12 - 2x tägl.
Verlangen nach Hering, Sardinen

Acidum nitricum D12 - 2x tägl.
Verlangen nach Hering, nach Salzigem

Pulsatilla D12 - 2x tägl.
Verlangen nach Hering, nach Saurem

Phosphorus D12 - 2x tägl.
Verlangen, aber Abneigung gegen Hering

Graphites D12 - 2x tägl.
ausgeprägte Abneigung

Cuprum arsenicosum D12 - 2x tägl.
Magen verstimmt

Colchicum D12 - 2x tägl.
Übelkeit schon beim Geruch

Fleisch, Verlangen oder Abneigung

Lilium D12 - 2x tägl.
Heißhunger

Magnesium carbonicum D12 - 2x tägl.
oder Ekel nach täglichem Fleischgenuß; macht Hitze und trockene Haut

Ferrum D12 - 2x tägl.
oder Magen verstimmt

Kreosotum D12 - 2x tägl.
geräuchertes Fleisch

Fleisch, Abneigung

Calcium carbonicum D12 - 2x tägl.
treibt Leib auf, muß Gürtel öffnen

Graphites D12 - 2x tägl.
nur gekochtes

Lycopodium D6 - 3x tägl.
v.a. gekochtes und nach täglichem Genuß

Carbo animalis D4 - 3x tägl.
v.a. fettes; beachte: Krebs!

Pulsatilla D12 - 2x tägl.
v.a. fettes, Schweinefleisch

China D4 - 3x tägl.
v.a. fette und schwere Speisen

Sepia D12 - 2x tägl.
v.a. salziges

Fleisch, unverträglich (beachte: Krebs!)

Causticum D12 - 2x tägl.
Übelkeit; Aufstoßen von Wasser nach frischem Fleisch (Carpaccio)

Colchicum D6 - 3x tägl.
schon beim bloßen Riechen

Ferrum phosphoricum D12 - 2x tägl.
Sodbrennen

Ptelea D12 - 2x tägl.
Magen verstimmt

Kalium bichromicum D12 - 2x tägl.
schwerer Druck

Arsenicum album D12 - 2x tägl.
Ekel, Erbrechen schon bei Geruch

Lachesis D12 - 2x tägl.
Flüssiges kann besser geschluckt werden

Fleisch, Durchfall nach vergifteter, verdorbener Nahrung

Arsenicum album D6 - stündl.
wichtige Reisearznei! sehr übel; schwächend, braun bis blutig, nachts

Gebäck, Kuchen

Calcium carbonicum D12 - 2x tägl.
Verlangen oder unverträglich mit saurem Aufstoßen

Magnesium carbonicum D12 - 2x tägl.
Verlangen trotz saurem Aufstoßen

Antimonium crudum D12 - 2x tägl
Übelkeit nach Gebäck

Gemüse

Magnesium chloratum D12 - 2x tägl.
starkes Verlangen

Alumina D12 - 2x tägl.
Verlangen, mit trockenem Reis

Magnesium carbonicum D12 - 2x tägl.
Abneigung; unverträglich, saures Aufstoßen

Geräuchertes, Speck

Calcium phosphoricum D12 - 2x tägl.
starkes Verlangen, Rauchfleisch; neigt zur Unverträglichkeit

Tuberculinum bovinum D200 - einmalig
Verlangen, Pizza

Causticum D12 - 2x tägl.
Verlangen, italienische Salami, kein Speck

starke Gewürze, Verlangen

Phosphorus D12 - 2x tägl.
braucht beständige Anregung, sonst wird er müde und langweilig

Sulfur D12 - 2x tägl.
braucht würzige Anregungen, sonst wird er arbeitsscheu und philosophiert

Nux vomica D12 - 2x tägl.
braucht abwechslungsreiche Würze, die nicht immer verträglich ist

China D4 - 3x tägl.
braucht sie, um seinen Magen in Schwung zu bringen

Hülsenfrüchte, unverträglich

Pulsatilla D12 - 2x tägl.
Völle, Druck, Sodbrennen

Lycopodium D12 - 2x tägl.
alles geht in Gas über

Bryonia D12 - 2x tägl.
Magen drückt wie ein Stein

China D4 - 3x tägl.
alles gärt

Käse

Mandragora D12 - 2x tägl.
Begierde

Argentum nitricum D12 - 2x tägl.
Abneigung und Verdauungsstörung oder Verlangen nach scharfem Käse

Ptelea D12 - 2x tägl.
Magen verstimmt durch Käse

Hepar sulfuris D12 - 2x tägl.
Widerwille gegen gewürzten Käse, besonders Roquefort

Acidum nitricum D12 - 2x tägl.
Abneigung gegen gewürzten Käse

Mercurius solubilis D30 - 2x wöchentl.
Widerwille gegen Schweizer Käse

Knoblauch, Zwiebeln

Pulsatilla D12 - 2x tägl.
Magen verstimmt auf beides

Lycopodium D12 - 2x tägl.
Völle, Winde, Sodbrennen, Aufstoßen auf beides

Sabadilla D12 - 2x tägl.
Widerwille gegen beides; beißendes Aufstoßen

Cepa D12 - 2x tägl.
ißt rohe Zwiebeln, verträgt sie

Thuja D12 - 2x tägl.
Begierde oder Widerwille auf Zwiebeln: Magen verstimmt danach

kulinarische Erlesenheiten

Arsenicum album D12 - 2x tägl.
demonstriert seine gesammelte Kenntnis über genußsüchtige Dinge

Nux vomica D12 - 2x tägl.
konsumiert genußsüchtig

Tuberculinum bovinum D12 - 2x tägl.
suggeriert Genußsucht

Sulfur D12 - 2x tägl.
sammelt Genußsucht

Limonade

Belladonna D12 - 2x tägl.
Verlangen; roter, kräftiger Mensch, "braves Kind"

Acidum nitricum D12 - 2x tägl.
Verlangen; blasser, frostiger Mensch

Milch, Verlangen

Tuberculinum bovinum D200 - 1x monatl.
kalte Milch, ganzjährig; Schweinefleisch, Speck, Geräuchertes, Süßes

Psorinum D200 - einmalig
kalte Milch, eher sommers

Rhus tox D12 - 2x tägl.
kalte süße Milch

Calcium carbonicum D12 - 2x tägl
heiße Milch

Bryonia D12 - 2x tägl.
warme Milch

Manganum aceticum D12 - 2x tägl.
Sauermilch

Milch, Abneigung

Calcium carbonicum D12 - 2x tägl.
und ebensolches Verlangen

Natrium carbonicum D12 - 2x tägl.
wegen Blähsucht

Pulsatilla D12 - 2x tägl.
morgens zum Frühstück

Sepia D12 - 2x tägl.
zu schwer; Magen hängt

Carbo vegetabilis D12 - 2x tägl.
zu schwer; Aufstoßen

Lac defloratum D12 - 2x tägl.
Übelkeit

Phosphorus D12 - 2x tägl.
gekochte Milch

Silicea D12 - 2x tägl.
Muttermilch

Milch, Aufstoßen

Calcium carbonicum D12 - 2x tägl.
sauer

Magnesium carbonicum D12 - 2x tägl.
sauer

China D4 - 3x tägl.
sauer, Sodbrennen, Aufstoßen verschlimmert den Zustand

Sulfur D12 - 2x tägl.
lautstark, sauer

Natrium muriaticum D200 - 1x monatl.
faulig

Milch, verdorbener Magen

Calcium carbonicum D12 - 2x tägl.
Übelkeit

Pulsatilla D12 - 2x tägl.
Übelkeit

Acidum nitricum D12 - 2x tägl.
Übelkeit

Ferrum D12 - 2x tägl.
Magen schmerzt; zu fett, zu schwer

Arsenicum album D12 - 2x tägl.
Magen schmerzt

China D4 - 3x tägl.
Sodbrennen

Milch, Erbrechen und/oder Durchfall

Magnesium carbonicum D6 - 3x tägl.
mit Koliken wie Messerschneiden; zum Schreien, reibt sich den Bauch

Aethusa D4 - 3x tägl.
stärkster Brechdurchfall bei Säuglingen; Erbrochenes wie geronnen

Calcium carbonicum D6 - 3x tägl.
saurer Durchfall; erbricht weiße Gerinnsel

Sulfur D6 - 3x tägl.
stinkender Durchfall; mag so gerne Milch wie bei Calcium, aber keine Eier

Nahrung, frische; Verlangen

Acidum phosphoricum D12 - 2x tägl.
Frisches und Saftiges, Obst

Phosphorus D12 - 2x tägl.
Frisches und Kaltes, Eis, Saures, Salziges, Würziges

Veratrum album D12 - 2x tägl.
Frisches und Kaltes, Eis, saures Obst, Salziges, Hering

Nahrung, gekochte; Abneigung

Lycopodium D12 - 2x tägl.
besonders Fleisch

Graphites D12 - 2x tägl.
nur gekochtes Fleisch; Magenschmerzen

Silicea D12 - 2x tägl.
lieber alles kalt

Petroleum D12 - 2x tägl.
gekochte fette und schwere Speisen

Nahrung, kalte; Verlangen

Pulsatilla D12 - 2x tägl.
Saures, Hering

Calcium phosphoricum D12 - 2x tägl.
Saures, Pikantes

Phosphorus D12 - 2x tägl.
Frisches, Eis, Saures

Veratrum album D12 - 2x tägl.
Frisches, Eis, Hering

Lycopodium D12 - 2x tägl.
trotz krampfender Magenschmerzen

Nahrung, warme; Verlangen oder Abneigung

Arsenicum album D12 - 2x tägl.
kann nicht heiß genug sein

China D4 - 3x tägl.
Widerwille gegen Heißes

Petroleum D12 - 2x tägl.
Widerwille gegen warme gekochte Speisen

Ferrum D12 - 2x tägl.
Verlangen oder Abneigung

Lycopodium D12 - 2x tägl.
Verlangen, auch nach kalten Speisen, je nach Magen- und Leberzustand

Nudeln, Spaghetti

Calcium carbonicum D12 - 2x tägl.
Verlangen

Natrium muriaticum D200 - 1x monatl.
Verlangen, aber Magen verstimmt

Obst; Äpfel

Guaiacum D6 - 3x tägl.
Verlangen

Hydrophobinum D200 - einmalig
Abneigung

China D4 - 3x tägl.
unverträglich, Blähungen, Durchfall

Sulfur D12 - 2x tägl.
unverträglich, saures Aufstoßen

Arsenicum album D12 - 2x tägl.
verdorbener Magen

Obst; Birnen

Borax D30 - 1x bei Bedarf
Magen verstimmt und Fieber!

Obst, Verlangen

Antimonium crudum D12 - 2x tägl.
nur saures Obst

Veratrum album D12 - 2x tägl.
vorwiegend saures Obst

Acidum phosphoricum D12 - 2x tägl.
frisches, saftiges Obst

Alumina D12 - 2x tägl.
trockenes Obst

Medorrhinum D200 - einmalig
unreifes Obst

Obst, unverträglich

Arsenicum album D12 - 2x tägl.
verdorbener Magen, v.a. nach Äpfeln, Melone

Sulfur D12 - 2x tägl.
saures Aufstoßen, v.a. nach Äpfeln, Erdbeeren

Psorinum D200 - einmalig
verdorbener Magen mit Aufstoßen, v.a. nach Pfirsischen

Lycopodium D12 - 2x tägl.
Magenkrämpfe, v.a. nach kaltem Obst

Natrium carbonicum D12 - 2x tägl.
Aprikosen

Sepia D12 - 2x tägl.
Feigen

Ipecacuanha D4 - alle 10 Min.
bei anhaltender Übelkeit

Obst, Durchfall

Pulsatilla D6 - 3x tägl.
Aufstoßen; Durchfall v.a. nach Pflaumen, wäßrig, schleimig, ständig wechselnd

China D4 - 3x tägl.
alles gärt im Magen, saures Aufstoßen; Durchfall v.a. nach sauren Kirschen

Antimonium crudum D12 - 2x tägl.
nach saurem Obst

Veratrum album D12 - 2x tägl.
nach Weintrauben, Melone, Pfirsisch

Rohes, Verlangen

Sulfur D12 - 2x tägl.
nach allem, was roh ist

Calcium carbonicum D12 - 2x tägl.
nach rohen Kartoffeln

Salz

Natrium muriaticum D200 - 1x monatl.
sehr begierig nach Verlust, aber auch Übelkeit schon beim Denken daran

Phosphorus D12 - 2x tägl.
begeistert oder unverträglich

Argentum nitricum D12 - 2x tägl.
will seinen Magen stärken

Graphites D12 - 2x tägl.
Verlangen oder Abneigung: möchte lieber weinen als schwarz sehen

Carbo vegetabilis D12 - 2x tägl.
Verlangen: um das Salz der Tränen vergießen zu können

Medorrhinum D200 - einmalig
Verlangen; möchte gern wieder ans Meer fahren

Sepia D12 - 2x tägl.
Abneigung; Salz erweicht Gewebe und Seele

Saures, Verlangen (beachte: Schwäche!)

Magnesium carbonicum D12 - 2x tägl.
saure saftige Früchte

Lachesis D12 - 2x tägl.
Mixed Pickles mit Vorliebe

Sulfur D12 - 2x tägl.
Mixed Pickles, Würziges

Calcium phosphoricum D12 - 2x tägl.
Pikantes

Hepar sulfuris D12 - 2x tägl.
scharf gewürzte Essiggurken

Pulsatilla D12 - 2x tägl.
Verdauung klappt besser!

Saures, Verlangen und unverträglich

Antimonium crudum D12 - 2x tägl.
Gurken, Obst, Pickles: erbricht nach saurem Wein, Durchfall nach Sauerobst

Phosphorus D12 - 2x tägl.
begierig, aber zu viel zehrt ihn zu sehr auf; stößt auf

Arsenicum album D12 - 2x tägl.
nicht immer verträglich

Sepia D12 - 2x tägl.
verträgt nichts Anregendes

Ferrum D12 - 2x tägl.
verlangt danach, weil blutarm, aber leichte Übelkeit

Saures, unverträglich

Acidum phosphoricum D12 - 2x tägl.
Blähsucht, bitteres Aufstoßen

Ferrum phosphoricum D12 - 2x tägl.
Sodbrennen

Schweinefleisch

Tuberculinum bovinum D200 - einmalig
Verlangen; sowie nach Speck und Geräuchertem

Crotalus D12 - 2x tägl.
Verlangen

Pulsatilla D12 - 2x tägl.
Abneigung, Magen verstimmt, Übelkeit

Cyclamen D12 - 2x tägl.
Abneigung, Magen verstimmt; kalte Pulsatilla

Ipecacuanha D4 - alle 10 Min.
Übelkeit

Süßes, Verlangen

Tuberculinum bovinum D200 - einmalig
lymphatisches Zeichen

Calcium carbonicum D12 - 2x tägl.
besonders Kuchen, Zucker

Sulfur D12 - 2x tägl.
und Abneigung

Medorrhinum D200 - einmalig
lithämisches Zeichen

Lycopodium D12 - 2x tägl.
trotz Blähsucht, aber Verdauung klappt besser mit süßen Getränken

Magnesium carbonicum D12 - 2x tägl.
besonders Kuchen trotz saurem Aufstoßen

Kalium carbonicum D12 - 2x tägl.
besonders Zucker

Süßes, Verlangen und unverträglich

Argentum nitricum D12 - 2x tägl.
Zuckerschlecker; Aufstoßen, Durchfall

Calcium carbonicum D12 - 2x tägl.
saures Aufstoßen, schlimmer durch Essen

Sulfur D12 - 2x tägl.
saures Aufstoßen, besser durch Essen

Magnesium chloratum D12 - 2x tägl.
Sodbrennen

China D4 - 3x tägl.
geht in Gas über, Sodbrennen, Schwäche

Zincum D12 - 2x tägl.
Sodbrennen, scharfes Aufstoßen; Abneigung

Süßes, Abneigung

Causticum D12 - 2x tägl.
saures Aufstoßen, seelische Übelkeit; schlanker, unruhiger Mensch

Graphites D12 - 2x tägl.
seelische Übelkeit; fetter, träger Mensch

Phosphorus D12 - 2x tägl.
besonders Puddings

Mercurius solubilis D30 - 2x wöchentl.
Brennen im Magen

Unverdauliches, Verlangen mit sichtbarem Vergnügen

Calcium carbonicum D12 - 2x tägl.
Kalk, Kreide, Sand

Calcium phosphoricum D12 - 2x tägl.
Kalk, Kreide

Alumina D12 - 2x tägl.
Stärke, Lehm

Acidum nitricum D12 - 2x tägl.
Kreide, Bleistifte, Erde

Tarantula hispanica D12 - 2x tägl.
Sand

Wasser

Staphisagria D12 - 2x tägl.
Widerwille gegen klares Wasser und unverträglich

Arsenicum album D12 - 2x tägl.
keine Verdauung bei zu wenigem Trinken

Magenbeschwerden, sonstige

Natrium sulfuricum D12 - 2x tägl.
Blähsucht nach Milch; Bauch kollert, gurgelt

Carbo vegetabilis D12 - 2x tägl.
Übelkeit nach Suppen

Magnesium carbonicum D12 - 2x tägl.
Erbrechen nach Suppen, saures Aufstoßen nach Kohlgemüse

Bryonia D30 - 1x bei Bedarf
verdorbener Magen nach Sauerkraut

Alumina D12 - 2x tägl.
Druck, Schwere, Übelkeit, bitteres Aufstoßen nach Kartoffeln

Verlangen, sonstige

Ferrum D12 - 2x tägl.
Tomaten

Uranium nitricum D12 - 2x tägl.
roher Schinken

Cocculus D12 - 2x tägl.
Senf

Sepia D12 - 2x tägl.
Essig

Hepar sulfuris D12 - 2x tägl.
Essig, würzig, scharf

Sanguinaria D12 - 2x tägl.
würzig, scharf

Lac caninum D12 - 2x tägl.
würzig, scharf, Salz

Natrium muriaticum D200 - 1x monatl.
bittere Sachen

Abneigungen, sonstige

Staphisagria D12 - 2x tägl.
Suppen

Graphites D12 - 2x tägl.
Suppen

Zincum D12 - 2x tägl.
Kalbfleisch

Unverträglichkeiten, sonstige; Allergie

Antimonium crudum D12 - 2x tägl.
Saures

Arsenicum album D12 - 2x tägl.
Saures, Roggenbrot

Pulsatilla D12 - 2x tägl.
Saures, Fleisch

Calcium carbonicum D12 - 2x tägl.
Milch, Eier, Süßes, Kuchen, Fleisch

Sulfur D12 - 2x tägl.
Milch, Süßes, Fett

Nux vomica D30 - 1x bei Bedarf
Fett, Gewürze

Petroleum D12 - 2x tägl.
Fett, Fleisch

Lycopodium D12 - 2x tägl.
Süßes, Fleisch

Graphites D12 - 2x tägl.
Süßes, Salz, Fleisch

Causticum D12 - 2x tägl.
Süßes, frisches Fleisch, Geräuchertes

Natrium muriaticum D200 - 1x monatl.
Fisch, Salz

NOTIZEN:

Narkose

Narkosevergiftung

Hyoscyamus D200 - 1x in Wasser
bewußtlos, stöhnt, schreit, deckt sich ab will aus dem Bett fliehen

Opium D200 - 1x in Wasser
berauscht, benommen, stöhnt, schwitzt, träge verstopft

Phosphorus D200 - 1x in Wasser
Kopfschmerzen, Erbrechen, Verwirrung, erwacht nicht richtig, "Dämmerzustand"

Lachesis D200 - 1x in Wasser
akute Verfolgungsideen

Nux vomica D200 - 1x in Wasser
erbricht, krampfartig verstopft

Rückenmarkspunktion

Ledum D4 - 3x tägl.
Folge von Stich

Hypericum D12 - 2x tägl.
Folge von Nervenverletzung, Lähmung

Schwäche nach Periduralanästhesie

Rhus tox D30 - 1x bei Bedarf
lähmungsartige Schwäche in den Beinen

NOTIZEN:

Nikotin

Unverträglichkeit von Tabakrauch

Ignatia D30 - 1x bei Bedarf
unerklärliche Abneigung gegen die geliebte Zigarette

Lycopodium D200 - 1x monatl.
Widerwille, Übelkeit und Sodbrennen beim Rauchen; Leber, Magen

Argentum D200 - 1x monatl.
Widerwille, selbst beim Denken daran; Magen

Tabacum D30 - 1x bei Bedarf
Übelkeit nach dem Rauchen

Ipecacuanha D4 - alle 10 Min.
anhaltende Übelkeit, Erbrechen nach dem Rauchen

Magenbeschwerden durch Rauchen

Sepia D6 - 3x tägl.
Leeregefühl am Mageneingang, nicht besser durch Essen; fauler Geschmack

Nux vomica D6 - 3x tägl.
Steingefühl im Magen, Essen verschlimmert; saures Sodbrennen

Schwindel durch Rauchen

Conium D12 - 2x tägl.
Gegenstände drehen sich beim fixierten Schauen

Erbrechen durch Rauchen

Ipecacuanha D4 - alle 10 Min.
anhaltende Übelkeit

Vergiftung, kollapsig durch Rauchen

Convallaria D2 - alle 10 Min.
scharfe Stiche hinter Brustbein, "als höre das Herz auf zu schlagen"

Latrodectus mactans D6 - alle 10 Min.
heftiger Krampfschmerz linke Brust zur Achsel, Marmorhaut, Todesangst

Rauchen bessert

Aranea diadema D12 - 2x tägl.
Asthma; Neigung aller Spinnengifte

Kalium bichromicum D12 - 2x tägl.
Magendruck

Raucherentwöhnung

Tabacum D30 - 1x tägl. morgens
Kopfdruck, Übelkeit, Kreislaufstörungen; zusätzlich:

Plantago major D4 - 3x tägl.
Gereiztheit, Verstimmtheit, Kiefer-Fazialis-Nervenschmerzen; oder:

Caladium D4 - 3x tägl.
Schwindel, Erschöpfung

NOTIZEN:

Ohnmacht

Vergehensgefühl, Kollaps, Schock; rot

Aconitum D30 - alle 10 Min.
hellrot, drohend, Todesangst, ruhelos

Arnica D30 - alle 10 Min.
kräftig rot, apathisch, schreckhaft

Gelsemium D30 - alle 10 Min.
tiefrot, apathisch, zittert

Opium D200 - einmalig
dunkelrot, apathisch, ruhig

Vergehensgefühl, Kollaps, Schock; blaß

Camphora D1 - alle 10 Min.
plötzlich blau, eiskalt; trocken, Zudecken

Carbo vegetabilis D30 - alle 10 Min.
verglimmt, übel, Blähbauch, blaue Lippen und Nase; trocken, Zudecken

Tabacum D30 - alle 10 Min.
wie Nikotinvergiftung, elend, Herzdruck, als bliebe das Herz stehen

Veratrum album D30 - alle 10 Min.
kalter Schweiß, ruhig, deckt sich auf

Arsenicum album D30 - alle 10 Min.
kalter Schweiß, ruhelos, deckt sich zu

Hyoscyamus D30 - alle 10 Min.
beim Anblick oder Hören von fließendem Wasser, erregt, zuckt, Stuhl und Urin gehen unfreiwillig ab

NOTIZEN:

Operation

Operation; dem Patienten mitgeben!

Arnica D200 - einmalig
am Tag der Operation morgens; vermeidet Blutungen, Schmerzen

Nux vomica D30 - einmalig
gleich nach der Operation; vermeidet Erbrechen, spastische Verstopfung

Staphisagria D3 - 2stündl.
ab dem Tag nach der Operation; vermeidet Narbenkomplikationen

Opium D200 - einmalig
bei Darmverschlingung (Ileus), träge Verstopfung

Causticum D200 - einmalig
bei Harnverhaltung durch Blasenlähmung

Staphisagria D200 - einmalig
bei Harnverhaltung durch Blasenhalskrampf

Operation, Embolie-Vorbeugung

Lachesis D12 - 2x tägl.
bei schweren Krampfadern 1 Woche vor und 1 bis 2 Wochen nach Operation

Narkosevergiftung nach Operation

Hyoscyamus D200 - 1x in Wasser
bewußtlos, stöhnt, schreit, deckt sich ab, will aus dem Bett fliehen

Opium D200 - 1x in Wasser
berauscht, benommen, stöhnt, schwitzt, träge, trockene Stuhlverstopfung

Phosphorus D200 - 1x in Wasser
Kopfschmerzen, Erbrechen, Verwirrung, erwacht nicht richtig, "Dämmerzustand"

Lachesis D200 - 1x in Wasser
akute Verfolgungsideen

Nux vomica D200 - 1x in Wasser
erbricht, krampfartig verstopft

unstillbarer Schluckauf nach Operation

Cuprum D200 - 1x in Wasser
krampfartig

Operationsschock, Kreislaufversagen, 1. Wahl

Camphora D1 - alle 10 Min.
Temperatur und Blutdruck fallen gleich nach Operation ab; plötzlich blau, eiskalt, zittert, seufzt

Carbo vegetabilis D30 - alle 10 Min.
großer Säfteverlust, noch blauer, trocken, Starre, Atemrasseln

Veratrum album D30 - alle 10 Min.
plötzlich hinfällig, kalter Schweiß, blaß, verzerrtes Gesicht, Tetanie

Opium D30 - alle 10 Min.
gefühllos, Starre, dunkelrot bis blau, Cheyne-Stokes-Atmung

Operationsschock, Kreislaufversagen, 2. Wahl

Arsenicum album D30 - alle 10 Min.
hinfällige Ruhelosigkeit, Ängstlichkeit, blaß, kalter Schweiß

Digitalis D3 - alle 10 Min.
bläulich, blaß, Puls langsam, unregelmäßig, schwach; Leeregefühl im Magen

China D4 - alle 10 Min.
wie bei Carbo; nur erregt, ängstlich

Arnica D30 - alle 10 Min.
Folge von Verletzung, alles wie geprügelt, Übelkeit, starr, bewußtlos

Erbrechen, krampfartige Verstopfung nach Operation

Nux vomica D12 - 2x tägl.
krampfartige Magen-Darm-Beschwerden

Störungen nach Augenoperation

Aconitum D6 - 3x tägl.
Hauptarznei! Augen wie voll von feinem Sand

Asarum D6 - 3x tägl.
Zucken im Auge, Erbrechen, Durchfall

Crocus D6 - 3x tägl.
Hämmern und Zucken im Auge

Rhus tox D6 - 3x tägl.
Regenbogenhaut entzündet oder sonstige eitrige Entzündung

Senega D4 - 3x tägl.
löst Linsentrümmer auf

Strontium carbonicum D12 - 2x tägl.
Gegenstände sind blutig gefärbt

Schläfenschmerz nach Augenoperation

Ignatia D6 - 3x tägl.
heftig drückend

Thuja D6 - 3x tägl.
stechend

Kopfschmerz nach Augenoperation

Rhus tox D6 - 3x tägl.
Schmerzen vom Auge zum Kopf ziehend

Bryonia D6 - 3x tägl.
stechend mit Erbrechen

Folge von Magenoperation (Billroth II), Dumping-Syndrom

Zincum D6 - 3x tägl.
Speisen rutschen durch den Magen

Acidum muriaticum D4 - 3x tägl.
verträgt keine Milch

chronischer Durchfall nach Gallenblasen-Operation

Colocynthis D4 - 3x tägl.
kolikartig, stichartig

Hydrastis D4 - 3x tägl.
schleimig, blutig, stinkend

Colchicum D4 - 3x tägl.
ruhrartig, schwächend

Leptandra D4 - 3x tägl.
pechschwarz, unverdaut, gußartig, teerartig stinkend

Darmverschlingung nach Operation (Ileus)

Opium D200 - 1x in Wasser
Totenstille über dem Bauch

Laparotomie-Schmerzen

Arnica D30 - 1x bei Bedarf
ganzer Bauch wie zerschlagen

Staphisagria D3 - 3stündl.
Narbenschmerz

Verwachsungen im Bauch nach Operation (Adhäsionen)

Bellis D3 - 3x tägl.
punktförmige Schmerzen

Raphanus D4 - 3x tägl.
Kolikschmerzen durch eingeklemmte Blähungen

Harnverhaltung nach Operation (Anurie)

Staphisagria D200 - 1x bei Bedarf
Druck, tröpfchenweiser Abgang

Causticum D200 - 1x bei Bedarf
Blasenlähmung, unbemerkter Abgang

Kathetern

Arnica D30 - 1x bei Bedarf
Folge von Verletzung, Schmerz, Blutung

Ausbleiben der Regel nach Operation

Lachesis D12 - 2x tägl.
Stauungen, besser wenn alles in Fluß kommt

Operation der Gebärmutter

Lachesis D12 - 2x tägl.
unterdrückte Periode! Hitze, Schweiß, Frost, Verwirrung

Reizblase nach Gebärmutter-Operation

Sabal D1 - 3x tägl.
plötzlich heftiger Drang, erreicht kaum das Klosett

Lähmung nach Operation

Hypericum D12 - 2x tägl.
durch Nervenverletzung

Querschnittsläsion nach Operation

Arnica D4 - 3x tägl.
4 Wochen lang, dann:

Hypericum D4 - 3x tägl.
4 Wochen lang, dann:

Mandragora D4 - 3x tägl.
4 Wochen lang, dann:

Harpagophytum D4 - 3x tägl.
4 Wochen lang; Kur bedarfsweise wiederholen

Verstopfung nach Operation

Opium D30 - 1x in Wasser
Darmverschlingung

Staphisagria D30 - 1x in Wasser
Darmlähmung

verzögerte Genesungszeit nach Operation

China D4 - 3x tägl.
Folge von Säfteverlust; blaß, schwach, blutarm

anhaltende Schwäche nach Operation

Natrium muriaticum D200 - 1x tägl.
apathisch

Arsenicum album D200 - 1x tägl.
ruhelos

NOTIZEN:

Reise

Allgemeines

Angst vor einer Reise

Aconitum D30 - 1x bei Bedarf
plötzliche Angst, es könne etwas schiefgehen; ruhelos

Argentum nitricum D30 - 1x bei Bedarf
wegen Terminangst, könnte Flug verpassen; hastig, kommt trotzdem viel zu früh

Gelsemium D30 - 1x bei Bedarf
Reisefieber! zittrig aufgeregt wegen ungerichteter Erwartungsangst; lähmig

Bryonia D30 - 1x tägl. morgens
1 Woche vor Abreise bei bedenklichen Sorgen, sein Geschäft zu verlassen; grantig

Bauchkolik

Belladonna D30 - 1x bei Bedarf
beugt sich rückwärts

Colocynthis D200 - einmalig
beugt sich vorwärts

Blasenreizung junger Urlauber

Staphisagria D30 - 2x tägl.
Frauen, die ungewohnt und zu häufig Venus spielen

Clematis D30 - 2x tägl.
Männer, die ungewohnt der Venus häufige Opfer bringen; Samenstrangneuralgie!

Durchfall bei Angst, Erregung, Schreck

Argentum nitricum D30 - 1x bei Bedarf
dünne, vertrocknete Kinder; Essen fällt zum After durch; wegspritzend

Gelsemium D30 - 1x bei Bedarf
Schreck, Angst vor Ereignissen; plötzlich, gelb, durchscheinend

Opium D30 - 1x bei Bedarf
dunkelrot erstarrt vor Schreck und alles geht unfreiwillig in die Hose

Veratrum album D30 - 1x bei Bedarf
blaß, kaltschweißig mit dem Gefühl zu vergehen, aber verlangt Kälte

Pulsatilla D30 - 1x bei Bedarf
liebreizende Mädchen und schüchterne Jungen; Aufregung bei Vorhaben

Durchfall im Sommer

Aconitum D30 - 3stündl.
plötzlich; heiße Tage, kalte Nächte; Stühle häufig, spärlich, Krämpfe

Belladonna D30 - 3stündl.
plötzlich; nach Kopfnässe; rundliche, rote Kinder und Jugendliche

Ferrum phosphoricum D12 - 2stündl.
allmählich; Sommerwärme; Fieber, Stühle unverdaut, keine Krämpfe

Antimonium crudum D30 - 3stündl.
allmählich; nach Baden und Schwimmen an heißen Tagen, Zunge dick weiß

Bryonia D30 - stündl.
eiskalte Getränke, kühler Wind, kühle Sommernacht, kühles Bad; übergroßer Durst

Dulcamara D30 - stündl.
äußerst empfindlich auf Kälte, v.a. Wechsel zu feucht-kalt oder feucht-kaltes Sitzen

China D4 - stündl.
rasche Entkräftigung, Abmagerung

Iris D6 - stündl.
mit saurem Erbrechen, Zähne werden davon stumpf

Durchfall und Erbrechen bei Kindern im Sommer

Aethusa D4 - stündl.
gleich wieder Hunger

Antimonium crudum D30 - stündl.
nach kaltem Essen an heißen Tagen

Pulsatilla D30 - stündl.
nach Kaltem, Speiseeis, Fett

Ailanthus D6 - stündl.
schleichend, Fieber, Sepsis, bösartiger Verlauf

Erschöpfung durch überschäumende Liebesspiele

Anacardium D30 - 1x tägl.
und mehr der Kultur und Kunst des Landes widmen!

Impfreaktion

Vaccinium myrtillus D200 - einmalig
vor jeder Impfung oder:

Thuja D30 - einmalig
vor und nach jeder Impfung

entsprechende Nosode in D200 - einmalig
vor der entsprechenden Impfung, spätestens nach der Impfung

Übelkeit des jungen Mannes nach tollen Sexspielen

Acidum phosphoricum D200 - 1x bei Bedarf
erschöpft, enttäuscht!

verliebte Schwärmerei junger Damen

Ignatia D30 - 1x tägl.
rettet die Urlaubsstimmung der Familie!

Essen

Brechdurchfall, Erbrechen

Veratrum album D30 - alle 10 Min.
heftig, reichlich, grün, trinkt viel

Arsenicum album D30 - alle 10 Min.
nach zu kalten Speisen, nach Obst, Milch, Eis, verdorbener Nahrung; Säure, Galle ohne Erleichterung, 0 bis 3 Uhr, trinkt wenig

Cuprum D30 - alle 10 Min.
Magen krampft, blaues Gesicht, vergebliche Würgeversuche

Secale D30 - alle 10 Min.
Galle, Blut, verfällt rasch, runzelig, großer Durst, kein Schweiß

Jatropha curcas D30 - alle 10 Min.
zäh, eiweißartig, Krämpfe, Kälte

Kreosotum D6 - alle 10 Min.
unverdaute Nahrung lange nach dem Essen; wenn wie Kaffeesatz: Urlaub abbrechen!

Brechdurchfall, Durchfall

Veratrum album D30 - alle 10 Min.
Reiswasser oder Spinat; kalt-feuchter Körper, deckt sich ab

Arsenicum album D30 - alle 10 Min.
wenig, grün; viel Durst auf kleine Schlucke Wasser, ruhelos, kalt-feucht, deckt sich zu

Cuprum D30 - alle 10 Min.
krampfig; Krämpfe überall, blaue kalt-trockene Haut, deckt sich ab

Secale D30 - alle 10 Min.
unverdaut, wäßrig; runzelige trockene, kalte Haut, gespreizte Finger, deckt sich ab

Iris D6 - alle 10 Min.
wäßrig, gelb, grün, sauer; morgens, 14 bis 15 Uhr

Jatropha curcas D30 - alle 10 Min.
Reiswasser, eiweißartig, Krämpfe, Kälte

Durchfall nach Essen und Trinken

Rheum D200 - 1x bei Bedarf
durch Bewegung nach dem Essen; friert dabei, Darmkolik danach hält an

Ferrum D200 - 1x bei Bedarf
auch während der Mahlzeit; erleichternd

Arsenicum album D30 - 1x bei Bedarf
von kalten Speisen, kalten Getränken; fortschreitende Schwäche

Aloe D6 - stündl.
mit Winden und Harn gleichzeitig; erleichtert, aber fühlt sich schwach

Croton D4 - 3x tägl.
mit Übelkeit und Erbrechen

Durchfall erst Stunden nach dem Essen

Oleander D6 - stündl.
explosive Breistühle, unverdaut, ungewollt mit Blähungen, im Wechsel mit krampfartiger Verstopfung

Durchfall von Unverdautem nach dem Essen

China D4 - 3x tägl.
und nachts; schleimig, grün, schwarz, schmerzlos, Geruch leichenartig

Arsenicum album D30 - 1x bei Bedarf
und nach Mitternacht; dunkel, schleimig, blutig, brennt, Geruch wie verwest

Ferrum D200 - 1x bei Bedarf
und nachts; wäßrig, Blähungen, schmerzlos, geruchlos

Podophyllum D6 - stündl.
und frühmorgens; reichlich, gelb, wäßrig, mehlige Auflagerung, stinkt

Durchfall nach Alkoholgenuß

Nux vomica D30 - 1x bei Bedarf
frühmorgens, häufiger Drang, Bauchkrämpfe besser nach Stuhl

Durchfall nach Bier

Kalium bichromicum D12 - 3stündl.
morgens, dünn, schaumig, viel Drang

Durchfall nach Eis und Kalttrinken

Arsenicum album D30 - 1x bei Bedarf
sobald es im Magen erwärmt wird

Nux moschata D30 - 1x bei Bedarf
spärlich, schleimig, mit viel vergeblichem Drang

Durchfall nach Fettem

Pulsatilla D30 - 1x bei Bedarf
besonders Fett am Schweinefleisch, mag aber Butter

Durchfall nach Fleischvergiftung, nach Verdorbenem

Arsenicum album D6 - stündl.
sehr übel; schwächend, braun bis blutig, nachts

Durchfall nach Milch

Magnesium carbonicum D30 - 1x bei Bedarf
mit Koliken wie Messerschneiden; geht auf und ab, reibt sich den Bauch

Calcium carbonicum D30 - 1x bei Bedarf
und erbricht weiße Gerinnsel

Sulfur D30 - 1x bei Bedarf
mag so gerne Milch wie bei Calcium carbonicum, aber keine Eier

Durchfall nach Obst

Pulsatilla D30 - 1x bei Bedarf
wäßrig, schleimig, ständig wechselnd

China D30 - 1x bei Bedarf
vor allem nach sauren Kirschen

Durchfall nach Saurem

Antimonium crudum D30 - 1x bei Bedarf
trotz Verlangen nach Saurem

Durchfall nach Süßem

Argentum nitricum D30 - 1x bei Bedarf
trotz Verlangen nach Süßem, nascht gerne

Erbrechen, akut

Ipecacuanha D4 - alle 10 Min.
anhaltend; vor allem nach schwerem oder fettem Essen, saubere Zunge!

Antimonium crudum D30 - stündl.
Sommer, Magenüberfüllung, nach saurem Essen und Trinken; weiß belegte Zunge!

Aethusa D4 - alle 10 Min.
Kinder, in hohem Bogen, große grüne Gerinnsel von Milch oder nach dem Essen

Phosphorus D30 - stündl.
großer Durst auf Kaltes, wird sofort erbrochen

Iris D6 - alle 10 Min.
sauer; macht die Zähne stumpf

Kostumstellung in fremden Ländern (Klimawechsel)

Okoubaka D2 - 3x tägl.
leichte Verdauungsstörungen; auch vorbeugend 1 Woche vor Abreise

Aloe D6 - 3x tägl.
explosionsartige Durchfälle mit Blähungen; Kollern und Rumpeln im Bauch; Windabgang mit Stuhlbeimengung ("falsche Freunde")

Magenbeschwerden mit Kopfschmerz

Nux vomica D30 - 2x tägl.
Übersäuerung nach üppigem Feiern; Sodbrennen, saures Erbrechen, Verstopfung

Iris D6 - 3x tägl.
Übersäuerung, galliges Erbrechen

Pulsatilla D30 - 1x tägl.
Untersäuerung, Speiseerbrechen nach deftigen Steaks, Kuchen, Eis; Völle, Aufstoßen, Übelkeit, Erbrechen

Bryonia D30 - 1x tägl.
Stein im Magen mit quälendem Durst, bitteres Aufstoßen, Leber drückt beim Durchatmen, bei der geringsten Bewegung; bitteres Erbrechen

Antimonium crudum D30 - 1x tägl.
überfüllter Magen, "Freßattacken", Ekel vor Speisen; saures Erbrechen nach schweren Speisen, nach sauren Getränken, Zunge weiß belegt

Überessen, Neigung

Nux vomica D30 - 1x bei Bedarf
Schlemmer; Durcheinanderessen; chronische Magenschleimhaut-Entzündung

Antimonium crudum D30 - 1x bei Bedarf
chronische Magenschleimhaut-Entzündung durch zu viel Kaltes, durch Überessen

Bryonia D30 - 1x bei Bedarf
ißt wenig, aber oft; Völle, Übelkeit, galliges Erbrechen von Speisen

Natrium carbonicum D30 - 1x bei Bedarf
Zuckerschlecker; Völle, Blähsucht, anhaltende Übelkeit

China D30 - 1x bei Bedarf
Völle, Blähsucht, Kopfschmerz, hinfällige Schwäche, Appetitverlust

Carbo vegetabilis D30 - 1x bei Bedarf
Völle, Blähsucht, drückt zum Herzen, Atemnot

Überessen, Kopfschmerz

Nux moschata D30 - 1x bei Bedarf
schon nach geringen Mengen; schnell satt, gebläht

Überessen, Übelkeit und Erbrechen

Ipecacuanha D4 - stündl.
eher im Sommer; Überessen bei wenig Appetit; Brechreiz, anhaltende Übelkeit

Tartarus stibiatus D6 - stündl.
wie bei Ipecacuanha, aber dick-weiß belegte Zunge, besser nach Erbrechen

Kalium bichromicum D12 - stündl.
v.a. nach Fleisch (beachte Krebs!); Übelkeit, Brechreiz

Überessen, Ohnmacht

Veratrum album D30 - 1x bei Bedarf
Übelkeit, Brechreiz, Durchfall; nicht warm zudecken!

Tabacum D30 - 1x bei Bedarf
stärker als bei Veratrum; leichenblaß, totenelend; nicht warm zudecken!

Arsenicum album D30 - 1x bei Bedarf
v.a. nach Verdorbenem; Übelkeit, Durchfall; warm zudecken!

Völle, Blähung, Aufstoßen nach dem Essen

Argentum nitricum D30 - 1x bei Bedarf
Trommelbauch nach wenig Essen, Druck erleichtert, Aufstoßen nicht

Nux vomica D30 - 1x bei Bedarf
Magen schwer wie ein Stein, Druck unangenehm, vergebliches Aufstoßen

Carbo vegetabilis D30 - 1x bei Bedarf
alle Nahrung gärt, vor allem Fettes, Druck beengt, Aufstoßen erleichtert

Sulfur D6 - 3x tägl.
aufgetriebener Magen nach wenig Essen und viel Säure

Infektionen

Brucellose (Bang-Krankheit, Brucella abortus)

Bang D200 - 1x monatl.
bakterielle Lebensmittelvergiftung; Rinderprodukte; habituelle Fehlgeburt

Grippe, Auslösung

Aconitum D30 - 1x bei Bedarf
Zugluft

Belladonna D30 - 1x bei Bedarf
Entblößung

Dulcamara D30 - 1x bei Bedarf
Unterkühlung, Durchnässung

Rhus tox D30 - 1x bei Bedarf
Überanstrengung, Unterkühlung

Nux vomica D30 - 1x bei Bedarf
trockene Kälte, Zugluft

Antimonium crudum D30 - 1x bei Bedarf
Kaltbaden an heißen Tagen

Hepatitis, Vorbeugung

Natrium sulfuricum D200 - 1x wöchentl.
in Gebieten mit feuchtem, heißem, schwülem Klima

Chionanthus D200 - 1x wöchentl.
in Gebieten mit trockenem Klima oder in Sumpfgebieten

Hepatitis (Leberentzündung), akut

Phosphorus D12 - 2x tägl.
Leberzellschaden; zusätzlich:

Carduus D4 - 3x tägl.
bei roten, runden, dicken, gutmütigen Menschen; oder:

Chelidonium D4 - 3x tägl.
bei blassen, dünnen, eingegangenen Menschen; oder:

Berberis D3 - 3x tägl.
bei fahlen, müden Menschen

beachte: 3 Tage fasten, danach nur reife Papaya und Yoghurt

Hepatitis, septisch (mit Blutvergiftung)

Lachesis D12 - 2x tägl.
heftige Leberschwellung

Crotalus D12 - 2x tägl.
mit heftigen schwarzen Blutungen; Kaffeesatzerbrechen

Maltafieber (Brucellose, Brucella melitensis)

Arsenicum album D30 - 2x tägl.
bakterielle Lebensmittelvergiftung im Mittelmeerraum durch Produkte von Schafen und Ziegen; wellenförmige Fieberschübe

Toxoplasmose

Umckaloabo D2 - 3x tägl.
durch rohe Eier und rohes Fleisch (Tartar) oder Katzenkot ("Katzenkratzkrankheit") hervorgerufene weitverbreitete chronische Infektion; gelegentlich:

Toxoplasmose M - einmalig
zusätzlich

Insekten

Bienenstich

Apis D30 - stündl.
hellrote wäßrige stechende Schwellung wie Bienenstich, Kühle lindert

beachte: auch beim anaphylaktischen Schock durch Bienenstich hilft immer Apis D200 - alle 5 Minuten eine Gabe!

Mückenstich

Ledum D30 - stündl.
als Folge von Stichverletzung verstanden; Kühle lindert

Lachesis D30 - 3x stündl.
dunkelrote Umgebung des Stiches, drohende Blutvergiftung

Acidum carbolicum D30 - stündl.
Bläschen, Eiter, Brennen, drohende Blutvergiftung

Staphisagria D12 - 1x tägl. morgens
vorbeugend; verhütet gleichsam Tropenkrankheiten durch Stechmückenübertragung

beachte: Zitronell-Öl auf Wattebausch und/oder Haut verjagt Stechmücken! Johanniskrautöl (Hypericum-Öl) auf Haut schreckt Bienen ab!

Wespenstich

Vespa crabro D200 - einmalig
das Gift der Wespe; bedarfsweise wiederholen

Arsenicum album D30 - stündl.
bei großer ruheloser hinfälliger Schwäche

Lachesis D30 - stündl.
bei Herzbeschwerden

beachte: beim anaphylaktischen Schock durch Wespenstich hilft immer Apis D200 - alle 5 Minuten eine Gabe!

Zeckenstich

Apis D30 - stündl.
im Beginn; schmerzt wie Bienenstich, kühl halten

Ledum D200 - einmalig
später; als Folge von Stichverletzung verstanden, evtl. wiederholen

Lachesis D12 - 3x tägl.
wenn der Biß dunkelrot wird und Blutvergiftung droht

beachte: Alkoholflasche drüberstülpen, Zecke entgegen dem Uhrzeigersinn herausdrehen!

Schlafen

Lärmbelastung

Theridion D30 - 1x bei Bedarf
überempfindliches Gehör, Schwindel; dazu: Ohrstöpsel aus der Apotheke!

Wetter

Föhn

Tuberculinum GT D200 - 1x monatl.
lymphatische Diathese

Crataegus D2 - 3x tägl.
Stirnkopfschmerz, Herzbeklemmung

Gelsemium D30 - 1x bei Bedarf
Bandkopfschmerz, Schwindel, müde, matt, teilnahmslos

Rhododendron D4 - 3x tägl.
Rheuma der kleinen Gelenke

vor Gewitter

Phosphorus D200 - einmalig
fühlt die elektrische Spannung in den Nerven; verkriecht sich in einer dunklen Ecke

Rhododendron D200 - einmalig
fühlt die elektrische Spannung in den Zähnen, in den Gliedern; muß sich bewegen

bei Gewitter

Phosphorus D200 - einmalig
vor dem Blitz; verkriecht sich, bis alles vorüber ist

Natrium carbonicum D200 - 1x monatl.
übelgelaunt

Sepia D200 - 1x monatl.
aber auch unheimlich fasziniert

trockene Hitze

Natrium muriaticum D200 - 1x tägl.
Wasserstau, Ödeme der Beine, der Hände, im Gesicht

Natrium carbonicum D200 - 1x tägl.
völlig abgespannt, Kopfweh zum Platzen, angstbetonte Niedergeschlagenheit

Lachesis D30 - 1x tägl.
bei tropischer Hitzewelle

Kälte, Erkältlichkeit; Kopfschmerz

Aconitum D30 - 1x bei Bedarf
trockene kalte Winde, Sturm, Zugluft

Belladonna D30 - 1x bei Bedarf
Entblößen des Kopfes, nach Haarwaschen

Hepar sulfuris D200 - 8stündl., 3x insgesamt
geringste Zugluft an schönen trockenen Tagen

Silicea D12 - 2x tägl.
geringste Zugluft an naßkalten Tagen

Regenwetter, feuchte Wärme

Natrium sulfuricum D200 - 1x tägl.
Asthma oder Ekzem oder Rheuma oder melancholische Schwäche

Schwüle, feuchte Hitze

Gelsemium D30 - 3stündl.
müde, schlapp, teilnahmslos; relativ frostig, Bandkopfschmerz

Carbo vegetabilis D30 - 3stündl.
Stoffwechsel stockt, Oberbauch aufgebläht, drückt aufs Herz, Atemnot, erschöpft

Crotalus D30 - 3stündl.
hitzig, aufgeregt oder frostig, kollapsig; Herzdruck, Herzklopfen, Schweiß erlöst

Sonne, Allergie

Natrium muriaticum D200 - einmalig
vorbeugend bei bekannter Neigung; 1 Gabe bei Sonnenbeginn wiederholen

Acidum hydrofluoricum D6 - 2stündl.
wenn die unbedeckten Teile sich röten und brennen; Frieseln oder Blasen

Cantharis D200 - einmalig
winzige, heftig brennende Bläschen beim ersten Sonnenstrahl

Sonne, direkte Bestrahlung: Erste Hilfe

Natrium carbonicum D30 - 3stündl.
dumpfer schwerer Kopfschmerz, ängstlich verstimmt

Belladonna D30 - 3stündl.
Blutandrang zum Kopf, pulsierender Stirn- und Schläfenkopfschmerz bis zum Nacken

Cantharis D30 - 3stündl.
Sonnenbrand

Glonoinum D30 - 3stündl.
Sonnenstich, bewußtlos

Natrium sulfuricum D30 - 3stündl.
mit Schwäche bei hoher Luftfeuchtigkeit

Sonnenbrand

Belladonna D200 - 2stündl.
rot wie eine Tollkirsche, fröstelt, verlangt nach Wärme

Rhus tox D200 - 2stündl.
heftiger Durst in großen Zügen; ganzer Körper wie zerschlagen

Arsenicum album D30 - stündl.
brennender Durst, aber trinkt nur winzige Schlucke, verlangt nach Wärme

Cantharis D200 - 3stündl.
blasige Haut wie Verbrennung I. Grades

Calendula D4 - 2stündl.
wenn sich die Blasen öffnen

Causticum D200 - 6stündl.
wunde, verätzte Haut wie Verbrennung II. Grades

Arnica D200 - 6stündl.
nicht vergessen! Körper wie geprügelt, große Angst berührt zu werden

Sonnenstich

Lachesis D200 - einmalig
immer zuerst geben; danach das Simile

Aconitum D200 - 2stündl.
Unruhe, geht auf und ab; Delir, spricht vom nahenden Tod

Apis D200 - 6stündl.
trockenes Fieber, stechende Kopfschmerzen (Hirnschwellung), Delir

Lachesis D200 - 6stündl.
dunkelrotes Gesicht, später blaß; panische Angst, Erstickungsgefühl

Glonoinum D200 - 3stündl.
hochrotes Gesicht; Delir, weiß nicht, wo er ist, möchte nach Hause

Arsenicum album D200 - 2stündl.
kaltschweißiges Totenmaskengesicht; Frost, Angst, will aus dem Bett

Sonne, Hitze, Überwärmung; Kopfschmerz; rot

Aconitum D30 - 2stündl.
hochrot; panische Angst; Schädeldecke hebt sich ab

Belladonna D30 - 2stündl.
kirschrot, eher rundlich; schwitzt; pulsierend

Glonoinum D30 - 2stündl.
blaurot; verwirrt; pochend

Lachesis D30 - 2stündl.
tiefrot; benommen; klopfend

Sonne, Hitze, Überwärmung; Kopfschmerz; blaß

Apis D30 - 2stündl.
motorische Unruhe

Helleborus D30 - 2stündl.
döst vor sich hin oder läuft unmotiviert auf und ab

Zincum valerianicum D30 - 2stündl.
findet keine Ruhe im Bett, muß Beine bewegen

Sonne, zittrige Schwäche bei jungen Menschen

Conium D30 - 1x bei Bedarf
Auslösung!

Schnee

Aconitum D30 - 3stündl.
Unterkühlung durch kalten trockenen Nordwind; Schüttelfrost, Zittern, Kopfweh

Camphora D1 - alle 5 Min.
Kälteschock, plötzliche Erschöpfung, Kollaps, Muskelstarre, pulslos

Euphrasia D12 - 2x tägl.
Schneeblindheit, Brennen, Sandgefühl, Tränen, Lichtscheue, geschwollen

Wetterwechsel, Durchfall

Dulcamara D6 - 3x tägl.
zu kalt-feucht; oder wenn auf heiße Tage kalte Nächte folgen (Wüste, Berge); oder beim Übergang vom warmen in kalten Raum

Wind, Sturm

Rhododendron D30 - 3stündl.
vorher Nervenschmerzen in den Zähnen, Unterarmen und Beinen; taub, kribbeln

Natrium carbonicum D30 - 3stündl.
warme trockene Süd-und Südwestwinde; Kopfschmerz, ängstliche Melancholie

Rhus tox D30 - 3stündl.
kalte stürmische Luft; Kopfweh, Erkältung; Cabriofahrer!

Dulcamara D30 - 3stündl.
kalte stürmische Luft abends nach einem warmen Tag

Hepar sulfuris D30 - 3stündl.
trocken-kalter Wind; Augen entzündet, erkältet, Kopfweh

Spigelia D30 - 3stündl.
feucht-kalter Wind; linksseitiges Nervenkopfweh, Herz klopft

Calcium phosphoricum D30 - 3stündl.
naßkalter Wind; Rheuma der kleinen Gelenke

Reise in kälteres Klima

Dulcamara D30 - 3stündl.
Grippe, Rheuma, Durchfall

Verletzungen

Erste Hilfe

Arnica D30 - einmalig
bei allen Verletzungen zuerst; vermindert Schmerz und inneres, unsichtbares Bluten; danach erst unterscheiden!

Cuprum D30 - 2x tägl.
Muskelriß

Rhus tox D30 - 2x tägl.
Verrenken, Verzerren

Aconitum D30 - einmalig
Augenverletzung

Bellis D30 - 2x tägl.
Brustverletzung mit Bluterguß; Schürfwunden

Conium D30 - 2x tägl.
Brustverletzung mit Gewebsverhärtung

Hypericum D30 - 2x tägl.
Rückenverletzung; Finger-, Zehenquetschung

Zweite Hilfe im Hotel

Acidum sulfuricum D3 - 3x tägl.
Bluterguß

Calendula D4 - 3x tägl.
Rißwunden

Staphisagria D3 - 3x tägl.
Schnittwunden

Bellis D3 - 3x tägl.
Schürfwunden

Ledum D3 - 3x tägl.
Stichwunden

Tetanus-Vorbeugung

Arnica D30 - 1x tägl.
bei jeder offenen Wunde; außer:

Hypericum D12 - 2x tägl.
bei offenen Quetschwunden oder Verletzungen der Finger und Zehen

Reise mit Auto oder Bus

Reisekrankheit; Schwindel, Übelkeit

Cocculus D12 - stündl.
erbricht im Schwall

Petroleum D12 - stündl.
würgt elendig

Arsenicum album D6 - stündl.
würgt sterbenselend

Calcium carbonicum D12 - stündl.
Schwindel, Krankheitsgefühl

Hyoscyamus D30 - 1x bei Bedarf
aufgeregt, geschwätzig, verstimmt, beleidigt

Nackensteife

Zincum D30 - 1x bei Bedarf
Nacken verkrampft, einschießende Stiche am 12. Brustwirbel; Zeichen von Ermüdung!

Aconitum D30 - 1x bei Bedarf
Nervenschmerz in der Schulter durch Zugluft (offenes Fenster)

Kreuzschmerz, Ischias

Bryonia D30 - 1x bei Bedarf
Stiche schießen ins Kreuz, kann sich nicht bewegen; bei Gallenkolik, ausgelöst durch Ärger, den sie nur mit fletschenden Zähnen beantworten

Rhus tox D30 - 1x bei Bedarf
Steifigkeit im Kreuz, rutscht hin und her; besser bei leichtem Auf- und Abgehen

Nux vomica D30 - 1x bei Bedarf
Harnverhaltung; falls bekannt (Prostata-Leiden), schon vorher nehmen; Kreuz verkrampft, ausgelöst durch leichte Aufregung über Verkehr und Insassen

Übermüdung des Fahrers

Senega D30 - stündl.
tränende, schmerzende Augen, wie geschwollen; reibt sie ständig

Ruta D30 - stündl.
überanstrengte Augen brennen wie Feuerbälle, jede Faser wie gereizt

Phosphorus D30 - 3stündl.
übermüdet, erschöpft, wird leichenblaß

Nux moschata D30 - 3stündl.
gähnt, gebläht, rülpst

Reise per Eisenbahn

fahrkrank

Tabacum D30 - 1x bei Bedarf
Drehschwindel, Elendigkeit durch Erschütterung des Zuges, vor allem im zu warmen Abteil; Fenster öffnen, Augen schließen!

Cocculus D12 - stündl.
Schwindel durch kurvenreiche Strecke; Kopf und Körper ruhig halten!

Calcium carbonicum D12 - stündl.
Schwindel, Krankheitsgefühl

Platzangst

Cimicifuga D30 - 1x bei Bedarf
Gefühl der Panik

Reise mit Fahrrad

Beschwerden bei Radtouren

Arnica D30 - 1x bei Bedarf
Muskelkater, Radsturz

Cuprum D30 - 1x bei Bedarf
Muskelkrämpfe

Calendula-Salbe - bei Bedarf
empfindlicher Hintern

Rhus tox D30 - 1x bei Bedarf
Achillessehnen überanstrengt, verrenkt, entzündet

Secale D30 - 1x bei Bedarf
taube Zehen durch Unterkühlung

Reise per Flugzeug

Angst vor dem Fliegen

Ignatia D30 - 1x abends zuvor und morgens
und eventuell 1 Stunde vor dem Start; unbegründete Angst

Cimicifuga D30 - 1x vor dem Start und bei Bedarf
Gefühl der Panik wegen Platzangst

Landen und Starten

Belladonna D30 - 1 Stunde vor Bedarf
Ohrendruck, Kopfdruck, Übelkeit

Chininum sulfuricum D30 - 1x je vorher
Ohrensausen

Borax D30 - 2x tägl.
vor der Landung; Abwärtsbewegung!

Bewegungskrankheit

Cocculus D12 - stündl.
mehr Schwindel, besonders nach vorheriger Übermüdung

Petroleum D200 - 1x vor Abflug
mehr Übelkeit bei Turbulenzen, etwas Essen lindert

Nux vomica D30 - 1x bei Bedarf
mehr Brechreiz durch Schwindel wie betrunken, besonders nach Essen und Ärger

Zeitverschiebung bei Fernflügen (Jet lag)

Eupatorium perfoliatum D200 - einmalig
Muskeln müde, steif, Knochen wie zerschlagen

Nux vomica D30 - 1x tägl.
Schädel brummt wie verkatert

Cocculus D12 - 1x tägl. morgens
Schwindel durch Übernächtigung, besonders bei Flügen gegen die Sonne

Reise per Schiff

seekrank

Tabacum D30 - 1x bei Bedarf
Drehschwindel, schließt die Augen; krampfiges Erbrechen, blaßblaue Lippen

Petroleum D200 - 1x bei Bedarf
Auf- und Abschwindel, Übelkeit, würgendes Erbrechen durch das Stampfen des Bugs

Cocculus D12 - stündl.
Schwindel beim Kopfheben, bei Bewegung; schwallartiges Erbrechen durch das Schlingern des Schiffes

Camping

Vipernbiß

Ledum D200 - stündl.
Folge von Stich; Bißstelle mit scharfem Messer sofort tief ausschneiden!

Arsenicum album D30 - stündl.
bei großer ruheloser hinfälliger Schwäche

Vipera D30 - stündl.
bei Herzbeschwerden

Belladonna D30 - einmalig
zur Beruhigung des Betroffenen nach den obigen Arzneien

bei Feuchtigkeit, Regenwetter

Natrium sulfuricum D200 - 1x tägl.
Asthma oder Rheuma oder romantisch-melancholische Schwäche

Dulcamara D30 - 3stündl.
Unterkühlung, Erkältung, steife Lenden, Hexenschuß

Nesselsucht durch Nesseln oder Gras

Apis D30 - stündl.
Brennen durch Kälte besser

Urtica urens D200 - einmalig
Brennen durch Wärme besser

Reise ins Gebirge (Bergsteigen, Skifahren)

Angst, von Höhen hinunterzuschauen

Argentum nitricum D200 - 1x bei Bedarf
"Hochhaus-Syndrom", Tiefe zieht an, fährt in den Magen

Ferrum D200 - 1x bei Bedarf
von Brücken auf stehendes oder fließendes Wasser

Augenentzündung

Aconitum D30 - einmalig
zugige, kalte, trockene Luft; oder durch Fremdkörper!

Belladonna D30 - 1x bei Bedarf
grelles Licht, durch Schnee reflektierte Sonne; Augen rot, heiß, weite Pupillen

Apis D30 - 1x bei Bedarf
rote, brennende, stechende Augen

Euphrasia D12 - 2x tägl.
Stechen, Brennen, Sandgefühl, Tränen, Lichtscheue, geschwollen; schneeblind!

Ohrenschmerzen durch Skifahren

Dulcamara D30 - 2x tägl.
bei feucht-kalter Witterung

Hepar sulfuris D200 - alle 8 Std., 3x insgesamt
bei trocken-kalter Witterung

Erschöpfung beim Bergsteigen

Arnica D30 - stündl.
Anhäufung von Stoffwechselgiften; Milchsäure steigt, Blutzucker sinkt; zerschlagen, Puls und Atem beschleunigt, erhöhte Temperatur

beachte: erst ausruhen, dann absteigen! viel Tee und Säfte zum Nierenspülen!

Erschöpfung bei Skilangläufern, Abfahrtsläufern

Arnica D30 - 1x stündl.
Muskeln steif, schmerzen, krampfen; zusätzlich:

Strophantus D200 - einmalig
bei schwerem Atem, schnellem Puls, Erregung

beachte: erst absteigen, dann ausruhen! viel Tee und Säfte zum Nierenspülen!

Frostbeulen, Erfrierungen

Secale D30 - stündl.
abgestorbene Finger und Zehen, bleich, gefühllos, geschwollen

Arsenicum album D30 - stündl.
abgestorbene Glieder, Kälteschauer; Brennen der Teile nach leichter Erwärmung

Agaricus D4 - 3x tägl.
juckt wie mit tausend Eisnadeln, vor allem nachts; auch vorbeugend

Abrotanum D3 - 3x tägl.
flohstichartige Schmerzen, feinste Venenzeichnung sichtbar

Petroleum D6 - 3x tägl.
sehr schmerzhaft, sieht übel aus; alte Frostbeulen, die jeden Winter aufblühen

rascher Höhenwechsel

Coca D30 - 3stündl
Höhenkoller bis ca. 2500 m Höhe; rauschartig benommen, Herz klopft und klemmt, Ohrensausen, ungerichtete ziellose Angst
(Arznei in der Schweiz noch erhältlich)

Coca D2 - alle 15 Min.
Höhenkoller über ca. 2500 m Höhe; auch vorbeugend zu nehmen

Arsenicum album D30 - stündl.
anstatt Coca oder bei Lebensgefahr (alle 10 Min. geben)

Sulfur D30 - 3stündl
nach Arsen, wenn die rauschartigen Beschwerden vorüber sind

Crataegus D2 - alle 10 Min.
matt, müde, zerschlagen; niedergeschlagen, ängstlich, reizbar;
Kopf, Herz und Brust beklommen; Herz pocht, stolpert verlangsamt

Kälteschock

Aconitum D30 - 3stündl
durch trocken-kalten Nordwind; Schüttelfrost, Zittern, Kopfweh

Camphora D1 - alle 5 Min.
plötzliche Erschöpfung, Kollaps, Muskelstarre, pulslos

reisekrank im Lift

Argentum nitricum D30 - 1x bei Bedarf
Magen hebt sich oder senkt sich

Borax D30 - 1x bei Bedarf
Angst bei jeder Abwärtsbewegung

Schrunden durch Kälte

Antimonium crudum D30 - 2x tägl.
Lippen, Hände, Füße, Fersen reißen ein

Natrium muriaticum D200 - einmalig
Riß in der Mitte der Unterlippe

Verstauchung, Verrenkung

Rhus tox D30 - stündl.
falls geschlossene Verletzung

Arnica D30 - stündl.
falls offene Verletzung; bandagieren!

Wanderung

Blasen

Cantharis D200 - einmalig
Blase nicht aufstechen, dient als Infektionsschutz! eiskalte Umschläge erlaubt

Sehnen

Rhus tox D30 - 2x tägl.
Zerrung der Achillessehne, Entzündung der Kniescheibensehne

beachte: mit Arnica-Gel oder Ruta-Öl einreiben, bandagieren!

Muskeln

Arnica D30 - stündl.
Muskelkater

Cuprum D30 - 1x bei Bedarf
Muskelkrämpfe

Verletzung durch Nesseln

Urtica urens D200 - einmalig
Jucken, Brennen

Reise ans Wasser (Seen, Meer)

Erste Hilfe bei Ertrunkenen

Lachesis D200 - einmalig
noch vor künstlicher Beatmung Nase und Lippen damit befeuchten

Schwimmen, Muskelkrampf

Cuprum D30 - einmalig
auf dem Rücken ans Ufer treiben und fest massieren

Schwimmen, Verletzung durch Quallen

Rhus tox D30 - 2x tägl.
Jucken, Brennen, Bläschen, Fieber

Schwimmen, Unterkühlung

Antimonium crudum D30 - 2x tägl.
Kälteschauer, Kopfweh, Nierenschmerz, Durchfall, Fieber

Unverträglichkeit von Meeresluft

Natrium muriaticum D200 - 1x bei Bedarf
zu salzhaltige Meeresluft; Bronchitis, Asthma, Ekzem, Kopfschmerz

Natrium sulfuricum D200 - 1x bei Bedarf
zu feucht-warme Meeresluft; Bronchitis, Asthma, Ekzem, Durchfall, Rheuma

Jodum D200 - 1x bei Bedarf
zu warme jodhaltige Meeresluft am Strand; Bronchitis, Asthma, Erregung, Aufregung

Bromum D200 - 1x bei Bedarf
zu warme oder zu kalte Meeresluft, aber eine Bootsfahrt bessert; Katarrh, Unruhe

Stiche, Bisse durch Wassertiere

Ledum D200 - 1x tägl.
Stacheln entfernen, Wunde mit:

Calendula-Salbe - 2x tägl.
einreiben und verbinden

Silicea D12 - 2x tägl.
wenn Stachel abbricht, zurückbleibt, sich entzündet

Tropenreise

beachte: Süßes, unreife Mango (Ruhrgefahr) meiden; Limonensaft trinken, Melonen essen (nur eine Sorte auf einmal!), viel trinken! In der Sonne: orangefarbene oder orangegestreifte Kleidung tragen; Essen, was dort üblich ist, abends Hauptmahlzeit, grünen Chili (Cayenne-Pfeffer) in Speisen mischen, dem Volk in den Kochtopf schauen oder in einheimischen Restaurants essen; Körnerfutter und Müsli zu Hause lassen!

Amöbenruhr (Bakterienruhr), akut

Cantharis D30 - stündl.
ausgelöst durch verunreinigtes Trinkwasser; Durchfälle und Leibschmerzen; weiße, blutige, schleimige Schabsel, heftiger Dauerkrümmkrampf

Colocynthis D30 - stündl.
blutige, schleimige Stühle, Krümmkrämpfe nur während des Stuhls

Colchicum D30 - stündl.
wäßrig, blutig, Blähbauch, Kolik und Afterkrampf nach dem Stuhl

fortgeschritten

Arsenicum album D30 - stündl.
wenig, unverdaut, schleimig, blutig; Durst auf kleine Schlucke, ruhelos

Mercurius corrosivus D30 - stündl.
blutig, wund, messerscharfe Krämpfe, anstrengende Entleerung, "nie fertig"

Sulfur D30 - stündl.
plötzlich, früh, spärlich, wäßrig, blutig; Dauerkrämpfe

Nux vomica D30 - stündl.
häufiger Drang; Krämpfe besser nach Stuhl

Rhus tox D30 - stündl.
wäßrig, aashaft; heftige Schmerzen die Oberschenkel hinunter

Lachesis D30 - stündl.
stinkend, dunkel blutig; Afterkrampf

Baptisia D30 - stündl.
hinfällig, stinkt; Krämpfe ohne Schmerz

Cholera, akut

Sulfur D200 - alle 2 Std.
solange bis der Schweiß kommt; unterbricht den Krankheitsprozeß

Veratrum album D30 - alle 15 Min.
Reiswasser- oder Spinatstühle, gleichzeitig Erbrechen, Vergehen während, Ohnmacht nachher, schneidende Krämpfe vorher, blaues Gesicht, kalter Schweiß, kalte Körperoberfläche, inneres Brennen, deckt sich ab

Arsenicum album D30 - alle 15 Min.
spärliche, braungelbe, grüne Stühle, Durst auf kleine Schlucke, ruhelose Angst

Cuprum D30 - alle 15 Min.
Krämpfe überall, Trockenheit, Blaufärbung, vergebliches Würgen

Jatropha curcas D30 - alle 15 Min.
Erbrochenes ist zäh, eiweißartig; Krämpfe, Kälte

Camphora D200 - alle 5 Min.
plötzlich kraftlos, blau, eiskalt, trocken, steif, quiekt, vom Magen steigt Brennen auf, Zunge kalt, Kollaps, Wärme erleichtert

Dengue-Fieber (Siebentagefieber)

Eupatorium perfoliatum D200 - notfalls 1x tägl.
Serum-Typ 1 bis 3; akutes hohes Fieber, Muskeln und Knochen wie zerschlagen (engl.: breakbone fever); Fieberrücklauf spätestens am 3. Tag; 3. bis 5. Tag eventuell masern- oder scharlachähnlicher Ausschlag

Crotalus D200 - notfalls 2x bis 3x tägl.
Serum-Typ 2 bis 4 (hämorrhagisch; Sterblichkeit um 50%); ab 7. Tag wieder Fieber, Blutungen aus allen Körperöffnungen (und in allen Organen)

Dengue-Fieber, Vorbeugung

Staphisagria D12 - 1x tägl. morgens
schützt vor Stichen der Aedes-Mücke

Filariose (Wuchereria, Brugia, Loa loa)

beachte: grüner Chili hält die Hautwürmer, deren Larven durch Insekten übertragen werden, fern oder verjagt sie!

Hydrocotyle D4 - 3x tägl.
bei weichen Gewebsschwellungen (Elephantiasis arabum)

Silicea D6 - 3x tägl.
bei verhärteten Gewebsschwellungen

Gelbfieber, akut

Aconitum D30 - 3stündl.
plötzlich hohes trockenes Fieber, Frost, springender Puls, ruhelos

Gelsemium D30 - 3stündl.
dunkelrotes Gesicht, Bandkopfschmerz, dumpf, benommen

Belladonna D30 - 3stündl.
purpurrotes Gesicht, schwere pulsierende Kopfschmerzen, dampft feucht

Bryonia D30 - 3stündl.
nach Aconit; hohes Fieber, übel, erbricht bei geringster Bewegung

Ipecacuanha D4 - alle 10 Min.
Erbrechen in den ersten Stadien bei sauberer Zunge und ständiger Übelkeit

Camphora D1 - alle 10 Min.
Kälte des ganzen Körpers, Kollaps

Gelbfieber, spätere Stadien

Arsenicum album D6 - stündl.
anhaltendes schwarzes, blutiges Erbrechen; Gesicht gelb, Brennen

Lachesis D12 - 3stündl.
erbricht, empfindlicher Bauch, braune Zunge; Delir, langsame Sprache

Acidum sulfuricum D6 - 2stündl.
blutet schwarz, schwitzt stark, erschöpfend; stinkende Stühle

Crotalus D12 - 3stündl.
erbricht schwarze Masse, blutet aus allen Öffnungen, gelbe Haut, Sepsis

Carbo vegetabilis D30 - 2stündl.
3. Stadium; Kollaps, Kälte, stinkende Absonderungen, große Schwäche

Gelbfieber, Vorbeugung

Crotalus D200 - 1x alle 6 Wochen
vor Ort viel Limonensaft trinken

Staphisagria D12 - 1x tägl. morgens
schützt vor Stichen der Aedes-Mücke

tropische Grippe

Eupatorium perfoliatum D200 - 1x tägl.
häufigste Arznei! wie rheumatisches Fieber; Muskeln und Knochen wie zerschlagen

Malaria, akut

China D4 - 3x tägl.
"Tertiana"; unregelmäßige Anfälle von kurzem Frost und durstlosem Fieber

Nux vomica D6 - 3x tägl.
Frost täglich spätnachmittags, blaue Fingernägel, durstlos; Magen-Darm-Beschwerden

Arsenicum album D6 - 3x tägl.
starke anhaltende Anfälle, Typho-Malaria, Brennen, Durst, Angst

Eupatorium perfoliatum D6 - 3x tägl.
wechselhafte Anfälle, Frost im Rücken, Schädeldach drückt, zerschlagen

Gelsemium D6 - 3x tägl.
vor allem Kinder; aufsteigender Frost, will sich festhalten wegen Schütteln

beachte: falls möglich aus Enzianwurzel, 3 gr. pro Tasse, einen kalten Auszug zubereiten, der 4 Std. zieht; filtern vor Trinken

Malaria, Vorbeugung

Natrium muriaticum M - einmalig
1 Woche vor Abreise, nach 8 Wochen bedarfsweise wiederholen

Staphisagria D12 - 1x tägl. morgens
schützt vor Stichen der Anopheles-Mücke

Schlafkrankheit (West- und Zentralafrika)

Nux moschata D200 - 1x tägl.
vorbeugend Muskatnuß lutschen!

Staphisagria D12 - 1x tägl. morgens
schützt vor Stichen der Tsetse-Mücke

Schlangenbiß

Ledum D4 - stündl.
Folge von Stich; Bißstelle mit scharfem Messer sofort tief ausschneiden!

Arsenicum album D30 - stündl.
bei großer ruheloser hinfälliger Schwäche

Lachesis D30 - stündl.
bei Herzbeschwerden

Vipera D30 - stündl.
bei Biß durch Viper

beachte: Golondrina-Tinktur auf alle Wunden geben; bei Klapperschlange Indigo-Pulver, bei Mokassin- oder Buschmeisterschlange Cedronsamen auf Wunde und gleichzeitig kauen

Spinnenbiß

Tarantula cubensis D12 - stündl.
bis zum Aufsuchen eines örtlichen Arztes; notfalls auch:

Ledum D4 - stündl.
Folge von Stich

Skorpionstich

Scorpio C200 - einmalig
Stachel entfernen, Meersalz oder auch Kochsalz als Paste auf die Wunde!

Typhus, akut

Sulfur D200 - alle 10 Min.
solange bis der erleichternde Schweißausbruch eintritt

Baptisia D6 - 3stündl.
dumpfer Ausdruck, alles stinkt, Delir: "als sei er in Stücke zerfallen"

Rhus tox D6 - 3stündl.
rotes Dreieck Zungenspitze, ruhelos, Kinnzittern, Stuhl unwillkürlich

Bryonia D6 - 3stündl.
alles schmerzt bei geringster Bewegung, Delir: "möchte nach Hause"

Arnica D4 - 3stündl.
ähnlich Baptisia; wie geprügelt, Hautblutungen, Stuhl und Urin gehen unwillkürlich ab, Gleichgültigkeit, Stupor, starr

NOTIZEN:

Röntgen

Röntgen-Bestrahlung; Lymphstau, blaß, wächsern, teigig

Apis D4 - 3x tägl.
warm, Kälte lindert; durstlos

Arsenicum album D6 - 3x tägl.
kalt, Wärme lindert; viel Durst, trinkt wenig

Natrium muriaticum D200 - 1x wöchentl.
fröstelt, Wärme lindert; viel Durst, trinkt viel

Serum anguillae D12 - 1x tägl. morgens
unter die Haut der gesunden Seite spritzen

Lymphstau, venös nach Röntgen

Hamamelis D4 - 3x tägl.
wie zerschlagen

Pulsatilla D4 - 3x tägl.
schwer wie Blei

Lymphstau, Gewebe, Narben nach Röntgen

Calcium fluoratum D12 - 2x tägl.
wuchernde Narben (Keloide)

Strontium carbonicum D12 - 2x tägl.
harte Schwellung

Verbrennung, Geschwüre nach Röntgen

Abrotanum D4 - 3x tägl.
Kapillarstärkung

Radium bromatum D12 - 2x tägl.
Röntgenkater; verfällt gangränös, wuchernde Narben

Acidum nitricum D6 - 3x tägl.
dünne Absonderung, übelriechend

Kreosotum D4 - 3x tägl.
verfällt eitrig, aashaft stinkend

Petroleum D6 - 3x tägl.
eiternd, fressend, übelriechend

NOTIZEN:

Schlaganfall

Schlaganfall, erste Hilfe

Arnica D30 - 2stündl.
rot; Bett ist zu hart, möchte weich liegen, Erschütterung schmerzt

Opium D30 - 2stündl.
dunkelrot; Bett ist zu weich, möchte hart liegen, Erschütterung schmerzlos

Belladonna D30 - 2stündl.
kirschrot; bewußtlos, weite Pupillen, Krämpfe, Urinabgang

Hyoscyamus D30 - 2stündl.
blaß; plötzliche Ohnmacht ohne Vorzeichen mit anfänglichem Aufschrei, Stuhlabgang unfreiwillig

Phosphorus D30 - stündl.
hellrot; nach vorherigem Nasenbluten ohne Anlaß

Laurocerasus D4 - alle 10 Min.
blaurot; plötzlich ohne Vorzeichen, Koma ohne Erwachen, Gesichtskrämpfe, kaltschweißig

Schlaganfall bei hohem Blutdruck

Aconitum D30 - 2stündl.
hochrot; panische Angst, sagt die Todesstunde voraus; Ärger, Aufregung

Arnica D30 - 2stündl.
kräftig rot; Verkalkung der großen Gefäße, plötzliche Blutung

Aurum D30 - 2stündl.
dunkelrot; Leber, Gefäßwandverhärtung, Dauerhochdruck, Blutung

Belladonna D30 - 2stündl.
kirschrot; plötzliche Blutdruckkrise

Glonoinum D30 - stündl.
blaurot; Nierenbeteiligung, plötzlicher Blutstau im Kopf

Schlaganfall bei niedrigem Blutdruck

Veratrum album D30 - 2stündl.
blaß, kalt, friert, elend, deckt sich auf

Tabacum D30 - 2stündl.
blaß, elend, speiübel, außen kalt, innen heiß, deckt sich auf

Arsenicum album D30 - 2stündl.
leichenblaß, kaltschweißig, todelend, Todesangst, deckt sich zu

allgemeine Folgen nach Schlaganfall

Barium carbonicum D4 - 3x tägl.
auf Hirnblutung folgende Lähmung; Therapiebeginn

Plumbum D6 - 3x tägl.
in aufsteigenden Potenzen bis D200; mit Lähmung der Handstrecker

Cuprum D6 - 3x tägl.
in aufsteigenden Potenzen bis D200; mit krampfartiger Lähmung

Phosphorus D12 - 2x tägl.
bei eher zarten Menschen nach Hirnblutung

Crotalus D12 - 2x tägl.
bei eher kräftigen Menschen nach Hirnblutung

Sprachverlust, Stimmbandlähmung nach Schlaganfall

Hyoscyamus D6 - 3x tägl.
bei frischer Lähmung

Causticum D4 - 3x tägl.
bei alter Lähmung

Halbseitenlähmung, wenn sonst gesundet

Causticum D4 - 3x tägl.
es ist ihm unmöglich, das richtige Wort zu finden (motorische Aphasie)

Baptisia D3 - 3x tägl.
Taubheits- und Vergrößerungsgefühl: kann nur Flüssiges schlucken

Diphtherinum D30 - 1x wöchentl.
aussichtslos

NOTIZEN:

Schreck

Schreckerlebnis, Schockerlebnis

Aconitum D200 - 1x bei Bedarf
unruhig, panisch ängstlich aufgeregt

Arnica D200 - 1x bei Bedarf
regungslos, wie erschlagen

Opium D200 - 1x bei Bedarf
apathisch, erstarrt, Spucke bleibt weg

Ignatia D200 - 1x bei Bedarf
hysterisch, weiß nicht was er tut

Anhalonium D200 - 1x bei Bedarf
erregt, zittert, aufgebracht

Hyoscyamus D200 - 1x bei Bedarf
erregt, lacht, weint, krampft, flieht

Nux moschata D200 - 1x bei Bedarf
stimmlos, sprachlos; es hat ihm die Sprache verschlagen

Natrium muriaticum D200 - 1x bei Bedarf
kummervoll; lange zurückliegender Schock; kann das Erlebte nicht vergessen

Schock des Neugeborenen nach der Geburt

Aconitum D30 - einmalig
"raus in die Kälte"; Unruhe, Zittern

NOTIZEN:

Schule

Angst, Prüfungen, Streß

Gelsemium D30 - 1x bei Bedarf
eher rundliche, rote Angst; einnehmen, sobald das Ereignis plagt

Argentum nitricum D30 - 1x bei Bedarf
schlank, blasse Angst; stolpert über Ereignisse, über seine Füße; rast zum Klo

Arsenicum album D30 - 1x bei Bedarf
totenmaskenähnliche Angst, verläßt das Klo nicht mehr

Ignatia D30 - 1x bei Bedarf
überaus sensibel, zart, gewissenhaft; verliert plötzlich die Nerven

Strophantus D4 - alle 10 Min.
Herzklopfen und Brett vor dem Kopf, dabei gut vorbereitet

Kopfweh vor der ersten Pause

Magnesium carbonicum D12 - 2x tägl.
nervöses Kopfweh, beginnt bereits nachts; bleibt in der Pause im Klassenzimmer, geht auf und ab, ißt Schulbrot, nachdem das Frühstück mürrisch abglehnt wurde

Kopfweh gegen Schulende

Calcium phosphoricum D12 - 2x tägl.
geistige Anstrengung; Knochennahtschmerzen, stützt Kopf auf, appetitlos

Phosphorus D200 - 1x bei Bedarf
geistig erschöpft; Hinterkopfweh; hungrig, Essen bessert; liebenswert

Petroleum D200 - 1x bei Bedarf
geistig erschöpft; Hinterkopfweh; hungrig, Essen bessert; reizbar, zornig

Cocculus D12 - 2x tägl.
übernächtigt, zu viel Fernsehen; Kopfweh mit Leere im Hirn

Natrium muriaticum D200 - 1x monatl.
schwüle Hitze, geistig erschöpft; zu viel Kummer zu Hause

Kopfweh durch Hunger

Sulfur D200 - 1x monatl.
wenn das Pausenbrot nicht rechtzeitig eingenommen werden kann

Psorinum D200 - 1x monatl., 3x insgesamt
beim Übergehen eines Pausenbrotes

Kopfweh wegen muffiger Luft im Klassenzimmer

Pulsatilla D12 - 2x tägl.
rund; braucht Frischluft, fröstelt

Lycopodium D200 - 1x monatl.
hager; braucht die Kälte

Kopfweh mit Ohnmacht

Acidum hydrofluoricum D200 - 1x monatl.
durch übermäßige Konzentration oder durch Einhalten von Stuhl und Urin; wird rot, kollabiert; zarter Knochenbau, schlank, untergewichtig, hellhäutig, hellhaarig

Kopfweh nach körperlicher Überanstrengung

Ignatia D200 - 1x monatl.
nach ungewohnten Anstrengungen

Carbo vegetabilis D200 - 1x monatl.
Hinterkopf; langsames Denken, arbeitsschwach, konzentrationsschwach

Leistungsschwäche, akademisch

Tuberculinum bovinum D200 - einmalig
Sprechen

Cancerinum D200 - einmalig
Lesen; gleichgültig

Psorinum D200 - einmalig
Lesen; verzweifelt

Luesinum D200 - einmalig
Rechnen, Logik

Medorrhinum D200 - einmalig
Schreiben

Leistungsschwäche, akademisch verspätet

Natrium muriaticum D200 - einmalig
lernt spät rechnen

Lycopodium D200 - einmalig
lernt spät schreiben

Calcium carbonicum D200 - 1x monatl.
in allem zu langsam, bemüht sich sehr

Sulfur D200 - 1x monatl.
in allem zu langsam, bemüht sich nicht

Leistungsschwäche, weil unterfordert

Arsenicum album D200 - 1x monatl.
alles oder nichts! hängt teilnahmslos in der Bank

Lachesis D200 - 1x monatl.
weiß zuviel, gibt seine Wachsamkeit auf, aber nicht seine Kommentare

Sulfur D200 - 1x monatl.
weiß zuviel, wird lauthals arbeitsscheu, "wozu der ganze Sch..."

Leistungsschwäche, weil überfordert

Natrium carbonicum D12 - 2x tägl.
Gedächtnis- und Intelligenzschwäche im Laufe des Studierens

Müdigkeit, Konzentrationsschwäche, hirnmüde

Agaricus D12 - 2x tägl.
albern, trödelt, grimassiert, "homöopathisches Studentenfutter"

Phosphorus D30 - 1x tägl.
geistig überfordert, allgemein schwach

Helleborus D4 - 3x tägl.
dösig, dümmlich, abweisend, wortkarg

Cocculus D12 - 2x tägl.
hampelt, dusselig, kopfleer; "Fernsehkinder"

Silicea D200 - 1x monatl.
versagt aus Minderwertigkeit

Zincum D200 - 1x monatl.
versagt wegen "zu langer Leitung"; verzinkt sich und wird undurchlässig

lernt schnell, vergißt schnell

Calcium carbonicum D200 - 1x monatl.
kaum daß er das Buch weglegt, hat er das Gelesene vergessen

Sulfur D200 - 1x monatl.
nimmt mühelos auf, nichts bleibt haften

Staphisagria D200 - 1x monatl.
aufnahmebereit, aber gedanklich abgetreten

Silicea D200 - 1x monatl.
mangelnde Festigkeit der Gedanken

begriffsstutzig

Belladonna D200 - 1x monatl.
für vorstellungshaftes Denken

Sulfur D200 - 1x monatl.
für Ideen; kennt nur seine eigenen

Pulsatilla D200 - 1x monatl.
für Worte und Wortbedeutungen

Staphisagria D200 - 1x monatl.
für räumliche Vorstellung

Calcium carbonicum D200 - 1x monatl.
für Weltgeschehen; weiß nicht mal, was mit ihm geschieht

unfähig

Capsicum D200 - 1x monatl.
höchst vergeßlich

Barium carbonicum D200 - 1x monatl.
dümmlich, kann sich auf nichts konzentrieren, endet immer mit Tränen

faul (arbeitsscheu bei vorhandenem Arbeitsvermögen)

Calcium carbonicum D200 - 1x monatl.
kann wenn er will, aber unfähig durchzuhalten; pflegt seine kindliche Weltfremdheit

Aurum D200 - 1x monatl.
geistig ohne Schwung, tut so als strenge alles gewaltig an

Sepia D200 - 1x monatl.
träger Geist, nimmt alles lässig

Graphites D200 - 1x monatl.
träger Geist, verlorengegangene Spannkraft, gibt nur noch behäbige Antworten

Carbo vegetabilis D200 - 1x monatl.
träger Geist, müde, denkunfähig

"Null Bock", Schulversagen

Calcium carbonicum D12 - 2x tägl.
gibt auf, wenn seine Mühe nicht anerkannt wird; "lohnt sich doch nicht"

Sulfur D12 - 2x tägl.
weiß schon alles oder nichts; "ist sowieso egal"

Phosphorus D12 - 2x tägl.
widmet sich schöneren Dingen; verweigert alles, was diesen entgegensteht

Arsenicum album D12 - 2x tägl.
weiß alles besser; "was können die mir schon beibringen"

Schwierigkeit nach Kinderkrankheit

Sulfur D12 - 2x tägl.
unruhig, bringt keine zwei Gedanken zusammen

Helleborus D4 - 3x tägl.
dösig mit gerunzelter Stirn

NOTIZEN:

Sonne

Lichtdermatose

Acidum hydrofluoricum D6 - 3stündl.
Brennen; Blasen klein, groß oder zusammenlaufend

Sonnenallergie

Natrium muriaticum D200 - einmalig
vorbeugend bei bekannter Neigung; 1 Gabe bei Sonnenbeginn wiederholen

Acidum hydrofluoricum D6 - 2stündl.
wenn die unbedeckten Teile sich röten und brennen; Frieseln oder Blasen

Cantharis D200 - einmalig
winzige, heftig brennende Bläschen beim ersten Sonnenstrahl

Sonnenbrand

Belladonna D200 - 2stündl.
rot wie eine Tollkirsche, fröstelt, verlangt nach Wärme

Rhus tox D200 - 2stündl.
heftiger Durst in großen Zügen; ganzer Körper wie zerschlagen

Arsenicum album D30 - stündl.
brennender Durst, aber trinkt nur winzige Schlucke, verlangt nach Wärme

Cantharis D200 - 3stündl.
blasige Haut wie Verbrennung I. Grades

Calendula D4 - 2stündl.
wenn sich die Blasen öffnen

Causticum D200 - 6stündl.
wunde, verätzte Haut wie Verbrennung II. Grades

Arnica D200 - 6stündl.
nicht vergessen! Körper wie geprügelt, große Angst berührt zu werden

Sonnenstich

Lachesis D200 - einmalig
immer zuerst geben; danach das Simile

Aconitum D200 - 2stündl.
Unruhe, geht auf und ab; Delir, spricht vom nahenden Tod

Apis D200 - 6stündl.
trockenes Fieber, stechende Kopfschmerzen (Hirnschwellung), Delir

Lachesis D200 - 6stündl.
dunkelrotes Gesicht, später blaß; panische Angst, Erstickungsgefühl

Glonoinum D200 - 3stündl.
hochrotes Gesicht; Delir, weiß nicht, wo er ist, möchte nach Hause

Arsenicum album D200 - 2stündl.
kaltschweißiges Totenmaskengesicht; Frost, Angst, will aus dem Bett

zittrige Schwäche bei jungen Menschen nach Sonne

Conium D30 - 1x bei Bedarf
Auslösung!

NOTIZEN:

Überanstrengung

Überanstrengung, geistig

Phosphorus D200 - einmalig
Hinterkopfschmerz, matt, erschöpft, eingefallen, leichenblaß

Acidum phosphoricum D12 - 2x tägl.
zart, blaß, erschöpft, seufzt, zieht sich zurück, Kummer

Silicea D200 - 1x monatl.
zart, dürr, geknickt, fröstelnd, schreckhaft

Überanstrengung, körperlich

Rhus tox D30 - 1x bei Bedarf
Kreuz, Muskeln wie zerschlagen, möchte ruhen, dreht sich hin und her

Arnica D30 - 1x bei Bedarf
Kreuz, Muskeln wie geprügelt, möchte ruhen, findet keine Ruhe

wie zerschlagen nach Überanstrengung

Rhus tox D30 - 1x bei Bedarf
Gelenke, Knochen, Kreuz

Arnica D30 - 1x bei Bedarf
Muskeln, Knochen, Kreuz

Überanstrengung der Augen

Ruta D4 - stündl.
Augen brennen wie Feuerbälle, jede Faser wie gereizt

Onosmodium D4 - stündl.
Augen dumpf, schwer, wund, ohne Rötung; Hinterkopfweh, Schwäche

Agaricus D12 - 2x tägl.
heftiges Lidzucken, Sehschwäche, Grauer Star

Asarum D12 - 2x tägl.
Augen steif, brennen oder werden kalt empfunden; schlimmer bei Sonne, kalte Auflage lindert

Calcium carbonicum D12 - 2x tägl.
nach zuviel Fernsehen; Kopfschmerz, Sehstörungen

NOTIZEN:

Unfall

Gehirnerschütterung, frisch

Arnica D200 - 2x tägl.
"alles ist zu hart", möchte weich liegen, Erschütterung schmerzt

Opium D200 - 1x tägl.
"alles ist zu weich", will hart liegen, Erschütterung macht schmerzlos

Gehirnerschütterung mit Kopfweh

Arnica D12 - 2x tägl.
rot

Hyoscyamus D12 - 2x tägl.
blaß

Natrium carbonicum D12 - 2x tägl.
noch nach vielen Jahren

Gehirnerschütterung mit Krämpfen

Cicuta virosa D6 - 2x tägl.
wie epileptischer Anfall; bewußtlos

Gehirnerschütterung mit Schwindel

Arnica D12 - 2x tägl.
rot

Hyoscyamus D12 - 2x tägl.
blaß

Natrium carbonicum D12 - 2x tägl.
noch nach vielen Jahren; oder:

Natrium sulfuricum D12 - 2x tägl.
6 Wochen lang; danach:

Cicuta virosa D6 - 3x tägl.
6 Wochen lang; Kur bedarfsweise wiederholen

Hirnverletzung

Arnica D4 - 3x tägl.
Folge von Blutung; Kopfschmerz, Ängste

Hypericum D4 - 3x tägl.
Folge von Nervenquetschung; Jammerneurose, Hypochondrie

Helleborus D4 - 3x tägl.
wenn blaß und debil wird

Natrium carbonicum D12 - 2x tägl.
Kopfschmerz als Spätfolge, schlimmer bei Sonne

Hirnverletzung, will aus dem Bett fliehen

Stramonium D30 - 1x bei Bedarf
rot

Hyoscyamus D30 - 1x bei Bedarf
blaß

Crush-Syndrom, akutes Nierenversagen

Serum anguillae D200 - 1x bei Bedarf
in die Vene spritzen; Wirkungsrichtung: vegetativ-zentral

elektrischer Schlag

Phosphorus D30 - 1x bei Bedarf
blaß; Kribbeln, Zittern, Aufregung, Angst

Nux vomica D30 - 1x bei Bedarf
scheintot; starr, verkrampft, bewußtlos

Lachesis D30 - 1x bei Bedarf
blau verfärbtes Gesicht

Erfrierung, Schmerzen nach der Wiederbelebung

Carbo vegetabilis D30 - stündl.
brennend

Arsenicum album D30 - stündl.
feurig

Ertrinken, Erste Hilfe

Lachesis D200 - einmalig
noch vor künstlicher Beatmung Nase und Lippen damit befeuchten

Verbrühung von Lippen, Zunge, Mund

Hamamelis D4 - alle 10 Min.
Bezug zum Venenblut

NOTIZEN:

Verbrennung

Verbrennung I. Grades

Apis D200 - einmalig
Röte, Hitze, stechendes Brennen, wäßrige Schwellung, Kälte lindert

Aconitum D30 - 2- bis 3stündl.
hellrot, trockene Hitze, flacher, roter Ausschlag, Kälte lindert

Belladonna D30 - 2- bis 3stündl.
kräftig rot wie eine Tollkirsche, flachroter Ausschlag, Wärme lindert

Arnica D30 - 3stündl.
nicht vergessen! infolge Verletzung, wie zerschlagen, Berührungsangst

Hamamelis D4 - alle 10 Min.
bei Verbrühung der Lippen, der Zunge, der Mundschleimhaut

Verbrennung II. Grades

Rhus tox D200 - 1x tägl.
juckende Bläschen, kühler Umschlag tut gut, viel Durst auf Kaltes

Cantharis D30 - 2- bis 3stündl.
brennende Blasen, verlangt Kühle

Arsenicum album D30 - 2- bis 3stündl.
brennende Bläschen, brennender Durst, trinkt wenig, verlangt Wärme

Verbrennung III. Grades

Causticum D200 - 1x tägl.
rohes Fleisch, schmerzt wie verätzt

Pyrogenium D30 - 1x bei Bedarf
rohes Fleisch beginnt zu stinken

Calendula D4 - 3stündl.
wenn die Blasen aufbrechen

Acidum carbolicum D4 - 3x tägl.
Geschwüre, starke Verschorfung

NOTIZEN:

Vergiftung

beachte: zuerst Brechmittel geben (Salzwasser, Senfwasser, Backpulverwasser, Kernseifenlösung); bei Abweichungen siehe im Text; Säuren und Laugen wegen der Gefahr des Magendurchbruchs nicht zum Erbrechen bringen; Säuren mit Backpulverlösung, Glaubersalz, Laugen mit wasserverdünntem Essig in großen Mengen entgegenwirken; hinterher mit Holzkohlenpulver (Carbo medicinalis) neutralisieren. Dies sind Sofortmaßnahmen, der Notarztwagen ist unerläßlich.

allgemeine Maßnahmen

Arsenicum album D30 - alle 15 Min.
Schock und Kollaps vorbeugend bei unbekanntem Gift

Nux vomica D30 - alle 5 Min.
wenn der Betroffene trotz Brechmittel nicht erbrechen kann

Vergiftungsschock, Kollaps

Arsenicum album D30 - alle 10 Min.
erbricht, entkräftet, trotzdem unruhig; eingefallen, aschfahl, ängstlich

Aconitum D30 - alle 10 Min.
Schock, Todesangst; wirft sich umher, stöhnt laut

Veratrum album D30 - alle 10 Min.
kaltschweißig, blau, eingefallen, spitze Nase; Atem kalt, erbricht häufig

Carbo vegetabilis D30 - alle 10 Min.
blaß, alles kalt, blaue Lippen; verlangt, daß man ihm Luft zufächelt

Cuprum D30 - alle 10 Min.
Kollaps mit starken Krämpfen; dabei läuft Gesicht blau an

Cantharis D30 - alle 10 Min.
heftiges Brennen in Niere, Blase, Harnröhre; Harnversuch quält

desinfizierende Mittel (Karbolsäure)

Arsenicum album D30 - alle 10 Min.
dazu Alkohol in jeder Form (außer Bier) trinken lassen

Acidum aceticum D30 - stündl.
bei anhaltender Schwäche danach

Arsen (Unkrautvertilgung, Rattengift)

Opium D30 - alle 15 Min.
dazu Milch mit Eiweiß, dann Brechmittel

China D30 - 2x tägl.
bei anhaltender Schwäche

Nux vomica D30 - 2x tägl.
bei anhaltend empfindlichem Magen

Kupfer (Pflanzenspray, Rattengift)

Belladonna D30 - alle 10 Min.
Milch mit Eiweiß bevor Brechmittel; Bauchkrämpfe

Hepar sulfuris D200 - 1x tägl.
bei anhaltend empfindlichem Magen

Phosphor (Feuerwerk, Streichhölzer, Rattengift)

Nux vomica D30 - alle 10 Min.
schwarzen Kaffee nach Brechmittel; danach keine Öle und Fette essen

Oleum terebinthinae D30 - stündl.
bei Herzbeschwerden

Carduus D3 - 3x tägl.
bei Leberbeschwerden

Jod (antiseptische Mittel)

Arsenicum album D30 - alle 10 Min.
dazu erst Kartoffelmehl oder Weizenmehl mit Wasser, dann Brechmittel

Silbernitrat (Tinte, Reinigungsmittel)

Arsenicum album D30 - alle 10 Min.
Salzwasser zum Erbrechen und Neutralisieren

Natrium muriaticum D200 - 1x tägl., 3x insgesamt
zur Nachbehandlung der verätzten Schleimhäute

Quecksilber (Thermometer, Pflanzenspray, Desinfektion)

Belladonna D30 - alle 10 Min.
die Restbeschwerden im geistigen Bereich behandeln mit:

Aurum D30 - 1x tägl.
bei Depressionen

Hepar sulfuris D200 - 1x tägl., 3x insgesamt
bei Überempfindlichkeit (auch körperlich)

Blei (Farben, Farbstoff, Kitt)

Nux vomica D30 - alle 10 Min.
zur Nachbehandlung:

Acidum sulfuricum D3 - 3x tägl.

Zink (Unkrautvertilgung, Schweißpaste)

Camphora D200 - alle 10 Min.
danach längere Zeit keinen Alkohol trinken

Opium, Morphium, Codein, Heroin (Pupillen eng!)

Nux vomica D3 - alle 5 Min.
bei Bewußtsein; dazu starken heißen, türkischen Kaffee, danach Brechmittel

Nux vomica D30 - 2x tägl.
zur Nachbehandlung der Überempfindlichkeit

Barbiturate (Schlafmittel)

Nux moschata D30 - alle 10 Min.
dazu Muskatpulverlösung nach Brechmittel

Giftpflanzen, Beeren, Pilze

Phosphorus D30 - 2x tägl.
zur Nachbehandlung; vorher Kaffee trinken lassen, kein Tee!

Eisentabletten

Arsenicum album D30 - alle 10 Min.
verdünnter Tomatensaft nach Backpulverlösung

China D4 - 3x tägl.
zur Nachbehandlung

Strychnin (Rattengift)

Veratrum viride D30 - 1x nach jedem Krampf
beeinflußt die Körperkrämpfe

Kohlenmonoxyd (Leuchtgas)

Belladonna D30 - alle 10 Min.
dunkelrotes Gesicht, Hirnreiz, rasendes Kopfweh; beachte: Gewaltausbrüche!

Carboneum sulfuricum D30 - alle 10 Min.
rotes bis blaues Gesicht, übel, Brechwürgen, betäubendes Kopfweh

Opium D200 - alle 15 Min.
bei dunkelrotem bis blauem Gesicht, starre Bewußtlosigkeit, Atemstillstand

Chlor

Natrium muriaticum D200 - alle 30 Min.
bei Augenreizung; dazu Zigarette rauchen oder Rauch einatmen lassen

Nahrungsmittel, Vergiftung

Arsenicum album D30 - alle 10 Min.
Brechdurchfall mit großer ängstlicher Unruhe, Schwäche

Cuprum arsenicosum D4 - alle 5 Min.
bei heftigen krampfenden, schneidenden Bauchschmerzen und krampfendem Erbrechen

Belladonna D30 - alle 10 Min.
rotes Gesicht, trockene Schleimhäute, keine Ausscheidungen

Urtica urens D200 - alle 30 Min.
Nesselausschlag

Carbo vegetabilis D30 - alle 10 Min.
beginnt mit Zusammenschnürung des Halses; Schwindel, Taumel, Atemnot, Kollaps; Bauch aufgetrieben, Gesicht leichenblaß, Lippen blau; Luft zufächeln!

Mercurius corrosivus D200 - alle 30 Min.
schwere Atemnot, blutiges Erbrechen, fortschreitende Lähmung (z.B. nach Rogen)

Stramonium D30 - alle 10 Min.
nach verdorbenen Kartoffeln; keine Schmerzen, großes Unbehagen, macht seltsame Bewegungen

Nahrungsmittel, Vergiftung, Nachbehandlung

Bryonia D30 - 2x tägl.
zur Nachbehandlung bei trockener Kehle, Verstopfung, Kopfweh, starkem Durst

Acidum aceticum D30 - 2x tägl.
zur Nachbehandlung der Schwäche

NOTIZEN:

Verletzung

Folge von Verletzung

Arnica D30 - einmalig
jede Verletzung, Verwundung, innerlich, äußerlich, offen, geschlossen, auch Gehirnerschütterung, Muskelkater, Operationen, Zahnziehen; dämpft die Blutung, nimmt den Schmerz

Bluterguß

Acidum sulfuricum D3 - 2stündl.
Rand wie ausgefranst, glasige Schwellung

elektrischer Schlag

Phosphorus D30 - 1x bei Bedarf
blaß; Kribbeln, Zittern, Aufregung, Angst

Nux vomica D30 - 1x bei Bedarf
scheintot; starr, verkrampft, bewußtlos

Lachesis D30 - 1x bei Bedarf
blau verfärbtes Gesicht

Verletzung durch Glassplitter, vor allem der Finger

Silicea D6 - 3x tägl.
ohne Eiterung

Hepar sulfuris D200 - 1x tägl., 3x insgesamt
mit Eiterung

Hundebiß

Calendula D4 - 3x tägl.
Hundezähne verursachen Rißwunden

Hydrophobinum D200 - einmalig
beugt Tollwut vor

Verletzung durch Injektionen

Ledum D4 - 3x tägl.
Folge von Stich

Aranea diadema D12 - 2x tägl.
Danebenspritzen von Chemotherapeutika

Katzenbiß

Ledum D4 - 3x tägl.
am Daumen; Katzenzähne verursachen Stichverletzung

Lachesis D12 - 2x tägl.
bei anschließender Blutvergiftung

Schlangenbiß

Ledum D4 - stündl.
Folge von Stich; Bißstelle mit scharfem Messer sofort tief ausschneiden!

Arsenicum album D30 - stündl.
bei großer ruheloser hinfälliger Schwäche

Lachesis D30 - stündl.
bei Herzbeschwerden

beachte: Golondrina-Tinktur auf alle Wunden geben; bei Klapperschlange Indigo-Pulver, bei Mokassin- oder Buschmeisterschlange Cedronsamen auf Wunde und gleichzeitig kauen

Spinnenbiß

Tarantula cubensis D12 - stündl.
bis zum Aufsuchen eines örtlichen Arztes; notfalls auch:

Ledum D4 - stündl.
Folge von Stich

Skorpionstich

Scorpio C200 - einmalig
Stachel entfernen, Meersalz oder auch Kochsalz als Paste auf die Wunde!

Quetschung

Hypericum D30 - in Wasser
Nervenverletzung

Acidum carbolicum D6 - alle 10 Min.
durch stumpfe Gegenstände

Rißwunden

Calendula D4 - 3x tägl.
Stacheldraht, Hundebisse; "pflanzliches Hepar sulfuris"

Hamamelis D4 - 3x tägl.
anhaltende dunkle Blutung; verletzte Teile wie gequetscht

Acidum carbolicum D4 - 3x tägl.
und Quetschung durch stumpfe Gegenstände, vor allem der Fingerspitzen

Schnittwunden

Staphisagria D3 - 3x tägl.
auch Operationsschnitte

Schürfwunden

Bellis D3 - 3x tägl.
bis die Krusten abfallen; hinterläßt keine Narben; Knutschflecken!

Stichwunden

Ledum D3 - 3x tägl.
auch Insektenstiche, Spritzen, Spritzenabszeß, kalte Auflage lindert

Wunden vereitert

Hepar sulfuris D200 - 8stündl., 3x insgesamt
warme Auflage lindert

Mercurius solubilis D30 - 1x tägl.
kalte Auflage lindert

Wunden, nicht stehen wollende Blutung

Hamamelis D4 - alle 10 Min.
venös, dunkel

Gehirnerschütterung

Arnica D200 - 1x tägl.
"alles ist zu hart", möchte weich liegen, Erschütterung schmerzt

Opium D200 - 1x tägl.
"alles ist zu weich", will hart liegen, Erschütterung macht schmerzlos

Kopfschmerz nach Gehirnerschütterung

Arnica D12 - 2x tägl.
Therapiebeginn, auch wenn Ereignis lange zurückliegt; danach:

Natrium carbonicum D12 - 2x tägl.
2 bis 3 Monate lang; bei Nichterfolg mit:

Natrium sulfuricum D12 - 2x tägl.
versuchen; ebenso lange geben

Gehirnerschütterung mit Krämpfen

Cicuta virosa D6 - 2x tägl.
wie epileptischer Anfall; bewußtlos

Schwindel nach Gehirnerschütterung

Natrium sulfuricum D12 - 2x tägl.
4 Wochen lang; danach:

Cicuta virosa D6 - 3x tägl.
4 Wochen lang; Kur bedarfsweise wiederholen

Boxerauge, Brillenhämatom

Acidum sulfuricum D3 - 2stündl.
Rand wie ausgefranst, glasige Schwellung

Ledum D3 - 2stündl.
Rand glatt, wie gemalt, kalte Auflage lindert

Verletzung des Oberlides

Ledum D4 - 3x tägl.
Lidlähmung

Verletzung der Linse

Conium D4 - 3x tägl.
mit anschließendem Grauen Star

Verletzung der Brustdrüse

Bellis D3 - 3x tägl.
der Brustwarzen

Conium D30 - 3x wöchentl.
Knoten nach Stoß

Rippenprellung

Bellis D3 - 3x tägl.
sehr bewährt; auch Rippenbruch; "wie ein Schlag auf die Brust"

Asthma nach Verletzung

Hypericum D4 - 3x tägl.
nach Verletzung der Wirbelsäule

Rückenschmerz nach Wirbelsäulen-Verletzung

Arnica D12 - 2x tägl.
Therapiebeginn, immer zuerst geben, 4 Wochen lang; danach:

Hypericum D4 - 3x tägl.
4 Wochen lang; bei Nichterfolg mit:

Natrium sulfuricum D12 - 2x tägl.
versuchen; ebenso lange geben; Kur bedarfsweise wiederholen

Schleudertrauma

Arnica D12 - 2x tägl.
Therapiebeginn, immer zuerst geben, 4 Wochen lang; danach:

Hypericum D4 - 3x tägl.
4 Wochen lang; danach:

Ruta D4 - 3x tägl.
4 Wochen lang; auch als Mischung zu gleichen Teilen, 10 Tropfen je Gabe

Meniskus-Verletzung

Petroleum D6 - 3x tägl.

Sehnenriß

Symphytum D4 - 3x tägl.
zu gleichen Teilen mischen mit:

Ruta D3 - 3x tägl.
davon 10 Tropfen je Gabe

Anacardium D4 - 3x tägl.
falls starke Schmerzen weiter bestehen

Verstauchung

Rhus tox D4 - 3x tägl.
Zerrung von Gelenkkapseln, Sehnen, Bändern; Fußballer, Tänzer, Tennis

Knochenhautverletzung

Ruta D3 - 3x tägl.
Prellungen, Schienbein, Sehnenbeteiligung, usw.

Knochenbruch

Symphytum D4 - 3x tägl.
Grünholzfraktur; fördert Kallusbildung

Ruta D4 - 3x tägl.
Knochenhaut und Sehnen schmerzen

Acidum carbolicum D4 - 3x tägl.
offener Bruch, starke Verschorfung der Wunden

chronische Schwellung nach Fraktur

Strontium carbonicum D12 - 2x tägl.
warme Auflage lindert

Nervenverletzung

Hypericum D30 - 1x in Wasser
Schnitt, Quetschung

NOTIZEN:

Wetter

Föhn

Tuberculinum GT D200 - 1x monatl.
lymphatische Diathese, wetterempfindlich

Crataegus D2 - 3x tägl.
Stirnkopfschmerz, Herzbeklemmung

Gelsemium D30 - 1x bei Bedarf
Bandkopfschmerz, Schwindel, müde, matt

Rhododendron D4 - 3x tägl.
Rheuma der kleinen Gelenke

Frost

Frostbeulen, Erfrierungen

Secale D30 - stündl.
abgestorbene Finger und Zehen, bleich, gefühllos, geschwollen

Arsenicum album D30 - stündl.
abgestorbene Glieder, Kälteschauer; Brennen der Teile nach leichter Erwärmung

Agaricus D4 - 3x tägl.
juckt wie mit tausend Eisnadeln, vor allem nachts; auch vorbeugend

Abrotanum D3 - 3x tägl.
flohstichartige Schmerzen, feinste Venenzeichnung sichtbar

Petroleum D6 - 3x tägl.
sehr schmerzhaft, sieht übel aus; alte Frostbeulen, die jeden Winter aufblühen

Gewitter

vor Gewitter

Phosphorus D200 - einmalig
fühlt die elektrische Spannung in den Nerven; verkriecht sich in einer dunklen Ecke

Rhododendron D200 - einmalig
fühlt die elektrische Spannung in den Zähnen, in den Gliedern; muß sich bewegen

bei Gewitter

Phosphorus D200 - einmalig
vor dem Blitz; macht alle Läden zu und verkriecht sich im Keller

Natrium carbonicum D200 - 1x monatl.
übelgelaunt, ängstlich

Sepia D200 - 1x monatl.
Angst beim Alleinsein, aber auch unheimlich fasziniert vom Gewitter

empfindlich auf Donner und Blitz

Psorinum D200 - einmalig
frostig, sieht schmutzig aus; alle Ausscheidungen stinken aashaft

Hitze, Wärme

trockene Hitze

Natrium muriaticum D200 - 1x tägl.
Wasserstau, Ödeme der Beine, der Hände, im Gesicht

Natrium carbonicum D200 - 1x tägl.
völlig abgespannt, Kopfweh zum Platzen, angstbetonte Niedergeschlagenheit

Lachesis D30 - 1x tägl.
bei tropischer Hitzewelle; Kopfweh, Herzenge, Halsenge

feuchte Hitze, Schwüle

Gelsemium D30 - 3stündl
müde, schlapp, teilnahmslos; relativ frostig, Bandkopfschmerz

Carbo vegetabilis D30 - 3stündl
Stoffwechsel stockt, Oberbauch aufgebläht, drückt aufs Herz, Atemnot, erschöpft

Crotalus D30 - 3stündl
hitzig, aufgeregt oder frostig, kollapsig; Herzdruck, Herzklopfen, Schweiß erlöst

Jodum D30 - 3stündl
hitzig, aufgeregt durch geringste Wärme, warme Räume, Enge; Schilddrüse

feucht-warmes Wetter

Natrium sulfuricum D200 - 1x tägl.
Asthma oder Rheuma oder melancholische Schwäche

Gelsemium D30 - 1x tägl.
Heuschnupfen, Sommergrippe, Kopfschmerz; teilnahmslos, müde, matt

Jodum D12 - 2x tägl.
Krupp-Husten durch lange anhaltendes feuchtes Wetter; alle Stadien,
Kehle wie geschwollen, wie verschlossen

Lachesis D12 - 2x tägl.
Stauungen, Kopf, Herz, Kreislauf, Halsenge, Asthma, Rheuma

Carbo vegetabilis D30 - 1x tägl.
gestaut, schlapp, schläfrig, Oberbauchvölle drückt zum Herzen, Kreislauf, Atemnot

Luesinum D200 - 1x bei Bedarf
Kopfweh an der Schädelbasis, Knochenschmerzen, von frühabends bis morgens

feucht-warmes Wetter, Schwüle, Asthma

Ipecacuanha D3 - 3x tägl.
Brustangst, Schwere, Übelkeit; droht zu ersticken; bewegt sich nicht!

Lachesis D12 - 2x tägl.
Erstickungsgefühl gegen Morgen, beim Erwachen; Schweiße erleichtern

schönes heiteres, trockenes Wetter

Sarsaparilla D6 - 3x tägl.
Heuschnupfen, Nierenbeschwerden; gichtige Anlage

Hepar sulfuris D200 - alle 8 Std., 3x insgesamt
aber auch empfindlich gegen Kälte und Zugluft

Causticum D12 - 2x tägl.
erkältlich, heiser, chronisches Sommerrheuma; kaltes Trinken, kalte Auflagen!

Bryonia D12 - 2x tägl.
erkältlich, rheumatisch, Ischias; schlimmer bei Wärme, Berührung, Bewegung

Nux vomica D30 - 1x tägl.
Kopfweh, Ärger, Magen-Darm-Beschwerden; Schnupfen bei trockener Kälte

Acidum hydrofluoricum D12 - 2x tägl.
Empfindlichkeit der Venen, blasige Sonnenallergie, Pilzekzeme

Plumbum D12 - 2x tägl.
Verkalkung, Lähmung, Nierenschrumpfung, Neigung zu Fehlgeburt

Asthma bei schönem trockenem Wetter

Hepar sulfuris D200 - 1x monatl.
liebt das feuchte Wetter

Causticum D12 - 2x tägl.
fühlt sich wohler bei Regenwetter oder bei trübem Himmel

Medorrhinum D200 - 1x bei Bedarf
liebt Feuchtigkeit und Meeresluft

Erkältung an schönen trockenen Tagen

Aconitum D30 - 1x bei Bedarf
und trocken-kalten Nächten

Mercurius solubilis D30 - 1x tägl.
und naßkalten Nächten

Rheuma bei schönem trockenem Wetter

Bryonia D3 - 3x tägl.
liebt Regen, möchte sich bewegen, aber heftiger Bewegungsschmerz

Nux vomica D6 - 3x tägl.
liebt Regen, bei Bewegung schlimmer, fühlt sich wie verkatert

Causticum D4 - 3x tägl.
haßt trockene Kälte, liebt feuchte Wärme, ruhelos nachts

Hepar sulfuris D200 - 1x wöchentl.
äußerst kälteempfindlich, liebt feuchte Wärme, Einhüllen; wie zerschlagen

Sarsaparilla D4 - 3x tägl.
haßt feuchte Kälte, liebt feuchte Wärme; wandernde Schmerzen nachts

direkte Sonne: Erste Hilfe

Natrium carbonicum D30 - 3stündl.
dumpfer schwerer Kopfschmerz, ängstlich verstimmt

Belladonna D30 - 3stündl.
Blutandrang zum Kopf, pulsierender Stirn- und Schläfenkopfschmerz bis zum Nacken

Cantharis D30 - 3stündl.
Sonnenbrand

Glonoinum D30 - 3stündl.
Sonnenstich, bewußtlos

Natrium sulfuricum D30 - 3stündl.
mit Schwäche bei hoher Luftfeuchtigkeit

Augenentzündung durch Sonne im Gebirge

Aconitum D30 - einmalig
zugige, kalte, trockene Luft; oder durch Fremdkörper!

Belladonna D30 - 1x bei Bedarf
grelles Licht, durch Schnee reflektierte Sonne; Augen rot, heiß, weite Pupillen

Apis D30 - 1x bei Bedarf
rote, brennende, stechende Augen

Euphrasia D12 - 2x tägl.
Stechen, Brennen, Sandgefühl, Tränen, Lichtscheue, geschwollen; schneeblind!

Durchfall bei sommerlicher Wärme

Aconitum D30 - 3stündl.
plötzlich; heiße Tage, kalte Nächte; Stühle häufig, spärlich, Krämpfe

Belladonna D30 - 3stündl.
plötzlich; nach Kopfnässe; rundliche rote Kinder und Jugendliche

Ferrum phosphoricum D4 - 2stündl.
allmählich; Sommerwärme; Fieber, Stühle unverdaut, keine Krämpfe

Antimonium crudum D4 - 2stündl.
allmählich nach Baden und Schwimmen an heißen Tagen; Zunge dick weiß belegt

China D4 - 3stündl.
rasche Entkräftung, Abmagerung

Iris D6 - 3stündl.
mit saurem Erbrechen, Zähne werden davon stumpf

Durchfall und Erbrechen bei Kindern im Sommer

Aethusa D4 - stündl.
gleich wieder Hunger

Antimonium crudum D4 - stündl.
nach kaltem Essen an heißen Tagen

Pulsatilla D6 - stündl.
nach Kaltem, Speiseeis, Fett

Ailanthus D6 - stündl.
schleichend, Fieber, Sepsis, bösartiger Verlauf

Herzbeschwerden bei Hitze, Sonne

Aconitum D30 - 1x bei Bedarf
heiß, trocken

Belladonna D30 - 1x bei Bedarf
heiß, dampfend

Glonoinum D30 - 1x bei Bedarf
heiß, klopfend

Kopfschmerz bei Hitze, Sonne; rot

Aconitum D30 - 2stündl.
hochrot; panische Angst, Schädeldecke hebt sich ab

Belladonna D30 - 2stündl.
kirschrot, eher rundlich; schwitzt, pulsierend

Glonoinum D30 - 2stündl.
blaurot; verwirrt, pochend

Lachesis D30 - 2stündl.
tiefrot; benommen, klopfend

Kopfschmerz bei Hitze, Sonne; blaß

Apis D30 - 2stündl.
motorische Unruhe

Helleborus D30 - 2stündl.
döst vor sich hin oder läuft unmotiviert auf und ab

Zincum valerianicum D30 - 2stündl.
findet keine Ruhe im Bett, muß Beine bewegen

Unterkühlung an heißen Tagen

Dulcamara D30 - 1x tägl. abends
Stockschnupfen an kühlen Abenden

Carbo vegetabilis D30 - 1x tägl. abends
erkältlich, heiser an kühlen Abenden

Antimonium crudum D200 - einmalig
nach Kaltbaden, Kaltessen; Zunge dick-weiß belegt; Halsweh, Husten, Durchfall

Kälte

trocken-kaltes Wetter

Natrium muriaticum D200 - 1x monatl.
Kälteallergie

Asarum D12 - 2x tägl.
Ischias im Sitzen, Kopf, Herz, Darm, Gemüt, geistig erschöpft; Gefühl zu schweben

Asthma in winterlicher Kälte

Silicea D12 - 2x tägl.
Reizhusten wie von einem Haar, starkes Rasseln, übelriechender Schleim

Psorinum D200 - einmalig
äußerst kälteempfindlich, kurzatmig im Freien; legt sich nieder; Stechen und Wundheit hinter Brustbein

Bindehaut-Entzündung durch Kälte, Durchnässung

Aconitum D30 - 3stündl.
Zugluft; Sandgefühl, lichtscheu

Pulsatilla D6 - 3x tägl.
Erkältung; morgens verklebt, abends fließen Tränen und milder Schleim

Calcium carbonicum D6 - 3x tägl.
Durchnässen; lichtscheu, Tränen fließen stetig

Rhus tox D30 - 3stündl.
Unterkühlung; lichtscheu, heiße beißende Tränen; verkrampfter Lidschluß

Mercurius solubilis D30 - 1x tägl.
Kälte; unerträglich brennende, beißende Tränen; vor allem nachts

Grippe in winterlicher Kälte

Pyrogenium D30 - 1x bei Bedarf
den ganzen Winter über, beginnt im Hals, wund, brennend; zusätzlich:

Phytolacca D4 - 3x tägl.
naßkaltes Wetter; dunkelroter Rachen, Schmerz in den Ohren, schmerzende Glieder

Silicea D12 - 2x tägl.
jeden Winter; fröstelt den ganzen Winter über; trägt warme Wollmützen

Arsenicum album D12 - 3x tägl.
immer ab November; trägt viel Wolle, aber nicht am Kopf

Halsschmerzen bei kaltem Wetter, Wärme lindert

Belladonna D30 - 1x bei Bedarf
Hals in Schals gepackt

Hepar sulfuris D200 - 8stündl., 3x insgesamt
Hals und ganzer Kopf in Schals gehüllt

Capsicum D6 - 3x tägl.
trotz heftigem Brennen

Cistus D6 - 3x tägl.
selbst kalter Atem schmerzt

Kopfschmerz bei Kälte und Erkältlichkeit

Aconitum D30 - 1x bei Bedarf
trockene kalte Winde, Sturm, Zugluft

Belladonna D30 - 1x bei Bedarf
Entblößen des Kopfes, nach Haarwaschen

Hepar sulfuris D200 - 8ständl., 3x insgesamt
geringste Zugluft an schönen trockenen Tagen

Silicea D12 - 2x tägl.
geringste Zugluft an naßkalten Tagen

Ohrenschmerzen durch Kälte

Dulcamara D30 - 2x tägl.
bei feucht-kalter Witterung

Hepar sulfuris D200 - alle 8 Std., 3x insgesamt
bei trocken-kalter Witterung

naßkaltes Wetter

Ferrum phosphoricum D12 - 2x tägl.
Mittelohrentzündung; anfallsartig, klopft, sticht; blasse Kinder

Phytolacca D4 - 3x tägl.
Erkältung; dunkelroter Hals, harte empfindliche Lymphdrüsen

Arsenicum album D12 - 2x tägl.
Kälte; Heuschnupfen

Dulcamara D12 - 2x tägl.
feucht; Kälteallergie

Nux moschata D12 - 2x tägl.
feucht, Wind, Sturm; Rheuma, Schläfrigkeit, aufgeblähter Bauch

Allium cepa D3 - stündl.
Heuschnupfen bei Regen, Grippe, Kopfweh, Husten im Zimmer; draußen alles besser

naßkaltes Wetter, Asthma

Natrium muriaticum D200 - 1x monatl.
Husten beim Übergang ins Warme, berstendes Kopfweh; salziger Schleim

Dulcamara D12 - 2x tägl.
trockener, kurzer bellender Husten mit zähem Schleim; im Wechsel mit Durchfall, Ekzem, Rheuma

Herbstasthma

Lactuca D4 - 3x tägl.
trocken, krampfend, wenn gleichzeitig aufsteigendes Kloßgefühl im Hals

Natrium sulfuricum D6 - 3x tägl.
Nebel, kalt-feuchtes Wetter, Wechsel zu feuchtem Wetter (kalt oder warm)

Thuja D6 - 3x tägl.
Durchnässen, Kälte, Wetterwechsel; nachts bis 4 Uhr; warme Umschläge

Herbstgrippe

Nux vomica D30 - 1x tägl. morgens
bei trockener Kälte, Zugluft; nachts Nase zu; wacht deshalb ständig auf

Rhus tox D30 - 1x tägl. abends
bei trockener oder feuchter Kälte; nächtliche Unruhe

Dulcamara D30 - 1x tägl. abends
bei Nässe, Kälte, Unterkühlung am Abend; Stockschnupfen

Natrium sulfuricum D12 - 2x tägl.
bei Feuchtigkeit, Nebel; jeden Herbst aufs Neue

Thuja D12 - 2x tägl.
bei Nässe, Kälte; nachts Nase zu bis 4 Uhr, schläft erst danach ein

chronische Herbstgrippe

Marum verum D4 - 3x tägl.
ab September 4 Wochen lang; danach:

Grindelia D4 - 3x tägl.
weitere 4 Wochen; danach:

Senega D4 - 3x tägl.
ebenso 4 Wochen lang; jährlich wiederholen

Rheuma bei naßkaltem Wetter

Colchicum D4 - 3x tägl.
Hand- und Fingergelenke, Knöchel, Zehen, Bindegewebe; abends, Schwäche

Rhus tox D4 - 3x tägl.
Bänder, Sehnenscheiden, Weichteilrheuma, tiefe Rückenmuskeln; Unruhe

Thuja D6 - 3x tägl.
große Gelenke, Knie, nachts bis 4 Uhr, tags ab 16 Uhr; lithämisch

Natrium sulfuricum D6 - 3x tägl.
alle Glieder, bei Nebel, an Binnenseen; große Frostigkeit

Medorrhinum D200 - 2x jährl.
besser im feucht-warmen Wetter, am Meer

Aranea diadema D12 - 2x tägl.
Gelenke, Muskeln, Fersenschmerz, Taubheit im Ulnarisgebiet (3. bis 5. Finger)

Phytolacca D4 - 3x tägl.
Bindegewebe, Periost, unterhalb der Ellenbogen, unterhalb der Knie; wandernd

Verschlimmerung bei trockenem und feuchtem Wetter

Ammonium carbonicum D12 - 2x tägl.
Asthma, Rheuma bei Feuchtigkeit; Herz, Nerven, Gemüt bei Trockenheit

Silicea D12 - 2x tägl.
Erkältung bei naßkaltem Wetter; trockene Haut und Schleimhäute bei Trockenheit

Arsenicum album D12 - 2x tägl.
trocken-kalt, naßkalt, Feuchtigkeit, Wind; Haut, Schleimhäute, Nerven

Mercurius solubilis D30 - 1x tägl.
feuchtes, trockenes, wechselhaftes Wetter; Erkältung, Rheuma

Nebel

Asthma bei Nebel, Feuchtigkeit

Natrium sulfuricum D12 - 2x tägl.
feuchtes Asthma, viel Rasseln; loses Gefühl im Bauch; blaß, fröstelnd

Hypericum D12 - 2x tägl.
mit Trockenheit im Rachen

Rheuma bei Nebel, Feuchtigkeit

Colchicum D12 - 2x tägl.
und naßkaltem Wetter; mit Darmentzündung

Natrium sulfuricum D12 - 2x tägl.
in feucht-warmen Gegenden, in Sumpfgebieten, am Meer

Rhus tox D12 - 2x tägl.
Nässe, Kälte, Unterkühlung; Rheuma, Ischias, Erkältung, Fieber

Neuralgien bei Nebel, Feuchtigkeit

Aranea diadema D12 - 2x tägl.
und naßkaltem Wetter, Wetterwechsel; Frost, Kältegefühl, Fersenbeinschmerz

Schnee

Aconitum D30 - 3stündl
Unterkühlung durch kalten trockenen Nordwind; Schüttelfrost, Zittern, Kopfweh

Camphora D1 - alle 5 Min.
Kälteschock, plötzliche Erschöpfung, Kollaps, Muskelstarre, pulslos

Euphrasia D12 - 2x tägl.
Schneeblindheit, Brennen, Sandgefühl, Tränen, Lichtscheue, geschwollen

Glonoinum D30 - 1x bei Bedarf
Blitze- und Funkensehen; Glaukom, Netzhautblutung

Conium D30 - 1x bei Bedarf
Schneewetter; Schwindel, matt, zittrig, hypochondrisch

Sepia D12 - 2x tägl.
Schneewetter; Rheuma, Asthma, Stimmung geschwärzt

Trübwetter, wolkig, feucht-warm

Causticum D12 - 2x tägl.
Patient atmet auf! alle Beschwerden besser

Sepia D12 - 2x tägl.
Patient seufzt! alle Beschwerden schlechter, depressiv

Depression bei Trübwetter

Ammonium carbonicum D200 - 1x bei Bedarf
ruhig, apathisch

Ammonium bromatum D200 - 1x bei Bedarf
unruhig, reizbar

Natrium muriaticum D200 - 1x monatl.
trübes Wetter belastet genauso wie trübe Gedanken

Venenstau bei Trübwetter

Aloe D12 - 2x tägl.
Bauch gestaut, Hämorrhoiden, trockene Haut; depressiv, reizbar, unlustig

Hamamelis D4 - 3x tägl.
passive dunkle Blutungen, Hämorrhoiden; Angst, Sorge

Temperaturwechsel

Aconitum D30 - einmalig
plötzlicher Temperaturabfall

Rhododendron D12 - 2x tägl.
das menschliche Barometer; reagiert auf alle Schwankungen

Wetterwechsel

jeder Wetterwechsel

Dulcamara D12 - 2x tägl.
zu feucht; Grippe, Mittelohrentzündung, Nieren-, Blasenentzündung, Durchfall

Acidum nitricum D12 - 2x tägl.
zu naßkalt; Katarrhe, Stimmung

Aranea diadema D12 - 2x tägl.
zu feucht, zu naßkalt; Rheuma

Nux moschata D12 - 2x tägl.
zu feucht, zu naßkalt; müde, schläfrig, gähnt; Rheuma, Blähungen

Ranunculus bulbosus D12 - 2x tägl.
zu kalt, zu warm; Rippennerven, Rheuma der Brustwand, beim Bewegen, beim Atmen

Kalium carbonicum D12 - 2x tägl.
zu feucht, warm, sonnig trotz Frostigkeit; Schwäche, Herzklopfen, Übelkeit

Psorinum D200 - 2x jährl.
zu trocken-warm, zu kalt

Manganum aceticum D12 - 2x tägl.
zu feucht, zu trüb; chronisch verschleppte Katarrhe, schlimmer nachts, beim Bücken, beim Sprechen; Systemerkrankungen des Rückenmarks, Fallschwindel rückwärts

Asthma bei jedem Wetterwechsel

Calcium carbonicum D12 - 2x tägl.
hustet nachts ohne zu erwachen, tagsüber gelb-schleimig nach Essen, bei Kälte

Thuja D12 - 2x tägl.
nach Durchnässen, Kälte; ab 16 Uhr bis 4 Uhr mit Schweiß an unbedeckten Körperteilen; verlangt heiße Umschläge

Schnupfen bei jedem Wetterwechsel

Camphora D1 - stündl.
Nase sofort verstopft; Augen-, Stirnhöhlendruck, Kopfweh

Calcium carbonicum D12 - 2x tägl.
plötzlich läuft klares Wasser aus der Nase

Thuja D6 - 3x tägl.
Schleimhäute geschwollen, Polypen

Mercurius solubilis D30 - 1x tägl.
Nase verstopft, dünnes Sekret ätzt die Oberlippe

Sanguinaria D6 - 3x tägl.
Nase wund, wäßrig mit viel Niesen; Nasenwurzel schmerzt

von warm zu kalt

Dulcamara D12 - 2x tägl.
Unterkühlung; Grippe, Durchfall, Blase, Rheuma, Ekzem

Mercurius solubilis D30 - 1x tägl.
Erkältung, Rheuma

Veratrum album D12 - 2x tägl.
Fieber, Schüttelfrost, kalte Schweiße, Kolik, Krämpfe, Kollaps

Husten beim Übergang ins Kalte

Rumex D6 - 3x tägl.
quälender Kitzel in der Halsgrube

Phosphorus D12 - 2x tägl.
tiefer Kitzel hinter beengtem Brustbein

Dulcamara D12 - 2x tägl.
anhaltend krampfig; reichlich geschmackloser Schleim

von kalt zu warm

Gelsemium D30 - 1x tägl. morgens
Einbruch warmer Tage; schlapp, kraftlos, fröstelt, niest, erkältet

Kalium sulfuricum D12 - 2x tägl.
erkältet, gestaut

Sulfur D12 - 2x tägl.
verträgt keine feuchte Wärme (z.B. Ekzem) und keine Kälte; nur trockene Wärme

Psorinum D200 - 2x jährl.
verträgt weder trockene Wärme noch trockene Kälte

Tuberculinum bovinum D200 - 2x jährl.
leidet unter naßkaltem, feucht-warmem Wetter, unter Föhn, Gewitter, Wetterwechsel

Husten beim Übergang ins Warme

Bryonia D3 - 2stündl.
trocken, erschütternd, Kitzel in der Magengrube

Natrium carbonicum D12 - 2x tägl.
eitrig-grüner, salziger Auswurf

Bromum D12 - 2x tägl.
bellend, anstrengend

Durchfall bei Wetterwechsel

Dulcamara D6 - 3x tägl.
zu kalt-feucht; oder wenn auf heiße Tage kalte Nächte folgen (Wüste, Berge); oder beim Übergang vom warmen in kalten Raum (Kühlhaus der Metzger)

Kreuzschmerzen und Ischias bei jedem Wetterwechsel

Calcium-Salze D12 - 2x tägl.
durch kaltes Wasser, feuchte Kälte, ins Kreuz, in Beine ausstrahlend

Dulcamara D6 - 3x tägl.
bei Wechsel zu feuchtem Wetter

Thuja D6 - 3x tägl.
von warm zu kalt-feucht

Rheuma vor Wetterwechsel

Rhododendron D30 - 1x bei Bedarf
vor Gewitter

Rhus tox D30 - 1x bei Bedarf
Wechsel zu feuchtem Wetter

Formica rufa D12 - 2x tägl.
Wechsel zu naßkaltem Wetter

Wind, Sturm

Rhododendron D30 - 3stündl.
vorher Nervenschmerzen in den Zähnen, Unterarmen und Beinen; taub, kribbeln

Natrium carbonicum D30 - 3stündl.
warme trockene Süd- und Südwestwinde; Kopfschmerz, ängstliche Melancholie

Rhus tox D30 - 3stündl.
kalte stürmische Luft; Kopfweh, Erkältung

Dulcamara D30 - 3stündl.
kalte stürmische Luft abends nach einem warmen Tag

Badiaga D12 - 2x tägl.
kalte stürmische oder warme feuchte Luft; Schleimhäute, Heuasthma

Hepar sulfuris D30 - 3stündl.
trocken-kalter Wind; Augen entzündet, erkältet, Kopfweh

Magnesium carbonicum D30 - 3stündl.
trockener Wind; Nervenschmerzen, Kopfweh

Spigelia D4 - stündl.
feucht-kalter Wind; linksseitiges Nervenkopfweh, Herz klopft

Kalmia D4 - stündl.
stürmisches Wetter; Rheuma, Herz klopft, sticht bis in den Rücken

Calcium phosphoricum D30 - 3stündl.
naßkalter Wind; Rheuma der kleinen Gelenke

Krupp-Husten durch trockenen kalten Wind

Aconitum D30 - 1x in Wasser
Fieber nach Spaziergang, Krupp um Mitternacht

Hepar sulfuris D200 - 1x in Wasser
heiser nach Spaziergang, Krupp gegen Morgen

Cabriofahrer

Aconitum D30 - 1x bei Bedarf
verachtet trockenen Wind; Erkältung, Fieber, Unruhe, Angst

Rhus tox D30 - 1x bei Bedarf
haßt kalte stürmische Luft; Kopfweh, Erkältung, Ischias

Argentum nitricum D200 - 1x monatl.
liebt frische kühle Luft um den Kopf

Tuberculinum bovinum D200 - 2x jährl.
liebt es, dem Wind entgegenzugehen

Zugluft, empfindlich

Aconitum D30 - 1x bei Bedarf
trockene Winde; Herzklopfen, Kopfschmerz, Erkältung, Fieber

Hepar sulfuris D200 - 1x monatl.
erkältet sich; schläft mit Schal um den Hals

Silicea D200 - 1x monatl.
muß niesen; schließt die Fenster, schläft mit Wollmütze

Nux vomica D30 - 1x bei Bedarf
muß niesen, öffnet die Fenster

NOTIZEN:

Würmer

Kribbeln und Jucken im After

Cina D200 - 1x monatl.
nachts; ungeordnete clownhafte Ticks, zupft sich überall, schielt, krampft; Fadenwürmer

Spigelia D4 - 3x tägl.
Würmer kriechen nachts aus dem After; Nabelkoliken

Cuprum oxydatum nigrum D4 - 3x tägl.
unbeeinflußbar; Bauchkrämpfe, nervöser Tick, grimassiert

Tuberculinum bovinum D200 - 2x jährl.
als Zwischengabe

Schwäche durch Verwurmung

Abrotanum D12 - 2x tägl.
appetitlos, hohläugig, ruhelos

Caladium D12 - 2x tägl.
erschöpft, wollüstiger Juckreiz der Scheide

Calcium carbonicum D12 - 2x tägl.
Rundwürmer (Askariden); magert ab

Natrium muriaticum D200 - 1x monatl.
blaß, blutarm, Herzklopfen

Phosphorus D12 - 2x tägl.
blaß, durchscheinend, erschöpft

Silicea D12 - 2x tägl.
aschfahl, rappeldürr

Bandwurm

Crotalus D12 - 2x tägl.
kräftiger Mensch magert ab

Natrium sulfuricum D12 - 2x tägl.
teigiger Mensch magert ab

Übelkeit durch Würmer

Valeriana D12 - 2x tägl.
Ekel, Bauchkoliken

Petroleum D12 - 2x tägl.
Brechreiz, Schwindel

Ipecacuanha D4 - 3x tägl.
anhaltende Übelkeit

NOTIZEN:

Zahnen

Zahnen mit Fieber, Zahnfleischentzündung

Aconitum D30 - 1x bei Bedarf
plötzlich trockenes Fieber, ruhelos, verlangt Kälte

Belladonna D30 - 1x bei Bedarf
plötzlich feuchtes Fieber, ruhelos, aufgeregt, verlangt Wärme

Chamomilla D30 - 1x bei Bedarf
Hitze und Schweiß je höher das Fieber, ruhelos, ärgerlich, mag Kälte

Ferrum phosphoricum D12 - 2x tägl.
trockenes Fieber ohne Benommenheit, Bronchitis, anhaltender Durchfall

Oleum terebinthinae D6 - 3x tägl.
Zahnfleisch geschwollen, gereizt, nächtliche Ruhelosigkeit

Kreosotum D4 - 3x tägl.
Zahnfleisch schmerzhaft, Unruhe ganze Nacht, schwarze Zähne erscheinen

Zahnen mit Bronchitis

Ferrum phosphoricum D12 - 2x tägl.
heißer trockener, harter Husten, rasche Atmung, Unruhe, Durchfall

Chamomilla D30 - 6stündl.
lockerer Husten, hitzige schwitzige Schädeldecke, grüner Durchfall

Zahnen mit Durchfall

Podophyllum D6 - 3x tägl.
frühmorgens, schmerzlos, gußweise, tagsüber fester Stuhl

Calcium carbonicum D6 - 3x tägl.
sauer, nicht schwächend; runde pralle Kinder mit offener Fontanelle

Calcium phosphoricum D12 - 2x tägl.
stinkt, wegspritzend mit viel Wind; dünne, alt aussehende Kinder

Zahnen mit Hirnreizung

Agaricus D4 - 3x tägl.
rot, reizbar, ruhelos, Hautjucken, Muskelzucken

Zincum D6 - 3x tägl.
blaß, schläfrig, Muskelzucken, Muskelkrämpfe

NOTIZEN:

Verfassung

Aussehen, Erscheinung

abgeschafftes, geschwächtes Gesicht

Castoreum D12 - 2x tägl.
abgerackerte Arbeiterfrau; alles schlimmer, wenn sie drandenkt

abgehärmtes Gesicht

Calcium phosphoricum D12 - 2x tägl.
zart, bedauernswert

Calcium fluoratum D12 - 2x tägl.
eckig, beklagenswert

Hyoscyamus D30 - 1x bei Bedarf
verkrampft, dunkelrot, gedunsen; Bronchien, Verdauungstrakt

Natrium muriaticum D200 - 1x monatl.
blaß, anspruchslos, müde, erschöpft

Phosphorus D30 - 1x bei Bedarf
wenn geistig erschöpft und weil erschöpft

beachte: abgehärmt bedeutet destruktiv; schlechtes Omen!

abgemagertes Gesicht

Natrium muriaticum D200 - 1x monatl.
am Hals

Lycopodium D6 - 3x tägl.
von oben nach unten

Abrotanum D3 - 3x tägl.
von unten nach oben

aufgeblähtes Gesicht

Nux moschata D12 - 2x tägl.
Hals mit Fett, Bauch mit Luft; rülpst ohne Rücksicht

erschöpftes, wächsernes Gesicht

Acidum aceticum D4 - 3x tägl.
wie Christus am Kreuz; größte Erschöpfung, Bleichsucht junger Mädchen

Arsenicum album D200 - 1x monatl.
erschöpft durch Hingabe an andere, enttäuscht, verzweifelt, Todeswunsch

erschöpftes Gesicht, müde

Natrium muriaticum D200 - einmalig
gerne Salz; zusätzlich:

China D4 - 3x tägl.
appetitlos

Calcium carbonicum D12 - 2x tägl.
gerne Süßes

Magnesium chloratum D12 - 2x tägl.
gerne Saures

Magnesium carbonicum D12 - 2x tägl.
nascht gerne

Sulfur D12 - 2x tägl.
Vielfraß, Allesfresser

erschöpftes Gesicht, reizbar

Nux vomica D30 - 1x tägl. morgens
die Fliege an der Wand stört, alles läuft schief; Magenweh

Phosphorus D12 - 2x tägl.
überempfindlich gegen alle Eindrücke; durchgebrochener Rücken

Silicea D12 - 2x tägl.
nach Erregung; fühlt sich nur wohl, solange geistig-seelisch erregt

Lycopodium D12 - 2x tägl.
verwirrt, schlaflos, verzweifelt am Seelenheil; Verstopfung

Castoreum D200 - 1x bei Bedarf
abgehärmt; grübelt nervös über seinen Problemen

Helonias D12 - 2x tägl.
wie bei Silicea; aber fühlt sich nur wohl, solange geistig-körperlich erregt

erschöpftes Gesicht, apathisch

Acidum phosphoricum D200 - 1x bei Bedarf
gleichgültig, schläfrig, hinfällig

Gelsemium D30 - 1x tägl. morgens
stumpf, dumpf, müde, matt, Schwindel, Kopfweh; verliert Selbstvertrauen

Natrium muriaticum D200 - 1x monatl.
ablehnend, ausgetrocknet, schwer; schwaches Kreuz morgens, Urinträufeln

fettes, unreines, schmutziges Gesicht

Barium carbonicum D12 - 2x tägl.
mitleiderregend, jung, lymphatisch

Thuja D12 - 2x tägl.
ekelerregend, lithämisch

Magnesium carbonicum D12 - 2x tägl.
abstoßend, lithämisch

Sulfur D12 - 2x tägl.
stinkend, psorisch, hitzig, vor allem in der Pubertät

Psorinum D200 - einmalig
übelriechend; ergänzt Sulfur; fröstelnd

Plumbum D12 - 2x tägl.
beklagenswert, destruktiv

Pickel im Gesicht

Acidum nitricum D200 - 1x monatl.
kleine stechende auf der Stirn

Mercurius corrosivus D200 - 1x monatl.
kleine eitrige auf Stirn und Wangen

Hepar sulfuris D200 - 1x monatl.
große eitrige stechende überall

Sulfur D200 - 1x monatl.
große schmutzige überall

Antimonium crudum D200 - 1x monatl.
pockennarbige Wangen und Seiten

Graphites D200 - 1x monatl.
Augen, Lippen, hinter Ohr; Jugendliche

Bromum D200 - 1x monatl.
Gesicht, Schultern, Rücken

runzeliges Gesicht

Lycopodium D200 - 1x monatl.
waagrechte Falten auf der Stirn, Runzeln an der Schläfe, vor und hinter dem Ohr, vom äußeren Augenwinkel zur Wange; sonst mager; beachte: Niere!

Sulfur D200 - 1x monatl.
waagrechte Falten auf der Stirn, vom äußeren Augenwinkel zur Wange, tiefe Furchen von der Nase zu den Mundwinkeln; sonst rot, fett, schmutzig aussehend

Sepia D200 - 1x monatl.
waagrechte Falten auf der Stirn; sonst hübsche lebendige oder kleine trübe Augen

Nux vomica D200 - 1x monatl.
runzelt die Stirn und verschränkt seine Arme

Calcium carbonicum D200 - 1x monatl.
vom äußeren Augenwinkel zur Wange, von der Nase zu den Mundwinkeln; sonst teigig

Natrium muriaticum D200 - 1x monatl.
senkrechte Falten auf der Stirn zwischen den Augen

Silicea D200 - 1x monatl.
frühzeitig kleinfaltiges Gesicht

Secale D200 - 1x monatl.
verschrumpeltes Gesicht

verklärtes Gesicht

Arsenicum album D200 - 1x monatl.
blickt durch Sie durch, hat den Durchblick; geistreichster Mensch

warziges Gesicht

Causticum D200 - 1x monatl.
auf der Nase

Acidum nitricum D200 - 1x monatl.
auf dem Augenlid

Thuja D200 - 1x monatl.
überall; weich

Selenium D12 - 2x tägl.
überall; hornig, trocken, schuppig

Beryllium D12 - 2x tägl.
an den Schläfen; hornig im Alter

Augenringe

Stannum D200 - 1x monatl.
blasse Ringe; erschöpft

Staphisagria D200 - 1x monatl.
blaue Ringe, eingesunkene Augen; Onanie, Kummer

Acidum nitricum D200 - 1x monatl.
gelbe Ringe

Sepia D200 - 1x monatl.
braune Ringe

Mercurius solubilis D200 - 1x monatl.
schwarze Ringe

Knollennase (Rhinophym)

Abrotanum D3 - 3x tägl.
sommers rot, winters blau

Acidum hydrofluoricum D12 - 2x tägl.
nur sommers schlimm

Petroleum D12 - 2x tägl.
nur winters schlimm

Pulsatilla D12 - 2x tägl.
Gefäßzeichnung; große Hemmung

Aurum D12 - 2x tägl.
Säufernase, dunkelrot

Sattelnase, flacher breiter Nasenrücken

Aurum D6 - 3x tägl.
regelmäßig und lange nehmen; zusätzlich:

Luesinum D200 - 1x monatl.
angeborenes syphilitisches Zeichen

"Säufernase"; rote Nasenspitze

Arnica D6 - 3x tägl.
kräftig; entzündete Haarbälge

Aurum D6 - 3x tägl.
melancholisch; Äderchen brüchig

Carbo animalis D4 - 3x tägl.
gestaut, venöser Stau

fettige, schuppige Nase

Sulfur D4 - 3x tägl.
ganze Nase, großschuppig

Selenium D4 - 3x tägl.
ganze Nase, kleinschuppig

Natrium muriaticum D200 - 1x monatl.
Nasen-Mundwinkel-Falte (Nasolabialfalte)

Wangen zu fett

Pulsatilla D200 - 1x monatl.
wäßrig blaß; Doppelkinn

Calcium carbonicum D200 - 1x monatl.
teigig rot; Pausbacken, Trippelkinn

Sulfur D200 - 1x monatl.
kräftig rot; zu mager unter dem Kinn

Wangen zu mager

Acidum phosphoricum D200 - 1x monatl.
zart, rosa

China D200 - 1x monatl.
abgehärmt, blaß

Arsenicum album D200 - 1x monatl.
wächsern, leichenblaß

offener Mund, retardiert, große Lymphdrüsen

Calcium carbonicum D6 - 3x tägl.
rundlich, lächelt mit offenem Mund

Barium carbonicum D4 - 3x tägl.
rundlich, dümmlich

Barium jodatum D4 - 3x tägl.
schlank, dümmlich

Teucrium scorodonia D4 - 3x tägl.
tuberkulös, reizbar

runzelige Lippen

Alumina D200 - 1x monatl.
überall ausgetrocknet, Runzeln um den Mund; blasse Lippen

Arsenicum album D200 - 1x monatl.
Körper kalt, Seele ausgetrocknet; je schmaler und blasser die Lippen, desto kranker

Lachesis D200 - 1x monatl.
durch Intrigenplanen und boshaftes Geschwätz; rote oder blasse Lippen

Lycopodium D200 - 1x monatl.
ausgemergelt, aber rosafarbene Lippen

Conium D200 - 1x monatl.
albern, geckig, geizig, schwindelig; rosafarbene Lippen

blaue Lippen

Laurocerasus D4 - 3x tägl.
Rechtsherzbelastung

Acidum hydrocyanicum D4 - alle 10 Min.
Atembelastung, lokal oder zentral

Carbo vegetabilis D30 - 1x bei Bedarf
Atembelastung, Gefäßbelastung

Oberlippenbärtchen bei Frauen; "Damenbart"

Sepia D200 - 1x monatl.
weich, wäßrig, kräftig, derb

Natrium muriaticum D200 - 1x monatl.
dünn, blaß, ernst; stärker behaart als Sepia

Zahnfleisch erscheint beim Lachen

Lycopodium D200 - 1x monatl.
das obere und untere

Sulfur D200 - 1x monatl.
das obere und untere, nur das obere oder nur das untere

Calcium carbonicum D200 - 1x monatl.
das untere

Kopfhaltung schief

Pulsatilla D200 - 1x monatl.
lieb zur Seite

Belladonna D200 - 1x monatl.
brav zur Seite

großer Kopf, dicker Bauch, magere Glieder

Calcium carbonicum D200 - 1x monatl.
unbeholfen

Calcium phosphoricum D200 - 1x monatl.
neugierig

Silicea D200 - 1x monatl.
furchtsam

Lycopodium D200 - 1x monatl.
widerspenstig

Hals zu mager

Natrium muriaticum D200 - 1x monatl.
trocken, vor allem Nacken

Calcium phosphoricum D200 - 1x monatl.
schwach; muß seinen Kopf mit der Hand aufstützen

Sulfur D200 - 1x monatl.
stark; abgemagert

Sepia D200 - 1x monatl.
faltig

Hängeschultern bei Jugendlichen

Phosphorus D200 - 1x monatl.
schlank, zart, errötend, heiter, rasch erschöpft

Sulfur D200 - 1x monatl.
schlank, kräftig, blaß, schmuddelig, ernst, philosophiert

Brüste unterentwickelt

Sabal D1 - 3x tägl.
auch bei übermäßigen Busen bewährt

Jodum D12 - 2x tägl.
rascher Schwund, während andere Drüsen schmerzlos vergrößert sind

Lac defloratum D4 - 3x tägl.
Brüste hängen schlaff über dem Brustkorb

Conium D4 - 3x tägl.
Brüste nur noch Hautfalten!

Brüste umfangreich

Sabal D1 - 3x tägl.
sehr bewährt

Calcium carbonicum D12 - 2x tägl.
rundweg füllig, aber schlaffes Gewebe

Nux vomica D12 - 2x tägl.
hängen auf einem dicken Bauch

Brustkorb fettleibig

Sulfur D200 - 1x monatl.
die Vorderpartie

Calcium carbonicum D200 - 1x monatl.
die Rückenpartie

Pickel im Bereich des Brustkorbs

Sulfur D200 - 1x monatl.
vorne

Acidum nitricum D200 - 1x monatl.
vorne und hinten; klein, stechend

Mercurius corrosivus D200 - 1x monatl.
vorne und hinten; eitrig, brennend

Gürtellinie zu umfangreich

Sulfur D200 - 1x monatl.
eher bei Männern

Natrium muriaticum D200 - 1x monatl.
eher bei Frauen

Blähbauch

Carbo vegetabilis D6 - 3x tägl.
ganzer Bauch, Grimmen, Aufstoßen

Colchicum D4 - 3x tägl.
ganzer Bauch, Kolik, Zusammenkrümmen

Argentum nitricum D6 - 3x tägl.
Oberbauch, Trommel, Krämpfe

Aloe D6 - 3x tägl.
Oberbauch, Kneifen, Rumpeln

China D4 - 3x tägl.
Bauchmitte

Lycopodium D6 - 3x tägl.
Unterbauch

Blinddarmgegend auffällig aufgetrieben

Thuja D6 - 3x tägl.
Darm chronisch gereizt, verstopft

Rückenpartie

Calcium carbonicum D200 - 1x monatl.
zu fett; runder Rücken

Lachesis D200 - 1x monatl.
zu mager; aufrechter Rücken

Sepia D6 - 3x tägl.
dunkelhaarige Behaarung im Kreuz bei Männern

Beckenpartie, Pobacken zu fett

Calcium carbonicum D200 - 1x monatl.
weich, hängend

Antimonium crudum D200 - 1x monatl.
fest

Beckenpartie, Pobacken zu mager

Silicea D200 - 1x monatl.
weich

Lycopodium D200 - 1x monatl.
straff

Sulfur D200 - 1x monatl.
kräftig

Hände dick, aufgedunsen

Sulfur D200 - 1x monatl.
Wurstfinger, Venen auf dem Handrücken geschwollen; rot

Pulsatilla D200 - 1x monatl.
Venen auf dem Handrücken gestaut; dunkelrot

Silicea D200 - 1x monatl.
blaß

Hände und Finger zu fett

Calcium carbonicum D200 - 1x monatl.
blasse Wurstfinger

Mercurius solubilis D200 - 1x monatl.
wäßrig gestaut

Hände und Finger zu mager

Sulfur D200 - 1x monatl.
Stricknadelfinger, grob

Arsenicum album D200 - 1x monatl.
Leichenfinger, wächsern, zart

Lycopodium D200 - 1x monatl.
schmal, dürr, trocken

Alumina D200 - 1x monatl.
ausgetrocknet, faltig

Hände und Finger zu rot

Phosphorus D200 - 1x monatl.
brennende Handinnenfläche

Zeige- und Mittelfinger aufgetrieben

Causticum D6 - 3x tägl.
Sommerrheuma

Gichtknoten an den Fingern

Ammonium phosphoricum D4 - 3x tägl.
und Harnsäureablagerungen in den Gelenken, chronische Gicht

Guaiacum D4 - 3x tägl.
alle Gelenke, Sehnen wie zu kurz

Warzen an den Händen

Calcium carbonicum D12 - 2x tägl.
groß, hart, zusammenfließend; um die Fingernägel

Causticum D12 - 2x tägl.
flach, rund, hart; Fingerspitzen und Nasenspitze

Thuja D12 - 2x tägl.
klein und groß, gefächert wie Blumenkohl, riechen nach altem Käse

Anacardium D12 - 2x tägl.
viele kleine, flache; auf dem Handrücken

Antimonium crudum D4 - 3x tägl.
viele kleine harte Hörner; auch am Körper

Natrium sulfuricum D12 - 2x tägl.
weich, glatt oder gestielt wie Pilze; auch Achsel, Hals, "Halskrause"

Handschweiß zu übermäßig

Sulfur D12 - 2x tägl.
heiß, sauer, übelriechend

Pulsatilla D12 - 2x tägl.
warm; voller Hemmungen, Erröten

Jodum D12 - 2x tägl.
wäßrig tropfend; Schilddrüsenüberfunktion

Ferrum phosphoricum D12 - 2x tägl.
flüssig; Erröten, lymphatisch

Gelsemium D30 - 1x bei Bedarf
flüssig bei Lampenfieber

Coffea D12 - 2x tägl.
flüssig bei freudigen Ereignissen

Achselschweiß zu übermäßig

Acidum salicylicum D6 - 3x tägl.
warm, feucht, reichlich

Acidum phosphoricum D6 - 3x tägl.
reichlich, schwächend

Acidum sulfuricum D12 - 2x tägl.
stinkt, wäscht sich nicht

Petroleum D12 - 2x tägl.
übelriechend

Sepia D12 - 2x tägl.
klebrig

Armschweiß zu übermäßig

Petroleum D12 - 2x tägl.
unter der Achsel, am Genitale, stinkend

Beine mager

Abrotanum D200 - 1x monatl.
eingesunken wie sein Gesicht

Argentum nitricum D200 - 1x monatl.
Oberschenkel magern zuerst ab

Nux vomica D200 - 1x monatl.
Arme und Beine mager bei allgemeiner Fettsucht

Beine übermäßig behaart bei Frauen

Thuja D200 - 1x monatl.
dunkel; mehr als bei Natrium muriaticum und bei Sepia

Fußschweiß zu übermäßig

Sulfur D12 - 2x tägl.
heiß, sauer, übelriechend; Brennen

Calcium carbonicum D12 - 2x tägl.
kalt, Schuhe voller Wasser, Haut schält sich

Silicea D12 - 2x tägl.
scharf, wundmachend, schwächend

Lycopodium D12 - 2x tägl.
riecht nach Urin und Zwiebeln, linker Fuß warm, rechter Fuß kalt

Barium carbonicum D12 - 2x tägl.
übelriechend, bei Kindern und Greisen

Graphites D12 - 2x tägl.
stinkt; hormonell bedingt, bei fetten schmierigen Kindern

Warzen auf den Fußsohlen

Natrium muriaticum D200 - 1x monatl.
bewährt

Antimonium crudum D4 - 3x tägl.
sehr bewährt

Körperform

Calcium carbonicum D200 - 1x monatl.
gebeugter Fettrücken, steckt den Kopf in die Schultern wie eine Schildkröte

Thuja D200 - 1x monatl.
oval wie ein Holzfaß

Sepia D200 - 1x monatl.
schlankes Gesicht, schlanke Beine, dazwischen wie eine Tempelsäule

Lycopodium D200 - 1x monatl.
hageres Gesicht, dürrer eingefallener Brustkorb, ovales Becken, dünne Unterbeine

Graphites D200 - 1x monatl.
überall hängendes träges Fett

Sulfur D200 - 1x monatl.
schlank, muskulös, Hängeschultern oder kräftig, muskulös, Bierbauch

Körperform zu fett (auch bei Kindern)

Calcium carbonicum D200 - 1x monatl.
hellhäutig, weich, träge; sieht erstaunlich gut aus trotz fehlender Spannkraft

Pulsatilla D200 - 1x monatl.
rundlich, Kopf zur Seite geneigt, liebevoller Blick; kälte- und hitzeempfindlich

Antimonium crudum D200 - 1x monatl.
übergewichtig, bleich, auffallende Rötung um die Augen; reizbar, ängstlich

Bromum D200 - 1x monatl.
zu fett, hellhäutig, blond; heiter, freundlich, leicht fassungslos, traurig

Graphites D200 - 1x monatl.
schwer, bleich, müde, träge; frostig, verstopft; antwortet nur zögernd

Capsicum D200 - 1x monatl.
schwer, lasch, plumpe Bewegungen; meist rote Wangen; dümmlich, vergeßlich

Leberflecke

Lycopodium D6 - 3x tägl.
Würdenträger, baut Würden um sich wie andere einen Jägerzaun; hager

Phosphorus D12 - 2x tägl.
Sonnyboy, strahlt immer, weiß Verantwortung nicht einzuschätzen; schön

Arsenicum album D6 - 3x tägl.
blasser Perfektionist, verstandesmäßig planend; nervt seine Umwelt

Lachesis D12 - 2x tägl.
roter Perfektionist, intuitiv, redet zu viel

Kalium carbonicum D6 - 3x tägl.
blasser Schwächling, wäßrig; möchte gern, aber ist kopf- und herzschwach

Thuja D6 - 3x tägl.
blasser Schwächling, wäßrig; möchte gern, aber ist gelenkschwach

gekleidet wie ein Paradiesvogel

Phosphorus D200 - 1x monatl.
lustig

Crocus D200 - 1x monatl.
anzüglich

geschmacklos gekleidete Frauen

Calcium carbonicum D200 - 1x monatl.
phantasielos

Natrium muriaticum D200 - 1x monatl.
gräulich

Helleborus D200 - 1x monatl.
unschicklich

Haltung beim Gehen

Calcium carbonicum D200 - 1x monatl.
gebeugt durch Fettrücken, Knie berühren sich oder O-Beine

Sulfur D200 - 1x monatl.
gebeugt durch hängende Schultern, kräftig, stampft wie ein Elefant

Silicea D200 - 1x monatl.
schwach, schlürfend, Knie berühren sich, X-Beine

Natrium muriaticum D200 - 1x monatl.
steifig, Kopf geneigt, schaut nur auf den Weg

Phosphorus D200 - 1x monatl.
beschwingt, trödelig, um sich schauend

strotzt vor scheinbarer Gesundheit

Ferrum D12 - 2x tägl.
Gefäß- und Herzkrankheiten; lymphatisch

Lilium D12 - 2x tägl.
Unterleibs- und Herzkrankheiten; lithämisch

Acidum hydrofluoricum D6 - 3x tägl.
bösartige, tiefgreifende Erkrankungen; destruktiv

Kümmerlinge

Argentum nitricum D200 - 1x monatl.
aschfahl, eingefallen

Lycopodium D200 - 1x monatl.
erdfarben, großer Kopf

Luesinum D200 - einmalig
leichenblaß, dürr

zurückgeblieben (retardiert)

Calcium carbonicum D4 - 3x tägl.
rundlich; angeborene Mißbildung

Barium carbonicum D4 - 3x tägl.
rundlich; erworbene Mißbildung

Barium jodatum D4 - 3x tägl.
schlank; erworbene Mißbildung

Calcium-Kinder sind immer lieb, **Barium**-Kinder nie, sie sind eher anhänglich; man kann sie an der Hand führen, sie sind aber klebrig

NOTIZEN:

Appetit

Appetit vermindert bei abgemagerten Kindern

Natrium muriaticum D200 - einmalig
zusätzlich:

Abrotanum D4 - 3x tägl.
4 Wochen lang; danach:

Calcium phosphoricum D4 - 3x tägl.
falls nicht viel besser und

Tuberculinum GT D200 - einmalig
oder:

Magnesium carbonicum D6 - 3x tägl.
falls Kind keine Milch verträgt und sie unverdaut mit Koliken erbricht

China D4 - 3x tägl.
falls Kind eher schwach und alt aussieht

Appetit vermindert und Kind entwickelt sich nur langsam

Tuberculinum GT D200 - einmalig
nach 4 Wochen:

Luesinum D200 - einmalig
und zusätzlich:

Calcium phosphoricum D4 - 3x tägl.
für dünne, überaktive Kinder, 3 Monate lang oder:

Barium carbonicum D4 - 3x tägl.
für rundliche, geistig zurückgebliebene Kinder oder:

Aurum D6 - 3x tägl.
für untersetzte, melancholische Kinder oder:

Magnesium carbonicum D6 - 3x tägl.
für unruhige, mürrische, ungenießbare, morgenmuffelige Kinder

Fettsucht bei Kindern

Calcium carbonicum D12 - 2x tägl.
Riesenbaby; braucht Wärme und Schutz; Wille versagt, wenn ungeliebt

Aurum D12 - 2x tägl.
Keimblatt geschädigt, Hoden versteckt; klein und melancholisch

Graphites D12 - 2x tägl.
Keimblatt geschädigt; aber frißt aus Schwäche, wird faul und dumm

Barium carbonicum D12 - 2x tägl.
stumpfsinnig, abstoßend, störrisch; offener Mund; wächst nicht mehr

Antimonium crudum D12 - 2x tägl.
frißt und rülpst rüpelhaft; dicke, weiß belegte Zunge

Capsicum D12 - 2x tägl.
braucht viel Wärme, ein dickes Fell; berstender Bauch

Fettsucht bei Erwachsenen

Calcium carbonicum D12 - 2x tägl.
braucht Fettpolster gegen die böse Umwelt

Aurum D12 - 2x tägl.
geborener Führer, selbstbewußt, aber unbeherrscht in allem

Graphites D12 - 2x tägl.
sexuell und intellektuell unterentwickelt; ertränkt Kummer mit Essen

Sulfur D12 - 2x tägl.
heißer, schmutziger, schwitziger Kopf; dicker Bier- und Fettbauch

Antimonium crudum D12 - 2x tägl.
frißt ungeniert, schimpft, rülpst und furzt dabei

Pulsatilla D12 - 2x tägl.
ißt gierig in sich hinein, Butter, Süßes, Eis; unbeholfen, gehemmt

Fettsucht und Magersucht

sind destruktive Prozesse; hungrig = liebesbedürftig, aber ein Sich-Gehen-Lassen; der Fettsüchtige braucht Schutz, Wärme, Besitz;
Essen verweigern = Zuneigung, Lust verweigern; ein Sich-Aussetzen, Sich-Auflehnen, ein Aufschrei oder ein Todeswunsch!

Heißhunger mit Abmagerung

Calcium carbonicum D12 - 2x tägl.
alles geschrumpft außer Kopf und Bauch; saurer Schweiß, Stuhl; Drüsen

Barium carbonicum D12 - 2x tägl.
zwergenhaft, träge, faul, dickbäuchig; lehnt süß ab, schnell satt

Sulfur D12 - 2x tägl.
alt, blaß, verschrumpelt; Finger dünn wie Stricknadeln; stinkt

Natrium muriaticum D200 - 1x monatl.
wird immer dünner; dürrer, faltiger Hals; großer Wasserdurst, Salzdurst

Jodum D12 - 2x tägl.
frißt den ganzen Tag, wird immer weniger; hitziger Kopf, Froschhände; Gesicht gelblich; gestörte Drüsen

Heißhunger mit Kopfschmerzen, Essen bessert

Ignatia D12 - 2x tägl.
kummervoll, elegisch, weiß nicht, was sie essen soll

Anacardium D12 - 2x tägl.
bösartig, schlägt zu, spuckt aufs Trottoir; nachts schlimmer

Mandragora D12 - 2x tägl.
stechender Hungerschmerz vom Magen bis zum Schulterblatt; streckt sich

Jodum D12 - 2x tägl.
frißt sich durch den Tag, setzt sich vor den Eisschrank und leert ihn

Hedera D6 - 3x tägl.
ähnlich wie bei Jodum, aber weniger dramatisch, weniger hitzig

Heißhunger, mitmenschlich

Ignatia D30 - 1x bei Bedarf
Kummer und Freßsucht; "armer Schlucker"

Magersucht (Anorexia nervosa), Auslösung

Magnesium carbonicum D12 - 2x tägl.
ideologisch, zeitgenössisch kompetitiv; glaubt, immer noch zu dick zu sein

Arsenicum album D12 - 2x tägl.
hypochondrisch; redet sich ein, daß er das oder jenes nicht verträgt

Ignatia D12 - 2x tägl.
emotional; seelisch erschüttert (durch Verliebtheiten) oder nach Schreck

Natrium muriaticum D200 - 1x monatl.
demonstrativ; protestiert, will etwas beweisen, bestraft sich selbst

Calcium carbonicum D12 - 2x tägl.
regressiv; geistig überfordert, angespannt, erschöpft; gibt alles auf, auch Essen

Magersucht, verweigert Nahrung

Natrium muriaticum D200 - 1x monatl.
protestiert gegen das Erwachsenwerden, toleriert keinen Kummer; dazu:

Abrotanum D4 - 3x tägl.
das "homöopathische Freßmittel"; 4 Wochen lang; danach:

Calcium phosphoricum D4 - 3x tägl.
bei ausgezehrten Menschen mit schwachem Hals und schwachem Rücken

China D4 - 3x tägl.
bei blaßgelben, höchst geschwächten, blutarmen Menschen

Magnesium carbonicum D12 - 2x tägl.
bei milcherbrechenden, kolikgeplagten, mürrischen Mitmenschen

Tuberculinum GT D200 - 1x monatl.
dazwischen geben

Magersucht mit schwankendem Appetit

Calcium phosphoricum D12 - 2x tägl.
ausgezehrt, großköpfig, dünnhalsig; bleibt dürr; erbricht, Durchfall

Phosphorus D12 - 2x tägl.
empfindlich, zart; Enge: Brust, Herz, Atem; schwächend: Durchfall, Schweiß

Arsenicum album D12 - 2x tägl.
trocken, rauh, reizbar, ruhelos; Durchfall, sobald er ißt und trinkt

Magnesium carbonicum D12 - 2x tägl.
blaß, unterernährt, aufgeblähter Kolikbauch; Milcherbrechen, saure Stühle

Hepar sulfuris D12 - 2x tägl.
plump, schlaff, geschrumpft, erkältlich; Stuhl, Schweiß und ganzer Mensch sauer

Mercurius solubilis D30 - 1x tägl.
gelb, ausgezehrt; geschwollene Drüsen; krampfende grüne Wasserstühle

Magersucht mit Heißhungeranfällen

Sulfur D200 - 1x monatl.
schleicht um den Eisschrank, stopft sich voll, erzwingt Erbrechen

Lycopodium D200 - 1x monatl.
paranoische Schuldgefühle

Magersucht mit zunehmender Schwäche, Müdigkeit

Acidum phosphoricum D200 - 1x monatl.
noch zart

Acidum picrinicum D200 - 1x monatl.
schon eckig

Acidum sulfuricum D200 - 1x monatl.
verschlampt

Acidum aceticum D200 - 1x monatl.
ausgezehrt, wächsern, starr

Acidum muriaticum D200 - 1x monatl.
ausgezehrt, vertrocknet, starr

NOTIZEN:

Bettnässen, Einkoten

Bettnässen (Enuresis), kurativ

Tuberculinum bovinum D200 - 1x monatl.
zusätzlich:

Ferrum phosphoricum D12 - 2x tägl.
4 Wochen lang; danach:

Causticum D12 - 2x tägl.
4 Wochen lang; danach:

Equisetum D4 - 3x tägl.
4 Wochen lang; Kur bedarfsweise wiederholen, diesmal mit:

Luesinum D200 - einmalig
zusätzlich

Bettnässen im ersten Schlaf

Causticum D12 - 2x tägl.
fahle, trockene Kinder mit Lidschatten; uratreicher Harn

Kreosotum D12 - 2x tägl.
Kinder mit bleiernem Schlaf; reichlich blasser Urin

Sepia D12 - 2x tägl.
kräftige derbe Mädchen; meist vor 22 Uhr; Urin stinkt übel; verstopft

Bettnässen im zweiten Schlaf

Belladonna D30 - 1x bei Bedarf
unruhiger Schlaf, Krämpfe, jammert, deckt sich auf

Chloralum D30 - 1x tägl.
schläft tief, erwacht nicht, wenn Harnflut unbemerkt abgeht

Bettnässen, mehrmals in der Nacht

Plantago D6 - 3x tägl.
trotz Vorsichtsmaßnahmen viel wäßriger Harn; tagsüber wenig

Equisetum D4 - 3x tägl.
viel wäßriger oder scharfer schleimiger Harn; Druck im Unterbauch

Acidum benzoicum D4 - 3x tägl.
scharf wie Pferdeharn, verfärbt die Wäsche; manchmal auch zu Beginn der Nacht

Cina D6 - 3x tägl.
bei mürrischen, helläugigen Wurmkindern mit Bauchkrämpfen oder Schielen

Bettnässen auch tagsüber

Belladonna D12 - 2x tägl.
rundliche, rote Kinder; Urin häufig, wenig, hell

Cina D12 - 2x tägl.
zappelige Wurmkinder; Urin reichlich, wird schnell trüb im Stehen

Gelsemium D12 - 2x tägl.
rundliche, rote, zittrig aufgeregte Kinder; Urin reichlich, hell

Pulsatilla D12 - 2x tägl.
rundliche, blasse, liebe Kinder; plötzlicher Drang schlimmer im Liegen

Petroselinum D6 - 3x tägl.
auf dem Weg zum Klosett

Bettnässen bei Blasenentzündung

Dulcamara D6 - 3x tägl.
Erkältung durch naßkalte Füße, durch Sitzen auf kalten Steinen

Petroleum D12 - 2x tägl.
akut, heftig

Bettnässen bei Harnsäurebelastung

Sarsaparilla D6 - 3x tägl.
fahle, abgemagerte Kinder; Drang, Brennen nach dem Harnen

Bettnässen alter Menschen

Rhus aromatica D6 - 3x tägl.
funktionell bedingt

Bettnässen debiler Menschen

Barium carbonicum D6 - 3x tägl.
rund, gedunsen, dick

Einkoten (Enkopresis) tags und nachts

Aloe D12 - 2x tägl.
viele Blähungen, die mit Stuhl abgehen und gleichzeitig mit Urin

Causticum D12 - 2x tägl.
kann nur im Stehen entleeren; Stuhl kleinknollig, geht unbemerkt ab

Magnesium carbonicum D12 - 2x tägl.
mürrische Süßschlecker; Stuhl nachts, wenig, unbemerkt

NOTIZEN:

Entwicklung

Entwicklungsstörung bei Kindern infolge hormoneller Störung

Aristolochia D12 - 2x tägl.
eher feine Mädchen

Pulsatilla D12 - 2x tägl.
eher rundliche Mädchen

Calcium carbonicum D12 - 2x tägl.
eher rundliche Jungen

Barium carbonicum D12 - 2x tägl.
eher zurückgebliebene Jungen

Graphites D12 - 2x tägl.
Hirnanhangsdrüsen-Störung, fette Jungen oder Mädchen

Aurum D12 - 2x tägl.
Keimblatt-Störung, eher kräftige Jungen

Kleinwuchs

Calcium carbonicum D12 - 2x tägl.
rundlich, träge, großköpfig, dickbäuchig; saurer Hinterkopfschweiß

Barium carbonicum D12 - 2x tägl.
greisenhaft, dumm, trüb, gedunsen, dicke Oberlippe, offener Mund

Calcium phosphoricum D12 - 2x tägl.
dünn, dünner Hals, großköpfig, saurer Haarschweiß, muß Kopf stützen

Natrium muriaticum D200 - 1x monatl.
dürrer Nacken, trocken, untergewichtig, frostig, sonnenempfindlich, traurig

Silicea D12 - 2x tägl.
dürr, fröstelnd, schreckhaft, Schweiß ganzer Kopf; morgens ängstlich

Erbnosoden D200 - einmalig
Tuberculinum GT, Medorrhinum, Luesinum in monatlichen Abständen, 2x jährlich

Kleinwuchs, Knochenbrüchigkeit (Osteogenesis imperfecta)

Calcium fluoratum D12 - 2x tägl.
fortlaufend; zusätzlich monatlich die Erbnosoden; zuerst:

Tuberculinum GT D200 - einmalig
danach:

Medorrhinum D200 - einmalig
danach:

Luesinum D200 - 1x monatl.
sehr lange

Symphytum D3 - 3x tägl.
und

Arnica D4 - 3x tägl.
bei jedem Bruch zusätzlich

Längenwachstum vermehrt

Phosphorus D12 - 2x tägl.
hoch, aufgeschossen, untergewichtig, dürr, gebeugter Rücken, Hängeschultern; trotzdem heiter und sonnig

Calcium phosphoricum D12 - einmalig
wie bei Phosphor, lange Arme und Beine; aber ablehnend und melancholisch

Legasthenie (erworbene Lese- und Rechtschreibschwäche)

(bei normaler oder überhöhter Intelligenz)

Medorrhinum D200 - einmalig
zusätzlich:

Agaricus D12 - 2x tägl.
blaß, schwach, hampelig; oder:

Stramonium D12 - 2x tägl.
rot, kräftig, zornig

NOTIZEN:

Essen, Trinken

Allesfresser

Sulfur D200 - 1x monatl.
kann sich an alles rasch gewöhnen

Appetit kommt beim Essen

Lycopodium D12 - 2x tägl.
aber schnell wieder satt, müde

fühlt sich nur wohl während des Essens

Jodum D12 - 2x tägl.
ständig mit kleinen Happen zugange

Ekel vor Essen

Silicea D12 - 2x tägl.
möchte nur Kaltes, Rohes

kann zum Frühstück nichts essen

Magnesium carbonicum D12 - 2x tägl.
mürrisch, müde; kann vor 9 oder 10 Uhr nichts essen

Lycopodium D12 - 2x tägl.
ist morgens noch zu müde und schon sauer

Antimonium crudum D12 - 2x tägl.
trotz Hunger; dabei unangenehmes Leeregefühl in der Herzgrube und kalter Körper

Conium D12 - 2x tägl.
trotz allgemeiner Besserung beim Essen, aber Blähsucht und Kolik hinterher

satt nach wenigen Bissen

Sepia D12 - 2x tägl.
aber Leeregefühl, frißt sich durch den Tag

Sulfur D12 - 2x tägl.
Sodbrennen, Aufstoßen

Lycopodium D12 - 2x tägl.
Unterbauch aufgetrieben

Colchicum D6 - 3x tägl.
Rumoren mit Übelkeit

China D6 - 3x tägl.
ganzer Bauch aufgetrieben, müde, schwach

Schwächegefühl im Magen um 11 Uhr

Phosphorus D12 - 2x tägl.
ißt ein wenig Kaltes, das aber erbrochen wird, sobald im Magen erwärmt

Sepia D12 - 2x tägl.
Essen bessert nicht, übel beim Anblick oder Geruch von Speisen

Sulfur D12 - 2x tägl.
ißt ein wenig Süßes, das bessert, aber Säure verursacht

Natrium carbonicum D12 - 2x tägl.
Essen bessert den Magen, aber verstimmt das Gemüt

"Spontanhypo" bei Diabetikern

Conium D4 - 3x tägl.
vor dem Essen mit Heißhunger; Essen bessert

Magnesium carbonicum D6 - 3x tägl.
nach dem Essen; müde, übel, erbricht

kann nur feste Speisen essen

Lachesis D12 - 2x tägl.
flüssige Speisen kommen durch die Nase zurück

ißt und trinkt gern nachts

Nux vomica D12 - 2x tägl.
steht auf, ißt und raucht

Phosphorus D12 - 2x tägl.
steht auf, ißt und trinkt

trinkt gern und zu viel Cola

Phosphorus D12 - 2x tägl.
erregt, Leistungsschwäche; beachte: Diabetes!

neigt zum Überessen

Nux vomica D12 - 2x tägl.
Schlemmer; Durcheinanderessen; chronische Magenschleimhaut-Entzündung

Antimonium crudum D12 - 2x tägl.
chronische Magenschleimhaut-Entzündung durch zu viel Kaltes, durch Überessen

Bryonia D12 - 2x tägl.
ißt wenig, aber oft; Völle, Übelkeit, Erbrechen von Speisen

Natrium carbonicum D12 - 2x tägl.
Zuckerschlecker; Völle, Blähsucht, anhaltende Übelkeit

China D12 - 2x tägl.
Völle, Blähsucht, Kopfschmerz, hinfällige Schwäche, Appetitverlust

Carbo vegetabilis D30 - 1x bei Bedarf
Völle, Blähsucht, drückt zum Herzen, Atemnot

Kopfschmerz durch Überessen

Nux moschata D30 - 1x bei Bedarf
schon nach geringen Mengen; schnell satt, gebläht

Übelkeit und Erbrechen durch Überessen

Ipecacuanha D4 - stündl.
eher im Sommer; Überessen bei wenig Appetit; Brechreiz, anhaltende Übelkeit

Tartarus stibiatus D6 - stündl.
wie bei Ipecacuanha, aber dick-weiß belegte Zunge, besser nach Erbrechen

Kalium bichromicum D12 - 2x tägl.
v.a. nach Fleisch (beachte Krebs!); Übelkeit, Brechreiz

Ohnmacht durch Überessen

Veratrum album D30 - 1x bei Bedarf
Übelkeit, Brechreiz, Durchfall; nicht warm zudecken!

Tabacum D30 - 1x bei Bedarf
stärker als bei Veratrum; leichenblaß, totenelend; nicht warm zudecken!

Arsenicum album D30 - 1x bei Bedarf
v.a. nach Verdorbenem; Übelkeit, Durchfall; warm zudecken!

Völle, Blähung, Aufstoßen nach dem Essen

Argentum nitricum D30 - 1x bei Bedarf
Trommelbauch nach wenig Essen, Druck erleichtert, Aufstoßen nicht

Nux vomica D30 - 1x bei Bedarf
Magen schwer wie ein Stein, Druck unangenehm, vergebliches Aufstoßen

Carbo vegetabilis D30 - 1x bei Bedarf
alle Nahrung gärt, vor allem Fettes, Druck beengt, Aufstoßen erleichtert

Sulfur D6 - 3x tägl.
aufgetriebener Magen nach wenig Essen und viel Säure

muß die Kleider öffnen nach dem Essen

Lycopodium D12 - 2x tägl.
sofort Beschwerden, Atemnot, müde; Aufstoßen mühsam, erleichtert nicht

Nux vomica D12 - 2x tägl.
1/2 Stunde nach dem Essen, Völle drückt nach unten, saures Aufstoßen

Graphites D12 - 2x tägl.
Brennen, Blutandrang zum Kopf, ranziges Aufstoßen erleichtert

China D4 - 3x tägl.
schmerzhaft aufgetrieben, Aufstoßen erleichtert nur kurzfristig

Carbo vegetabilis D12 - 2x tägl.
alles gärt, faules Aufstoßen erleichtert

Essen verschlimmert

Cocculus D12 - 2x tägl.
Schwindel bei Magenstörung; rot, heiß, übel, nach dem Essen

Silicea D6 - 3x tägl.
Zahnfistel; Zähne wie gelockert; warmes Essen, nachts, kalte Luft

Magnesium carbonicum D12 - 2x tägl.
Schwäche, sofort nach dem Essen

Ipecacuanha D3 - alle 10 Min.
akutes anhaltendes Erbrechen, v.a. danach; anhaltende Übelkeit, saubere Zunge!

Ferrum D12 - stündl.
Erbrechen von unverdauten Speisen noch während des Essens ohne Grund

Argentum nitricum D6 - 3x tägl.
Magengeschwürsschmerz, nagend, strahlt in alle Richtungen aus, Trommelbauch

Taraxacum D4 - 3x tägl.
Frösteln bei Leberentzündung; galliger Durchfall, Landkartenzunge

Husten nach dem Essen

Phosphorus D12 - 2x tägl.
anfallsweise; obere Brust wie geschnürt

Rumex D6 - 3x tägl.
unstillbarer Kitzel in der Halsgrube

Nux vomica D6 - 3x tägl.
erbricht; untere Brust wie geschnürt

Tartarus stibiatus D6 - 3x tägl.
würgt, erbricht

Calcium carbonicum D12 - 2x tägl.
Asthmahusten gelb-schleimig, bei Kälte

Kopfschmerz mit Anfällen von Heißhunger, Essen bessert

Ignatia D12 - 2x tägl.
kummervoll, elegisch, weiß nicht, was sie essen soll

Anacardium D12 - 2x tägl.
bösartig, schlägt zu, spuckt aufs Trottoir, nachts schlimmer

Mandragora D12 - 2x tägl.
stechender Hungerschmerz vom Magen bis zum Schulterblatt, streckt sich

Jodum D12 - 2x tägl.
frißt sich durch den Tag, setzt sich vor den Eisschrank und leert ihn

Hedera D6 - 3x tägl.
ähnlich wie bei Jodum, aber weniger dramatisch, weniger hitzig

Kopfschmerz besser durch Essen

Phosphorus D200 - 1x bei Bedarf
Schulkopfschmerz, Hinterkopf; geistig erschöpft; hungrig

Psorinum D200 - 1x in Wasser
hämmerndes Kopfweh, Empfindung wie bei Natrium; hungrig

Chelidonium D3 - stündl.
Kopfschmerzen vom Nacken zum Auge ziehend; Essen und Wärme bessern

Graphites D12 - 2x tägl.
Klumpen im Hals; chronisch anhaltend, nachts erstickend

Leeregefühl im Magen durch Essen schlimmer

Sepia D12 - 2x tägl.
saurer Geschmack

Carbo vegetabilis D12 - 2x tägl.
fauler Geschmack, Aufstoßen bessert

Kalium carbonicum D12 - 2x tägl.
fauler Geschmack, Aufstoßen bessert nicht

Magenschmerzen vor dem Essen

Ignatia D4 - 3x tägl.
und gleich danach; Erbrechen und Hunger

Jodum D12 - 2x tägl.
und gleich danach; fühlt sich nur wohl während des Essens

China D6 - 3x tägl.
und gleich danach; Druck, Völle, Blähsucht

Anacardium D4 - 3x tägl.
und 2 Stunden nach dem Essen; heftig, zornig, spuckt; Pflock im Enddarm

Mandragora D6 - 3x tägl.
Säure schwulkt in den Mund auf, vor allem beim Bücken, beugt sich rückwärts

Uranium nitricum D12 - 2x tägl.
wird immer weniger und schwächer; beachte: Diabetes!

Magenschmerzen besser durch Essen

Anacardium D12 - 2x tägl.
nach 2 Stunden kommt Schmerz zurück; muß wieder essen, auch nachts

Petroleum D12 - 2x tägl.
aber benebelt und schwindelig

Graphites D12 - 2x tägl.
aber Völle, faules Aufstoßen

Chelidonium D4 - 3x tägl.
Leber- und Gallebeteiligung

Mandragora D6 - alle 10 Min.
krampfartig, Rückwärtsbeugen besser; Leber, Galle, Bauchspeicheldrüse beteiligt

Sodbrennen mit saurem Aufstoßen durch Essen

Nux vomica D4 - 3x tägl.
schlechter; Managerstreß; sauer auf sich und die Welt

Bismutum subnitricum D4 - 3x tägl.
schlechter; Krampf zum Rücken, zu den Schulterblättern, Rückbeugen erleichtert

Natrium carbonicum D12 - 2x tägl.
schlechter; ängstlich verstimmt nach dem Essen

Robinia D12 - 2x tägl.
schlechter; zum Bersten, Zähne werden stumpf und sauer

Phosphorus D12 - 2x tägl.
besser; nächtliche Säure und Brennen; steht auf, ißt und trinkt kalt

Übelkeit mit Brechreiz nach dem Essen

Nux vomica D4 - 3x tägl.
morgens, nach Alkohol tags zuvor, bei verdorbenem Magen

Ipecacuanha D4 - 3x tägl.
anhaltend; saubere Zunge

Tartarus stibiatus D4 - 3x tägl.
schon während mit Angst; weiß belegte Zunge

Erbrechen durch Essen

Croton D6 - stündl.
bei Darmentzündung; viel Gelbes oder Wasser gleich nach Essen und Trinken

Kreosotum D4 - alle 10 Min.
unverdaute Nahrung lange nach dem Essen

Antimonium crudum D4 - stündl.
nach kaltem Essen an heißen Tagen

Erbrechen mit Ekel vor Speisen

Colchicum D4 - 2stündl.
beim Sehen und Riechen von Speisen; großer Durst aber Widerwille

China D4 - 2stündl.
schon beim Denken an Speisen

Arsenicum album D6 - 2stündl.
beim Riechen von Speisen; großer Durst, trinkt aber nur wenig Warmes

Erbrechen besser durch Essen

Conium D4 - stündl.
erbricht schwarze Massen (Kaffeesatzerbrechen) mit Schwindel; Tumor?

Kreosotum D4 - stündl.
erbricht unverdaute Speisen noch nach Stunden; Krebs?

Durchfall nach dem Frühstück

Thuja D6 - 3x tägl.
jeden Morgen zur gleichen Zeit; wie aus einem Spundloch mit viel Wind

Durchfall nach Essen und Trinken

Rheum D6 - 3x tägl.
durch Bewegung nach dem Essen, friert dabei, Kolik danach hält an

Ferrum D12 - 2x tägl.
auch während der Mahlzeit, erleichternd

Arsenicum album D6 - 3x tägl.
von kalten Speisen, kalten Getränken, fortschreitende Schwäche

Aloe D12 - 2x tägl.
mit Winden und Harn gleichzeitig, erleichtert, aber fühlt sich schwach

Croton D6 - 3x tägl.
plötzlich, gußartig, gelb, wäßrig; Übelkeit, Erbrechen

Colocynthis D4 - 3x tägl.
dünn, wäßrig, gußartig; viel Blähungen, Krümmkolik davor

Antimonium crudum D4 - stündl.
nach kaltem Essen an heißen Tagen

Durchfall Stunden nach dem Essen

Oleander D6 - 3x tägl.
explosive Breistühle, unverdaut, ungewollt mit Blähungen, im Wechsel mit krampfiger Verstopfung

Durchfall von Unverdautem nach dem Essen

China D4 - 3x tägl.
und nachts; schleimig, grün, schwarz, schmerzlos, Geruch leichenartig

Arsenicum album D6 - 3x tägl.
und nach Mitternacht; dunkel, schleimig, blutig, brennt, Geruch wie verwest

Ferrum D6 - 3x tägl.
und nachts; wäßrig, Blähungen, schmerzlos, geruchlos

Podophyllum D4 - 3x tägl.
und frühmorgens; reichlich, gelb, wäßrig, mehlige Auflagerung, stinkt

NOTIZEN:

Mißempfindungen

Band-, Reifengefühl

Gelsemium D30 - 1x bei Bedarf
bei Kopfweh, bei Lähmung der Beine

Theridion D12 - 2x tägl.
krampfartig umklammert

Colocynthis D4 - 3x tägl.
wie mit Eisendraht umwickelt

Glonoinum D30 - 1x bei Bedarf
über der Stirn bei Blutwallungen

beim Schneiden von Glas, Papier, Karton

Lolium D6 - 3x tägl.
geht durch Mark und Bein

Theridion D12 - 2x tägl.
Schmerzen durch den ganzen Körper, Schwindel

Brennen

Acidum phosphoricum D200 - 1x bei Bedarf
Rücken und Glieder, wenn erschöpft

Phosphorus D200 - 1x bei Bedarf
kleine Stellen, reibt sie; erschöpft, schwach

Sulfur D200 - 1x bei Bedarf
alle Körperöffnungen

Carbo vegetabilis D30 - 1x tägl. abends
alle Schleimhäute

Cantharis D12 - 2x tägl.
in allen "urologischen Instrumentalien"

Capsicum D12 - 2x tägl.
Verdauung und Heimweh

Brett vor dem Kopf

Rhus tox D30 - 1x bei Bedarf
Hirn wackelt, wie locker

Gelsemium D30 - 1x bei Bedarf
bei Kopfweh, bei Aufregung

Nux vomica D30 - 1x bei Bedarf
bei Folgen von lukullischer und sexueller Übertreibung, Katerkopfweh

Cocculus D12 - 2x tägl.
bei Folge von Übernächtigung, von zu viel Fernsehen, Stirn wie leer

Einschießen, plötzlich

Aconitum D30 - 1x bei Bedarf
akut, irgendwo am oder im Körper

Belladonna D30 - 1x bei Bedarf
krampfartig, wellenförmig; Kopf, Bauch, Unterleib

Argentum D12 - 2x tägl.
wie wenn an einem Nerv gerissen würde bei Kopfweh; durch die Brust

Argentum nitricum D12 - 2x tägl.
splitterartig bei Entzündung, Kopfweh, Magenweh, Glieder

Acidum nitricum D12 - 2x tägl.
splitterartig bei Bewegung; Haut-Schleimhaut-Grenzen

Magnesium phosphoricum D12 - 2x tägl.
Krämpfe, Trigeminus-Neuralgie; ab 14 Uhr

Magnesium carbonicum D12 - 2x tägl.
Leber, rechte Hüfte, nachts

eisige Kälte an bestimmten Stellen

Heloderma D12 - 2x tägl.
Rückenmarkserkrankungen, zum Beispiel Parkinson

elektrische Schläge

Acidum hydrocyanicum D4 - alle 10 Min.
blitzartig vom Kopf bis zum Fuß, vor allem Hinterkopf

Kalium carbonicum D12 - 2x tägl.
blitzartig durch die Gelenke

Valeriana D30 - 1x bei Bedarf
überall, zum Beispiel im Daumen beim Schreiben

glühendes Eisen in der Wirbelsäule

Alumina D12 - 2x tägl.
schwach, trocken

Graben, Wühlen, Schaben, nachts

Mercurius solubilis D30 - 1x tägl.
Rheuma, Folge von Kälte, Nässe; Hüfte, Oberschenkel

Arnica D6 - 3x tägl.
Rheuma, Gicht, Folge von Überanstrengung; Gelenke

Hyoscyamus D6 - 3x tägl.
Rheuma, krampfhaft

Gräte

Ignatia D6 - 3x tägl.
bei Mandelentzündung

Valeriana D12 - 2x tägl.
bei Kloß im Hals

Silicea D6 - 3x tägl.
bei Halsentzündung

Sabadilla D12 - 2x tägl.
bei Allergie, Heuschnupfen

im Rücken wie zusammengebunden

Pulsatilla D200 - 1x bei Bedarf
erschöpfte Männer; Unruhe, Magen schwer, Beine gestaut

keinen Boden unter den Füßen

Argentum nitricum D30 - 1x bei Bedarf
in der Dämmerung, bei Dunkelheit; hebt die Beine zu großen Schritten

Cannabis indica D200 - 1x bei Bedarf
Süchtiger; geht wie auf Wolken

Viscum album D12 - 2x tägl.
alter Mensch; Schwindel, Übelkeit, Vernichtungsgefühl

Kloßgefühl

Ignatia D30 - 1x bei Bedarf
Hals

Abies nigra D4 - 3x tägl.
Mageneingang

Sepia D6 - 3x tägl.
Gebärmutter, Prostata

Kloß, vom Magen aufsteigend

Abies nigra D4 - 3x tägl.
wie ein Ei, bleibt in der Luftröhre stecken

Asa foetida D4 - 3x tägl.
wie ein Klumpen, bleibt im Hals stecken

Valeriana D12 - 2x tägl.
warmer Klumpen bis zum Hals; Atemnot

wie mit kalter Luft angeblasen

Camphora D1 - alle 10 Min.
bei Kollapsgefühl, Ohnmacht, Krämpfen

Thuja D6 - 3x tägl.
das Auge bei Entzündungen

Spinnweben im Gesicht

Alumina D12 - 2x tägl.
bei allgemeiner Austrocknung

Chelidonium D3 - 3x tägl.
bei Galleleiden

Oleander D12 - 2x tägl.
bei Herzleiden

Theridion D12 - 2x tägl.
bei Neuralgie

NOTIZEN:

Nabelkolik

Nabelkoliken seelischen Ursprungs

Nux vomica D30 - 1x in Wasser
Ärger über die Fliege an der Wand; abgehetzt, leicht reizbar

Colocynthis D200 - 1x in Wasser
Ärger über Unrecht; tobsüchtig

Chamomilla D30 - 1x in Wasser
Ärger über alles; rot, überempfindlich, weiß nicht was er will

Calcium carbonicum D30 - 1x in Wasser
Kummer über Leistungsdruck in der Schule; Kolik morgens vor dem Schulegehen

Ignatia D30 - 1x in Wasser
Kummer; blaß, überempfindlich, weiß nicht was er will

Hyoscyamus D30 - 1x in Wasser
unbeeinflußbar, neurotisch

Nabelkoliken unklaren Ursprungs

Belladonna D30 - 1x in Wasser
wellenförmig, beugt sich zurück

Colocynthis D4 - alle 10 Min.
stechend, einschießend; krümmt sich, drückt Faust in den Leib; im Wechsel mit:

Magnesium phosphoricum D4 - alle 10 Min.
krampfend, krümmt sich, reibt sich den Bauch, Wärme erleichtert

Magnesium carbonicum D6 - alle 10 Min.
messerscharf, beugt sich zurück, reibt sich den Bauch, geht auf und ab

NOTIZEN:

Nervosität

Nervosität, allgemein

Kalium phosphoricum D12 - 2x tägl.
alles wie ein Berg, schafft es nicht

Agaricus D12 - 2x tägl.
albern, Lidzucken, krampfartige Bewegungen der Glieder

Staphisagria D12 - 2x tägl.
bei unterdrücktem Zorn, bei geiler Phantasie

Strophantus D4 - alle 10 Min.
Herzklopfen bei Aufregung, bei Ereignissen, bei Prüfungen

Stramonium D12 - 2x tägl.
tobsüchtig, schlägt zu

Tarantula hispanica D12 - 2x tägl.
wie von der Tarantel gestochen

Nervosität, speziell

Kalium bromatum D12 - 2x tägl.
Finger

Bromum D12 - 2x tägl.
Hände

Zincum D12 - 2x tägl.
Beine

Cina D12 - 2x tägl.
zupft an sich herum, grimassiert völlig ungeordnet

unruhige Arme und Beine

Kalium bromatum D12 - 2x tägl.
trommelt mit den Fingern auf dem Tisch

Kalium phosphoricum D12 - 2x tägl.
zappelig, zittert

Zincum D12 - 2x tägl.
Beine wie auf einem Tretrad

Tarantula hispanica D12 - 2x tägl.
gestikuliert unentwegt

Valeriana D12 - 2x tägl.
aber jegliche Bewegung verursacht Kopfweh; erregt, zittert

beachte: an chronische Unterleibserkrankungen denken!

NOTIZEN:

Schlaf

Schläfrigkeit, Müdigkeit morgens

Silicea D12 - 2x tägl.
erschöpft, minderwertige Angst vor dem Tag

Nux vomica D12 - 2x tägl.
wie verkatert, verkrampfte Angst vor dem Tag

Ammonium carbonicum D12 - 2x tägl.
matt, niedergeschlagen, lähmende Angst vor dem Tag, bei Trübwetter

Schläfrigkeit, vormittags

Natrium muriaticum D200 - 1x monatl.
Leistungsknick um 10 Uhr

Magnesium carbonicum D200 - 2x tägl.
zwischen 9 bis 10 Uhr

Sulfur D200 - 1x monatl.
gegen 11 Uhr; Unterzuckerung (Hypoglykämie)?

Schläfrigkeit, mittags

Magnesium carbonicum D12 - 2x tägl.
gleich nach dem Essen mit Sodbrennen, Übelkeit, Brechreiz

Carbo vegetabilis D30 - 1x bei Bedarf
nach dem Essen Hinterkopfdruck, Oberbauchblähung, Kreislaufschwäche

Schläfrigkeit, nachmittags

Lycopodium D200 - 1x monatl.
von 17 bis 20 Uhr; Kopfschmerz; nicht erholt nach kurzem Schlaf

Phosphorus D200 - 1x monatl.
mit Beginn der Dämmerung; erholt nach kurzem Schlaf

Schläfrigkeit, abends

Sepia D200 - 1x monatl.
alles hängt, müde Beine, legt sie auf den Tisch

Causticum D200 - 1x monatl.
müdes, erschöpftes Kreuz, streckt und reckt sich

Acidum hydrofluoricum D12 - 2x tägl.
von morgens bis abends munter; glaubt abends, er habe alles falsch gemacht

Schläfrigkeit im Frühjahr

Aconitum D30 - 1x bei Bedarf
durch Wind, Sturm, Gewitter, Föhn, Zugluft, raschen Wetterwechsel

Gelsemium D30 - 1x bei Bedarf
durch warmen schwülen Wettereinbruch, Vorgewitter, Föhn

Lachesis D200 - 1x monatl.
durch Aufkeimen der Libido, die den Intellekt beengt

Schläfrigkeit im Sommer

Acidum hydrofluoricum D6 - 3x tägl.
äußerst sonnenempfindlich, Lichtdermatose

Lachesis D200 - 1x monatl.
Sonne, Hitze, Schwüle beengt

Schläfrigkeit im Herbst

Rhus tox D30 - 1x bei Bedarf
durch naßkalte Wetterlage, rheumatische Beschwerden

Colchicum D6 - 3x tägl.
chronisch wiederkehrendes Herbstrheuma mit Durchfällen

Veratrum album D30 - 1x bei Bedarf
Kreislaufbeschwerden

Schläfrigkeit im Winter

Silicea D12 - 2x tägl.
durch nasse Kälte, fröstelt durch und durch

Causticum D12 - 2x tägl.
durch trockene Kälte, Gelenkschmerzen, Sehnen wie zu kurz

Petroleum D12 - 2x tägl.
chronische Beschwerden kehren wieder, Frostbeule bis Ekzem

ständig müde

Bellis D3 - 3x tägl.
in den Wechseljahren ohne besondere Zeichen, ausgemergelter Unterleib

Aletris D3 - 3x tägl.
mit Stuhlverstopfung ohne Drang, ständig kranker Unterleib

Kind schläft im Sitzen ein

Cina D4 - 3x tägl.
gereizte, eigensinnige, zittrige, krampfende Wurmkinder

Lycopodium D12 - 2x tägl.
den ganzen Tag schläfrig, nicht erholt nach kurzem Schlaf

Sulfur D12 - 2x tägl.
schläft bis mittags, erholsame Nickerchen, ausgesprochener Nachtmensch

Schlafstörungen

Einschlafen, nervös, unruhig

Gelsemium D30 - 1x bei Bedarf
Hirnunruhe; Ärger tagsüber, Ereignisse morgen

Zincum valerianicum D30 - 1x tägl. abends
Beinunruhe

Kalium bromatum D30 - 1x tägl. abends
Arm- und Beinunruhe

Strophantus D4 - stündl.
Herzunruhe, Klopfen

Einschlafen, motorische Unruhe

Passiflora D2 - 1x tägl. abends
und

Avena sativa D2 - 1x tägl. abends
und

Zincum valerianicum D4 - 1x tägl. abends
zu gleichen Teilen mischen, ab 20 Uhr stündl. 10 Tropfen

Einschlafen, findet keinen ruhigen Platz

Arnica D30 - 1x tägl. abends
geprügelt im Bett wie im Leben

Rhus tox D30 - 1x tägl. abends
zerschlagen nach Überanstrengung, bei Erkältung

Zincum D12 - 1x tägl. abends
unruhige Beine, muß "Radfahren", sich umlegen

Einschlafen, sonstiges

Cuprum D6 - 1x tägl. abends
Magenkrämpfe

Coffea D12 - 1x tägl. abends
Euphorie bei Teetrinkern

Thea D12 - 1x tägl. abends
Euphorie bei Kaffeetrinkern

Sulfur D12 - 2x tägl.
weil es ihm zu heiß ist

Phosphorus D12 - 2x tägl.
weil es ihm zu kalt ist, Rückenmassage wirkt Wunder

Kalium phosphoricum D12 - 2x tägl.
Kopfschmerzen jede Nacht

Einschlafen, sorgenvoll

Natrium muriaticum D200 - einmalig
Kummer, Demütigung, Gedanken um vergangene Ereignisse drehen Kreise

Ambra D3 - 1x tägl. abends
Sorgen um Tagesgeschäfte, Gedanken verlieren den roten Faden

nächtliches Erwachen

Lachesis D12 - 2x tägl.
mit Würgegefühl

Kalium carbonicum D12 - 2x tägl.
mit Herzklopfen

Nux vomica D12 - 2x tägl.
mit Kopfschmerzen

Erwachen nachts wegen Hunger

Nux vomica D12 - 2x tägl.
steht auf, ißt und raucht

Phosphorus D12 - 2x tägl.
steht auf, ißt und trinkt

Erwachen mit Aufschreien

Belladonna D12 - 2x tägl.
hochrot, glänzende Augen, redet, stöhnt, zuckt, Zähneknirschen

Apis D12 - 2x tägl.
hellrot, panisch, Zähneknirschen, Hirndruck, cri encéphalique

Erwachen, um 3 Uhr morgens munter

Sulfur D12 - 2x tägl.
bleibt munter, vorher Katzenschlaf

Kalium carbonicum D12 - 2x tägl.
schläft um 6 Uhr wieder ein

schlaflos

Cocculus D12 - 2x tägl.
nervös, aufgedreht, schusselig, Nackenkrampf

schlaflos nach Ärger

Aconitum D30 - 1x bei Bedarf
Herz pocht und stolpert

Nux vomica D30 - 1x bei Bedarf
Kopfweh, Magenweh, Regel bleibt aus

Sulfur D30 - 1x bei Bedarf
Schwäche

Zincum D30 - 1x bei Bedarf
Unruhe, Zittern

Angst vor Schlaflosigkeit, durch Übernächtigung

Cocculus D12 - 2x tägl.
Tagesereignisse behindern Einschlafen; Aufschrecken

Acidum nitricum D12 - 2x tägl.
erwacht halbstündlich aus Halbschlaf, schläft nach 2 oder 4 Uhr nicht mehr ein

Schlafstörungen unbeeinflußbar

Luesinum D200 - 1x monatl.
wach die ganze Nacht im Winter

Tuberculinum bovinum D200 - 1x monatl.
erwacht sehr früh im Frühling

Schlafstörungen bei Arteriosklerose

Cuprum D12 - 1x tägl. abends
unruhig; Waden-, Fußkrämpfe

Zincum D12 - 1x tägl. abends
unruhig; Beinunruhe

Ambra D3 - 3x tägl.
ruhig; Gedanken reißen ab, Gedanken kreisen um Sorgen

Passiflora D2 - 3x tägl.
ruhig; Gedanken kreisen um Tagesereignisse

Schlafstörungen bei beginnender Herzinsuffizienz

Digitalis D3 - 3x tägl.
schreckhaftes Erwachen mit Angst, Schwindel beim Aufrichten und Stehen

Zähneknirschen im Schlaf

Tuberculinum GT D200 - einmalig
Therapiebeginn

Apis D30 - 1x bei Bedarf
Hirnhautreizung, Hirndruck, cri encéphalique

Belladonna D30 - 1x bei Bedarf
Krämpfe, Zuckungen, Kopfrollen

Cina D200 - 1x wöchentl.
nervöse Wurmkinder, unklares Erbrechen tagsüber

Zincum D30 - 1x bei Bedarf
Hirnerregung, Beinunruhe

Kinderschlaf, ängstlich

Passiflora D2 - 1x tägl. abends
unruhig, schläft spät ein, aber schläft erholsam; nach Eisenpräparaten

Aconitum D30 - 1x tägl. abends
will nicht zu Bett, Angst vor Unglück, Angst vor dem Tod

Chamomilla D30 - 1x tägl. abends
will herumgetragen werden, reizbar, unleidlich; stöhnt, Schmerzen?

Zincum valerianicum D30 - 1x tägl. abends
motorische Unruhe, erschrickt aus dem Schlaf

Kinderschlaf, Lichtverlangen, Angst

Belladonna D30 - 1x tägl. abends
vor gespenstischen Träumen und Geräuschen

Stramonium D30 - 1x tägl. abends
erwacht gegen 23 Uhr von entsetzlichen Träumen mit Schreien, erkennt niemanden

Silicea D30 - 1x tägl. abends
schreckt gegen 2 Uhr auf ohne zu erwachen

Phosphorus D30 - 1x tägl. abends
vor grinsenden Geistern und Fratzen, die aus der Wand kommen

Calcium carbonicum D30 - 2x wöchentl.
vor Dieben, Einbrechern und Gespenstern

Causticum D30 - 2x wöchentl.
vor Geräuschen, Alleinsein; höchste Erregung, qualvolle Angst

Arsenicum album D30 - 1x tägl. abends
reizbare Panik vor Alleinsein, vor schwarzen Gestalten, vor dem Tod

Kinderschlaf, sonstiges

Jalapa D6 - 2x tägl.
schreit die ganze Nacht, tagsüber brav; Schaden um die Geburt herum?

Cypripedium D6 - 2x tägl.
"glückliche Jalapa", will die ganze Nacht spielen; "Tagesmutter-Kind"

Opium D30 - 1x bei Bedarf
erwacht im ersten Schlaf, schreit; nach Schreck- oder Schockerlebnis

Lycopodium D12 - 2x tägl.
erwacht um 2 Uhr, hat Hunger; erwacht morgens höchst mißlaunig, übel

Nux vomica D12 - 2x tägl.
erwacht zwischen 2 und 5 Uhr, will spielen bis 6 Uhr; morgens mürrisch

Kinderschlaf, Knie-Ellenbogen-Lage

Cina D4 - 3x tägl.
Seite

Lycopodium D12 - 2x tägl.
Seite

Tuberculinum bovinum D200 - 1x monatl.
Rücken, schlägt sich mit der Faust an die Stirn

Medorrhinum D200 - 1x monatl.
Bauch

Cancerinum D200 - 1x monatl.
Bauch, Seite

Bauchlage im Schlaf

Calcium carbonicum D200 - 1x monatl.
ist bei diesem Kind krankhaft; bedeutet abgewandt und abgeneigt sein

Barium carbonicum D200 - 1x monatl.
noch schlimmer in seiner Krankheitsvoraussage (Prognose)

Linkslage im Schlaf

Phosphorus D200 - 1x monatl.
kann nicht links liegen wegen Herzklopfen

Rückenlage im Schlaf, gesund

Calcium carbonicum D200 - 1x monatl.
Arme über dem Kopf

Rückenlage im Schlaf, krankhaft

Apis D4 - 3x tägl.
Entzündung, Schwellung, schrilles Schreien, Hirndruck, verlangt Kälte

Belladonna D30 - 1x bei Bedarf
heißer Kopf, kalte Füße, Entzündungen, Hirnkrämpfe, verlangt Wärme

Helleborus D4 - 3x tägl.
blaß, dösig, gerunzelte Stirn, Kopfrollen

Cicuta virosa D6 - 3x tägl.
Hirnkrämpfe, schriller Aufschrei

Rückenlage im Schlaf, müde

Phosphorus D200 - 1x monatl.
bei geistiger Erschöpfung; leichenblaß

rollt die Augäpfel bei halboffenen Augen

Magnesium carbonicum D12 - 2x tägl.
geistig erschöpft; zuckt, schreckt auf, steht auf, bewegt sich; ruhelos getrieben, als habe er ein Verbrechen begangen

Schlafwandel

Phosphorus D12 - 2x tägl.
sucht Licht und Berührung

Kalium bromatum D12 - 2x tägl.
sucht Ruhe und Nähe

Silicea D12 - 2x tägl.
sucht Ruhe und Wärme

Träume von Beengung

Hyoscyamus D200 - 1x bei Bedarf
entkleidet sich

Träume von Drachen und Schwertkämpfern

Opium D200 - 1x bei Bedarf
ist selbst der Held

Träume vom Fallen

Belladonna D200 - 1x bei Bedarf
Zwang, aus dem Fenster zu springen

Argentum nitricum D200 - 1x bei Bedarf
Zwang, der von der Höhe nach unten zieht

Träume vom Fliegen

Cannabis indica D200 - 1x bei Bedarf
schwerelos

Asarum D200 - 1x bei Bedarf
auf Wolken

Lachesis D200 - 1x bei Bedarf
wie ein Vogel

Träume, hellseherisch

Aconitum D200 - 1x monatl.
enthalten die Lösung von Tagesproblemen

Träume vom Krieg

Magnesium carbonicum D200 - 1x bei Bedarf
Streit, Feuer, Diebe

Träume von Leidenschaft

Lilium D200 - 1x bei Bedarf
alles zu heiß, Gewissensbisse danach

Träume von Schlangen

Lac caninum D200 - 1x bei Bedarf
unterm Bett

Lachesis D200 - 1x bei Bedarf
erwürgen ihn am Hals, um die Brust

Argentum nitricum D200 - 1x bei Bedarf
verfolgen ihn

Träume vom Tod

Lachesis D200 - 1x bei Bedarf
liegt lebendig in der Leichenhalle und keiner merkt es

Träume von Toten

Magnesium carbonicum D200 - 1x bei Bedarf
seien sie noch lebendig oder nicht; morgens noch damit beschäftigt

Träume von Verfolgung

Anacardium D200 - 1x bei Bedarf
durch Fremde, Feinde

China D4 - 3x tägl.
durch körperliche Schwäche, schafft es nicht

Silicea D200 - 1x monatl.
durch geistige Schwäche, schafft es nicht

Hyoscyamus D200 - 1x bei Bedarf
durch Geilheit, Feinde

Lachesis D200 - 1x bei Bedarf
durch sexuelle Wünsche (Schlange kriecht in die Scheide)

Stramonium D200 - 1x bei Bedarf
durch schreckhafte Gespenster, Feinde

Träume von Vögeln

Lachesis D200 - 1x bei Bedarf
als ob sie in den offenen Mund flögen

NOTIZEN:

Sprache

Sprachstörungen, Stottern

Argentum nitricum D12 - 2x tägl.
blaß; stolpert über Worte, Beine, Stufen, Ereignisse, über sein Leben

Causticum D12 - 2x tägl.
blaß; weiß was er sagen will und bringt das Wort nicht raus

Phosphorus D12 - 2x tägl.
zart; stolpert über Silben, über seine Nerven

Ignatia D12 - 2x tägl.
zart; stammelt nach Anstrengungen mit angespanntem, grimassierendem Gesicht

Lachesis D12 - 2x tägl.
rot; stolpert über seine schnelle Zunge; lispelt

Stramonium D12 - 2x tägl.
rot; stolpert über Silben und über seine lahme Zunge

Sprachstörungen, fehlerhafte Aussprache

Belladonna D200 - 1x monatl.
stammelt, stottert, kann B, P und M nicht aussprechen

Lachesis D200 - 1x monatl.
näselt, lispelt, stammelt; kräftig

Lycopodium D200 - 1x monatl.
näselt, lispelt, stammelt, benutzt falsche Silben; mager

Sulfur D200 - 1x monatl.
lispelt, rollt das R, wenn nicht sprachüblich, verwechselt L mit R

Calcium carbonicum D200 - 1x monatl.
rollt das R, verwechselt L mit R, verwechselt Zischlaute

Silicea D200 - 1x monatl.
rollt das R, verwechselt L mit R

Natrium muriaticum D200 - 1x monatl.
verwechselt Zischlaute, S statt SCH

Sprachstörungen, Wortfindungsstörung

Thuja D200 - 1x monatl.
jagt den Worten nach, "Warum-Kinder"

Causticum D200 - 1x monatl.
spricht sie falsch aus, betont sie falsch

Sprachverlust nach Schlaganfall

Hyoscyamus D6 - 3x tägl.
bei frischer Lähmung

Causticum D4 - 3x tägl.
bei alter Lähmung

Qualität der Sprache

Lachesis D200 - 1x monatl.
zu laut, zu viel, zu unsinnig, verspottend, auslachend; mit den Lippen

Jodum D200 - 1x monatl.
hastig, lebhaft, ununterbrochen; keiner kommt zu Wort

Hepar sulfuris D200 - 1x monatl.
hastig, unbesonnen, unbeherrscht

Hyoscyamus D200 - 1x monatl.
hastig, laut, plappernd, schamlos

Natrium muriaticum D200 - 1x monatl.
zögernd, zart, leise; im Rachen

Causticum D200 - 1x monatl.
zögernd, leise; durch die Nase

Acidum phosphoricum D200 - 1x monatl.
leise, ablehnend, einsilbig

Argentum nitricum D200 - 1x monatl.
kindisch

spricht fast nur in Fragestellung

Aurum D200 - 1x monatl.
sehr wortgewandt; schiebt den anderen gegen die Wand

NOTIZEN:

Verhalten, Benehmen

"ich bin da"

Calcium carbonicum D200 - 1x monatl.
wenn er nach Hause kommt; Unsicherheit

"ich bin zu dick"

Magnesium carbonicum D200 - 1x monatl.
obwohl sie schlank ist, findet sie immer noch ein Fettröllchen zu viel

"ich bin häßlich"

Natrium muriaticum D200 - 1x monatl.
meint seinen Ausdruck, seine Haltung; nicht die Pickel auf der Stirn

"ich kann nicht"

Ignatia D30 - 1x tägl. morgens
meint: "ich will nicht, ich kann nicht wollen"

"alles ist zu eng"

Platinum D200 - 1x monatl.
Dinge sind zu klein für ihre Größe

Hyoscyamus D200 - 1x monatl.
Kleidung, Geist, Leben

Lachesis D200 - 1x monatl.
Kleidung, Körper, Lebenslage

Causticum D200 - 1x monatl.
Haut

"alles ist scheußlich"

Platinum D200 - 1x monatl.
Menschen, Dinge und Gedanken

"das ganze Leben ist ein Fehlschlag"

Sulfur D200 - 1x bei Bedarf
grübelt chronisch darüber nach

"haben Sie Kranke wie mich gesehen"

Arsenicum album D200 - 1x monatl.
hat seine Krankheitsakte gesammelt; zweifelt an ärztlicher Fähigkeit

Lachesis D200 - 1x monatl.
argwöhnisch, hat zu viel ärztlichen Unsinn erlebt, redet den Arzt gegen die Wand

Moschus D12 - 2x tägl.
keiner glaubt ihr! nach heftigem Zorn fällt sie ohnmächtig nieder

Antwort: "Nein noch nie, Sie sind einmalig!"

"ich fühle mich schon wohler" (nach der 1. Konsultation)

Calcium carbonicum D200 - 1x monatl.
dankbar für jedes Verständnis; Beschwerden werden im Alleinsein schlimmer!

Pulsatilla D200 - 1x monatl.
glaubt, daß der Arzt jetzt alle Entscheidungen für sie treffen wird

Phosphorus D200 - 1x monatl.
glaubt begeistert, daß seine Gesundung bereits vollbracht ist

Arsenicum album D200 - 1x monatl.
wägt kritisch; glaubt, die natürliche Ordnung gefunden zu haben

Angeber

Lachesis D200 - 1x monatl.
was er alles kann

Arsenicum album D200 - 1x monatl.
was er alles weiß

Nux vomica D200 - 1x monatl.
was er alles erreicht hat

Sulfur D200 - 1x monatl.
was er alles besitzt

Aurum D200 - 1x monatl.
wie mächtig er ist

untergeordneter Angestellter

Staphisagria D200 - 1x monatl.
entrüstet sich, schluckt runter; Magen, Blähsucht; Handlung gelähmt

untergeordneter Beamter

Nux vomica D200 - 1x monatl.
tyrannisiert seinen Antragsteller mit Willkür; reizbar, mürrisch, ekelhaft, herrisch, beleidigend; saurer Magen und Schreibtisch-Hämorrhoiden

Betrüger

Nux vomica D200 - 1x monatl.
will schurkig und rücksichtslos zu materiellem Erfolg gelangen

Herr und Frau Biedermann

Platinum D200 - 1x monatl.
je stolzer, desto dümmer; neidisch, geil, pervers

Lycopodium D200 - 1x monatl.
überspannte Gesundheitsfanatiker; unsicher, gefühllos, rücksichtslos

Arsenicum album D200 - 1x monatl.
übertrieben sauber; bespitzeln, verraten und verleumden Christus noch am Kreuz

Veratrum album D200 - 1x monatl.
sauber, erfolgreich; freche Klatschtante, alberner, flegelhafter Klugschwätzer

Brandstifter

Belladonna D200 - 1x monatl.
spielt mit dem Feuer, sieht alles in rotglänzender Festlichkeit; Entsetzen danach

Hepar sulfuris D200 - 1x monatl.
unbändiger Impuls, alles in Brand zu setzen; sieht im Wahn die ganze Welt brennen

Casanova

Acidum hydrofluoricum D200 - 1x monatl.
liebenswürdiger Schmetterling, Nachtschwärmer, stets im Begriff, seine Männlichkeit zu demonstrieren

Charmeur

Cuprum D200 - 1x monatl.
blond, verwöhnt, redselig; kennt keinen Widerstand, zieht tolle Schau ab, setzt seine Wünsche notfalls mit Krampfanfällen durch

Chefsekretärin des Herrn Direktors

Platinum D200 - 1x monatl.
rücksichtlose Pflichterfüllung steht über rücksichtsvoller Liebe

Dandy

Phosphorus D200 - 1x monatl.
blond, heiter, phantasiereich; liebt die Welt, die Menschen, den Schöpfer; will gefallen; ist sich seiner Handlungen nicht bewußt

Arsenicum album D200 - 1x monatl.
geistreich, ausgezeichnete Kleidung, vollendete Manieren, stets verbindliches Lächeln; ist sich seiner Identität und Interessen bewußt

Denunziant

Arsenicum album D200 - 1x monatl.
Inquisitor; Rentner bespitzelt Falschparker; Lehrer mit erhobenem Zeigefinger

Natrium muriaticum D200 - 1x monatl.
Streber; will sich bei Dritten beliebt machen; Rechtsanwalt

Lachesis D200 - 1x monatl.
Neider; führt unaufhörlich Prozesse; Staatsanwalt

Nux vomica D200 - 1x monatl.
Gewohnheitsdenunziant; Beamter

Veratrum album D200 - 1x monatl.
Schwätzer; erregt sich über die Fehler anderer; Nachbarin

Duckmäuser

Nux vomica D200 - 1x monatl.
professioneller Charakterzug

Lycopodium D200 - 1x monatl.
rücksichtslos ehrgeizig, verzeiht nie, schwört Rache

Silicea D200 - 1x monatl.
schwächlich, knickt leicht

Calcium carbonicum D200 - 1x monatl.
unbeholfen, gibt leicht auf

Frühaufsteher

Acidum hydrofluoricum D200 - 1x monatl.
euphorisch, geschwätzig, voller Kraft

Lachesis D200 - 1x monatl.
euphorisch, geschwätzig, überschwenglich, voll intellektueller Ideen

Moschus D200 - 1x monatl.
euphorisch, geschwätzig, überschwenglich, voll hysterischer Ideen

Ferrum D200 - 1x monatl.
froh heiter

Hyoscyamus D200 - 1x monatl.
boshaft heiter

Agaricus D200 - 1x monatl.
lustig, tanzt, grimassiert

Geschäftsmann unserer Zeit

Bryonia D200 - 1x monatl.
starre Angespanntheit durch beständig bohrenden Ärger; denkt in Mengen beim Handel, an der Börse, beim Essen; will allein sein, macht sich Dauersorgen, überfrißt sich

Krimineller

Mercurius solubilis D200 - 1x monatl.
häßlich, brutal, grausam, Mörder; Selbstmord durch Erschießen

Nachtarbeiter

Lachesis D200 - 1x monatl.
geistige Arbeit fällt leicht; nicht ins Bett zu kriegen

Reformer

Natrium muriaticum D200 - 1x monatl.
bedrängt alle mit seiner neuen Lebensweise wie Körnerfutter oder Sektenglaube

Revoluzzer

Mercurius solubilis D200 - 1x monatl.
erkennt keine Autorität an, mit allem unzufrieden

Romantiker

Ignatia D200 - 1x monatl.
schwärmt in Elegien

Phosphorus D200 - 1x monatl.
kultiviert das Verliebtsein mit allzu begeisterter Phantasie

Tuberculinum bovinum D200 - 1x monatl.
leidenschaftlich verträumt

Antimonium crudum D200 - 1x monatl.
bei Mondschein; rezitiert Gedichte

Schattenfrauen fremdgehender Männer

Magnesium carbonicum D200 - 1x monatl.
teilnahmslos, erschöpfte Nerven; plötzlich schwach, drohende Ohnmacht; die "chronische Chamomilla", das "mineralische Opium", liegt da wie im Koma

Schwarzseher

Kalium phosphoricum D200 - 1x monatl.
kleinmütiger Seufzer

Cimicifuga D200 - 1x monatl.
von schwarzen Wolken umhüllt

Sepia D200 - 1x monatl.
wer nur im Dunkel lebt, kann nur schwarzsehen

Jodum D200 - 1x monatl.
meint, jedes Ereignis ende schlimm

Calcium carbonicum D200 - 1x monatl.
angeboren

mehr Schein als Sein

Phosphorus D200 - 1x monatl.
glänzt, glitzert und leuchtet gern selbsttäuschend; fühlt sich adlig, Selbstsucht, Größenwahn, baut Luftschlösser

Arsenicum album D200 - 1x monatl.
der feine Herr mit dem silbernen Spazierstock, stets verbindlich lächelnd

Natrium muriaticum D200 - 1x monatl.
"denen werde ich's beweisen!", vergißt darüber zu sein

Lycopodium D200 - 1x monatl.
zu sehr mit der Würde und Wirkung seiner Person beschäftigt, kein Sinn fürs Sein

Platinum D200 - 1x monatl.
zu edel, zu hochmütig mit seiner Person beschäftigt, die mit letztem Modeschrei aufpoliert wird; keine Zeit mehr übrig zu sein

Sulfur D200 - 1x monatl.
voller Ideen, was zu tun wäre; ständig in Bewegung, sie umzusetzen oder im Nichtstun pseudophilosophierend zurückgelehnt; beides geht am Lebenssinn vorbei

überzivilisierter Stadtmensch

Nux vomica D200 - 1x monatl.
überintellektuell, überfeinert, überfordert; gibt sich komplizierten Problemen und kulinarischen Erlesenheiten hin, die ihn beide krank machen

Tierquäler

Arsenicum album D200 - 1x monatl.
und Menschenquäler (inquisitorischer KZ-Wächter)

Belladonna D200 - 1x monatl.
der brave Zeitgenosse wird plötzlich gewalttätig

ablehnend (lehnt auch Arzt und Arznei ab)

Arnica D200 - einmalig
rot; könne vergiftet werden

Arsenicum album D200 - einmalig
blaß; könne vergiftet werden

Hyoscyamus D200 - einmalig
verkalkt, leerer Blick

Barium carbonicum D200 - einmalig
verkalkt, verblödet

Sepia D200 - einmalig
"alles hängt", was gibt es da noch zu liften

abschweifend, Anamnese nicht möglich

Cimicifuga D200 - 1x monatl.
hüpft geschwätzig vom Elefantenrüssel zum Rüssel der Fliegen

Lachesis D200 - 1x monatl.
redet den Arzt gegen die Wand mit Themen außerhalb seiner Person

Sulfur D200 - 1x monatl.
schwätzt wie ein Vertreter, der erfolgreich Luft verkauft

angespannt

Ignatia D200 - 1x bei Bedarf
anfallsweise; ändert ständig ihre Stimmung

Nux moschata D200 - 1x bei Bedarf
andauernd; ändert ständig ihre Meinung

anmaßend

Calcium carbonicum D200 - einmalig
unbeholfen

Alumina D200 - einmalig
ausgetrocknet

Nux vomica D200 - einmalig
angeborener Stänkerer

Platinum D200 - einmalig
besitzstrebend

Palladium D200 - einmalig
frech, drohend

begeisterungsfähig

Sulfur D200 - 1x monatl.
selbst über nichtige Dinge

Phosphorus D200 - 1x monatl.
Strohfeuer

bespitzelt andere

Lycopodium D200 - 1x monatl.
braucht Stoff für seine Gerichtsprozesse; stolzer, unverfrorener Arier

Pulsatilla D200 - 1x monatl.
braucht Stoff für den nächsten Kaffeeklatsch; "ich sag' nur, wie's ist!"

Sepia D200 - 1x monatl.
erregt sich über die sexuelle Unmoral; Sozialpädagogin, Frauenärztin

Veratrum album D200 - 1x monatl.
erregt sich über die religiöse Unmoral; Pfarrer, Pfarrerin

bösartig

Anacardium D200 - einmalig
gegen seinen Willen; möchte doch nur Gutes tun

Hyoscyamus D200 - einmalig
hinterlistig

Lachesis D200 - einmalig
zwieträchtig

Arnica D200 - einmalig
verletzend

Aurum D200 - einmalig
machtgierig

dämonisch

Sulfur D200 - 1x monatl.
verwendet seine Intelligenz, um anderen Schlechtes zuzufügen

Anacardium D200 - 1x monatl.
möchte nur Gutes tun, weiß daß es nötig ist, aber tut nur Böses

Lachesis D200 - 1x monatl.
schmiedet Intrigen

Stramonium D200 - 1x monatl.
zerstört ohne Reue

depressiv

Natrium muriaticum D200 - 1x monatl.
trostlos, aber macht noch ein tapferes Gesicht

Lachesis D200 - 1x monatl.
behält noch gewisse Lebendigkeit

Arsenicum album D200 - 1x monatl.
hoffnungslos, aber weiß immer noch alles besser

Nux vomica D200 - 1x monatl.
kann trotzdem noch reizbar und wütend sein

Sepia D200 - 1x monatl.
verzweifelt, aber kann noch klagen und sich beklagen

Phosphorus D200 - 1x monatl.
läßt sich gehen, teilnahmslos, menschenscheu; Schattenseite der Medaille!

eifersüchtig; rot

Apis D200 - 1x monatl.
unbegreifliche, überraschende Stachel; Hirnödem?

Lachesis D200 - 1x monatl.
heftig, zornig, blind, geschwätzig, tätlich; droht an seinem Zorn zu ersticken; reißt sich die Haare aus; Reue folgt meist nach

Aurum D200 - 1x monatl.
sinnt auf Rache, führt sie aus

eifersüchtig; blaß

Arsenicum album D200 - 1x monatl.
krankhafte, zwanghafte Erregung; fühlt sich verfolgt, angegriffen; Verdacht wird als gerechtfertigt erlebt; Paranoia

Hyoscyamus D200 - 1x monatl.
boshaft verletzend, kränkend, demütigend, verlächerlichend

Lycopodium D200 - 1x monatl.
langdauernder Groll, wohlüberlegte grausame Rache, aggressiv mit Worten

Staphisagria D200 - 1x monatl.
Erregung wird unterdrückt, tritt andersartig als Hautkrankheit zutage

Platinum D200 - 1x monatl.
haßt alle verächtlich, die seinen Besitzstand streitig machen; verliert bei Mißerfolg den Glauben an sich, bricht zusammen

eifersüchtig in den Wechseljahren

Hyoscyamus D200 - 1x bei Bedarf
blaß, anzüglich, ausfallend

Lachesis D200 - 1x bei Bedarf
rot, anzüglich, intrigant

empört, entrüstet

Staphisagria D200 - 1x monatl.
enttäuscht, bekümmert; Magenkrampf, Hautausschlag

Colocynthis D200 - 1x bei Bedarf
verhalten zornig; Bauchkolik

Ipecacuanha D200 - 1x bei Bedarf
über mangelnde Gesundheit; Asthma, Übelkeit

errötet

Ferrum phosphoricum D200 - 1x monatl.
beim geringsten erregenden Anlaß

Ignatia D200 - 1x monatl.
bei Ansprechen auf Liebeskummer, bei jeder seelischen Erregung

Pulsatilla D200 - 1x monatl.
aus Hemmung; weiß nicht, wie sie sich verhalten soll

exzentrisch, unkonventionell

Calcium carbonicum D200 - 1x monatl.
Original, das in liebenswerter (unbewußter) Weise vom Üblichen abweicht

Sulfur D200 - 1x monatl.
der zerstreute Professor, außergewöhnlich interessant aber pedantisch, umständlich, ermüdend; ist sich seiner Wirkung nicht bewußt

Natrium muriaticum D200 - 1x monatl.
bewußt eigenartig; kennt die Norm, kann (oder will) sich nicht danach richten

Lachesis D200 - 1x monatl.
ausgeprägte, aufdringliche Verschrobenheiten, teils bewußt, teils unbewußt

flucht, schwört, spuckt

Anacardium D200 - einmalig
tobsüchtig rot

Acidum nitricum D200 - einmalig
krampfend blaß

geizig

Silicea D200 - 1x monatl.
schafft sich materiellen Halt für seine Hilflosigkeit; findet alles zu teuer

Calcium carbonicum D200 - 1x monatl.
aber verschwendet gern für sich selbst

Sulfur D200 - 1x monatl.
sammelt für seinen über alles geliebten Besitz

Nux vomica D200 - 1x monatl.
aus Furcht, in der Zukunft an Geldmangel zu leiden; freizügig gegen Fremde

Hyoscyamus D200 - 1x monatl.
der Familie gegenüber; freizügig gegen sich und Fremde

Lachesis D200 - 1x monatl.
bald geizig, bald verschwenderisch

geltungssüchtig

Lachesis D200 - 1x monatl.
sehr ehrgeizig, rücksichtslos, unbeherrscht; schafft es

Nux vomica D200 - 1x monatl.
sehr ehrgeizig bemüht, betrügerisch; schafft es selten

Lycopodium D200 - 1x monatl.
setzt alles ein, auch Arglist, Argwohn und Arbeit, um sich Ansehen zu verschaffen; klappt meist; leider werden zu viele davon Ärzte!

Veratrum album D200 - 1x monatl.
arbeitet sehr ehrgeizig, gleicht damit seine unheimliche Schwäche aus

genial

Phosphorus D200 - 1x monatl.
gottgegebene Inspiration

Lachesis D200 - 1x monatl.
sublimierte Sexualneurose, die bis zum Wahnsinn reicht

Sulfur D200 - 1x monatl.
vollbringt Unmögliches (z.B. verkauft als Händler erfolgreich Luft)

Calcium carbonicum D200 - 1x monatl.
durch systematischen Ansporn von außen, mit Anerkennung dosiert

Lycopodium D200 - 1x monatl.
emotionale Losgelöstheit; es fällt leicht, was anderen schwer fällt

Natrium muriaticum D200 - 1x monatl.
hartnäckige Zähigkeit, Hindernisse zu überwinden

Arsenicum album D200 - 1x monatl.
grenzenlose Fähigkeit, Dinge zur perfekten Vollendung zu bringen

heftig gereizt, ärgerlich

Antimonium crudum D200 - 1x monatl.
verdrießlich, rüpelhaft

Chamomilla D200 - 1x bei Bedarf
unhöflich, unleidlich, kurz angebunden, bissig

Nux vomica D200 - 1x bei Bedarf
ekelhaft, "außer sich"

Anacardium D200 - 1x monatl.
übellaunig, flucht, schwört

Belladonna D200 - 1x bei Bedarf
heftig aggressiv, gewalttätig

Stramonium D200 - 1x bei Bedarf
tobsüchtig, alle haben seinen Zorn verdient

geschwätzig

Belladonna D200 - 1x monatl.
hastige Sprache; blutrotes Gesicht

Hyoscyamus D200 - 1x monatl.
wechselt ständig das Thema; hellrotes Gesicht

Lachesis D200 - 1x monatl.
wechselt ständig das Thema; blaurotes Gesicht

Cimicifuga D200 - 1x monatl.
wechselt ständig das Thema; blasses Gesicht

Veratrum album D200 - 1x monatl.
redet wirres Zeug; kaltschweißiges Gesicht

gleichgültig, interessenlos

Acidum phosphoricum D200 - 1x bei Bedarf
erschöpft; empfindet nichts mehr nach langanhaltendem Kummer

Acidum picrinicum D200 - 1x bei Bedarf
erschöpft; überarbeiteter Unternehmer; Rücken-, Kopfweh; will Stille

Nux vomica D200 - 1x bei Bedarf
gereizt; überarbeiteter Vertreter; weist Besorgnis zurück; Magenweh

Sepia D200 - 1x monatl.
apathisch; gleichgültig gegen sich, Haus und Familie; verschlampt

Lycopodium D200 - 1x monatl.
stumpfsinnig, besorgt um sich; unfähig, für andere etwas zu empfinden

Alumina D200 - 1x monatl.
abgespannt, ausgelaugt, vertrocknet; will nur noch liegen

gleichgültig gegen Familie

Sepia D200 - 1x bei Bedarf
obwohl sie ihre Familie verantwortungsvoll liebt

Lycopodium D200 - 1x bei Bedarf
geht davon, fährt in Ferien

Acidum hydrofluoricum D200 - 1x bei Bedarf
schickt alle weg, will allein sein; abends voller Zweifel

gottlos

Lachesis D200 - 1x monatl.
spöttelt, intellektualisiert; gestörte Beziehung zu seiner Seele

Lycopodium D200 - 1x monatl.
lästert, intellektualisiert; keine Beziehung zu seiner Seele; "Gott in Weiß"

Mercurius solubilis D200 - 1x monatl.
seelenlos

Sulfur D200 - 1x monatl.
heuchelt Frömmigkeit, wenn sie von Nutzen ist

Veratrum album D200 - 1x monatl.
heuchelt ohne Scheu und Scham

Aurum D200 - 1x monatl.
ist sich selbst ein mächtiger Gott; vergängliche Macht in goldenem Käfig

Platinum D200 - 1x monatl.
ist sich selbst feierliche Majestät; wird auf Gesellschaften angebetet

hinterlistig

Lycopodium D200 - 1x monatl.
sinnt über Rache

Acidum nitricum D200 - 1x monatl.
schwört Rache

Lachesis D200 - 1x monatl.
brütet Rache aus

Hyoscyamus D200 - 1x bei Bedarf
rächt sich

klebrig, verlangsamt

Barium carbonicum D200 - 1x monatl.
dick, unbeholfen, zurückgeblieben

Graphites D200 - 1x monatl.
fett, faul, gefräßig

launisch, rascher Stimmungswechsel

Ignatia D200 - 1x monatl.
lacht unbedacht; dann schluckt sie und weint krampfhaft

Valeriana D200 - 1x monatl.
lustig, lebendig, gesprächig; dann traurig mit heftigem Bewegungszwang

Nux moschata D200 - 1x monatl.
geschwätzig und läppisch heiter; dann bedrückt und weinerlich

Moschus D200 - 1x monatl.
noch eben fröhlich, wird sie unbegründbar traurig oder tobsüchtig

Platinum D200 - 1x monatl.
noch eben lacht sie demonstrativ, dann tobsüchtig oder weint grundlos

Palladium D200 - 1x monatl.
bleibt lieber unbeachtet; ist eher frech und dreist als stolz

lustig

Tuberculinum bovinum D200 - 1x monatl.
junger begeisterungsfähiger Mensch mit heiterem Humor

Luesinum D200 - 1x monatl.
alter zynischer Mensch mit beißendem Humor

reuevoll zornig

Lachesis D200 - 1x monatl.
winselt um Vergebung

Tarantula hispanica D200 - 1x monatl.
winselt um Beistand

ruhelos, überspannt in den Wechseljahren

Cimicifuga D12 - 2x tägl.
unglücklich, traurig, launisch, kummervoll; morgens

Caulophyllum D12 - 2x tägl.
gespannt mit Arbeitsdrang, regt sich leicht auf

sanft, mild, nachgiebig, nie zornig

Pulsatilla D200 - 1x monatl.
mitfühlend

Silicea D200 - 1x monatl.
schwächlich

Causticum D200 - 1x monatl.
mitleidend

schreckhaft

Ignatia D30 - 1x bei Bedarf
durch geringstes Geräusch

Silicea D12 - 2x tägl.
wenn erschöpft

Kalium phosphoricum D12 - 2x tägl.
ohne Grund

schrullenhaft

Sepia D200 - 1x monatl.
Gangart

Sulfur D200 - 1x monatl.
Kleidung

selbstsüchtig

Sulfur D200 - 1x monatl.
mürrisch, gleichgültig, rücksichtslos, kämpferisch

Calcium carbonicum D200 - 1x monatl.
weigert sich kindisch, seine Position aufzugeben; weniger kämpferisch

Lycopodium D200 - 1x monatl.
weigert sich hartnäckig, seine Position aufzugeben; losgelöst, gelassen

Pulsatilla D200 - 1x monatl.
möchte ständig gehätschelt und beschützt werden; halsstarrig, keck

Sepia D200 - 1x monatl.
verlangt nach immer mehr; beherrschend, befehlend, bewußt mißachtend

Lachesis D200 - 1x monatl.
mißachtet unbewußt die Bedürfnisse anderer, wenn erregt (was oft vorkommt)

Phosphorus D200 - 1x monatl.
die ganze Welt dreht sich nur um ihn; unbewußte Überzeugung

Arsenicum album D200 - 1x monatl.
berechnend, unerbittlich, vorteilheischend; weiß genau, was er damit will

spöttisch

Arsenicum album D200 - 1x monatl.
scharfsinnig

Lachesis D200 - 1x monatl.
doppelsinnig, beißend

Sepia D200 - 1x monatl.
vernichtend

Causticum D200 - 1x monatl.
ätzend, brennend, leidenschaftlich

stolz

Platinum D200 - 1x monatl.
absurd hochmütig, demonstrativ

Natrium muriaticum D200 - 1x monatl.
vornehm, edel, unsicher

Lycopodium D200 - 1x monatl.
würdig, kontrolliert seine Wirkung auf andere

Staphisagria D200 - 1x monatl.
neidisch, ärgerlich

teilnahmslos

Thuja D200 - 1x monatl.
gegen das andere Geschlecht

Sulfur D200 - 1x monatl.
gegen das Wohlergehen anderer, gegen sein Äußeres

Conium D200 - 1x monatl.
beim Spazierengehen in frischer Luft

Staphisagria D200 - 1x monatl.
nach Onanie

Cina D200 - 1x monatl.
bei Zärtlichkeiten

überempfindlich gegen Schmerz

Chamomilla D200 - 1x bei Bedarf
schreit schrill, schimpft, bissig

Ignatia D200 - 1x bei Bedarf
fällt in Ohnmacht

unempfindlich gegen Schmerz

Opium D200 - 1x monatl.
bei Schreck, Schock, Ohnmacht, Rauschgift

Hyoscyamus D200 - 1x monatl.
im schamlosen Wahnsinn, beim Sterben, beim Rauschgift

Helleborus D200 - 1x monatl.
leidet ohne Willensäußerung

ungeduldig; Auslösung, akut

Aconitum D200 - 1x monatl.
Schreck, ungerichtete panische Angst vor einem drohenden Unheil

Arsenicum album D200 - 1x monatl.
von reizbarer Schwäche mit ängstlicher Unruhe getrieben

Chamomilla D200 - 1x monatl.
überempfindliche, launenhafte, lautstarke, akute Reizbarkeit bei Beschwerden

Nux vomica D200 - 1x monatl.
tiefsitzende, gewohnheitsmäßige, chronische Reizbarkeit

Colocynthis D200 - 1x monatl.
akuter, verborgener Ärger und Zorn

Bryonia D200 - 1x monatl.
chronische, tief drinnen nagende, sich langsam aufbauende Reizbarkeit und Zorn

ungeduldig; Folgen, akut

Aconitum D200 - 1x monatl.
fühlt eine drohende Katastrophe herannahen, fleht die Umwelt an, etwas dagegen zu tun

Arsenicum album D200 - 1x monatl.
Angst macht ihn verrückt; treibt sich und die Umwelt gnadenlos zur Aktivität an

Chamomilla D200 - 1x monatl.
wechselhaft; kann seine Umwelt nicht ertragen; alles wird verdammt, nichts kann man ihm recht machen

Nux vomica D200 - 1x monatl.
überempfindliche Nörgeleien, tyrannische Wutanfälle

Colocynthis D200 - 1x monatl.
windet und krümmt sich in Koliken

Bryonia D200 - 1x monatl.
starr, angespannt, brummt; fletscht die Zähne, wenn gestört; Geschäftssorgen, Überessen, Gallenkolik, Gelbsucht

ungeduldig durch Bewegungsdrang

Aconitum D200 - 1x monatl.
chronische Folgen von Schreck

Jodum D200 - 1x monatl.
aus Angst vor drohender Katastrophe, die zu ständiger aufgeregter Beschäftigung zwingt

Sulfur D200 - 1x monatl.
voller Initiative, brillanter Ideen, Höhenflüge; fördert, beschleunigt, katalysiert; setzt Dinge und Leute in Bewegung ohne systematischen Plan zur Ausführung; ungerecht, unbeherrscht, kritisiert die undankbare Welt, die sein Genie nicht erkennt

Psorinum D200 - 1x monatl.
gleicher Antrieb wie bei Sulfur, aber keine Lebensenergie; verharrt trübsinnig in ruheloser Beschäftigung; erwartet das Scheitern seiner Handlungen und die Übernahme seiner Person durch die staatliche Wohlfahrt

ungeduldig aus unbewußter Panik

Argentum nitricum D200 - 1x monatl.
von gespannter Nervenunruhe getrieben vor bekannten, zu erwartenden Ereignissen

Medorrhinum D200 - 1x monatl.
von gespannter Gemütsunruhe getrieben vor unbekannten Ereignissen, die meist richtig vorausgeahnt werden

ungeduldig durch Trägheit

Calcium carbonicum D200 - 1x monatl.
Auster ohne Schale; schutzlos, haltlos, hilflos; Angst und Besorgnis um seine Person machen nervös

Hepar sulfuris D200 - 1x monatl.
überempfindlich, reizbar, hilflos; unbesonnen, wütend, gewalttätig; erträgt weder Widerspruch noch Unannehmlichkeiten noch Schmerz

ungeduldig aus Frustration

Ignatia D200 - 1x monatl.
"weibliche Nux vomica"; verfeinert, gebildet, kultiviert, sanft; überreizt, bedrückt, liebeskrank, gefühlsmäßig in einer Sackgasse verwirrt; versucht verzweifelt, eigenartig, leidenschaftlich und hysterisch sich daraus zu befreien

Lachesis D200 - 1x monatl.
unterdrückte Leidenschaften quälen das Innere, verwandeln sich in Haß, Neid, Grausamkeit; beherrscht andere dauerhaft und unbarmherzig

Sepia D200 - 1x monatl.
Hemmung der weiblichen Qualitäten (auch bei Männern!) verwandelt sich in Trotz, Zorn, Eifersucht, Haß; aber die gefühlsbetonten, sanften, nachgiebigen weiblichen Anteile wirken weiter, obwohl sie versteckt gehalten und abgelehnt werden

ungeduldig aus Selbstüberschätzung

Platinum D200 - 1x monatl.
mißachtet alles, was nicht in sein Muster paßt; strebt nach Besitz, opfert dafür Gefühle, Erotik; stolz, dünkelhaft, pervers, reizbar, hysterisch

Staphisagria D200 - 1x monatl.
stolz, bequem, genußsüchtig, triebhaft; versteckt sich (meist unbewußt) hinter künstlichem Äußeren, das er gern von anderen bewundern läßt; gespannt, verkrampft, reizbar, hysterisch

ungeduldig durch Unbeständigkeit

Silicea D200 - 1x monatl.
gut strukturiert, ordentlich, wie aus dem Ei gepellt; haltlos, hilflos, scheu; ahnt sein Versagen voraus; reizbar, wenn provoziert oder unter Druck gesetzt

Pulsatilla D200 - 1x monatl.
"akute Silicea"; gefühlsmäßig widersprüchlich, unentschlossen; haltlos, hilflos, sympathiebedürftig; selbstzufriedene Lieblichkeit wechselt mit reizbarer Nervosität, wenn Ansprüche nicht erfüllt werden

Kalium carbonicum D200 - 1x monatl.
wechselhaftes Gemüt wie bei Pulsatilla; niedriger Pegel an Lebensenergie; widersprüchlich, reizbar, streitsüchtig, wenn die jeweilige Laune unbeachtet bleibt

ungeduldig durch Vereinsamung

Lycopodium D200 - 1x monatl.
übergewichtiger Intellekt, verkümmertes Gefühlsleben, geschrumpfte Lebensenergie; zurückgezogen, ungesellig; äußerlich stolz beherrschend, innerlich unsicher, unstet, minderwertig, furchtsam, depressiv

Natrium muriaticum D200 - 1x monatl.
umgekehrt wie bei Lycopodium: Mangel an innerem Gleichgewicht durch Betonung der Gefühle; zurückgezogen, depressiv, schwer eindringbar; selbst auferlegt oder ausgelöst durch Kummer, Verlust, Verlassenheit; beherrschend, rücksichtslos, erfolgreich

Aurum D200 - 1x monatl.
trägt schwer am Gewicht echter und eingebildeter Verantwortung, sich selbst auferlegt oder gefordert durch die Notwendigkeit widriger Umstände; brütet, macht sich Vorwürfe; hoffnungslos, ruhelos, tief melancholisch

ausgesprochen unhöflich

Hepar sulfuris D200 - 1x monatl.
hilflos, unbedacht, reizbar; schlägt Wunden, die, wie seine eigenen, lange eitern; lächelt nie; unbarmherziger Gläubiger

Mercurius solubilis D200 - 1x monatl.
immer gedankenabwesend, immer unzufrieden; schlägt tiefgreifende, brennende Wunden; weder amüsant, noch amüsierbar

ausgesprochen unnatürlich

Natrium muriaticum D200 - 1x monatl.
geziert

Petroleum D200 - 1x monatl.
affig

Carbo vegetabilis D200 - 1x monatl.
lügnerisch, dümmlich

Graphites D200 - 1x monatl.
albern, dümmlich

Platinum D200 - 1x monatl.
überheblich

immer unzufrieden

Hepar sulfuris D200 - 1x monatl.
barsch, reizbar, tätlich, unerbittlich

Mercurius solubilis D200 - 1x monatl.
ungehorsam, streitsüchtig, klagt über alle und alles

Acidum nitricum D200 - 1x monatl.
angriffslustig, flucht über alle und alles

Platinum D200 - 1x monatl.
mit der ganzen Welt, fühlt sich in die Enge getrieben

Lachesis D200 - 1x monatl.
hat das Gefühl, was zu verpassen; vergnügungssüchtig

Sepia D200 - 1x monatl.
hat das Gefühl, was verpaßt zu haben; diskussionssüchtig

widersprüchlich

Ignatia D200 - 1x monatl.
lacht wenn's traurig ist; Zahnschmerzen besser beim Kauen; Kopfweh besser beim Bücken; durstloses frostfreies Fieber besser durch Abdecken, Halsweh besser durch Schlucken; Husten schlimmer durch Abhusten

Pulsatilla D200 - 1x monatl.
fröstelt stets, braucht aber kalte frische Luft

zerstreut

Nux moschata D200 - 1x monatl.
wie auf Wolken; immer trockener Mund aber durstlos

Phosphorus D200 - 1x monatl.
wie im Traum; immer leicht erregbar

Abneigung gegen bestimmte Personen

Natrium muriaticum D200 - 1x bei Bedarf
stolz; aus unbestimmten Gründen

Calcium carbonicum D200 - 1x bei Bedarf
schüchtern; unerklärlich

beleidigt und beschimpft andere ständig

Nux vomica D200 - 1x monatl.
gewohnheitsmäßig; nörgelt, tyrannisiert seine Familie willkürlich

Acidum nitricum D200 - 1x monatl.
anfallsartig; flucht, greift an

Hepar sulfuris D200 - 1x monatl.
überraschend; könnte seine Umwelt umbringen

Lachesis D200 - 1x monatl.
aus Haß über sich selbst; spöttelt

beleidigt Ehepartner in Gegenwart der Kinder (oder Fremder)

Lachesis D200 - 1x monatl.
unbeherrscht

Anacardium D200 - 1x monatl.
böser Wille

Arsenicum album D200 - 1x monatl.
Denunziant

Veratrum album D200 - 1x monatl.
erfolgssüchtig, geschwätzig, läßt niemanden neben sich gelten

Nux vomica D200 - 1x monatl.
die Familie hat sich dran gewöhnt

bemitleidet sich selbst

Calcium carbonicum D200 - 1x monatl.
Freundlichkeit und Opferbereitschaft werden mit Füßen getreten; jammert

Staphisagria D200 - 1x monatl.
Sinn für (persönlich empfundene) Gerechtigkeit findet kein Gehör; entrüstet sich

Causticum D200 - 1x monatl.
wenn alkoholisiert und weint über sein unglückliches Elend

beschuldigt jeden, in dessen Schuld er steht

Phosphorus D200 - 1x monatl.
destruktive Seite; kann sich nicht verpflichten

Brechwürgen bei Aufregung

Argentum nitricum D30 - 1x bei Bedarf
krampfhaft, erschöpfend

kann kein Blut sehen

Alumina D200 - 1x bei Bedarf
gräßliche Anwandlungen, Zwang zu Mord und Selbstmord

buckelt nach oben, tritt nach unten

Magnesium carbonicum D200 - 1x monatl.
während er auf seinen Chef wartet, zieht er seine Unterlippe nach vorne, wippt im Stehen auf den Vorderfüßen; "Guten Morgen Herr Chef(arzt)", buckelt er ihm entgegen

diskutiert gewandt

Sulfur D200 - 1x monatl.
provozierend; trainiert seinen Intellekt; Fundament seiner Verständigungsart

Phosphorus D200 - 1x monatl.
heiter; nährt seinen Spaß (in jeder Lage)

Lycopodium D200 - 1x monatl.
unverwüstlich; verchromt sein Prestige

Natrium muriaticum D200 - 1x monatl.
schulmeisterlich; pflegt seine Kränkungen daraus

Arsenicum album D200 - 1x monatl.
rechthaberisch; poliert sein Image

ständig in Eile

Argentum nitricum D200 - 1x monatl.
wie von der Peitsche getrieben; geht immer schneller

Alumina D200 - 1x monatl.
kann nichts schnell genug tun; Zeit vergeht zu langsam

Jodum D200 - 1x monatl.
besorgniserregend aufgeregt, unstete Augen

Cimicifuga D200 - 1x monatl.
"es muß etwas geschehen"

Veratrum album D200 - 1x monatl.
geschäftig mit Nichtigkeiten; geschwätzig

Medorrhinum D200 - einmalig
lithämische Hast

läßt Dinge fallen

Apis D200 - 1x monatl.
hysterisch; Periode bleibt aus; Pubertät, Wechseljahre

freundlich zu Fremden, nicht aber zur Familie

Lycopodium D200 - 1x monatl.
Gassenengel, Hausteufel; sucht die Mücke an der Wand, das Haar in der Suppe

Nux vomica D200 - 1x monatl.
verausgabt sich in Gesellschaft, nörgelt zu Hause übelgelaunt an allem rum

Pulsatilla D200 - 1x monatl.
schüttet ihre Lieblichkeit über die Nachbarn, zu Hause verlangt sie danach

Veratrum album D200 - 1x monatl.
schwatzhafter Streber, geschwätziges Waschweib, scheinheiliger Rentner;
redet über die Fehler anderer, verträgt aber keine Eigenkritik

Handbewegungen

Arsenicum album D200 - 1x monatl.
hebt sie abwehrend hoch, droht mit dem Finger oder weist damit zurecht

Pulsatilla D200 - 1x monatl.
faltet die Hände

Moschus D200 - 1x monatl.
legt die Hände übereinander

Phosphorus D200 - 1x monatl.
theatralische Gebärden

Qualität des Händedrucks

Lycopodium D200 - 1x monatl.
fest und dankbar, wenn ihm geholfen wurde; Tränen stehen in den Augen

Natrium muriaticum D200 - 1x monatl.
zieht seine Hand auffallend rasch zurück

Arsenicum album D200 - 1x monatl.
kalt, trocken, kräftig

Silicea D200 - 1x monatl.
rauh, rissig, schwach

Calcium carbonicum D200 - 1x monatl.
kalt, klamm, schlaff

Hepar sulfuris D200 - 1x monatl.
kalt, klamm, weniger schlaff als bei Calcium

Thuja D200 - 1x monatl.
schwach, schweißtriefend

schreitet wie ein Herrscher einher

Sulfur D200 - 1x monatl.
trägt Lumpen, Fetzen, Papierkrone (Kinder, Fasching, Altersheime)

Platinum D200 - 1x monatl.
gekleidet wie eine Königin oder mit dem letzten Modeschrei

Phosphorus D200 - 1x monatl.
glaubt adlig zu sein

Lycopodium D200 - 1x monatl.
würdig, seiner Wirkung bewußt

schleppt ihre ganze Familie zum Homöopathen

Arsenicum album D200 - 1x monatl.
setzt sich äußerst hartnäckig dafür ein

Natrium muriaticum D200 - 1x monatl.
durch ihre lang anhaltende, nachdrückliche Begeisterung

Pulsatilla D200 - 1x monatl.
durch ihr inständiges Flehen

fällt leicht in Ohnmacht (hysterisch)

Ignatia D30 - 1x bei Bedarf
bei Liebeskummer, nach Tadel; erwacht mit einem tiefen Seufzer

Nux moschata D30 - 1x bei Bedarf
bei geringfügiger seelischer Erregung; findet alles lächerlich

Moschus D30 - 1x bei Bedarf
bei Zorn und Wut; steigert sich, wird blaß, blau; berauscht, verwirrt

Phosphorus D30 - 1x bei Bedarf
bei ohnmächtiger Situation wie z.B. schlechten Nachrichten

Valeriana D30 - 1x bei Bedarf
beim geringsten Schmerz

Pulsatilla D30 - 1x bei Bedarf
in der Pubertät; spärliche Periode; fröstelt ständig

hysterische Anfälle

Ignatia D30 - 1x bei Bedarf
epilepsieartig bei Tadel

Moschus D30 - 1x bei Bedarf
tetanische Krämpfe

Tarantula hispanica D30 - 1x bei Bedarf
Lachkrämpfe, epilepsieartige Krämpfe, wenn nicht beachtet wird

Kalium phosphoricum D30 - 1x bei Bedarf
weint, lacht, gähnt, krampft, bewußtlos

Gelsemium D30 - 1x bei Bedarf
Krämpfe des Kehlkopfdeckels

Belladonna D30 - 1x bei Bedarf
Hirnkrämpfe, laute Erregung; krebsrot, weite Pupillen, wilder Blick

hysterisch nach Blutverlust

Sticta D200 - 1x bei Bedarf
weint, taumelt, schwebt

Cannabis indica D200 - 1x bei Bedarf
lacht geschwätzig, fliegt

klagt und beklagt sich laufend

Sulfur D200 - 1x monatl.
über die Welt, die sein Genie verkennt

Nux vomica D200 - 1x monatl.
über die Fliege an der Wand

Lachesis D200 - 1x monatl.
über die Sensationen in dieser Welt

Calcium carbonicum D200 - 1x monatl.
über seine Gesundheit oder Krankheit

Causticum D200 - 1x monatl.
über die Grausamkeiten in dieser Welt

schlägt mit dem Kopf gegen die Wand

Millefolium D200 - 1x bei Bedarf
zum Beispiel bei Kopfschmerz mit Blutandrang; rot, schlaff, atonisch; Gegenteil von Arnica!

spielt mit eigenem Kot

Mercurius solubilis D200 - einmalig
als vernachlässigtes Kind

Hyoscyamus D200 - einmalig
im verwirrten Alter

alberne Lache

Agaricus D30 - 1x bei Bedarf
hektisch; hampelt von einem Thema zum andern

Calcium carbonicum D30 - 1x bei Bedarf
träge, töricht; redet sinnlos, was ihm gerade in den Sinn kommt

dumme Lache

Cannabis indica D30 - 1x bei Bedarf
berauscht

Hyoscyamus D30 - 1x bei Bedarf
enttäuscht

Platinum D30 - 1x bei Bedarf
abschätzend

geile Lache

Bufo D30 - 1x bei Bedarf
dämlich

Crocus D30 - 1x bei Bedarf
albern, läppisch

Veratrum album D30 - 1x bei Bedarf
mannstoll

krampfhafte Lache

Ignatia D30 - 1x bei Bedarf
endet meist in Weinen

Moschus D30 - 1x bei Bedarf
unkontrollierbar, erstickt fast dabei

Tarantula hispanica D30 - 1x bei Bedarf
maßlos; ruhelos, Glieder zittern; Musik beruhigt

Platinum D30 - 1x bei Bedarf
laut, ungestüm, demonstrativ; endet meist in Tobsucht

schallende Lache

Ammonium carbonicum D200 - 1x monatl.
über Nichtigkeiten; leer

Barium carbonicum D200 - 1x monatl.
wie wahnsinnig über Nichtigkeiten; dumm

Sulfur D200 - 1x monatl.
über deftige Witze

wiehernde Lache

Tuberculinum bovinum D200 - 1x bei Bedarf
ruhelos, verwöhnt; erkältlich, Kopfweh, Magenweh; verlangt nach Obst und Milch

lacht und weint im Wechsel

Ignatia D30 - 1x bei Bedarf
Weinkrämpfe

Moschus D30 - 1x bei Bedarf
Wutanfälle

Nux moschata D30 - 1x bei Bedarf
Blähsucht

lacht bei traurigen Anlässen

Ignatia D30 - 1x bei Bedarf
hysterisch verwirrt

Natrium muriaticum D200 - 1x bei Bedarf
gefühlsmäßig verwirrt

Anacardium D30 - 1x bei Bedarf
lacht, obwohl er weinen wollte

kann bei Todesfall nicht weinen

Calcium fluoratum D200 - 1x bei Bedarf
verhärtet

weint bei Lob

Lycopodium D200 - 1x monatl.
Tränen schießen ihm rührselig in die Augen

weint bei Musik

Thuja D200 - 1x bei Bedarf
Beine zittern

Sepia D200 - 1x bei Bedarf
bei Klaviermusik

Natrium carbonicum D200 - 1x bei Bedarf
unbestimmtes, banges Angstgefühl

weint beim Stillen

Pulsatilla D200 - 1x bei Bedarf
aus Rührung oder ohne Grund

im Umgang mit der Liebe

Phosphorus D200 - 1x monatl.
genießt viele Partner und Beziehungen; aufregend, vergnüglich, zärtlich

Pulsatilla D200 - 1x monatl.
geht mit Leichtigkeit zärtliche, liebevolle Beziehungen ein; natürlich, notwendig

Sulfur D200 - 1x monatl.
tröstet und bindet sich schnell aufs Neue nach gebrochener Beziehung; das steht jedem Menschen zu

Lycopodium D200 - 1x monatl.
losgelöst, gelassen, distanziert; kann liebevolle Gefühle nicht erwidern

Lachesis D200 - 1x monatl.
leidenschaftlich stark, unzuverlässig

Natrium muriaticum D200 - 1x monatl.
vielschichtige, sehnsüchtig quälende Gefühle; unerreichbares Ideal

Arsenicum album D200 - 1x monatl.
läßt sich auf gefühlsmäßig unvorteilhafte Position nicht ein

Sepia D200 - 1x monatl.
alles ist Pflicht, Verantwortung oder Last

im Umgang mit der Liebe zu ihren Kindern

Phosphorus D200 - 1x monatl.
aufregend zärtlich, heiter; manchmal effektheischend

Pulsatilla D200 - 1x monatl.
überschüttet sie mit natürlichen Zärtlichkeiten; manchmal zu anspruchsvoll

Calcium carbonicum D200 - 1x monatl.
mühelos einfühlend; verwöhnt sie und erfreut sich an ihnen

Sulfur D200 - 1x monatl.
streichelt sie, wie er seinen Besitz liebkost; ist stolz auf sie

Lycopodium D200 - 1x monatl.
besorgt, aber losgelöst, gelassen, distanziert; Kinder haben zu gehorchen

Sepia D200 - 1x monatl.
distanziert; kann mit Zuneigung schlecht umgehen, verursacht Belastung; aber pflichtbewußt und verantwortungsvoll

Lachesis D200 - 1x monatl.
leidenschaftliche Zuneigung, aber nicht immer verläßlich, oft unkritisch

Natrium muriaticum D200 - 1x monatl.
gewissenhaft, bedacht, gefühlvoll; leitet sie instinktiv an, manchmal zu schulmeisterlich

Arsenicum album D200 - 1x monatl.
zu gewissenhaft; übernimmt die Führung und organisiert ihr Leben; manchmal zu rücksichtslos

tastet unentwegt seine Lippen ab

Phosphorus D200 - 1x monatl.
träumt und staunt

zieht sich nackt aus

Hyoscyamus D200 - 1x bei Bedarf
gebärdet sich anzüglich und geil

kaut an den Nägeln

Cina D200 - 1x monatl.
nervös, grimassierend verwurmt

Arsenicum album D200 - 1x monatl.
pedantisch, nichts darf überstehen

Silicea D200 - 1x monatl.
offenbar unsicher

Lycopodium D200 - 1x monatl.
versteckt unsicher

Natrium muriaticum D200 - 1x monatl.
besorgt unsicher

Sulfur D200 - 1x monatl.
nervös, juckt und kratzt sich überall

bohrt ständig in der Nase

Cina D12 - 2x tägl.
nervöse Wurmkinder

Arum triphyllum D12 - 2x tägl.
beißt sich die Lippen auf

Sulfur D12 - 2x tägl.
bohrt und zupft sich überall

kann schlecht "Nein" sagen

Natrium muriaticum D200 - 1x monatl.
möchte nicht verletzen, fühlt sich irgendwie schuldig, flüchtet sich in rationale Rechtfertigungen

Phosphorus D200 - 1x monatl.
zeigt sich lieber einfühlend, gibt aber unbeschwert seine Zusage auf, wenn die Lust daran verlorengeht

Arsenicum album D200 - 1x monatl.
zeigt sich eher gütig, verständig; opfert sich, bis man ihn ans Kreuz nagelt

Pulsatilla D200 - 1x monatl.
stets unentschlossen, redet drumherum

Sulfur D200 - 1x monatl.
macht tausend Zusagen ohne Umsetzung oder findet einen Trottel, der sie ausführt

im Umgang mit Problemen

Calcium carbonicum D200 - 1x monatl.
zieht sich zurück, traurig, stirbt

Calcium phosphoricum D200 - 1x monatl.
springt darüber hinweg trotz seiner Schwäche

Calcium fluoratum D200 - 1x monatl.
setzt sich ein mit Kraft, gewissenhaft, will alles meistern

putzwütig vor der Periode

Helonias D12 - 2x tägl.
bereitet ihr Nest zum Nisten vor

kann der Rede eines anderen nicht zuhören

Arsenicum album D200 - 1x monatl.
hört nur sich selbst gerne reden

Lycopodium D200 - 1x monatl.
steht auf, geht raus

Sulfur D200 - 1x monatl.
schläft ein

redet über die Fehler anderer

Veratrum album D200 - 1x monatl.
mit großer Geschwätzigkeit; aber Vorsicht bei Kritik! wird ausfällig

Staphisagria D200 - 1x monatl.
mit großer Entrüstung; grübelt darüber nach

rülpst laut

Antimonium crudum D12 - 2x tägl.
rüpelhaft

Moschus D12 - 2x tägl.
Schluckauf

Asa foetida D12 - 2x tägl.
umgekehrte Bewegungen des Verdauungstraktes

verzweifelt still über seine Schwäche

Phosphorus D200 - 1x monatl.
im Schatten seines ehemaligen Lichtes

Calcium carbonicum D200 - 1x monatl.
sorgenvoll, ablehnend, böse

Kalium carbonicum D200 - 1x monatl.
reizbar

Silicea D200 - 1x monatl.
scheu, schicksalsergeben

Sepia D200 - 1x monatl.
menschenscheu, verschlossen

Psorinum D200 - 1x monatl.
sorgenvoll, menschenfeindlich, lebensüberdrüssig

verzweifelt nie über seine Schwäche

Sulfur D200 - 1x monatl.
viel zu beschäftigt, "um solchem Unsinn stattzugeben"

Lycopodium D200 - 1x monatl.
versteckt sie geschickt aus Furcht, sie könne eines Tages auffliegen und vergißt sie, weil er ein rechtschaffenes Leben führt

sucht einen Arzt nach dem anderen auf

Phosphorus D200 - 1x monatl.
schwärmt begeistert von jeder neuen Therapierichtung

Arsenicum album D200 - 1x monatl.
probiert alle aus, bleibt aber dem treu, der ihm geholfen hat

liebt Tiere mehr als Menschen

Lycopodium D200 - 1x monatl.
gefühllos gegenüber Menschen; das Tier entdeckt seine Schwächen nie

Silicea D200 - 1x monatl.
Angst, mit seiner Zuneigung bei Menschen zu versagen

Sepia D200 - 1x monatl.
Schoßhunddame oder Buldoggenliebe; Tiere kann man beherrschen, Menschen dagegen weniger

Arsenicum album D200 - 1x monatl.
Katzen; bewundert sie wegen ihrer Unabhängigkeit

sucht Trost

Aconitum D30 - 1x bei Bedarf
bei Angst, Herzklopfen; will Hand gehalten haben

Pulsatilla D30 - 1x bei Bedarf
kehrt ihre Probleme nach außen; will bemitleidet werden

Phosphorus D30 - 1x bei Bedarf
bei Angst, Alleinsein; will gestreichelt werden

lehnt Trost ab

Ignatia D30 - 1x bei Bedarf
weint in der Stille

Natrium muriaticum D200 - 1x bei Bedarf
Trost verschlimmert Beschwerden

Cactus D3 - 3x tägl.
weint ohne Grund

fühlt sich vernachlässigt

Ignatia D200 - 1x bei Bedarf
durch ihre Freunde; lehnt aber Zuneigung ab

Folge von Vernachlässigung

Bufo D12 - 2x tägl.
jung, weiblich, schwachsinnig, mannstoll

Acidum sulfuricum D12 - 2x tägl.
jung, männlicher Partner von Bufo, verwahrlost, Säufer

Crocus D12 - 2x tägl.
alt, weiblich, albern, geckig, mannstoll

Conium D12 - 2x tägl.
alt, männlicher Partner von Crocus, albern, renommiert, Möchtegern

weiß schon im voraus, was andere sagen wollen

Phosphorus D200 - 1x monatl.
alle Sinne überempfindlich; 7. Sinn

Lachesis D200 - 1x monatl.
alle Antennen ausgefahren; Schlange als Symbol des Überbewußtseins

widerspricht mit sichtlichem Vergnügen

Lachesis D200 - 1x monatl.
lacht höhnisch und verlächerlicht die anderen

Arsenicum album D200 - 1x monatl.
spöttisch, um andere zu ärgern

Mercurius solubilis D200 - 1x monatl.
chronisch verbissen, willenlos

Causticum D200 - 1x monatl.
starrköpfige Geisteshaltung

Alumina D200 - 1x monatl.
ohne logische Gedankenfolge

Lycopodium D200 - 1x monatl.
erkennt die Schwächen anderer und teilt sie unverblümt mit

vernichtet mit Worten

Aurum D200 - 1x monatl.
wortstark, gewandt; schiebt seine Umwelt wie ein Bulldozzer gegen die Wand

verschweigt oder verdreht Tatsachen

Natrium muriaticum D200 - 1x monatl.
verschweigt bewußt, um sein geheimes Selbstbildnis zu schützen

Lycopodium D200 - 1x monatl.
verstellt sich, um ein wirkungsvolles Selbstbildnis abzugeben

Phosphorus D200 - 1x monatl.
verdreht, weil verwirrt oder nicht bewußt über sein wirkliches Selbstbildnis

verwechselt, was er tun könnte, ...

Phosphorus D200 - 1x monatl.
mit dem, was er getan habe; glaubt daran und überzeugt andere glaubhaft

Sulfur D200 - 1x monatl.
mit dem, was er bereits ausgeführt habe; glaubt daran, aber treibt alle anderen an, daß es wahr werde

knirscht mit den Zähnen im Schlaf

Tuberculinum GT D200 - einmalig
Therapiebeginn

Apis D30 - 1x bei Bedarf
Hirnhautreizung, Hirndruck, cri encéphalique

Belladonna D30 - 1x bei Bedarf
Krämpfe, Zuckungen, Kopfrollen

Cina D200 - 1x wöchentl.
nervöse Wurmkinder, unklares Erbrechen tagsüber

Zincum D30 - 1x bei Bedarf
Hirnerregung, Beinunruhe

immer in allem zögernd

Petroleum D200 - 1x monatl.
zaudernd, unschlüssig, willenlos

NOTIZEN:

Verhalten des Kindes

(siehe die Kapitel Verhalten, Benehmen und Schule)

Erbnosoden

Tuberculinum bovinum D200 - einmalig
schlecht gelaunt, heiter oder zornig, überschätzt sich

Psorinum D200 - einmalig
traurig, verzweifelt, minderwertig, ängstlich

Cancerinum D200 - einmalig
eckig, eifersüchtig, hinterlistig, ängstlich, feig

Medorrhinum D200 - einmalig
zerstörerisch nach langer Überlegung, griesgrämig, ungeduldig

Luesinum D200 - einmalig
bösartig, klaut, lügt; musisch, logisch, analytisch

Blumen-Liebhaber

Phosphorus D200 - 1x monatl.
liebt alles, was schön ist; verträgt keinen Blumengeruch (Allergie, Asthma)

Dauerschreikind

Magnesium carbonicum D200 - 1x bei Bedarf
will abends nicht ins Bett, morgens nicht raus

Grimassenschneider

Cuprum D200 - einmalig
krampfartig

Stramonium D200 - 1x bei Bedarf
fratzenhaft

Cina D200 - einmalig
clownhaft

Agaricus D12 - 2x tägl.
tickartig

Ignatia D12 - 2x tägl.
angestrengt, beim Sprechen

Kraftmeier

Sulfur D200 - 1x monatl.
ständig lauthals in Aktion, erschöpft sich nie

Calcium fluoratum D12 - 2x tägl.
kasperhaft, angeberisch; erschöpft nur durch überschüssige Aktionen

Acidum hydrofluoricum D12 - 2x tägl.
schon beim Erwachen; abends müde, verzweifelt

Knallfrosch

Phosphorus D200 - 1x monatl.
gewaltige Explosion, enttäuschendes Qualmen

"Meins ist das Beste"

Sulfur D200 - 1x monatl.
frühzeitig entwickeltes Gefühl für Besitz und Geld; sammelt alles chaotisch

Arsenicum album D200 - 1x monatl.
frühzeitig entwickeltes Gefühl für Besitz und Ordnung; sammelt alles genau

Petzer

Arsenicum album D200 - 1x monatl.
Inquisitor

Natrium muriaticum D200 - 1x monatl.
Streber

Lachesis D200 - 1x monatl.
Neider

verwöhnter Prinz

Cuprum D200 - 1x monatl.
verzogener Bengel, hat nie Widerstand erfahren; ruhelos, geschwätzig, lacht, singt, schimpft

Trotzkopf

Mercurius solubilis D200 - 1x monatl.
schmollt ausgedehnt

verweichlichtes Wohlstandskind

Magnesium carbonicum D200 - 1x monatl.
erregt, reizbar, unberechenbar; dumm, dreist, schlaff

Vagabund (ständig außer Haus)

Belladonna D200 - 1x monatl.
Wandertrieb; beliebtes Kind mit rosigen Wangen

Nux vomica D200 - 1x monatl.
freundlich zu Nachbarn, sucht seinen Vorteil; mürrisch zu Hause

Bryonia D200 - 1x monatl.
macht "Geschäfte" oder überfrißt sich bei Nachbarn

Zappelphilipp

Magnesium carbonicum D200 - 1x monatl.
der ewig Ungeliebte; uneheliches Kind, kopfhängerisch, schweigsam; zuckt im Gesicht, blaß, hitzige Röte nach heißen Speisen

angriffslustig

Acidum nitricum D200 - 1x bei Bedarf
plötzliche, heftige, haßerfüllte Ausbrüche, flucht und spuckt; spielt gern mit dem Feuer; schlecht in der Schule; ißt süß und scharf

glaubt ausgelacht zu werden

Calcium carbonicum D200 - 1x monatl.
schweigt, steht am Rande, beobachtet

Barium carbonicum D200 - 1x monatl.
versteckt sich

"braves" Kind

Calcium carbonicum D200 - 1x bei Bedarf
aber böse, wenn es langzeitig getadelt wird oder unbeachtet bleibt

Belladonna D200 - 1x bei Bedarf
aber heftig und unausstehlich, wenn es krank wird oder etwas schief geht

depressiv

Thuja D200 - 1x monatl.
feinfühlend, verletzbar, Trauer ohne Tränen; denkt lange über Kleinigkeiten nach; empfindlich gegen fremde Menschen; Musik rührt zu Tränen

Aurum D200 - 1x monatl.
leblos, furchtsam, schreckhaft, lange betrübt; seufzt und schluchzt im Schlaf

Sepia D200 - 1x monatl.
verneint alles, spielt den Lässigen, eher Mädchen

Natrium muriaticum D200 - 1x monatl.
protestiert still gegen das spannungsgeladene Familienleben

Cicuta virosa D200 - 1x monatl.
durch traurige Geschichten

Calcium carbonicum D200 - 1x monatl.
durch Leistungszwang

depressiv, eher Mädchen

Arsenicum album D200 - 1x monatl.
beim Alleinsein, ist viel allein gelassen worden; terrorisierte Kindheit

Lachesis D200 - 1x monatl.
mißtrauisch, aggressiv, eifersüchtig, redselig

Helleborus D200 - 1x monatl.
gleichgültig, abweisend, abgestumpft, willenlos; schulmüde, wortkarg; ungeliebt

ehrgeizig und kräftig

Hepar sulfuris D200 - 1x monatl.
verbissen ehrgeizig; kneift Geschwister und Spielkameraden; erkältet bei jedem Luftzug; jede kleine Verletzung eitert

eifersüchtig auf die Geburt eines 2. Kindes

Hyoscyamus D200 - 1x bei Bedarf
und spielt selbst Baby

erregt; anfallsartig

(zornig, zittert, bereut)

Silicea D200 - 1x monatl.
flüchtet nach vorn, wirkt hilflos; untröstlich

Lycopodium D200 - 1x monatl.
wirkt kläglich, nicht ablenkbar

Kalium bromatum D200 - 1x monatl.
wirkt ängstlich, gut ablenkbar

Phosphorus D200 - 1x monatl.
setzt seinen Wert in Szene, tröstbar

erregt; impulsiv

(rot, unkontrolliert, gefährlich; zerstört rasch Hindernisse, Widerstände, Einengung)

Chamomilla D200 - 1x monatl.
überempfindlich gegen Schmerz, gegen Verbote; tritt mit Füßen, schlägt nach der Mutter mit Fäusten, nicht zu beruhigen

Stramonium D200 - 1x monatl.
nach schweren seelischen Erlebnissen; glaubt sich verfolgt; grundlos zornig, aggressiv, schlägt zu, verletzt sich ohne Schmerzäußerung; bereut nicht, da Geschehenes vergessen wird

Carboneum sulfuratum D200 - 1x monatl.
Kinder von Alkoholikern oder alkoholisierte Kinder; verletzen sich in ihrer Wut

Cina D200 - 1x monatl.
Jungens von mäßiger Intelligenz, mürrisch, provozierend; Mädchen kapriziös, grimassierend; Nase und After jucken

Hepar sulfuris D200 - 1x monatl.
grob, aber feige; plötzlich angriffslustig; überempfindlich auf Eindrücke, Schmerz; liebt Feuer

Mercurius solubilis D200 - 1x monatl.
benachteiligt, behindert, unfähig; durch Geburt oder Erziehung

erregt; verletzt aus Entrüstung

(heftig, gewalttätig, blaßbläulich, schuldbewußt)

Lycopodium D200 - 1x monatl.
stolz, provozierend, verächtlich; unsicher, ängstlich, nachtragerisch

Sepia D200 - 1x monatl.
lange aufgestauter Zorn, rachsüchtig im Stillen

Staphisagria D200 - 1x monatl.
überempfindlich, übertreibt, zittert; versucht sich zu beherrschen, was ihn krank macht

Arsenicum album D200 - 1x monatl.
tyrannisiert seine Umwelt mit Kaprizen und Ansprüchen

erregt; hochmütig, bestimmend

(rot, reizbar auf Widerspruch, kurzzeitiger Zorn, heftige Gebärden, selten tätlich)

Sulfur D200 - 1x monatl.
selbstsüchtig; stößt Drohungen aus, setzt sie nicht um

Nux vomica D200 - 1x monatl.
ungeduldig; läßt sich an Gegenständen aus

Aurum D200 - 1x monatl.
herrisch, gewalttätig, schlägt zu

frech und appetitlos

Abrotanum D3 - 3x tägl.
abgemagert, hohläugig

fühlt sich vernachlässigt

Palladium D200 - 1x bei Bedarf
schimpft ständig darüber; verlangt, daß man ihm schmeichelt

gefräßig, dick

Sulfur D200 - 1x monatl.
ißt alles, was ihm in die Quere kommt; träge

Calcium carbonicum D200 - 1x monatl.
öffnet seine Schale nur, um Essen aufzunehmen; träge

Capsicum D200 - 1x monatl.
immer hungrig, verstopft; lasch, sehr vergeßlich

Antimonium crudum D200 - 1x monatl.
übergewichtig, bleich, auffallende Rötung um die Augen

Pulsatilla D200 - 1x monatl.
ißt, wenn nicht beachtet und geliebt wird

Graphites D200 - 1x monatl.
fett, bleich, frostig, müde, traurig

gefräßig, dünn

Jodum D200 - 1x monatl.
dauernd beschäftigt, Kleinigkeiten in den Mund zu stecken; unerwartet reizbar

Acidum hydrofluoricum D200 - 1x monatl.
untergewichtig, zarte Knochen, schlechte Zähne, helle Haut und Haare; lebensfroh

Phosphorus D200 - 1x monatl.
hungrig und durstig abends und nachts; schmächtig, zart, aufgeweckt, nervös

Lycopodium D200 - 1x monatl.
ißt viel; lang, hager, sieht gelblich aus; widerspenstig

Sulfur D200 - 1x monatl.
hungrig auf alles; schmalbrüstig, Spindelbeine, Stricknadelfinger, dicker Bauch

Psorinum D200 - 1x monatl., 3x insgesamt
immer hungrig, immer krank; sieht ungesund und schmutzig aus; keine Lebensfreude

gleichgültig

Acidum phosphoricum D200 - 1x bei Bedarf
erschöpft und verlangt nach nichts mehr

lügt

Opium D200 - einmalig
rot, kräftig; viel unglaubwürdiger Dampf, wenn in Hochstimmung

Lachesis D200 - einmalig
rot, kräftig; voller technokratischer Phantasie, glaubt selbst daran

Aurum D200 - einmalig
rot, untersetzt; überschätzt sich selbst, wenn in Hochstimmung

Phosphorus D200 - einmalig
rosa oder blaß, zart; voller poetischer Geschichten, glaubt daran

Veratrum album D200 - einmalig
blaß, zart; geschwätziges Zeug, wenn in Hochstimmung

lügt aus Angst

Calcium carbonicum D200 - einmalig
um nicht bestraft zu werden

Calcium phosphoricum D200 - einmalig
seine Feigheit könne auffliegen

menschenscheu

Calcium carbonicum D200 - 1x monatl.
lieb, gehemmt, unbeholfen

Pulsatilla D200 - 1x monatl.
lieb, weich, weinerlich

Ambra D3 - 3x tägl.
lieb, gehemmt, sorgenvoll

Lycopodium D200 - 1x monatl.
nicht lieb, widerspenstig, widersprüchlich

Barium carbonicum D200 - 1x monatl.
nicht lieb, gehemmt, dümmlich

neugierig

Calcium phosphoricum D200 - 1x monatl.
schaut in allen Ecken und Winkeln rum, faßt alles an, stellt es zurück

Agaricus D200 - 1x monatl.
zwanghaft; faßt es Gegenstände an, gibt es leicht Scherben

Lachesis D200 - 1x monatl.
leidenschaftlich neugierig

reizbar

Chamomilla D200 - 1x monatl.
ruhelos, schlägt mit Fäusten

Borax D200 - 1x monatl.
schlägt heftig um sich

Bryonia D200 - 1x monatl.
fletscht die Zähne, will nicht bewegt werden, will seine Ruhe

Antimonium crudum D200 - 1x monatl.
furchtsam; je mehr man sich um ihn bemüht

Barium carbonicum D200 - 1x monatl.
widerspenstig, weil leicht ermüdbar

Arsenicum album D200 - 1x monatl.
nervös, überspannt, feinfühlend

Jodum D200 - 1x monatl.
grundlos, plötzlich, heftig

spuckt nach anderen

Belladonna D200 - 1x monatl.
zwanghaft; Zorn durch Hirnerregung

Stramonium D200 - 1x monatl.
in wilder Wut

Calcium carbonicum D200 - 1x monatl.
wenn ungerecht beleidigt wird

Cuprum D200 - 1x monatl.
verwöhnter Bengel

Veratrum album D200 - 1x monatl.
rachsüchtig

teilnahmslos

Sulfur D200 - 1x monatl.
gegen das Wohlergehen anderer, gegen sein Äußeres

Cina D200 - 1x monatl.
gegen Zärtlichkeiten

unruhig; Arme und Beine

Kalium bromatum D12 - 2x tägl.
trommelt mit den Fingern auf dem Tisch

Kalium phosphoricum D12 - 2x tägl.
zappelig, zittert

Zincum D12 - 2x tägl.
Beine wie auf einem Tretrad

Tarantula hispanica D12 - 2x tägl.
gestikuliert unentwegt

Valeriana D12 - 2x tägl.
aber jegliche Bewegung verursacht Kopfweh; erregt, zittert

unruhig; ängstlich, gehemmt

Argentum nitricum D200 - 1x monatl.
überstürzte, ungerichtete Interessen; beginnt begeistert, verliert den Faden

Kalium bromatum D200 - 1x monatl.
Unruhe in den Händen

Zincum D200 - 1x monatl.
Unruhe in den Beinen

Natrium muriaticum D200 - 1x monatl.
flieht, zieht sich zurück

Phosphorus D200 - 1x monatl.
schwebt in seiner Traumwelt

unruhig; labil, unreif, überaktiv

Agaricus D200 - 1x monatl.
wildes Gehabe, verletzt sich, verstümmelt sich; Ticks an Augen und Lippen, Krämpfe an Hals, Rücken, Gliedern

Tuberculinum bovinum D200 - 1x monatl.
Schreianfälle; tanzt verkrampft, zerreißt Gegenstände und Kleider

Hyoscyamus D200 - 1x monatl.
bewußt gerichtete Zuckungen, zerstreut, verminderte Intelligenz

Tarantula hispanica D200 - 1x monatl.
immer zur gleichen Tageszeit; wildes Tanzen und Singen zu rhythmischer Musik, sanfte Musik lindert, Rockmusik verschlimmert; Hirnkrämpfe bei normalem EEG

unruhig; ständig in Bewegung, rasch ermüdbar

Sulfur D200 - 1x monatl.
lebhafte Interessen, aber oberflächlich

Medorrhinum D200 - 1x monatl.
ständig wechselnde Interessen, oberflächlich

Aurum D200 - 1x monatl.
lebhafte Interessen, rascher Verstand; versucht, seine Umgebung in Erstaunen zu versetzen

unruhig; Gebärden, Grimassen

Cina D200 - 1x monatl.
motorische Unruhe; Würmer, ungerichtete Ticks

Moschus D200 - 1x monatl.
theatralische Unruhe; simuliert Wut und Ohnmacht

Palladium D200 - 1x monatl.
drängelt sich dreist in den Mittelpunkt

Platinum D200 - 1x monatl.
geltungssüchtig, erhaben, stolz

unruhig; heftige Entladungen

Cuprum D200 - 1x monatl.
Hirnkrämpfe; blaßblau, vorwärts gebeugt

Cicuta virosa D200 - 1x monatl.
Absencen; Krämpfe aller Muskeln, rückwärts gebeugt

ungehorsam, will nur anordnen

Lycopodium D200 - 1x monatl.
widerspenstig, unverfroren, kennt weder Scheu noch Scham

Platinum D200 - 1x monatl.
herrisch, beleidigt

Veratrum album D200 - 1x monatl.
schimpft böse

Cuprum D200 - 1x monatl.
zieht verwöhnte Schau ab

Mercurius solubilis D200 - 1x monatl.
revolutionär, erkennt keine Autorität an, immer unzufrieden

vergeßlich

Barium carbonicum D200 - 1x monatl.
extrem schlechte Konzentration, kann sich nicht erinnern

Aurum D200 - 1x monatl.
schlechtes Gedächtnis, schlechtes Erinnerungsvermögen, widerspricht wütend

Capsicum D200 - 1x monatl.
ausgeprägt; unaufmerksam, vergißt Aufträge, Hausaufgaben

Petroleum D200 - 1x monatl.
nachlässig; unaufmerksam, querköpfig, leicht wütend

läßt sich nicht ansehen noch anfassen

Antimonium crudum D200 - 1x bei Bedarf
verkriecht sich störrisch bei der Mutter

Arsenicum album D200 - 1x bei Bedarf
wendet sich ab

Cuprum D200 - 1x bei Bedarf
wehrt ab

Cina D200 - 1x bei Bedarf
wehrt lieblos ab oder haut zu

antwortet auf keine Frage

Calcium carbonicum D200 - 1x monatl.
Angst verspottet zu werden, resigniert mit Stummheit

Ausdauer beim Spiel

Calcium carbonicum D200 - 1x monatl.
mangelt; plumpe, schwerfällige Bewegungen

Sulfur D200 - 1x monatl.
wenig beim schlanken Kind; immer in Bewegung für Neues

Magnesium carbonicum D200 - 1x monatl.
fehlt; hektische Unruhe oder läßt still den Kopf hängen

Jodum D200 - 1x monatl.
grundlose Ausbrüche mitten im Spiel, niedergeschlagen

beißt auf Glas

Arsenicum album D200 - 1x monatl.
vergeblicher Versuch, seine Probleme zu lösen

beschimpft seine Eltern

Lycopodium D200 - 1x monatl.
herrisch bei Widerspruch

Natrium muriaticum D200 - 1x monatl.
anmaßend, alles beschmutzend

Platinum D200 - 1x monatl.
hochnäsig, findet sie scheußlich

Palladium D200 - 1x monatl.
dreist bei Zurechtweisung

Hyoscyamus D200 - 1x monatl.
dämonisch, schamlos

drängelt sich in den Mittelpunkt

Palladium D200 - 1x bei Bedarf
frech fordernd; kommt wieder aus dem Bett und verlangt Aufmerksamkeit, besonders bei anwesendem Besuch; schimpft dreist, falls zurechtgewiesen

betätigt sich sexuell an anderen Kindern

Hyoscyamus D200 - 1x monatl.
schamlos ohne Reue

schreit stets bei freundlicher Zuwendung

Silicea D200 - einmalig
versteckt sich

Magnesium carbonicum D200 - einmalig
schlägt zu

stampft mit den Füßen auf

Stramonium D200 - 1x monatl.
rot; wild

Veratrum album D200 - 1x monatl.
blaß; außer sich

zieht andere an den Haaren

Belladonna D200 - 1x monatl.
und klatscht sich Beifall

läßt sich nicht untersuchen

Chamomilla D30 - 1x bei Bedarf
schreit schrill, tritt hitzig, schwitzt, schlägt. Geben Sie es auf!

Antimonium crudum D200 - 1x monatl.
wird bleich, weint störrisch; Berührung bringt ihn leicht aus der Fassung, kann bis zur Ohnmacht gehen

Capsicum D200 - 1x monatl.
höchst überempfindlich; verweigert stumm, kriegt rote Backen

Arsenicum album D200 - 1x monatl.
versteckt sich; vorwiegend ängstlich, kann mit Geduld beruhigt werden

rast durch die Praxisräume

Sulfur D200 - 1x monatl.
stört erheblich den Praxisablauf, aber nicht auf unangenehme Weise

verweigert angebotene Dinge

Chamomilla D30 - 1x bei Bedarf
verlangt quengelig nach Dingen, wirft sie in die Ecke, wenn angeboten

Cina D30 - 1x bei Bedarf
verweigert mißlaunig alles, was angeboten wird

Staphisagria D30 - 1x bei Bedarf
verweigert mit Entrüstung; wirft angebotene Dinge entrüstet zur Seite

reagiert übermäßig gefühlsbetont

Acidum phosphoricum D6 - 3x tägl.
Liebeskummer mit seiner Umwelt

Mephitis putorius D6 - 3x tägl.
Asthma bei verweigertem Wunsch

weinerlich

Calcium carbonicum D200 - 1x monatl.
aus Unbeholfenheit; fürchtet verspottet oder ausgelacht zu werden

Pulsatilla D200 - 1x monatl.
aus Hemmung, wenn gerührt, wenn getadelt, wenn unbeachtet

Antimonium crudum D200 - 1x monatl.
wenn er fürchtet, berührt zu werden; leicht beeindruckbar, leicht fassungslos

Causticum D200 - 1x monatl.
bei Widerspruch

weint aus Wut

Chamomilla D30 - 1x bei Bedarf
wahnsinnig; aber vorübergehend

Ignatia D30 - 1x bei Bedarf
über Geräusche; bei Kleinkindern

Magnesium carbonicum D200 - 1x bei Bedarf
über Geräusche; höchst angespannt, höchst empfindlich

Natrium muriaticum D200 - 1x monatl.
aus Protest, wenn er sich zu etwas gezwungen fühlt (z.B. Arztbesuch), sucht sich eine Ecke, weint dort still mit ablehnender Haltung

weint aus Mitgefühl

Causticum D200 - 1x monatl.
wenn anderes Kind weint oder wenn einem anderen etwas zuleid getan wird

weint bei jeder Unannehmlichkeit

Causticum D200 - 1x monatl.
mitleidig mit sich und anderen; flache Warzen überall

neigt zum Widerspruch

Ignatia D200 - 1x monatl.
und zieht beleidigt ab

Lycopodium D200 - 1x monatl.
und stößt seine Mutter weg

Petroleum D200 - 1x monatl.
und ist schnell beleidigt oder verfällt in widerborstige, querköpfige Wut

Sepia D200 - 1x monatl.
und antwortet herrisch, aber nicht uninteressant oder schmollt

Aurum D200 - 1x monatl.
schweigt meist neben der Mutter; spricht nur, um sein Mißfallen kundzutun

schlägt sich mit der Faust an den Kopf

Tuberculinum GT D200 - 1x monatl.
Folge von Geburtstrauma? Kopfrollen?

zeigt seine Genitalien in der Schule

Hyoscyamus D200 - 1x bei Bedarf
zieht die Hose runter, gebärdet sich geil und lacht dumm

wäscht sich ungern

Sulfur D200 - 1x bei Bedarf
empfindlich da, wo Wechsel stattfindet; Haut ist der Wechsel von Innen- zur Außenwelt; "Waschen ist was für Leute, die schmutzig sind"

NOTIZEN:

Verhalten in der Jugend

(siehe die Kapitel Verhalten, Benehmen und Schule)

"ich bin, wie ich bin"

Phosphorus D200 - 1x monatl.
heiter, verbindlich

Natrium muriaticum D200 - 1x monatl.
ernst, bestimmend

Interessenneigung

Pulsatilla D200 - 1x monatl.
Menschen

Phosphorus D200 - 1x monatl.
Menschen, Bühne

Arsenicum album D200 - 1x monatl.
kreative Künste

Sulfur D200 - 1x monatl.
Wissenschaft, Handel

Lycopodium D200 - 1x monatl.
Politik, Institutionen

Natrium muriaticum D200 - 1x monatl.
Lehrer, Beratung, Minoritäten

Liebeskummer

Acidum phosphoricum D12 - 2x tägl.
rundlich, zart

Acidum picrinicum D12 - 2x tägl.
eckig, eckt an

Hyoscyamus D200 - 1x bei Bedarf
hektisch, schamlos

Helleborus D200 - 1x bei Bedarf
traurig, gleichgültig, abgestumpft

maulfaul, schwach, aus Liebeskummer

Acidum phosphoricum D12 - 2x tägl.
zart, hübsch wie gemalt

Acidum picrinicum D12 - 2x tägl.
eckig, voller Pickel

verliebt, verzweifelt, liebeskrank

Causticum D200 - 1x monatl.
früh erwachte Sinnlichkeit, die nach Ausdruck sucht

Auf und Ab der Gefühle

Phosphorus D200 - 1x monatl.
kurzlebige Begeisterung, keine zielgerichtete Energie, des Lernens unfähig; bedarf der seelischen Erregung, um der Langeweile zu entgehen

reagiert übermäßig gefühlsbetont

Acidum phosphoricum D12 - 2x tägl.
Liebeskummer mit seiner Umwelt

Ambra D3 - 3x tägl.
Nervenzusammenbruch

Acidum salicylicum D12 - 2x tägl.
heiter erregt, pessimistisch verzagt

Agnus castus D12 - 2x tägl.
Sexus, kann nicht mehr

eifersüchtig in der Pubertät

Acidum phosphoricum D200 - 1x bei Bedarf
Liebeskummer, zieht sich zurück

Ignatia D200 - 1x bei Bedarf
wie bei Acidum phosphoricum; schluchzt, seufzt elegisch, weiß nicht hüh noch hott

Pulsatilla D200 - 1x bei Bedarf
voller Hemmung und Schwärmerei

Magnesium carbonicum D200 - 1x bei Bedarf
findet sein Schicksal und die Welt ungerecht!

Umgang mit Erwachsenen

Phosphorus D200 - 1x monatl.
kommt gut mit allen aus

Calcium phosphoricum D200 - 1x monatl.
geht den Erwachsenen feige aus dem Weg

Natrium muriaticum D200 - 1x monatl.
geht den Erwachsenen protestierend aus dem Weg

Sulfur D200 - 1x monatl.
Erwachsene gehen ihm aus dem Weg

junger Nachtschwärmer

Acidum hydrofluoricum D200 - 1x monatl.
flaniert genüßlich durch die Straßen, liebäugelt mit allen Röcken, sucht Abwechslung

Rollenkonflikt; depressiv, hormonell bedingt

Pulsatilla D200 - 1x monatl.
möchte die kindliche Puppenmutter oder der anschmiegsame kleine Junge bleiben

Lachesis D200 - 1x monatl.
unterdrücken ihre erotischen Empfindungen zugunsten brillierender Intelligenz

Sepia D200 - 1x monatl.
Mädchen lehnen Jungens ab, Jungens lehnen das Weibliche in sich ab

Platinum D200 - 1x monatl.
durch besondere Überempfindlichkeit der Genitalien, isoliert sich

Aurum D200 - 1x monatl.
brütet über die Sinnlosigkeit des Lebens

Rollenkonflikt; depressiv, psychotisch

Sulfur M - 1x alle 6-8 Wochen
verkommen, verschlampt und fühlt sich trotzdem schön und auserkoren

Staphisagria M - 1x alle 6-8 Wochen
entrüstet über die Fehler anderer; will die Welt von Unrecht erlösen

Hyoscyamus M - 1x alle 6-8 Wochen
geschwätzige Erregung, murmelnde Abkehr, fühlt sich verfolgt, verraten, verkauft

Phosphorus M - 1x alle 6-8 Wochen
geistiges Aufleuchten; weint, lacht; ruhelos, boshaft; erotisch

Hypericum M - 1x alle 6-8 Wochen
jammernde Klagen; singt, lacht, weint, wie aufgezogen, erotisch

Helleborus M - 1x alle 6-8 Wochen
geistig tief verwirrt, das Leben erscheint fade und schal, gleichgültig

Rollenkonflikt; depressiv, magert ab

Selenium D200 - 1x monatl.
im Gesicht

Natrium muriaticum D200 - 1x monatl.
am Hals

Abrotanum D12 - 2x tägl.
an den Beinen

Sanicula D200 - 1x monatl.
von oben nach unten

Argentum nitricum D200 - 1x monatl.
von unten nach oben

Rollenkonflikt; vermännlichte Mädchen

Cimicifuga D200 - 1x monatl.
weibliches Empfinden wird zum Problem; intersexuell, Fettsucht oder Magersucht

Lycopodium D200 - 1x monatl.
Gefühlswelt frühzeitig verdorrt; führt dafür kluge Gespräche, weiß alles besser

Sepia D200 - 1x monatl.
abwehrend, maskulin, gibt sich lässig, kumpelhaft, aber voll reizbarer Energie; beherrschende Mutter, chronisch kranker Vater

Aurum D200 - 1x monatl.
wie ein Mannweib, Aufschneider, will alle mit ihren Leistungen beeindrucken

Barium carbonicum D200 - 1x monatl.
derb, verhärtet, verschlossen

Rollenkonflikt; verweiblichte Jungens

Aristolochia D200 - 1x monatl.
vornehm, zart, empfindlich; mißtrauisch, eifersüchtig, störrisch, menschenscheu

Pulsatilla D200 - 1x monatl.
liebevoll, weinerlich, gehemmt, häuslich; halsstarrig, keck, anspruchsvoll

Calcium carbonicum D200 - 1x monatl.
Riesenbaby, Milchgesicht, lieb, will kein Mann werden

Phosphorus D200 - 1x monatl.
über die Maßen empfindsam, zart, zärtlich, hübsch, stets verliebt in sich

Ignatia D200 - 1x monatl.
hochempfindsam, zart, schnell überfordert, verkrampft, stets unglücklich verliebt

Platinum D200 - 1x monatl.
hochnäsig, dünkelhaft, depressiv, kann nicht lieben

Rollenkonflikt; veränderte Körperwahrnehmung

Opium D200 - 1x monatl.
vergrößerte Körperteile

Staphisagria D200 - 1x monatl.
hypochondrisch durch sexualmoralische Konflikte

Conium D200 - 1x monatl.
sieht sich kleiner, voller Schuldgefühle, menschenscheu

Platinum D200 - 1x monatl.
sieht sich größer, findet sich scheußlich

Lycopodium D200 - 1x monatl.
majestätisch, kommt sich schmutzig vor

Sulfur D200 - 1x monatl.
findet sich schön und anziehend

Rollenkonflikt; fühlt sich sexuell beschmutzt

Acidum phosphoricum D200 - 1x monatl.
enttäuscht, erschöpft, teilnahmslos; nach Onanie, nach Koitus

Lycopodium D200 - 1x monatl.
möchte geschlechtslos, rein und würdig werden

Natrium muriaticum D200 - 1x monatl.
möchte geschlechtslos, vornehm, edel und barmherzig werden

Pulsatilla D200 - 1x monatl.
möchte eine Madonna werden

Veratrum album D200 - 1x monatl.
möchte engelhaft werden

Arsenicum album D200 - 1x monatl.
möchte christusgleich werden

Rollenkonflikt; rauschgiftsüchtig

Sulfur D200 - 1x monatl.
verwahrlost, abgemagert, philosophiert über eine weltfremde religiöse Weltschau

Carbo vegetabilis D200 - 1x monatl.
Heimweh nach einem Zuhause; lügt, total gleichgültig

Opium D200 - 1x monatl.
Flucht aus der Wirklichkeit; lügt berauscht

Rollenkonflikt; gibt auf

Arsenicum album D200 - 1x monatl.
distanziert, isoliert, einsam, hoffnungslos, verzweifelt

Hyoscyamus D200 - 1x monatl.
Abwehr, Abkehr

Acidum muriaticum D200 - 1x monatl.
ausgezehrt, vertrocknet, erstarrt

teilnahmslos

Thuja D200 - 1x monatl.
gegen das andere Geschlecht

Platinum D200 - 1x monatl.
im Umgang mit anderen

Sulfur D200 - 1x monatl.
gegen das Wohlergehen anderer, gegen sein Äußeres

Cina D200 - 1x monatl.
gegen Zärtlichkeiten

Staphisagria D200 - 1x monatl.
nach Onanie

unausgeschlafen morgens trotz ausreichendem Schlaf

Magnesium carbonicum D200 - 1x monatl.
müde, mürrisch, verweigert Frühstück

haßt Unrecht, will die Welt verbessern

Arsenicum album D200 - 1x monatl.
handelt, mit Güte und Verstehen

Magnesium carbonicum D200 - 1x monatl.
handelt, haut blindlings drauf

Staphisagria D200 - 1x monatl.
handelt, mit unterdrücktem Zorn und verbissener Gewalt

Sulfur D200 - 1x monatl.
lehnt sich zurück und redet darüber

NOTIZEN:

Verhalten im Alter

(siehe die Kapitel Verhalten, Benehmen und Geist)

egoistisch, geizig, geil

Conium D12 - 2x tägl.
albern, renommiert

Selenium D12 - 2x tägl.
ist jünger, aber verhält sich wie ein alter Mann

Renommiersucht im Alter

Conium D12 - 2x tägl.
denkt nur geil an junge Frauen; mehr Wollen als Können; albern

Selenium D12 - 2x tägl.
denkt geil und zart an junge Frauen, ist aber schon erschöpft; baut weiter sexuelle Luftschlösser, möchte aber nur gestreichelt werden

Hyoscyamus D12 - 2x tägl.
denkt schamlos an junge Frauen; wird anzüglich, entkleidet sich (Exhibitionismus)

schwatzhafte Greise

Barium carbonicum D200 - 1x monatl.
dummes, borniertes, unzusammenhängendes Zeug; Sklerotiker

Opium D200 - 1x monatl.
faselt berauschendes Zeug; Schwindler

Conium D200 - 1x monatl.
albernes Zeug; Aufschneider

Crocus D200 - 1x monatl.
albernes, anzügliches Zeug; das "weibliche Conium"

Plumbum D200 - 1x monatl.
verkrampftes, verwirrtes Zeug; Atrophiker

will plötzlich nicht mehr leben

Hyoscyamus D200 - 1x bei Bedarf
wendet sich ab, wird apathisch

NOTIZEN:

Sexuelles Verhalten

allgemeines Verhalten bei Frauen

Sepia D200 - 1x monatl.
schwätzt darüber

Platinum D200 - 1x monatl.
zeigt was sie hat

Hyoscyamus D200 - 1x monatl.
handelt schamlos

allgemeines Verhalten bei Männern

Conium D200 - 1x monatl.
schwätzt darüber

Sulfur D200 - 1x monatl.
zeigt was er hat

Hyoscyamus D200 - 1x monatl.
handelt schamlos

übermäßiges Verlangen bei Frauen

Apis D200 - 1x bei Bedarf
nach langem Versagen; "feurige Witwe"

Lachesis D200 - 1x monatl.
zu allen Regelabweichungen bereit; zieht jüngere Männer vor

Platinum D200 - 1x monatl.
aber Abneigung gegen Verkehr

Tarantula hispanica D200 - 1x bei Bedarf
heißes wollüstiges Jucken; onaniert bei lateinamerikanischen Rhythmen

Veratrum album D200 - 1x bei Bedarf
küßt und umarmt alle, verträgt aber keine Wärme, keine Nähe

übermäßiges Verlangen bei Männern

Calcium carbonicum D200 - 1x monatl.
leicht erregbar, ohne Phantasie

Phosphorus D200 - 1x monatl.
leicht entzündbar, voller Phantasie

Staphisagria D200 - 1x monatl.
erotisch phantasierend

Cantharis D200 - 1x monatl.
leicht feurig brennend

Causticum D200 - 1x monatl.
ätzend, sinnlich verliebt

Sulfur D200 - 1x monatl.
sportlicher Besitz und Zugewinn

Nux vomica D200 - 1x monatl.
krampfhafte Leistung

Conium D200 - 1x monatl.
Möchtegern

übermäßiges Verlangen in den Wechseljahren

Apis D200 - 1x monatl.
Folge von unterdrücktem Geschlechtsleben, "hitzige Witwe"

Lilium D200 - 1x monatl.
wünscht sich einen Mann und hat Angst, sich ihm hinzugeben

Platinum D200 - 1x monatl.
wünscht sich einen Mann, aber weint gerührt, wenn sie daran denkt

Veratrum album D200 - 1x monatl.
wünscht sich einen Mann, aber verträgt weder Wärme noch Zuneigung

Caladium D200 - 1x monatl.
wollüstig juckende Scham; aber ist kalt und orgasmusunfähig

sinnlich, erotisch, schamlos; rot, hitzig

Belladonna D200 - 1x monatl.
heiße trockene Scheide, ständig Erektionen; leidet darunter, verheimlicht es

Cantharis D200 - 1x monatl.
brennende trockene Scheide, schmerzhafte Erektionen; höchst ausgelassen, erregt

Lachesis D200 - 1x monatl.
in den Wechseljahren, im Suff; krankhaft eifersüchtig

Phosphorus D200 - 1x monatl.
alle Sinne überempfindlich, rasch erregt, verliert Kontrolle

Stramonium D200 - 1x monatl.
in der manischen Phase, unbändig geil, unbändig eifersüchtig

Crocus D200 - 1x monatl.
in den Wechseljahren oder nach Unterleibsoperation; Blutfülle und Krämpfe überall; braucht ihre Schamlosigkeit

Murex D200 - 1x monatl.
unersättlich, willenlos, ohne Orgasmus

Moschus D200 - 1x monatl.
schimpft wütend, Brustbeklemmung, Blähungen, Aufstoßen, hemmungslos erregt, wird blau im Gesicht, fällt in Ohnmacht

sinnlich, erotisch, schamlos; blaß

Nux vomica D200 - 1x monatl.
überempfindlicher, überreizter Stadtmensch, braucht Stimulantien, ausschweifend

Natrium muriaticum D200 - 1x monatl.
sexueller Ehrgeiz, Protest, stärkt das Selbstwertgefühl; falls nicht depressiv

Causticum D200 - 1x monatl.
brennendes Verlangen, geil, obszön, besonders nach Alkohol

Hyoscyamus D200 - 1x monatl.
geil, lasziv, hemmungslos sich anbiedernd; liebt es, schamlos zu sein

Veratrum album D200 - 1x monatl.
gebärded sich albern verliebt, redet viel schamloses Zeug; chronisch bei erotischen Wahnideen, akut bei akuten Erkrankungen; ist sich darüber nicht bewußt

Secale D200 - 1x monatl.
dramatisches Hitzegefühl der Haut durch Gefäßkrämpfe; Krämpfe im Bauch, im Unterleib, ruhelos, seelisch erregt, entblößt sich, gebärded sich hemmungslos

Sinnlichkeit, Erotik fehlt gänzlich

Lycopodium D200 - 1x monatl.
beim Mann

Causticum D200 - 1x monatl.
bei der Frau

Verlangen vermindert bei Frauen

Pulsatilla D200 - 1x monatl.
zu viel Hausarbeit, zu viele Sorgen, zu viele Ängste um die Lieben

Sepia D200 - 1x monatl.
abgewrackte Hausfrau oder stolze Emanze, braucht das Zeug nicht mehr

Platinum D200 - 1x monatl.
zu stolz, um sich herabzulassen

Natrium muriaticum D200 - 1x monatl.
zu viel Kummer, zu ernst, um sich der Lust zu erfreuen

beachte: bedenken Sie immer das schlummernde Vorhandensein des Gegenteils, des Teils des Ganzen, das gegenübersteht! hier: die Nymphomanie

Verlangen vermindert bei Frauen mit trockener Scheide

Platinum D200 - 1x monatl.
Krämpfe, Scheide zu eng, enges Becken; die Dame mit dem "dernier cri"

Natrium muriaticum D200 - 1x monatl.
Koitus schmerzhaft; die ewig Pubertierende

Sepia D200 - 1x monatl.
braucht keinen Mann; Karriere-Emanze, Öko-Tante oder abgewrackte Hausmutter

Ignatia D200 - 1x bei Bedarf
Krampf; sehr wechselhafte Erscheinungen; weiß nicht, was sie will

Lycopodium D200 - 1x monatl.
Koitus schmerzhaft; hageres, derbes, würdiges Mannweib

Hydrophobinum D200 - 1x bei Bedarf
Krämpfe; nur bei fließendem Wasser sexuell erregt; tollwütiges Weib

Verlangen vermindert bei Männern

Natrium muriaticum D200 - 1x monatl.
depressiv

Lycopodium D200 - 1x monatl.
zunehmende Impotenz

Staphisagria D200 - 1x monatl.
zunehmende Abneigung vor Frauen

Caladium D12 - 2x tägl.
ausgelaugt

Selenium D12 - 2x tägl.
erschöpft

Impotenz

Agnus castus D12 - 2x tägl.
sexuelles Unvermögen, sexuelle Luftschlösser, Nerven zerrüttet

Caladium D12 - 2x tägl.
Onanie, Samenverluste, verlangt nach zärtlichem Zuspruch

Selenium D12 - 2x tägl.
exzessive Samenergüsse, exzessive Stimulanzien, erschöpft, kann nicht mehr

beachte: alle 3 Arzneien auch aufeinanderfolgend, je 6 Wochen; Kur wiederholen

Nux vomica D12 - 2x tägl.
bei Rauchern und Säufern

Acidum sulfuricum D12 - 2x tägl.
bei Säufern

Impotenz, Folge sexueller Exzesse

Agnus castus D200 - 1x bei Bedarf
schwermütig, aber erregbar wie eh und je

Nuphar luteum D12 - 2x tägl.
geil gereizt, aber impotent

Conium D200 - 1x bei Bedarf
melancholisch gereizt, geil, impotent

Zincum D200 - 1x bei Bedarf
gereizt, Hoden krampfhaft hochgezogen

Lycopodium D200 - 1x monatl.
verzagt, total impotent

Aurum D200 - 1x monatl.
verzweifelt

Impotenz bei Diabetikern

Acidum phosphoricum D12 - 2x tägl.
blaß, zart

Strontium carbonicum D12 - 2x tägl.
rot, kräftig

Onanie, Exzesse bei Kindern und Jugendlichen

Phosphorus D200 - 1x bei Bedarf
bei Knaben

Origanum D200 - 1x bei Bedarf
bei Mädchen

Onanie, lästig bei Frauen

Phytolacca D4 - 3x tägl.
4 Wochen lang; danach:

Conium D4 - 3x tägl.
4 Wochen lang; danach:

Phellandrium D4 - 3x tägl.
4 Wochen lang

Onanie, lästig bei Männern

Staphisagria D200 - 1x monatl.
nach enttäuschten Liebeswünschen; neurotische Einbildungskraft

Causticum D200 - 1x monatl.
bei unerfüllten Liebeswünschen

Onanie, zwanghaft

Strychninum phosphoricum D200 - 1x bei Bedarf
nicht unterdrückbar, Rückenschwäche folgt

Onanie mit epileptischen Krämpfen

Bufo D12 - 2x tägl.
auch nach dem Verkehr

Onanie mit Kopfrollen (Jactatio capitis)

Tuberculinum GT D200 - 1x bei Bedarf
Therapiebeginn zur Terrainsäuberung; auch Kissenbohren, sehr gefährdet!

Cina D4 - 3x tägl.
bei Wurmkindern

Staphisagria D12 - 2x tägl.
mit geilen Phantasien

Tarantula hispanica D12 - 2x tägl.
bei rhythmusstarker Musik

Millefolium D12 - 2x tägl.
ganzer Oberkörper beteiligt

Onanie, Spätfolgen

Staphisagria D200 - 1x monatl.
dunkelblaue Ringe unter eingesunkenen Augen; scheu, schwermütig

Zincum D200 - 1x monatl.
schwarze Augenringe in blassem Gesicht; schwach, unruhig, reizbar

Nux vomica D200 - 1x monatl.
unfreiwillige Erektionen, nächtliche Ergüsse; Kopf-, Magenweh; reizbar

Gelsemium D30 - 2x wöchentl.
unfreiwillige Samenergüsse ohne Lust; schlaffe Genitalien

homosexuell, zwanghaft eher bei Frauen

Calcium carbonicum M - 1x alle 6 Wochen
unterentwickelt, unbeholfen, phantasievoll

Pulsatilla M - 1x alle 6 Wochen
unterentwickelt, gehemmt, ängstlich

Bufo M - 1x alle 6 Wochen
küßt und umarmt alle hemmungslos, biedert sich an

Phosphorus M - 1x alle 6 Wochen
voll erotischer, ästhetischer Phantasie

Platinum M - 1x alle 6 Wochen
lehnt Männer und Koitus ab; jungenhaftes Becken

Natrium muriaticum M - 1x alle 6 Wochen
es wird ihr eklig beim Gedanken an den Koitus

homosexuell, zwanghaft eher bei Männern

Causticum M - 1x alle 6 Wochen
liebt Analverkehr

Pulsatilla M - 1x alle 6 Wochen
ständig steifes Glied, verweichlicht, verweiblicht

Sulfur M - 1x alle 6 Wochen
sammelt Erlebnisse, eigenwilliger Pseudointellektueller

Lachesis M - 1x alle 6 Wochen
intellektualisiert sein Bedürfnis; Schwuchtel in den Wechseljahren

Platinum M - 1x alle 6 Wochen
dünkelhafte Show, liebt Frauenkleidung oder stellt kleinen Jungens nach

Natrium muriaticum M - 1x alle 6 Wochen
sucht Nähe und Zärtlichkeit; unerfüllte Wunschträume aus der Pubertät

heterosexuell, zwanghaftes Verlangen

Lycopodium D200 - 1x monatl.
vergewaltigt seine Ehefrau auf "legale" Weise; gefühllos

Causticum D200 - 1x monatl.
wünscht sich Analverkehr oder führt ihn aus

Calcium carbonicum D200 - 1x monatl.
wünscht sich Oralverkehr oder führt ihn aus

Platinum D200 - 1x monatl.
Männer stellen kleinen Mädchen nach

Lachesis D200 - 1x monatl.
Frauen verführen pubertierende Jünglinge

Sepia D200 - 1x monatl.
Sex-Macho! unterdrückt den weiblichen Anteil seiner Seele (Anima)

Vergewaltigung

Opium D200 - 1x bei Bedarf
Schock, wie gelähmt

Ignatia D30 - 1x bei Bedarf
Schock, weint und lacht gleichzeitig

Anhalonium D30 - 1x bei Bedarf
Schock, zittert

Natrium muriaticum D200 - 1x monatl.
apathische Trauer

Sepia D200 - 1x monatl.
plant Rache an allen Männern

Erektion mangelhaft beim Koitus

Acidum phosphoricum D200 - 1x monatl.
schwach, erschöpft; Erguß zu früh

Calcium carbonicum D200 - 1x monatl.
trotz leichter Erregbarkeit

Sulfur D200 - 1x monatl.
Genitalien schlaff, kalt

Lycopodium D200 - 1x monatl.
Genitalien kalt, geschrumpft

Erektion erlischt beim Koitus

Acidum phosphoricum D200 - 1x bei Bedarf
erschöpft, gleichgültig

Nux vomica D30 - 1x bei Bedarf
verkrampft, gereizt

Koitus ohne Samenerguß

Graphites D200 - 1x bei Bedarf
mangelhafte Erregung

Samenerguß zu früh beim Koitus

Acidum phosphoricum D200 - 1x monatl.
zart; schon vor Erektion entleert; ängstlich über diesen Zustand

Sepia D200 - 1x monatl.
derb; erregt, aber zu wenig Samen

Sulfur D200 - 1x monatl.
kräftig; beim geringsten Kontakt

Eryngium aquaticum D12 - 2x tägl.
funktionell; ohne und mit Erektion; Schwäche

Schwäche nach dem Koitus

Calcium carbonicum D200 - 1x bei Bedarf
geistig und körperlich, reizbar, niedergeschlagen, lange anhaltend; auch bei zu rasch wachsenden Jugendlichen

Selenium D12 - 2x tägl.
immer schwächer, verliert Selbstvertrauen; reizbare Genitalien, reizbares Gemüt

Lycopodium D12 - 2x tägl.
immer schwächer, reizbarer, gefühlloser, unvermögender

Natrium muriaticum D200 - 1x bei Bedarf
niedergeschlagen, teilnahmslos, unerfüllt; sinnt über verlorene Träume

Sepia D200 - 1x bei Bedarf
niedergeschlagen, gleichgültig; fühlt sich vergewaltigt, schmiedet Rache

Kalium carbonicum D12 - 2x tägl.
schwaches Herz, schwacher Rücken, Übelkeit

Sarsaparilla D12 - 2x tägl.
Rückenschmerzen bis in den Samenstrang

Cobaltum nitricum D12 - 2x tägl.
Rückenschwäche

Übelkeit und Schwindel nach Koitus

Acidum phosphoricum D6 - 3x tägl.
erschöpft, enttäuscht

Agnus castus D12 - 2x tägl.
nervenzerrüttet, hypochondrisch

Selenium D12 - 2x tägl.
jung, geil, exzessiv, erschöpft, kann nicht mehr

Samenerguß ungewollt nachts, mit Erregung

Acidum phosphoricum D200 - 1x bei Bedarf
chronisch jede Nacht, Schuldgefühle quälen

China D30 - 1x bei Bedarf
akut, einige Nächte nacheinander

Phosphorus D200 - 1x bei Bedarf
erst übererregt, dann impotent

Acidum picrinicum D200 - 1x bei Bedarf
heftige Erektion, Schwäche danach

Sarsaparilla D12 - 2x tägl.
geile Erektion, Rückenweh, Samenstrang schmerzt danach

Dioscorea D12 - 2x tägl.
schwache Knie tagsüber

Samenerguß nachts, ohne Erregung, mit Erektion

Calcium carbonicum D200 - 1x monatl.
leicht gedanklich erregt; gegen 3 Uhr

Lycopodium D200 - 1x monatl.
Phantasie ohne Gefühl; erschöpfend gegen Morgen

Conium D200 - 1x monatl.
unterdrückte geile Vorstellungen; Hoden schmerzen

Nuphar luteum D12 - 2x tägl.
geile Vorstellungen

Samenerguß nachts, ohne Erregung, ohne Erektion

Sulfur D200 - 1x monatl.
kalter Penis; hinfällig, schwermütig

Caladium D12 - 2x tägl.
kalte schlaffe Genitalien, kalter Genitalschweiß; niedergeschlagen

Gelsemium D12 - 2x tägl.
schlaffe Genitalien; Ergüsse häufig, bei geringster Berührung

Digitalis D3 - 3x tägl.
von Schwäche gefolgt

NOTIZEN:

Anlage

Chronische Krankheiten

abgemagert

Lycopodium D6 - 3x tägl.
von oben nach unten

Abrotanum D3 - 3x tägl.
von unten nach oben

Abrutschen im Bett bei Kissenhochlage

Acidum phosphoricum D6 - 3x tägl.
schwach

Lachesis D12 - 2x tägl.
benommen

Hyoscyamus D12 - 2x tägl.
Delirium, liest Flocken in der Luft

Carbo vegetabilis D30 - 1x bei Bedarf
wie bewußtlos, aber hört alles

Herabfallen des Unterkiefers

Arnica D30 - 3stündl.
kräftig rot, Starre; Hautblutungen, Stuhl und Harn unwillkürlich

Lachesis D30 - 3stündl.
blaurot, Starre, geschwätziges Delir; Zunge zittert, bleibt an der Zahnleiste hängen

Acidum muriaticum D200 - 1x bei Bedarf
vergehend blaß; trockene, braun-schwarz belegte Zunge, röchelnde Atmung

Opium D30 - 3stündl.
dunkelrot; berauscht, benommen, stöhnend, schwitzend; schreckhaft

Hyoscyamus D30 - 3stündl.
blaß; geschwätzig murmelndes Delir, zupft an der Bettdecke, liest Flocken in der Luft; bewußtlos, zuckt, schreit auf, deckt sich ab, stöhnt; trockene Kehle, unfreiwilliger Stuhl, unfreiwilliger Harn

Baptisia D6 - alle 10 Min.
typhöses Fieber, Starre, dümmlicher Ausdruck, "in Stücke zerfallen"

Darandenken verschlimmert alles

Acidum oxalicum D6 - 3x tägl.
Schmerz von einem Punkt ausgehend

Gelsemium D30 - 1x bei Bedarf
Aufregung, Ärger, bevorstehende Ereignisse

Helonias D12 - 2x tägl.
Rückenschmerzen, Erschöpfung

Staphisagria D30 - 1x bei Bedarf
Zorn, schlechte Nachrichten

Castoreum D200 - 1x bei Bedarf
Erschöpfung abgeschaffter Arbeiterfrauen, Erschöpfung nach Grippe, Probleme erschöpfter junger Menschen

Adams-Stokes-Syndrom, akut

beachte: Sauerstoffmangel im Gehirn; Schädigung des Atemzentrums durch akute Störungen des Herzrhythmus

Aconitum D200 - 1x in Wasser
langsamer, schneller oder wechselnder Puls; entzündliche Ursache

Cactus D3 - alle 10 Min.
langsamer Puls, Herz "wie von einem Eisenring umklammert"

Digitalis D3 - alle 10 Min.
langsamer Puls, "als höre das Herz zu schlagen auf bei Bewegung"

Gelsemium D4 - alle 10 Min.
langsamer Puls, "als höre das Herz zu schlagen auf, muß mich bewegen"

Kalmia D4 - alle 10 Min.
Mischform und Stolpern; schießend zur Schulter, Angst aus dem Magen

Spigelia D4 - alle 10 Min.
rascher Puls, schießend zum Rücken, schlimmer bei jeder Armbewegung

Adams-Stokes-Syndrom, chronisch

Barium carbonicum D6 - 3x tägl.
Durchgangs-Syndrom; langsamer Puls, AV-Block wegen Herzgefäßverkalkung

Cuprum D200 - 1x monatl.
allgemeine Verkalkung, Gefäßkrampf

Kalium carbonicum D6 - 3x tägl.
Mischform, eher langsam, "als hinge das Herz an einem Faden"

Lycopus D4 - alle 10 Min.
rascher Puls, hormonelle Steuerung, entzündlich

Naja D12 - 2x tägl.
rascher Puls, Entzündung des Herzens, erwacht über dem Herzschlag

Lachesis D12 - 2x tägl.
rascher Puls, erwacht mit Schreck und Würgegefühl am Hals gegen Morgen

Cheyne-Stokes-Syndrom

beachte: aufgrund einer Herzschwäche

Opium D30 - stündl.
tiefrotes Gesicht, bewußtlos

Acidum hydrocyanicum D4 - alle 10 Min.
blaß-kaltes Gesicht, blaue, schaumumrandete Lippen

Hyoscyamus D30 - stündl.
blasses Gesicht, blasse Lippen

NOTIZEN:

Diathese

allgemeine Behandlung

Tuberculinum GT D200 - einmalig
immer die Erbnosoden in dieser Reihenfolge; 4 Wochen danach:

Medorrhinum D200 - einmalig
nach weiteren 4 Wochen:

Luesinum D200 - einmalig
nach 1 bis 2 Jahren wiederholen; oder die *Hahnemann*sche Trias:

Sulfur D200 - einmalig
nach 4 Wochen:

Calcium carbonicum D200 - einmalig
nach weiteren 4 Wochen:

Lycopodium D200 - einmalig
oder: mit einer Pflanze beginnen, dann eine Säure, dann ein Metall

weitere Nosoden

Psorinum D200 - einmalig
lymphatisch, blaß, Kälte, Krebsvorstufe (Präkanzerose)

Morbillinum D200 - einmalig
lymphatisch, rot, Multiple Sklerose

Scarlatinum D200 - einmalig
lithämisch, rot, blaß, Niere

Diphtherinum D200 - einmalig
destruktiv, rot, blaß, Rheuma, Lähmungen

Cancerinum D200 - einmalig
destruktiv, blaß, Ängste, Krebs, Psoriasis

Reaktionsarzneien beachten

Cuprum D200 - einmalig
Folge von Geburtsschaden, Krämpfe überall

Zincum D200 - einmalig
Folge von Unterdrückung, Hirnschaden

Sulfur D200 - einmalig
Folge von Unterdrückung, Abwehrsystem mit Giften belastet

Genesungszeit

China D4 - 3x tägl.
Folge von Säfteverlust; blaß, schwach, blutarm

Abrotanum D4 - 3x tägl.
hohläugig, kann sich nicht erholen

Castoreum D200 - einmalig
erholt sich nach Grippe nicht; schlimmer beim Darandenken

Vitalkraft steigern

Tuberculinum GT D200 - einmalig
sanguinisch, rot, hitzig, schwächlich, ängstlich, schüchtern

Medorrhinum D200 - einmalig
produktiv, prahlerisch, überschüssig, aufdringlich

Luesinum D200 - einmalig
destruktiv, gereizt, gehässig, feindselig, läppisch, geschwätzig

Psorinum D200 - einmalig
fröstelnd, kalt, immer mit Pelz im Sommer, Krebsvorstadien, Krebs

Fehlgeburt, habituell

Bang D200 - einmalig
Brucellose; nach 4 Wochen:

Toxoplasmose D200 - einmalig
dazu:

Umckaloabo D2 - 3x tägl.
bewährt bei Toxoplasmose

Feigwarzen, Feuchtwarzen

Calcium carbonicum D200 - 1x monatl.
lymphatisch; trocken oder nach saurem Schweiß riechend

Thuja D200 - 1x monatl.
lithämisch; nässend, stinkend wie Fischlake

Sepia D200 - 1x monatl.
lithämisch; übelriechend wie eine stinkende Meeresbucht

Acidum nitricum D200 - 1x monatl.
destruktiv; durchdringend scharf, streng, übelriechend wie Pferdeharn

Granulom, ringförmig (Granuloma anulare)

Tuberculinum GT D200 - 1x monatl.
lymphatisch, Tuberkulose, weiche Lymphknoten

Medorrhinum D200 - 1x monatl.
lithämisch, Tripper, Schleimhauterkrankungen

Luesinum D200 - 1x monatl.
destruktiv, Syphilis, harte Lymphknoten

Herpesbläschen

Natrium muriaticum D200 - einmalig
lymphatisch

Medorrhinum D200 - einmalig
lithämisch

Thuja D6 - 3x tägl.
lithämisch

Dulcamara D6 - 3x tägl.
lithämisch

Acidum nitricum D6 - 3x tägl.
destruktiv

Petroleum D12 - 2x tägl.
destruktiv

Keloid, verhärtete Narbenbildung

Tuberculinum GT D200 - 1x monatl.
lymphatisch; zusätzlich zur gewählten Arznei geben

Luesinum D200 - 1x monatl.
destruktiv; sehr lange zur gewählten Arznei geben

Mittelohr-Entzündung (Otitis media)

Scarlatinum D200 - einmalig
oft schlecht ausgeheilter Scharlach in der Vorgeschichte

Multiple Sklerose, destruktive Diathese

Tuberculinum GT D200 - einmalig
trotz Degeneration hiermit beginnen

Morbillinum D200 - einmalig
Masern-Nosode; lymphatisch, rot, saftig

Diphtherinum D200 - einmalig
Diphtherie-Nosode; destruktiv, blaß, trocken

Luesinum D200 - 1x monatl.
bei geistigem Abbau; schlechtes Omen; die Nosoden 1x jährl. in monatl. Abstand

akute Nierenentzündung

Scarlatinum D200 - einmalig
oft schlecht ausgeheilter Scharlach, erkältlich, leistungsschwach

Tuberculinum GT D200 - einmalig
bei sehr dünnen Menschen, erkältungsempfindlich, erschöpfbar, hilflos

Medorrhinum D200 - einmalig
Tripper in der Vorgeschichte

Diphtherinum D200 - einmalig
Mandelentzündungen in der Vorgeschichte

PCP (progredient chronische Polyarthritis)

Tuberculinum GT D200 - einmalig
immer die Erbnosoden in dieser Reihenfolge in 2-wöchentl. Abstand; dann:

Medorrhinum D200 - einmalig
nach weiteren 2 Wochen:

Luesinum D200 - einmalig
nach 1/2 Jahr Kur wiederholen

beachte: Anlage ist destruktiv!

Rheuma

lymphatisch: wenn Rheuma mit Fieber begann

destruktiv: wenn Rheuma ohne Fieber begann (wie PCP)

Tuberculinum GT D200 - einmalig
immer die Erbnosoden in dieser Reihenfolge im 2-Wochen-Abstand; dann:

Medorrhinum D200 - einmalig
nach weiteren 2 Wochen:

Luesinum D200 - einmalig
nach 1/2 Jahr Kur wiederholen

Silicea D6 - 3x tägl.
wenn Eltern Rheuma haben

Rheuma mit Entzündung der Prostata

Thuja D6 - 3x tägl.
und zusätzlich:

Medorrhinum D200 - 1x monatl.
lithämische Diathese

Wassersucht (Ödeme)

Apis D4 - 3x tägl.
nach seröser Entzündung; durstlos; als ob der Tod nahe aber ohne Angst

Apocynum D2 - 3x tägl.
viel Durst, Schwächegefühl in der Magengrube

Acidum aceticum D4 - 3x tägl.
alabasterfarbene Haut, saures Wasseraufstoßen, viel Durst

Arsenicum album D6 - 3x tägl.
wächserne Haut, Durchfall, viel Durst, trinkt nur wenig; Todesangst

Digitalis D3 - 3x tägl.
Herzwasser überall, als ob Herz stehen bliebe, Genitalien geschwollen

Helleborus D4 - 3x tägl.
plötzlich mit großer Schwäche, gallertartiger Durchfall

allergische Diathese

Kälteallergie

Natrium muriaticum D200 - 1x bei Bedarf
trockene Kälte

Dulcamara D200 - 1x bei Bedarf
feuchte Kälte

Katzenallergie

Pulsatilla M - einmalig
auch Katzenmutter

auf Konservierungsmittel

Sabadilla D12 - 2x tägl.
Haut, Schleimhäute, Gehirn

Nesselsucht, Nesselfieber

Apis D30 - 2stündl.
sticht, brennt, trockenes Fieber, kein Durst, verlangt kühl

Histaminum hydrochloricum D30 - 1x bei Bedarf
juckt wechselhaft, erscheint an den Kratzstellen

Urtica urens D2 - stündl.
brennt, juckt, nach Seefischen, nach Insektenstichen, Wärme lindert

Arsenicum album D30 - 1x bei Bedarf
brennt, nach Eiweiß, Wärme lindert

Okoubaka D2 - 3stündl.
Nahrungsmittelallergie, vor allem auf Reisen

Dulcamara D6 - 3x tägl.
Kälteallergie

Quaddeln

Aconitum D30 - 1x bei Bedarf
akut, plötzlich, heftig; Kühle bessert

Histaminum hydrochloricum D200 - einmalig
wechselhaft, erscheint an den Kratzstellen; bestes Antihistaminikum

Bellis D30 - 1x bei Bedarf
juckt, brennt, beißt; nach warmem Bad schlimmer

Apis D200 - 1x bei Bedarf
allmählich, sticht, brennt, Schwellung (Phlegmasia alba); Kühle lindert

Urtica urens D2 - stündl.
brennt, juckt; vor allem nach Seefischgenuß, Insektenstichen; Wärme lindert

Dulcamara D6 - 3x tägl.
juckt wie Flohstiche, ganzer Körper; durch Kälte verursacht

Sonnenallergie

Natrium muriaticum D200 - einmalig
vorbeugend bei bekannter Neigung; 1 Gabe bei Sonnenbeginn wiederholen

Acidum hydrofluoricum D6 - 2stündl.
wenn die unbedeckten Teile sich röten und brennen; Frieseln oder Blasen

Cantharis D200 - einmalig
winzige, heftig brennende Bläschen beim ersten Sonnenstrahl

allergisch-ekzematöse Diathese

Asthma im Wechsel mit Ekzem

lymphatisch: wenn zuerst Asthma auftrat und danach das Ekzem erschien

lithämisch: wenn zuerst Ekzem erschien und danach das Asthma auftrat

Sulfur D200 - 1x monatl.
auch gleichzeitig im Sommer und/oder in der Bettwärme; alle Formen

Pulsatilla D200 - 1x monatl.
Schleimhäute eher kälteempfindlich, Haut eher wärmeempfindlich; feucht

Lachesis D200 - 1x monatl.
erst Ekzem, dann Asthma, ab Frühjahr bis Herbst, Erwachen; alle Formen

Dulcamara D200 - 1x monatl.
Asthma in feuchtem Wetter, durch Unterkühlung, Durchnässen; Krusten

Natrium muriaticum D200 - 1x monatl.
im Winter eher Asthma, im Sommer eher Ekzem schlimmer; Reibeisenhaut

Arsenicum album D200 - 1x monatl.
nur im Winter schlimmer; friert wie bei Psorinum; Haut sehr trocken, rissig

hämorrhagische Diathese

helle aktive Blutungen

Ipecacuanha D4 - alle 10 Min.
reichlich, mit hartnäckiger Übelkeit; aus allen Körperöffnungen, Bluterbrechen

Sabina D4 - alle 10 Min.
klumpig, bei Bewegung; Unterleib

Phosphorus D30 - alle 10 Min.
reichlich; aus allen Organen, Wunden, Gefäße

Sanguinaria D6 - alle 10 Min.
klumpig, übelriechend; Nase, Unterleib

Millefolium D4 - alle 10 Min.
reichlich; Nase, Lunge, Darm, Unterleib

Ustilago D4 - alle 10 Min.
flüssig und klumpig; geringer Anlaß, mechanische Untersuchung, Unterleib

dunkle passive Blutungen

Hamamelis D4 - alle 10 Min.
befallenen Teile wie zerschlagen; Nase, Lunge, Blase, Unterleib, Venen

Secale D4 - alle 10 Min.
sickert, anhaltend, dünn, schmerzlos, bei Bewegen; ausgezehrter Mensch

China D4 - alle 10 Min.
reichlich, klumpig; große Schwäche, Klingen in den Ohren

Crocus D6 - alle 10 Min.
reichlich, zäh, teerartig, perlschnurartig, bei Bewegen; Hysterie

Crotalus D12 - alle 10 Min.
sickert, Gerinnsel; aus allen Körperöffnungen; Leber, Gefäße

Bovista D6 - alle 10 Min.
schwache Gefäße; nachts, frühmorgens; Nase, Unterleib, Zwischenbluten

helle oder dunkle Blutungen

Erigeron D6 - alle 10 Min.
anfallsweise mit Pausen, stoßweise, gußweise

Trillium D6 - alle 10 Min.
klumpig, Kälte der Körpers, schwacher Puls

harnsaure (lithämische) Diathese

Gichtanfall (akute Arthritis)

Aconitum D200 - 1x in Wasser
Brennen oder Eiseskälte, Taubheit, einschießend, krampfig

Belladonna D200 - 1x in Wasser
nach Durchnässen, Wärme lindert

Arnica D200 - 1x in Wasser
überanstrengte Gelenke, rechte Großzehe, Kälte lindert

Bryonia D200 - 1x in Wasser
scharf, stechend, schneidend bei der geringsten Bewegung

Gichtanfall besser durch Kälte

Acidum benzoicum D3 - 3x tägl.
Urin stinkt scharf

Berberis D3 - 3x tägl.
Schmerz am Beginn des Harnlassens

Ledum D3 - 3x tägl.
Schmerzen ziehen in den Gliedern nach oben

beachte: alle 3 Arzneien zu gleichen Teilen mischen, 10 Tropfen je Gabe

Gichtanfall besser durch Wärme

Acidum benzoicum D3 - 3x tägl.
Urin stinkt scharf

Berberis D3 - 3x tägl.
Schmerz am Beginn des Harnlassens

Lithium carbonicum D3 - 3x tägl.
rheumatische Schmerzen in der Herzgegend

beachte: alle 3 Arzneien zu gleichen Teilen mischen, 10 Tropfen je Gabe

Gicht (chronische Arthritis)

Acidum benzoicum D3 - 3x tägl.
kleine Gelenke, Knötchen, Sehnenreißen, Gelenkkrachen, Urin scharf

Berberis D3 - 3x tägl.
alle Glieder, lahme Lenden, wunde Fersen

Lithium carbonicum D3 - 3x tägl.
Fingergelenke, rheumatische Schmerzen in der Herzgegend

Ledum D4 - 3x tägl.
kleine Gelenke, Knötchen, Schmerzrichtung von unten nach oben

Bryonia D4 - 3x tägl.
Gelenke und Muskeln, scharf, stechend, schneidend bei jeder Bewegung

Colchicum D4 - 3x tägl.
Sehnen, Sehnenplatten, Bänder, Knochenhaut, große Schwäche

Gichtknoten an den Fingergelenken

Ammonium phosphoricum D4 - 3x tägl.
und Harnsäureablagerungen in den deformierten Gelenken

Guaiacum D4 - 3x tägl.
alle Gelenke wie verkürzt; blaß, destruktiv

Gicht, personenbezogen

Lycopodium D12 - 2x tägl.
Harnsymptome mit rotbraunem Ziegelmehl im Urin

Bryonia D12 - 2x tägl.
Lebersymptome mit stechenden Schmerzen

Antimonium crudum D12 - 2x tägl.
Magensymptome mit Rülpsen

Staphisagria D12 - 2x tägl.
Gemütssymptome mit unterdrücktem Zorn

Nierengrieß

Sarsaparilla D6 - 3x tägl.
brennt, drängt nach dem Harnen; Satz weißlich, lehmfarbig, flockig

Lycopodium D4 - 3x tägl.
brennt vorher; Harn dunkel, konzentriert; Satz rot, rotgelber Sand

Berberis D4 - 3x tägl.
brennt vorher; Harn heiß, dunkel; Satz wie hellrotes Mehl bis Kristalle

Cantharis D6 - 3x tägl.
brennt beim Harnen; Harn wenig, dunkel; Satz wie alter Mörtel, Ziegelmehl

Sepia D6 - 3x tägl.
brennt während des Harnens; Harn trüb, schleimig, stinkt! Satz rötlich haftend

lymphatische Diathese

Infektneigung

Gallinsoga D4 - 3x tägl.
in der infektfreien Zeit und zusätzlich:

Psorinum D200 - einmalig
jährlich; friert selbst im schönsten Sommer, liebt Pelze

torpider Lymphatismus

Calcium carbonicum D12 - 2x tägl.
ererbt

Barium carbonicum D12 - 2x tägl.
später erworben

Calcium phosphoricum D12 - 2x tägl.
überbeweglich, neurotisch

Calcium fluoratum D12 - 2x tägl.
überbeweglich, destruktiv

NOTIZEN:

Krebs

erschöpft, abgemagert

Natrium muriaticum D200 - einmalig
Krebs durch Kränkung; dazu:

Acidum aceticum D4 - 3x tägl.
aufgeopfert, enttäuscht; großer Durst, kleine Schlucke; verlangt Saures, Essig; kalte, stinkende, wunde, zersetzende Schweiße nachts; droht zu ersticken

Erbrechen bei Krebs

Cuprum aceticum D4 - ständl.
quälend

höchst schmerzempfindliche Krebsgeschwulst

Acidum hydrofluoricum D6 - 3x tägl.
aber Person sieht nicht krank aus

Nervenschmerz, Mißempfindungen, Taubheit bei Krebs

Passiflora D2 - stündl.
beruhigend

Krebs mit Wasserbauch (Aszites)

Helleborus D4 - 3x tägl.

Narben brechen auf nach Krebs-Operation

Aranea diadema D12 - 2x tägl.
werden blau-rot

Röntgenkater

Radium bromatum D30 - 1x tägl.
auch vorbeugend; vor jeder Bestrahlung 1 Gabe

menschengerechtes Sterben

Carbo vegetabilis D30 - 1x bei Bedarf
bereits hinter den Tod entrückt, aber hört noch alles!

Epitheliom (Plattenepithel)

Conium D30 - 3x wöchentl.
Brust, Hoden, Gebärmutter, Eierstock

Condurango D4 - 3x tägl.
offen, geschwürig

Hydrastis D4 - 3x tägl.
Brust, Gebärmutter, Verdauungswege mit Durchfall

Thuja D6 - 3x tägl.
Blase, Eierstock

Cicuta virosa D4 - 3x tägl.
mit honigfarbenen Schorfen

Kalium sulfuricum D4 - 3x tägl.
im Gesicht

Scirrhus (Faserkrebs)

Lapis albus D4 - 3x tägl.
Brust, Schilddrüse, Gebärmutter

Conium D4 - 3x tägl.
Brust, alle Drüsen

Thuja D6 - 3x tägl.
Blase, Eierstock

Hydrastis D4 - 1x alle 6-8 Wochen
Brust! kann heilen

Carbo animalis D4 - 1x alle 6-8 Wochen
Brust, Lunge, Hoden; steinhart, Marmorhaut, Lymphdrüsen steinhart

Hautkrebs (Melanom)

Calcium fluoratum D4 - 3x tägl.
Angeber, kräftig, strähnig

Silicea D6 - 3x tägl.
Kümmerling, blaß, geknickt

Arsenicum album D6 - 3x tägl.
Pedant, leichenblaß, ängstlich

Aurum D6 - 3x tägl.
Melancholiker, rot, untersetzt, besitzstrebend

Lachesis D12 - 2x tägl.
Vielschwätzer, rot, Perfektionist

Luesinum D200 - 1x monatl.
zusätzlich; destruktive, degenerative Diathese

Hautkrebs am Auge

Crotalus D12 - 2x tägl.
im Augenweiß

Schilddrüsenkrebs

Acidum hydrofluoricum D6 - 3x tägl.
harte Knoten; sieht noch gesund aus

Calcium fluoratum D4 - 3x tägl.
viele kleine Knoten

Lapis albus D4 - 3x tägl.
weiche Knoten

Brustkrebs, knotig

Phytolacca D4 - 3x tägl.
zystisch, purpurrot; Schießen durch ganzen Körper; nachts, vor Periode

Conium D4 - 3x tägl.
fibrös; messerscharfe Stiche, schlaffe Brüste, fröstelnde Frauen

Phellandrium D4 - 3x tägl.
eingezogene, schrundige Brustwarzen, heftige Stiche bis zum Rücken

Barium jodatum D4 - 3x tägl.
hart, schmerzlos

Plumbum jodatum D4 - 3x tägl.
harte Massen, entzünden sich wiederholt, langsamer Prozeß

Brustkrebs, geschwürig

Acidum nitricum D4 - 3x tägl.
schmierige stinkende Beläge, blutige Einrisse, Schwäche

Hydrastis D4 - 3x tägl.
wie bei Acidum nitricum, nur appetitlos, abgemagert

Kreosotum D4 - 3x tägl.
wie bei Acidum nitricum, aber blutet schwächlich, tropfenweise, stinkt aashaft

Brustkrebs, Scirrhus (Faserkrebs)

Lapis albus D4 - 3x tägl.
Brustwarzen nach innen gezogen

Conium D4 - 3x tägl.
hart, sticht nachts

Brustkrebs, wächserner Lymphstau nach Operation

Apis D4 - 3x tägl.
warm, Kälte lindert; durstlos

Arsenicum album D6 - 3x tägl.
kalt, Wärme lindert; viel Durst, trinkt wenig

Natrium muriaticum D200 - 1x wöchentl.
fröstelt, Wärme lindert; viel Durst, trinkt viel

Serum anguillae D12 - 1x tägl. morgens
unter die Haut der gesunden Seite spritzen

Brustkrebs, venöser Lymphstau nach Operation

Hamamelis D4 - 3x tägl.
wie zerschlagen

Pulsatilla D4 - 3x tägl.
schwer wie Blei

Brustkrebs, narbiger Lymphstau nach Operation

Calcium fluoratum D12 - 2x tägl.
wuchernde Narben

Strontium carbonicum D12 - 2x tägl.
harte Schwellung

Brustkrebs, zur Schmerzlinderung

Murex D6 - 3x tägl.
besonders wenn Schmerzen bei Periode schlimmer

Brustkrebs, frühzeitig operiert

Phytolacca D4 - 3x tägl.
4 Wochen lang; danach:

Conium D4 - 3x tägl.
4 Wochen lang; danach:

Phellandrium D4 - 3x tägl.
4 Wochen lang

Brustkrebs, Verbrennung durch Bestrahlung

Abrotanum D4 - 3x tägl.
Kapillarstärkung

Radium bromatum D30 - 1x tägl.
Röntgenkater; verfällt gangränös, wuchernde Narben

Acidum nitricum D6 - 3x tägl.
dünne Absonderung, übelriechend

Kreosotum D4 - 3x tägl.
verfällt eitrig, aashaft stinkend

Petroleum D6 - 3x tägl.
eiternd, fressend, übelriechend

Lungenkrebs, Lungentumore

Aurum D4 - 3x tägl.
rot; wie ein Gewicht auf der Brust, Atemnot, atmet schwer, heiser

Carbo animalis D4 - 3x tägl.
blaß, Marmorhaut; steinharte Knoten, kleine steinharte Lymphknoten

Niccolum D12 - 3x tägl.
bei blechernem Hustenreiz

Lungenkrebs, Bluthusten

Arnica D4 - stündl.
kleine Arterien verletzt

Lungenkrebs, Rechtsherzbelastung

Laurocerasus D4 - 3x tägl.
blaue Lippen

Magenkrebs, geschwürig zerfallend

Hydrastis D4 - 3x tägl.
schmierig stinkend, erbricht Speisen und frisches Blut

Kreosotum D4 - 3x tägl.
erbricht unverdaute Speisen mit schwarzem Blut noch nach vielen Stunden

Magenkrebs, drohender Durchbruch

Cadmium sulfuricum D4 - 3x tägl.
Übelkeit besser durch Essen, Druck und Krümmen; krampfhafter Durchfall

Condurango D4 - 3x tägl.
Mundwinkel eingerissen, Brennen hinter Brustbein, Dauerschmerz im Magen

Conium D4 - 3x tägl.
heftiges Stechen zum Rücken, drückt Faust in die Magengrube

Arsenicum album D6 - 3x tägl.
brennt wie Feuer

Magenkrebs, Schwäche

Acidum muriaticum D4 - 3x tägl.
erschöpft, abgemagert, liegt im Todeskampf

Hydrastis D4 - 3x tägl.
matt; sieht blaß-gelb, kränklich aus

Bauchfellkrebs

Abrotanum D3 - 3x tägl.
tastbar

Helleborus D4 - 3x tägl.
mit Bauchwasser

Vespa crabro D4 - 3x tägl.
stechend, mit Bauchwasser

Dickdarmkrebs

Mercurius corrosivus D30 - 1x tägl.
zusätzlich:

Medorrhinum D200 - einmalig
nach 4 Wochen:

Luesinum D200 - 1x monatl.
lange geben

Enddarmkrebs

Medorrhinum D200 - 1x monatl.
2x insgesamt; nach 4 Wochen:

Luesinum D200 - 1x monatl.
fortlaufend; dazu:

Acidum nitricum D6 - 3x tägl.
bei blassen, erschöpften, abgehärmten Menschen; oder:

Acidum hydrofluoricum D6 - 3x tägl.
bei noch kräftigen, hitzigen Menschen mit genügender Reserve; oder:

Mercurius corrosivus D30 - 1x tägl.
bei noch kräftigen aber fröstelnden Menschen mit nächtlichem Brennen

Enddarmkrebs, Durchfall nach Operation

Hydrastis D4 - 3x tägl.
schneidend, wundmachend

Podophyllum D6 - 3x tägl.
schmerzlos, morgens aus dem Bett treibend

Afterkrebs, Plattenepithel

Luesinum D200 - 1x monatl.
zusätzlich:

Acidum hydrofluoricum D6 - 3x tägl.
bei noch kräftigen, hitzigen Menschen mit genügender Abwehr

Acidum nitricum D6 - 3x tägl.
bei blassen, erschöpften, abgehärmten Menschen

Hydrastis D4 - 3x tägl.
bei matten, müden, appetitlosen Menschen

Arsenicum album D6 - 3x tägl.
bei wandelnden Leichen

Kreosotum D4 - 3x tägl.
bei verglühenden Menschen

Blasenkrebs

Thuja D6 - 3x tägl.
entartete Polypen

Causticum D4 - 3x tägl.
nach der Polypenverätzung

Prostatakrebs: 1. Pflanzen, 2. Mineralien, 3. Metalle

Conium D4 - 3x tägl.
rot, kräftig; fibröse Knoten mit messerscharfen Stichen

Phytolacca D4 - 3x tägl.
blaß, gezeichnet, zystische Knoten mit Stichen durch den ganzen Körper

Calcium fluoratum D6 - 3x tägl.
schlank, derb, hitzig; harte knotige Klumpen, steinharte Lymphknoten

Silicea D6 - 3x tägl.
dürr, blaß, frostig; steinharter Knoten

Aurum D4 - 3x tägl.
kräftige, untersetzte Geschäftsleute; Schmerzen wie gequetscht

Erbnosoden D200 - 1x monatl.
in der Reihenfolge: Tuberculinum GT D200, Medorrhinum D200, Luesinum D200

Hodenkrebs

Spongia D4 - 3x tägl.
erst schwammig, später hart, schmerzlos

Conium D4 - 3x tägl.
hart, geschrumpft, empfindlich; nach Stoß, Schlag, Quetschung

Phytolacca D4 - 3x tägl.
hart, ausstrahlendes Stechen bei Berührung

Aurum D4 - 3x tägl.
hart, geschrumpft, eher rechts; Druck und Spannung wie gequetscht

Eierstockkrebs

Apis D4 - 3x tägl.
eher rechts, Stechen

Conium D4 - 3x tägl.
fibrös; messerscharfes Stechen

Kreosotum D4 - 3x tägl.
Brennen

Barium jodatum D4 - 3x tägl.
schmerzlos, sehr hart

Gebärmutterkrebs, Plattenepithel

Conium D4 - 3x tägl.
klein, hart

Hydrastis D4 - 3x tägl.
blutend; schleimige, zähe, dicke Absonderung

Kreosotum D4 - 3x tägl.
verbrennend; schwarze, aashaft stinkende Absonderung

Gebärmutterkrebs, Scirrhus (Faserkrebs)

Lapis albus D4 - 3x tägl.
heftig brennende, schwarze Absonderung

Gebärmutterkrebs, mit starker Blutung

Jodum D12 - 2x tägl.
schlimmer bei Wärme: abgemagert, Heißhunger

Hydrastis D4 - 3x tägl.
müde, matt; appetitlos, verstopft

Muttermundkrebs, geschwürig zerfallend

Acidum nitricum D4 - 3x tägl.
schmierige stinkende Beläge, blutige Einrisse, Schwäche

Hydrastis D4 - 3x tägl.
schon appetitlos, abgemagert

Kreosotum D4 - 3x tägl.
blutet schwächlich, tropfenweise, stinkt aashaft

Carbo animalis D4 - 3x tägl.
hart, brennend; dünner stinkender Ausfluß

Scheidenkrebs

Acidum carbolicum D6 - 3x tägl.
heftiges Brennen; scharfe, ätzende, übelriechende Absonderungen

Knochenkrebs (Sarkom)

Thallium D6 - 3x tägl.
für tiefgreifende degenerative Knochenprozesse; erregt, teilnahmslos

Cresolum D6 - 3x tägl.
ist eher in Hochstimmung im Vergleich zur Schwere des Krankheitsbildes

Silicea D6 - 3x tägl.
dicke, gelbe, stinkende Absonderung

Krebsvorstufe (Präkanzerose)

Radium bromatum D30 - 3x wöchentl.
Schmerzen wie Rheuma, Jucken ganzer Körper, brennende Hautbläschen; Hitze und Völle im Magen, Verstopfung; ruhelos, ängstlich, besorgt

Barium carbonicum D6 - 3x tägl.
kein krankhafter Befund; klebt und haftet am Arzt; dümmlich, nervenraubend; plötzlicher unvermuteter Ausbruch des Krebses; beachten!

Metastasen im Hirn

Thallium D4 - 3x tägl.
tiefer Schmerz oder schmerzlos, je nach Lokalisation

Metastasen in der Lunge

Quebracho D2 - 3x tägl.
Beinödeme, Hochdruck

Beryllium D6 - 3x tägl.
Brust wie umschnürt; Husten trocken, schneidend; süßlicher Auswurf

Laurocerasus D4 - 3x tägl.
rechtes Herz belastet, Pulmonalis-Hochdruck, blaue Lippen

Carbo animalis D4 - 3x tägl.
blaue Lippen, marmorierte Haut, steinharte Lymphknoten

Metastasen mit Lungenwasser (Pleuraerguß)

Abrotanum D3 - 3x tägl.
schmerzlos

Apis D4 - 3x tägl.
stechend

Cantharis D4 - 3x tägl.
brennend

Causticum D4 - 3x tägl.
ätzend

Metastasen in der Leber mit Wasserbauch (Aszites)

Laurocerasus D3 - 3x tägl.
Rechtsherzbelastung

Metastasen im Bauchfell

Abrotanum D4 - 3x tägl.
tastbar

Helleborus D4 - 3x tägl.
mit Bauchwasser

Metastasen in den Weichteilen

Thallium D30 - 2x tägl.
3 Monate lang unter die Haut spritzen

Metastasen in den Knochen

Thallium aceticum D4 - 3x tägl.
im Röntgenbild diffus, nicht abgrenzbar; 4 Wochen lang; danach:

Strontium carbonicum D12 - 2x tägl.
4 Wochen lang; danach:

Radium bromatum D30 - 1x tägl. morgens
4 Wochen lang; Kur bedarfsweise wiederholen; oder:

Tellurium D4 - 3x tägl.
Elfenbeintumore

Hekla lava D4 - 3x tägl.
schwammige Struktur, gut abgrenzbar

Metastasen mit Schmerzen

Avena sativa D2 - 3x tägl.
schlaflos, appetitlos

Passiflora D2 - 3x tägl.
Nervenschmerzen, Taubheit

Cedron D4 - 3x tägl.
stechend, täglich zur gleichen Zeit

Arsenicum album D6 - 3x tägl.
scharf, stechend, brennend; hinfällige Ruhelosigkeit

NOTIZEN:

Porphyrie, Schweiß, Zysten

Porphyrie, Urin rot oder dunkel, Porphyrinurie

Beryllium D6 - 3x tägl.
erworbene Form, Vergiftung

Zincum D6 - 3x tägl.
hepatische Form, Störung der Blutbildung

Schweiß, übermäßig; Diathese

Tuberculinum bovinum D200 - 1x monatl.
im allgemeinen immer tuberkulinisch, ebenso wie die zu trockene Haut; zusätzlich:

Acidum salicylicum D4 - 3x tägl.
rot, warm, feucht, hitzig, erregt; reichlich schwächende Schweiße

Zysten, allgemein

Apis D4 - 3x tägl.
Eierstock, Niere; stechender Schmerz

Cantharis D6 - 3x tägl.
Eierstock, Niere; brennender Schmerz

Medorrhinum D200 - 1x monatl.
Unterleib, Niere; lithämische Diathese; zusammen mit:

Thuja D6 - 3x tägl.
alte verschlampte Zysten; Folge von Tripper

NOTIZEN:

Geist

Gedächtnis

Denkvermögen

Phosphorus D12 - 2x tägl.
intuitiv, künstlerisch, chaotisch, ohne geistige Festigkeit; verschwendet seine Energie: zündet seine Lebenskerze an beiden Enden an

Sulfur D12 - 2x tägl.
geistiger Tiefgang: chaotisch, beharrlich, unermüdlich, unverwüstlich; zündet seine Lebenskerze nur an einem Ende an

Lachesis D12 - 2x tägl.
scharfsinniger Verstand; chaotisch, perfektionistisch

Lycopodium D12 - 2x tägl.
tiefgründiger Verstand; diszipliniert

Natrium muriaticum D200 - 1x monatl.
hartnäckiger Verstand; pingelig

Arsenicum album D12 - 2x tägl.
kritischer Verstand; pedantisch

Gedächtnisschwäche bei allgemeiner Schwäche, rot

Acidum salicylicum D6 - 3x tägl.
schwach

Acidum sulfuricum D6 - 3x tägl.
schwächer

Acidum hydrofluoricum D6 - 3x tägl.
am schwächsten

Gedächtnisschwäche bei allgemeiner Schwäche, blaß

Acidum picrinicum D6 - 3x tägl.
schwach

Acidum phosphoricum D6 - 3x tägl.
schwächer

Acidum aceticum D4 - 3x tägl.
am schwächsten

Gedächtnis- und Intelligenzschwäche

Natrium carbonicum D12 - 2x tägl.
bei jungen Menschen im Laufe ihrer Studien

hoffnungslose Gedächtnisschwäche

Luesinum D200 - 1x monatl.
Hirnerweichung

Gedächtnisverlust

Anacardium D200 - 1x monatl.
total verwirrt

Auffassungsvermögen

Oleander D12 - 2x tägl.
schwer, abgestumpft bei Anstrengung; leicht, intuitiv, wenn er sich nicht anstrengt

kann Entfernungen nicht einschätzen

Platinum D12 - 2x tägl.
alles kleiner

Sulfur D200 - 1x bei Bedarf
alles größer

Aurum D12 - 2x tägl.
alles größer

kann seinen Namen nicht mehr schreiben

Lycopodium D12 - 2x tägl.
kann Gedanken nicht festhalten, gebraucht falsche Worte

Mercurius solubilis D200 - 1x bei Bedarf
geistige Stumpfheit nach vorausgegangener Erregung

Sulfur D12 - 2x tägl.
muß lange nachdenken, bis er ein Wort buchstabieren kann

vergißt Namen

Anacardium D12 - 2x tägl.
nicht alle, aber einzelne

Crotalus D12 - 2x tägl.
ängstlich, depressiv

Lycopodium D12 - 2x tägl.
vergißt Worte, Silben und Gedanken

Medorrhinum D200 - 1x monatl.
beginnt richtig, weiß dann nicht mehr weiter, verliert den Faden

Rhus tox D12 - 2x tägl.
Kopf wie betrunken, betäubt, verwirrte Gedanken

Sulfur D12 - 2x tägl.
verlegen, schwachsinnig

vergißt seinen Namen, seine Herkunft

Glonoinum D200 - 1x bei Bedarf
seine Straße, sein Haus; verirrt sich; will nach Hause, obwohl er zu Hause ist

vergißt Zahlen

Phosphorus D12 - 2x tägl.
oder zählt sie zwanghaft

Sulfur D12 - 2x tägl.
unbesinnlich, wird verlegen und meidet Gesellschaft

vergißt, was er sagen wollte

Ambra D3 - 3x tägl.
es reißt ihm der rote Faden

Argentum nitricum D12 - 2x tägl.
kann nicht mehr zusammenhängend denken und verspricht sich

Medorrhinum D200 - 1x monatl.
beginnt richtig zu reden und weiß dann plötzlich nicht mehr weiter

vergißt, was er tun wollte

Nux moschata D12 - 2x tägl.
unbesinnlich

Barium carbonicum D12 - 2x tägl.
stumpfsinnig

Sulfur D12 - 2x tägl.
schwachsinnig

verweigert intellektuelles Entwickeln und Erfahren

Phosphorus D12 - 2x tägl.
keine Lust, den Glanz seines Selbstbildes zu trüben; nimmt weder sich selbst noch Standpunkte anderer wahr

Lycopodium D12 - 2x tägl.
große Furcht, die Würde und Wirkung seines Selbstbildes zu beflecken; nimmt nur seine eigenen Standpunkte wahr

NOTIZEN:

Schule

Leistungsschwäche, akademisch

Tuberculinum bovinum D200 - einmalig
Sprechen

Cancerinum D200 - einmalig
Lesen; gleichgültig

Psorinum D200 - einmalig
Lesen; verzweifelt

Luesinum D200 - einmalig
Rechnen, Logik

Medorrhinum D200 - einmalig
Schreiben

Leistungsschwäche, akademisch verspätet

Natrium muriaticum D200 - einmalig
lernt spät rechnen

Lycopodium D200 - einmalig
lernt spät schreiben

Calcium carbonicum D200 - 1x monatl.
in allem zu langsam, bemüht sich sehr

Sulfur D200 - 1x monatl.
in allem zu langsam, bemüht sich nicht

Leistungsschwäche, weil unterfordert

Arsenicum album D200 - 1x monatl.
alles oder nichts! hängt teilnahmslos in der Bank

Lachesis D200 - 1x monatl.
weiß zuviel, gibt seine Wachsamkeit auf, aber nicht seine Kommentare

Sulfur D200 - 1x monatl.
weiß zuviel, wird lauthals arbeitsscheu, "wozu der ganze Sch..."

Leistungsschwäche, weil überfordert

Natrium carbonicum D12 - 2x tägl.
Gedächtnis- und Intelligenzschwäche im Laufe des Studierens

Müdigkeit, hirnmüde, Konzentrationsschwäche

Agaricus D12 - 2x tägl.
albern, trödelt, grimassiert, "homöopathisches Studentenfutter"

Phosphorus D30 - 1x tägl.
geistig überfordert, allgemein schwach

Helleborus D4 - 3x tägl.
dösig, dümmlich, abweisend, wortkarg

Cocculus D12 - 2x tägl.
hampelt, dusselig, kopfleer; "Fernsehkinder"

Silicea D200 - 1x monatl.
versagt aus Minderwertigkeit

Zincum D200 - 1x monatl.
versagt wegen "zu langer Leitung"; verzinkt sich und wird undurchlässig

Müdigkeit mit Kopfschmerz gegen Schulende

Calcium phosphoricum D12 - 2x tägl.
geistige Anstrengung; Knochennahtschmerzen, stützt Kopf auf, appetitlos

Phosphorus D200 - 1x bei Bedarf
geistig erschöpft; Hinterkopfweh; hungrig, Essen bessert; teilnahmslos

Petroleum D200 - 1x bei Bedarf
geistig erschöpft; Hinterkopfweh; hungrig, Essen bessert; reizbar, zornig

Cocculus D12 - 2x tägl.
übernächtigt, zu viel Fernsehen; Kopfweh mit Leere im Hirn

Pulsatilla D12 - 2x tägl.
wegen muffiger Luft im Klassenzimmer, braucht Frischluft

Natrium muriaticum D200 - 1x bei Bedarf
geistig erschöpft; zu viel Kummer zu Hause

Legasthenie (erworbene Lese- und Rechtschreibschwäche)

(bei normaler oder überhöhter Intelligenz)

Medorrhinum D200 - einmalig
zusätzlich:

Agaricus D12 - 2x tägl.
blaß, schwach, hampelig; oder:

Stramonium D12 - 2x tägl.
rot, kräftig, zornig

lernt schnell, vergißt schnell

Calcium carbonicum D200 - 1x monatl.
kaum daß er das Buch weglegt, hat er das Gelesene vergessen

Sulfur D200 - 1x monatl.
nimmt mühelos auf, nichts bleibt haften

Staphisagria D200 - 1x monatl.
aufnahmebereit, aber gedanklich abgetreten

Silicea D200 - 1x monatl.
mangelnde Festigkeit der Gedanken

begriffsstutzig

Belladonna D200 - 1x monatl.
für vorstellungshaftes Denken

Sulfur D200 - 1x monatl.
für Ideen; kennt nur seine eigenen

Pulsatilla D200 - 1x monatl.
für Worte und Wortbedeutungen

Staphisagria D200 - 1x monatl.
für räumliche Vorstellung

Calcium carbonicum D200 - 1x monatl.
für Weltgeschehen; weiß nicht mal, was mit ihm geschieht

Silicea D200 - 1x monatl.
versagt aus Minderwertigkeit

unfähig

Capsicum D200 - 1x monatl.
höchst vergeßlich

Barium carbonicum D200 - 1x monatl.
dümmlich, kann sich auf nichts konzentrieren, endet immer mit Tränen

NOTIZEN:

Gemüt

Depression

Enttäuschungsdepression

Ignatia D200 - 1x monatl.
eifersüchtig, seufzt, schluchzt, lehnt Zuspruch ab

Natrium muriaticum D200 - 1x monatl.
hoffnungslos, spricht wiederholt von alten unangenehmen Ereignissen

Hyoscyamus D200 - 1x monatl.
durch unglückliche Liebe; hastig, magert ab

Calcium carbonicum D200 - 1x monatl.
hilflos; erholt sich nach einer Verletzung nur langsam (Wunden heilen schlecht!)

Sepia D200 - 1x monatl.
hilflos; alle haben sie verlassen, gleichgültig gegen alle und alles

Aurum D200 - 1x monatl.
keiner achtet ihn mehr, nachdem er sie alle für seine Macht benutzte

Pulsatilla D200 - 1x monatl.
tränenreicher stiller Kummer und Ärger; jetzt kehrt sie nach außen

Erschöpfungsdepression

Arsenicum album D200 - 1x bei Bedarf
ruhelos, vor allem nachts, hinfällige Todesangst, verstümmelt sich selbst

Lycopodium D200 - 1x bei Bedarf
döst gleichgültig dahin, denkt nur noch an sein eigenes Heil

Acidum phosphoricum D200 - 1x bei Bedarf
erschöpft, gleichgültig, interesselos, verlangsamt

gleichgültige Depression

Acidum phosphoricum D200 - 1x bei Bedarf
erschöpft; empfindet nichts mehr nach lang anhaltendem Kummer

Natrium muriaticum D200 - 1x bei Bedarf
hoffnungslos besorgt um sich, alte unangenehme Ereignisse haften

Phosphorus D200 - 1x bei Bedarf
teilnahmslos, menschenscheu, träge, verdrossen

Lycopodium D200 - 1x monatl.
stumpfsinnig nur noch besorgt um sich, um sein Seelenheil

Sepia D200 - 1x monatl.
apathisch; gleichgültig gegen sich, Haus und Familie; verschlampt

Depression, kein Mensch versteht ihn

Tuberculinum bovinum D200 - 1x monatl.
melancholisch; der oberflächliche Genießer

Depression vor Periode

Pulsatilla D200 - 1x monatl.
niedergeschlagen; die gehemmte Puppenmutter

Natrium muriaticum D200 - 1x monatl.
depressiv, der ewige Adoleszente

Platinum D200 - 1x monatl.
überheblich, besitzstrebend; alle Menschen sind klein und unwürdig

Lycopodium D200 - 1x monatl.
stolz, würdig, pedantisch; alle Menschen sind nichtig und gefühllos

Causticum D200 - 1x monatl.
trocken, unsicher; abnorme sexuelle Gelüste

Stannum D200 - 1x monatl.
erschöpft, unsicher; mit Angst

Aurum D200 - 1x monatl.
rot, machtstrebend; tiefe Melancholie

Depression vor und bei Periode, leicht reizbar

Sepia D200 - 1x monatl.
vorher Angst, schwanger zu sein; danach erhoffte sie es

Natrium muriaticum D200 - 1x monatl.
gleichgültig gegenüber den Rhythmen ihrer Natur

Depression bei Periode

Pulsatilla D200 - 1x monatl.
möchte so gerne schwanger sein

Cimicifuga D200 - 1x monatl.
hysterisch, neuralgisch, verkrampft und geschwätzig

Graphites D200 - 1x monatl.
kann nicht schwanger werden

Depression in der Schwangerschaft

Platinum D200 - 1x monatl.
sexuell übererregt, leidet um ihre schöne Figur und weint schweigsam

Sepia D200 - 1x monatl.
schwerfällig, gleichgültig gegen ihre Lieben, will ihre Ruhe

Aurum D200 - 1x monatl.
tiefe Melancholie, will nicht mehr leben, plant schweigend ihren Tod

Cimicifuga D200 - 1x bei Bedarf
schlafraubende Sorgen, es könne nicht gut gehen; ruhelos

Pulsatilla D200 - 1x bei Bedarf
unbegründete Sorgen um ein bevorstehendes Unheil, weint schweigsam

Veratrum album D200 - 1x bei Bedarf
geschwätzig, manisch, ruhelos, hochmütig

hypochondrische Depression in der Schwangerschaft

Natrium muriaticum D200 - 1x monatl.
besorgt um sich selbst, seufzt in der Menge, weint in der Stille

Depression in den Wechseljahren mit Hitzewallungen

Lachesis D200 - 1x monatl.
rot, kräftig, hitzig; fühlt sich seit den Wechseljahren nicht mehr wohl

Aurum D200 - 1x monatl.
blaurot, untersetzt; Atemnot, Herzdruck, Hochdruck, Selbstmordgefahr!

Sepia D200 - 1x monatl.
gelb, dunkelhaarig, dunkle Augenringe; lehnt ihre Familie ab

Cimicifuga D200 - 1x monatl.
blaß, fett oder mager oder Mannweib; nervös, ruhelos, schlaflos

Depression mit Lebensüberdruß

Arsenicum album D200 - 1x bei Bedarf
hoffnungslos, nichtswürdig, habe familiäre Zuneigung verloren

Aurum D200 - 1x bei Bedarf
tief enttäuscht von sich, von Gott und der Welt

Cimicifuga D200 - 1x bei Bedarf
trübe Wolken hängen über ihr; es muß etwas geschehen

manische Depression

Belladonna D200 - 1x monatl.
voller Furcht, weint anfallsweise sehr heftig

Stramonium D200 - 1x monatl.
voller Freude, voller Wut; dann stolz und trübsinnig

Veratrum album D200 - 1x monatl.
brütet vor sich hin, mißtraut jedem

Hyoscyamus D200 - 1x monatl.
murmelt sinnlos vor sich hin; zupft am Bettzeug, hascht nach Visionen

Lachesis D200 - 1x monatl.
murmelt vor sich hin, lehnt Arzt und Nahrung ab, könnten ihn vergiften

religiöse Depression

Sulfur D200 - 1x monatl.
fürchtet um sein Heil, während ihm das der anderen völlig egal ist

Pulsatilla D200 - 1x monatl.
betet wie eine erstarrte Madonna

Lycopodium D200 - 1x monatl.
verwirrte, traurige Gedanken um sein Seelenheil; erschöpft

Veratrum album D200 - 1x monatl.
betet inbrünstig

Arsenicum album D200 - 1x monatl.
glaubt, auf ewig verdammt zu sein; sei der Gnade Gottes nicht würdig

sexuelle Depression

Platinum D200 - 1x monatl.
absurd eingebildet; mannstoll, schlaflos, weint

Staphisagria D200 - 1x monatl.
nach geistigen und körperlichen Exzessen; abgehärmt, besorgt um sich

Zincum D200 - 1x monatl.
nach langer sexueller Gereiztheit; abgehärmt, dunkle Augenringe, bleich

Lachesis D200 - 1x monatl.
nach langer Unterdrückung erotischer Impulse; erwacht mit Angst

Conium D200 - 1x monatl.
nach langer Enthaltsamkeit

Acidum phosphoricum D200 - 1x bei Bedarf
durch Onanie

Depression bei Trübwetter

Ammonium carbonicum D200 - 1x bei Bedarf
ruhig, apathisch

Ammonium bromatum D200 - 1x bei Bedarf
unruhig, reizbar

Natrium muriaticum D200 - 1x monatl.
trübes Wetter belastet genauso wie trübe Gedanken

Verhalten in der Depression

Natrium muriaticum D200 - 1x monatl.
trostlos, aber macht noch ein tapferes Gesicht

Lachesis D200 - 1x monatl.
behält noch gewisse Lebendigkeit

Arsenicum album D200 - 1x monatl.
hoffnungslos, aber weiß immer noch alles besser

Nux vomica D200 - 1x monatl.
kann trotzdem noch reizbar und wütend sein

Sepia D200 - 1x monatl.
verzweifelt, aber kann noch klagen und sich beklagen

Phosphorus D200 - 1x monatl.
läßt sich gehen, teilnahmslos, menschenscheu; Schattenseite der Medaille!

NOTIZEN:

Einbildungen, Halluzinationen

hat Ahnungen

Phosphorus M - 1x alle 6-8 Wochen
Schwärmer

Lachesis M - 1x alle 6-8 Wochen
Mephisto

Sepia M - 1x alle 6-8 Wochen
Hexe

Sulfur M - 1x alle 6-8 Wochen
Hausteufel, Gassenengel

Medorrhinum M - 1x alle 6-8 Wochen
Krisenmacher aus unbewußter Panik

Einbildungen beim Augenschließen

Calcium carbonicum M - bei Bedarf
verschwinden wieder, sobald er die Augen öffnet

hält sich für etwas anderes

Argentum nitricum M - 1x bei Bedarf
sei eine Sprudelflasche

Cicuta virosa M - 1x bei Bedarf
sei wieder ein Kind

Beine seien aus Glas, aus Holz

Thuja M - 1x bei Bedarf
fürchtet durchzubrechen; bewegt sich vorsichtig, niemand darf sich nähern

fühlt sich beobachtet

Arsenicum album M - 1x alle 6-8 Wochen
seine Fehler werden entdeckt

Barium carbonicum M - 1x alle 6-8 Wochen
wird ausgelacht

Hyoscyamus M - 1x alle 6-8 Wochen
soll aufgefressen werden; blickt wild um sich

Cimicifuga M - 1x alle 6-8 Wochen
ängstlich, wird verrückt

beschuldigt sich ...

Phosphorus M - 1x bei Bedarf
unzüchtiger Handlungen (die er nie begangen hat)

Aurum M - 1x bei Bedarf
seine Pflicht versäumt zu haben; habe die Achtung seiner Freunde verloren

Mercurius solubilis D200 - 1x monatl.
ein Verbrecher zu sein

jemand läge neben ihm im Bett

Stramonium M - 1x bei Bedarf
über Kreuz; gehöre nicht zu ihm

Petroleum M - 1x bei Bedarf
vergeistigte Gestalt

Pulsatilla M - 1x bei Bedarf
nackter Mann im Bett

Baptisia M - 1x bei Bedarf
im Fieberdelir

"déjà-vu" (neue Begegnungen sind bereits vertraut)

Phosphorus M - 1x bei Bedarf
hellsichtig mit überhöhter Empfindsamkeit; sieht auch Aura des Menschen

Kalium bromatum M - 1x bei Bedarf
glaubt, alles schon mal erlebt zu haben

sei doppelt

Stramonium M - 1x bei Bedarf
und läge neben ihm im Bett

Anacardium M - 1x bei Bedarf
durch zwei sich widersprechende Willen

Petroleum M - 1x bei Bedarf
Person neben sich, die Luft von eigentümlicher Gestalt erfüllt, ein Glied doppelt

Baptisia M - 1x bei Bedarf
im Fieberdelir; oder sei in Stücke zerteilt, die er zusammensucht

jemand versuche, ihn zu ermorden

Hyoscyamus M - 1x bei Bedarf
wird von einem Dämon verfolgt

Kalium bromatum M - 1x bei Bedarf
vor allem bei Kindern; oder: jemand möchte ihn schlagen

sei von Feinden umgeben

Anacardium M - 1x alle 6-8 Wochen
geht nicht mehr ins Freie

Hyoscyamus M - 1x alle 6-8 Wochen
hält wild nach ihnen Ausschau; flieht, versteckt sich

Stramonium M - 1x alle 6-8 Wochen
kommen aus der Ecke auf ihn zu; redet, verhandelt, tobt, flieht

sieht Fratzen, Gespenster

Stramonium M - 1x bei Bedarf
kommen aus der Ecke, erschrecken ihn

Phosphorus M - 1x bei Bedarf
kommen aus der Ecke, grinsen ihn an

Opium M - 1x bei Bedarf
Drachen und Dämonen; ergreift sein Schwert und kämpft

Dinge erscheinen fremd

Platinum M - 1x bei Bedarf
"alles so scheußlich"; Dinge wie zu klein

Nux moschata M - 1x bei Bedarf
"alles so aufgebläht"; Dinge wie zu groß

Cimicifuga M - 1x bei Bedarf
"alles so unnatürlich"; Gehirn wie zu groß

Glonoinum M - 1x bei Bedarf
"alles so fremd"; bekannte Straßen, das eigene Zuhause; verirrt sich

Petroleum M - 1x bei Bedarf
"alles ist verloren"; verliert sich in sonst bekannter Umgebung

Fremdkörper unter der Haut

Coca M - 1x bei Bedarf
(leider aus dem Handel gezogen)

Glieder gehörten ihm nicht

Stramonium M - 1x bei Bedarf
sind vom Körper abgefallen

sieht sich größer

Cannabis indica M - 1x bei Bedarf
Körper schwillt und wächst

hört Dinge

Stramonium M - 1x bei Bedarf
Musik; Menschen, die in fremder Sprache sprechen

Coca M - 1x bei Bedarf
Hirtenklänge

Cannabis indica M - 1x bei Bedarf
zahllose Glocken läuten; Musik und Stimmen von weither verzaubern ihn

Cresolum D12 - 2x tägl.
Glocken läuten; Rückenmarkserkrankung

Elaps M - 1x bei Bedarf
Glocken läuten zu seinem Begräbnis

Thea M - bei Bedarf
die Türglocke

Anacardium M - 1x bei Bedarf
Stimmen, die von weither mit ihm reden, ihn rufen

Chamomilla M - 1x bei Bedarf
unbekannte, seltsame Stimmen

Thuja M - 1x bei Bedarf
Stimmen in seinem Unterleib

Sulfur M - 1x bei Bedarf
hört sich nachts rufen

Calcium carbonicum M - 1x bei Bedarf
hört Klappern über dem Bett und Klopfen unter dem Bett

behauptet, ihr Kind sei nicht das ihre

Anacardium M - 1x bei Bedarf
handelt aus Zwang, nicht aus Unmoral

Acidum nitricum M - 1x bei Bedarf
kann Körperliches in ihrem Geist nicht annehmen

sieht alles kleiner

Platinum M - 1x bei Bedarf
alles steht unter ihr, geistig und körperlich, besonders wenn sie nach einem Spaziergang, der sie immer erfrischt, wieder ins Haus kommt

besäße zwei Köpfe

Nux moschata M - 1x bei Bedarf
lacht dumm, aufgeblasen, Blähsucht

Arme seien an den Körper gefesselt

Cimicifuga D200 - 1x monatl.
mit Drähten umwunden; schwere schwarze Wolken hüllen sie ein

Geist sei vom Körper getrennt

Acidum nitricum M - 1x bei Bedarf
neigt zum Erschießen

Seele sei vom Körper getrennt

Thuja M - einmalig
Körper sei aus Glas

Körper sei in Stücke zerfallen

Stramonium M - 1x bei Bedarf
Glieder sind abgefallen, gehören nicht zu ihm

Baptisia M - 1x bei Bedarf
im Bett zerstreut, sucht sie zusammen; Fieberdelir

Petroleum M - 1x bei Bedarf
sei doppelt oder geteilt, ätherisch gestaltet

Sabadilla M - 1x bei Bedarf
geschrumpft wie ein Toter, der Magen angefressen, der Hoden angeschwollen; Bewußtsein über Einbildung ist erhalten!

sei krank

Veratrum album M - 1x bei Bedarf
leide an Krebs, sei taubstumm

Argentum nitricum M - 1x bei Bedarf
unheilbar

läge lebendig in der Leichenhalle

Lachesis M - 1x bei Bedarf
und würde bald begraben

Hyoscyamus M - 1x bei Bedarf
und würde bald seziert

höhere Macht habe Einfluß auf ihn

Lachesis M - 1x alle 6-8 Wochen
Engel

Stramonium M - 1x alle 6-8 Wochen
Dämon

Aurum M - 1x alle 6-8 Wochen
Mammon

von Macht, von persönlicher Wichtigkeit

Agaricus M - 1x alle 6-8 Wochen
quälende Zittrigkeit, verwirrte Reden, angriffslustige Raserei

Cannabis indica M - 1x alle 6-8 Wochen
sein Körper schwillt entsprechend an

Platinum M - 1x alle 6-8 Wochen
schaut mit mitleidiger Verachtung auf alles und jeden herab

Sulfur M - 1x alle 6-8 Wochen
der Retter dieser Welt

Veratrum album M - 1x alle 6-8 Wochen
spricht über die Fehler anderer; wird ausfällig, sobald angegriffen

fühlt sich magnetisiert, spiritisiert

Thuja M - 1x bei Bedarf
Seele ist selbständig, entkörperlicht

alle Menschen um ihn seien ...

Platinum M - 1x bei Bedarf
Teufel

Plumbum M - 1x bei Bedarf
Mörder

sei eine andere Person

Cannabis indica M - 1x alle 6-8 Wochen
in Form und Größe; Christus, ein Kaiser

Phosphorus M - 1x alle 6-8 Wochen
ein Adliger

Arsenicum album M - 1x alle 6-8 Wochen
Christus am Kreuz

Agaricus M - 1x alle 6-8 Wochen
ein Mächtiger

Sulfur M - 1x alle 6-8 Wochen
ein berühmter Entdecker

Platinum M - 1x alle 6-8 Wochen
eine Königin

Veratrum album M - 1x bei Bedarf
ein Prinz

Cuprum M - 1x bei Bedarf
ein General

Belladonna M - 1x bei Bedarf
ein Magier

sieht Personen

Stramonium M - 1x alle 6-8 Wochen
fremde Personen, mit denen er spricht, auch in einer fremden Sprache

Hyoscyamus M - 1x alle 6-8 Wochen
die weder da sind, noch je anwesend waren

Arsenicum album M - 1x alle 6-8 Wochen
neben sich, die alles nachahmen, was er macht

sei reich

Sulfur D200 - 1x monatl.
und schön, obwohl schmutzig und verschlampt

Scheinschwangerschaft

Crocus D200 - einmalig
ältere, rote, alberne Frauen; Gefühl wie etwas Lebendiges im Leib

Thuja D200 - einmalig
jüngere, blasse, melancholische Frauen; auch bei Tieren bewährt

Veratrum album D200 - einmalig
blasse, fröstelnde, kaltschweißige Frauen; möchten endlich ausgefüllt sein

Sabadilla D200 - einmalig
blasse, fröstelnde Frauen; weiß aber, daß es nur eine Einbildung ist

Soldaten ...

Natrium carbonicum M - 1x bei Bedarf
umringen ihn

Belladonna M - 1x bei Bedarf
nehmen ihn fest

Bryonia M - 1x bei Bedarf
stechen ihn nieder

sieht sich um

Staphisagria M - 1x bei Bedarf
glaubt, jemand verfolge ihn

Anacardium M - 1x bei Bedarf
glaubt, jemand rufe ihn

sieht Tiere

Stramonium M - 1x bei Bedarf
Kaninchen, Ratten, Mäuse, Schlangen, Hühner, Hunde gehen auf ihn los

Belladonna M - 1x bei Bedarf
leuchtendes Ungeziefer auf der Bettdecke, schwarze Hunde

Arsenicum album M - 1x bei Bedarf
Würmer und Ungeziefer krabbeln im Bett herum

Plumbum M - 1x bei Bedarf
Ameisen krabbeln im Bett herum

Cresolum M - 1x bei Bedarf
Küchenschaben

Hyoscyamus M - 1x bei Bedarf
Gänse, Schlangen; hält Menschen für Schweine

Lac caninum M - 1x bei Bedarf
Schlangen unterm Bett, Spinnen, Vögel

Pulsatilla M - 1x bei Bedarf
Bienen

Opium M - 1x bei Bedarf
Katzen, Ratten, Skorpione

Cimicifuga M - 1x bei Bedarf
Ratten, Mäuse, Schafe; bei Unterleibserkrankung

sei verarmt

Sepia M - 1x bei Bedarf
und müsse verhungern

habe Verbrechen begangen

Ignatia M - 1x bei Bedarf
Gewissensangst

Alumina M - 1x bei Bedarf
lebt ständig in hektischer Furcht und Angst

Hyoscyamus M - 1x bei Bedarf
habe Unzucht verübt

Mercurius solubilis M - 1x bei Bedarf
habe mit Messer gemordet

will ein Verbrechen verüben

Kalium bromatum D200 - 1x monatl.
ihren Ehemann und ihr Kind töten; sie sei für Gottes Rache auserkoren

sei verdammt

Arsenicum album M - 1x alle 6-8 Wochen
sei keiner menschlichen Regung würdig

Veratrum album M - 1x alle 6-8 Wochen
betet inbrünstig; flucht ausfällig, wenn man sie dabei stört

Pulsatilla M - 1x alle 6-8 Wochen
betet wie eine Madonna mit starr gefalteten Händen

unterhält sich mit längst Verstorbenen

Cantharis M - 1x alle 6-8 Wochen
heftiger zorniger Wahn

habe zwei Willen

Anacardium M - 1x alle 6-8 Wochen
mit entgegengesetzten Ansprüchen, die sich ständig widersprechen

Lachesis M - 1x alle 6-8 Wochen
einen zum Guten, einen zum Bösen

Acidum nitricum M - 1x alle 6-8 Wochen
einen geistigen, einen körperlichen

NOTIZEN:

Kummer

azetonämisches Erbrechen bei Kindern

Ignatia D4 - 3x tägl.
Kümmerling mit Kummer, Nabelkoliken, spuckt und schluckt

Iris D4 - 3x tägl.
sauer, morgens, 14 bis 15 Uhr, Säure macht die Zähne stumpf

Veratrum album D4 - 3x tägl.
heftig, viel, anhaltend, grün; kalt-feucht, verträgt keine Zudecke

Acidum sarcolacticum D4 - 3x tägl.
übel, Druckschmerz, Säure; erschöpft, frostig, saure Stühle, Zudecken

Chamomilla D30 - 1x bei Bedarf
nach Zorn, Ärger, Widerwille: hitzig, rot

Liebeskummer, Jugendliche und Junggebliebene

Acidum phosphoricum D12 - 2x tägl.
rundlich, zart

Acidum picrinicum D12 - 2x tägl.
eckig, eckt an

Hyoscyamus D200 - 1x bei Bedarf
hektisch, schamlos

Helleborus D200 - 1x bei Bedarf
traurig, gleichgültig, abgestumpft

Kummer, Kränkung, Demütigung

Natrium muriaticum D200 - 1x monatl.
distanziert in sich und zu sich selbst, Lebensunlust, Depression

Acidum phosphoricum D200 - 1x monatl.
schwach, blaß, elegisch, immer wieder verliebt

Ignatia D30 - 1x bei Bedarf
verwaltet und verschweigt Kränkung wie Natrium ohne Depression; akuter

Ambra D3 - 3x tägl.
Tagessorgen, Geschäftssorgen; verliert den roten Faden, Schlaf gestört

Hyoscyamus D200 - 1x bei Bedarf
sehr bewährt nach Liebesenttäuschung; Unruhe, Eifersucht, Abmagerung

Acidum picrinicum D200 - 1x monatl.
schwach, blaß, eckig, apathisch; glaubt, es lohne sich nicht mehr

Kummer mit Aggressionen

Sepia M - einmalig
geradeaus und unverhohlen aggressiv

Lachesis M - einmalig
windet sich und schmiedet aggressive Intrigen

Kummer mit Entrüstung

Staphisagria D200 - 1x monatl.
"entrüsteter Schlucker"; Magen, Blähsucht; Handlung gelähmt

Kummer mit unterdrücktem Haß

Aurum D200 - 1x monatl.
Lebensunlust, Verzweiflung, Selbstmord

Staphisagria D200 - 1x monatl.
Zorn, geile Entartung

Stannum D200 - 1x monatl.
Kopfschmerz im Sonnenverlauf

Colocynthis D200 - 2x wöchentl.
Gallenkolik, Bauchkrämpfe

Kummer durch Tagessorgen

Ambra D30 - 1x bei Bedarf
Alltagssorgen, schlaflos

Acidum succinicum D30 - 1x bei Bedarf
wie bei Ambra, folgt gut danach

Bryonia D30 - 1x bei Bedarf
Geschäftssorgen, träumt davon

Lebenskrise, existentielle Selbstzweifel

Lachesis M - einmalig
zweifelt an allem, was sein Leben bisher war; hormonelle Umstellung

Sulfur M - einmalig
zweifelt an seiner Lebensweisheit; Wechsel der Altersstufen

Natrium muriaticum M - einmalig
zweifelt an seinen Idealen; Austrocknungsprozeß

Arsenicum album M - einmalig
zweifelt an seinem ungelebten Leben; wandelnder Kadaver

Ambra D200 - 1x bei Bedarf
weiß danach nicht mehr, welche Gefühle er sich erlauben darf

beachte: erst Zweifel, dann Verzweiflung!

Nabelkoliken aus Kummer

Calcium carbonicum D30 - 1x in Wasser
Kummer über Leistungsdruck in der Schule; Kolik morgens vor dem Schulegehen

Ignatia D30 - 1x in Wasser
Kummer, blaß, überempfindlich, weiß nicht was er will

Hyoscyamus D30 - 1x in Wasser
Kummer, Enttäuschung; neurotisch

NOTIZEN:

Psychose

akuter Wahn

Belladonna M - 1x bei Bedarf
hastig, heftig; singt, schreit, flucht, bellt; streckt die Zunge raus, schnalzt mit der Zunge und verzerrt sein Gesicht

Hyoscyamus M - 1x bei Bedarf
singt schreiend, fröhlich; geil, schamlos; alles in glänzendem Rot

Stramonium M - 1x bei Bedarf
wild, geil, erschrickt; weicht vor schrecklichen Dingen zurück; zerfleischt sich die Haut mit den Fingernägeln

Lachesis M - 1x bei Bedarf
weniger heftig, vielmehr geschwätzig

Cantharis M - 1x bei Bedarf
tobsüchtig, beißt, bellt, zerfleischt sich die Haut mit den Fingernägeln; verzweifelte Onanie

Camphora M - 1x bei Bedarf
bei hinfälliger Erschöpfung; tobsüchtig, möchte sich ermorden

chronischer Wahn

Anacardium M - 1x alle 6 Wochen
flucht und schwört unwiderstehlich und gegen seinen Willen

Psychose junger Menschen

Sulfur M - 1x alle 6-8 Wochen
verkommen, verschlampt und fühlt sich trotzdem schön und auserkoren

Staphisagria M - 1x alle 6-8 Wochen
entrüstet über die Fehler anderer; will die Welt von Unrecht erlösen

Hyoscyamus M - 1x alle 6-8 Wochen
geschwätzige Erregung, murmelnde Abkehr; schamlos

Phosphorus M - 1x alle 6-8 Wochen
geistiges Aufleuchten; weint, lacht; ruhelos, boshaft; erotisch

Hypericum M - 1x alle 6-8 Wochen
jammernde Klagen; singt, lacht, weint, wie aufgezogen, erotisch

Helleborus M - 1x alle 6-8 Wochen
geistig tief verwirrt, das Leben erscheint fade und schal, gleichgültig

plötzliche Psychose mit erregender Unruhe

Aconitum D200 - 1x in Wasser
manisch, depressiv, eher abends; hinfällige Unruhe und Todesangst

Besessenheit, rot

Belladonna M - 1x alle 6-8 Wochen
heftig

Anacardium M - 1x alle 6-8 Wochen
gespalten

Opium M - 1x alle 6-8 Wochen
wild mit verzerrtem Mund

Stramonium M - 1x alle 6-8 Wochen
tobsüchtig

Sulfur M - 1x alle 6-8 Wochen
teuflich

Besessenheit, blaß

Hyoscyamus M - 1x alle 6-8 Wochen
beobachtet, verfolgt, vergiftet; eingesperrt und aufgefressen

Veratrum album M - 1x alle 6-8 Wochen
verhext, versext, verteufelt; leises Delirium mit kaltem Körper, geöffneten Augen und lächelndem Gesicht

Platinum M - 1x alle 6-8 Wochen
besetzt von Besitz und Größe

Erschöpfungswahn

Camphora D200 - 1x in Wasser
tobsüchtig, will sich umbringen; Lebenskräfte verfallen

Feuerwahn

Anacardium M - 1x alle 6-8 Wochen
sieht Blut und Streit

Belladonna M - 1x alle 6-8 Wochen
sieht alles in roter Festlichkeit, dann heftiges Entsetzen

Stramonium M - 1x alle 6-8 Wochen
sieht rot übersäten Lichterglanz, dann erschreckendes Blut

Hepar sulfuris M - 1x alle 6-8 Wochen
sieht die ganze Welt brennen

beachte: alle Nachtschattengewächse haben Bezug zum Feuer!

Größenwahn

Hyoscyamus M - 1x alle 6-8 Wochen
das Schwein verwandelt sich in den alles erlösenden Prinzen

Lachesis M - 1x alle 6-8 Wochen
die Schlange beißt sich in den Schwanz und wird die Welt erneuern

Platinum M - 1x alle 6-8 Wochen
hochgestellte Persönlichkeit, die mit Nichtigkeit herabblickt

Sulfur M - 1x alle 6-8 Wochen
für große Taten und Entdeckungen geboren; rettet die Welt; sei reich

Phosphorus M - 1x alle 6-8 Wochen
alles Schöne ist nur für ihn erschaffen

Lycopodium M - 1x alle 6-8 Wochen
hat Würde und Wirkung alleine gepachtet; hält wütende, neidvolle Reden im Befehlston voll von Vorwürfen und Anmaßung

hypochondrischer Wahn

Calcium carbonicum M - 1x alle 6-8 Wochen
meint krank zu werden, sterben zu müssen; sieht alles schwarz

Alumina M - 1x alle 6-8 Wochen
werde nicht mehr gesund

Cimicifuga M - 1x alle 6-8 Wochen
glaubt verrückt zu werden

Lilium M - 1x alle 6-8 Wochen
sei schwer herzkrank, verzweifelt darüber

Arsenicum album M - 1x alle 6-8 Wochen
glaubt krebskrank zu sein

Mordsucht

Arsenicum album M - 1x bei Bedarf
will sich selbst und andere erschießen

Hyoscyamus M - 1x bei Bedarf
bei tropfendem Wasserhahn; will alle ermorden, die ihm begegnen

Mercurius solubilis M - 1x bei Bedarf
beim Anblick von Messern

Opium M - 1x bei Bedarf
in manischer Raserei andere; in der gelähmten Phase sich selbst

Platinum M - 1x bei Bedarf
unwiderstehlicher Zwang, Kind oder Ehemann mit einem Messer zu töten

Alumina M - 1x bei Bedarf
beim Anblick von Blut

religiöser Wahn

Stramonium M - 1x alle 6-8 Wochen
singt, lacht, reimt, betet mit frommen Gebärden

Veratrum album M - 1x alle 6-8 Wochen
betet mit Inbrunst; wird ausfällig wenn gestört

Pulsatilla M - 1x alle 6-8 Wochen
betet ununterbrochen wie eine heilige Statue

Sulfur M - 1x alle 6-8 Wochen
verzweifelt an seinem Heil, aber das Heil anderer ist ihm gleichgültig

Anacardium M - 1x alle 6-8 Wochen
möchte nur Gutes tun in dieser Welt; zwanghaft siegt das Böse

Agaricus M - 1x alle 6-8 Wochen
fällt auf seine Knie, bekennt seine Sünden und versucht, sich mit einem Pilz den Bauch aufzuschlitzen

Kalium bromatum M - 1x alle 6-8 Wochen
Gottes Rache sei gewiß, weil er ein Räuber und Verbrecher sei

Säuferwahn

Acidum sulfuricum M - 1x bei Bedarf
fühlt sich angegriffen, ausgelacht, verhöhnt, verfolgt

Anacardium M - 1x bei Bedarf
folgt 2 Willen mit entgegengesetzten Aufträgen, hört Stimmen

Lachesis M - 1x bei Bedarf
geschwätzige Eifersucht

Kalium bichromicum M - 1x bei Bedarf
gereizt, gedrückt, ängstlich, menschenscheu

Arsenicum album M - 1x bei Bedarf
sieht Tiere, hört Stimmen; nach häufigem geringem Alkoholgenuß

Luesinum M - 1x bei Bedarf
lacht und weint ohne Grund, verzweifelt, gedrückt, hirnschwach

Teufelswahn

Hyoscyamus M - 1x alle 6-8 Wochen
flucht, schwört mit dem Teufel; betet und singt um sein Heil

Veratrum album M - 1x alle 6-8 Wochen
dem Teufel die Seele verkauft; betet inbrünstig, schimpft ausfällig

Anacardium M - 1x alle 6-8 Wochen
der böse Wille in ihm; tobsüchtig quellen die Augen hervor

Stramonium M - 1x alle 6-8 Wochen
fürchtet das Feuer des Teufels; betet herzzerreißend

Sulfur M - 1x alle 6-8 Wochen
sieht ihn und verhandelt über sein Seelenheil

Lachesis M - 1x alle 6-8 Wochen
der Übermensch in ihm, der ihn mit Haß und Verachtung lenkt

Verfolgungswahn, Vergiftungswahn

Aconitum M - 1x bei Bedarf
voller Angst und Unruhe

Belladonna M - 1x bei Bedarf
voller Heftigkeit

Hyoscyamus M - 1x alle 6-8 Wochen
voller geschwätziger Beschimpfungen

Stramonium M - 1x alle 6-8 Wochen
voller Schrecken

Lachesis M - 1x alle 6-8 Wochen
voller geschwätzigem Haß; die Medizin ist vergiftet

Veratrum album M - 1x alle 6-8 Wochen
voller Raserei, zerfleischt sich die Haut mit den Fingernägeln

versucht zu fliehen

Belladonna M - 1x bei Bedarf
lacht, kreischt, knirscht mit den Zähnen, versteckt sich

Hyoscyamus M - 1x bei Bedarf
entblößt sich und will aus dem Bett

Stramonium M - 1x bei Bedarf
entflieht mit dämonischer Gewalt

Phosphorus M - 1x bei Bedarf
rast nackt auf die Straße

beachte: alle Psychosen fliehen und verstecken sich!

greift in die Luft

Belladonna M - 1x bei Bedarf
Gefühl zu fallen, will sich festhalten

Hyoscyamus M - 1x bei Bedarf
hascht nach eingebildeten Dingen

zerschneidet oder zerreißt seine Kleider

Belladonna M - 1x bei Bedarf
rot, hitzig

Veratrum album M - 1x bei Bedarf
blaß, kalt

Psychose mit Starre

Belladonna M - 1x bei Bedarf
nicht aufwecken! schlägt sonst gewalttätig um sich, bellt, beißt

Phosphorus M - 1x bei Bedarf
will nicht reden, antwortet nur langsam

Hyoscyamus M - 1x bei Bedarf
sitzt in einer Ecke gegen die Wand, murmelt oder liegt wie eine Statue darnieder

Lachesis M - 1x bei Bedarf
murmelt Unverständliches von einer höheren Macht; Kiefer fällt runter

Pulsatilla M - 1x bei Bedarf
mit gefalteten Händen wie eine Madonna

mit unbändigen Zornesausbrüchen

Belladonna M - 1x bei Bedarf
bellt, schreit, flucht, besonders wenn gestört wird

Cantharis M - 1x bei Bedarf
bellt und beißt die Umstehenden

Stramonium M - 1x bei Bedarf
wilder, schrecklicher, erschreckender Wahn

Camphora M - 1x bei Bedarf
will sich umbringen; erschöpft

Veratrum album M - 1x bei Bedarf
wird ausfallend, sobald er sich angegriffen fühlt

mit Verlust von Zeit und Raum

Cannabis indica M - 1x bei Bedarf
1 Minute wie 1000 Jahre; Nahes ist kilometerweit entfernt

Anhalonium M - 1x bei Bedarf
Visionen in prachtvollen Farben; sprunghaft, geschwätzig, gespalten

Lachesis M - 1x bei Bedarf
glaubt, es sei immer nachmittag

Anacardium M - 1x bei Bedarf
verwechselt Gegenwart mit Zukunft

Cicuta virosa M - 1x bei Bedarf
verwechselt Gegenwart mit Vergangenheit

mit wildem Blick

Belladonna D200 - 1x bei Bedarf
heftiger Wahn, Blutandrang, Hitze

Hyoscyamus D200 - 1x bei Bedarf
sieht eingebildete Feinde

Stramonium D200 - 1x bei Bedarf
sieht schreckliche Erscheinungen

Veratrum album D200 - 1x bei Bedarf
fühlt sich verfolgt; das Blut verläßt ihn, Kälte

Psychose im Wochenbett, apathisch

Phosphorus M - einmalig
stumpfsinnig, will nicht reden, antwortet nur langsam; Gesichter grinsen sie an; ihr Körper sei in Stücke zerfallen

im Wochenbett, geschwätzig

Stramonium M - einmalig
sitzt im Bett, lacht, singt, flucht, betet und macht Reime

Lachesis M - einmalig
Angst vergiftet zu werden; steht unter Kontrolle eines Übermenschen

Cimicifuga M - einmalig
ständig wechselnde Themen; sieht Ratten und Mäuse

Hyoscyamus M - einmalig
sitzt im Bett, blickt wild um sich, murmelt, wimmert, weint, zuckt

Secale M - einmalig
sitzt im Bett, redet wirr von Angst und Tod; schlaflos bei Euphorie

Veratrum album M - einmalig
sitzt im Bett und zerschneidet ihre Kleider

im Wochenbett, Mordlust

Platinum M - einmalig
unwiderstehlicher Zwang, ihr Kind mit einem Messer zu töten

im Wochenbett, sexuelle Überreizung

Platinum M - einmalig
Wollust ohne Anlaß; könnte ihren Ehemann töten

Lilium M - einmalig
verzweifelt, sei schwerkrank, Herzanfälle, geile Reden, Schuldgefühle

Hyoscyamus M - einmalig
sitzt im Bett, zieht sich nackt aus, macht anzügliche Gebärden

Veratrum album M - einmalig
der Teufel kämpft mit ihrer Leidenschaft, windet ihre betenden Hände

Cantharis M - einmalig
hitzige Erregung, heftige Onanie, verzweifelt darüber in Tobsucht

im Wochenbett, tobsüchtig

Stramonium M - einmalig
wildester Zorn! hellrotes erschrockenes Gesicht, tobt mit Gespenstern

Belladonna M - einmalig
nie aus Stumpfsinn aufwecken! bellt, beißt wie ein tobsüchtiger Hund

Hyoscyamus M - einmalig
tobt mit eingebildeten Feinden, flieht unters Bett, Vergiftungsangst

Stillpsychose

Platinum M - 1x bei Bedarf
stolz, depressiv; will Kind nicht sehen

Hyoscyamus M - 1x bei Bedarf
erregt, manisch, schamlos; lehnt Kind ab

Schizophrenie

Halluzinationen sind ein Schutz, ein notwendiger Führer. Ein Schizophrener erzählt und vertraut. Halluziniert er nicht mehr, so ist er gefährdet, da er der äußeren Wirklichkeit nackt ausgesetzt ist.

lymphatisch

Sulfur M - 1x alle 6-8 Wochen
blaß, schwach; nörgelnd, weltverbesserisch, arbeitsscheu

Calcium carbonicum M - 1x alle 6-8 Wochen
blaß, kalt, feucht; ungeschickt, unbeholfen, hilflos

Pulsatilla M - 1x alle 6-8 Wochen
blaß, kalt, feucht; sanft, nachgiebig, träumerisch

Natrium muriaticum M - 1x alle 6-8 Wochen
blaß, kalt, trocken; reizbar, hoffnungslos, verzweifelt

lithämisch

Sepia M - 1x alle 6-8 Wochen
blaß, gelb, schlaff; gleichgültig, lustlos, hoffnungslos

Lachesis M - 1x alle 6-8 Wochen
rot, heiß, feucht; schwatzhaft, mißtrauisch, eifersüchtig

Staphisagria M - 1x alle 6-8 Wochen
blaß, kalt, feucht; launisch, aufbrausend, beleidigt

Anacardium M - 1x alle 6-8 Wochen
blaß, kalt, trocken; streitsüchtig, flucht, schwört, spuckt

destruktiv, rot

Stramonium M - 1x alle 6-8 Wochen
warm, feucht, gedunsen; schwatzhaft, wild tobend, verzweifelt

Aurum M - 1x alle 6-8 Wochen
warm, feucht, kräftig; machthungrig, rücksichtslos, depressiv, Abkehr

Bufo M - 1x alle 6-8 Wochen
warm, feucht, blöd; aufdringlich, schamlos, mannstoll

Platinum M - 1x alle 6-8 Wochen
rot oder blaß, warm oder kalt, trocken; stolz, groß, abwertend

Tarantula hispanica M - 1x alle 6-8 Wochen
kalt, feucht, verzerrt; rasend, tanzend, verzweifelt, verblödet

destruktiv, blaß

Hyoscyamus M - 1x alle 6-8 Wochen
kalt, trocken, erregt; schwatzhaft, eifersüchtig, geil

Veratrum album M - 1x alle 6-8 Wochen
kalt, frostig, feucht; rasend, fluchend, beißend, betend

Anhalonium M - 1x alle 6-8 Wochen
kalt, trocken, alt; erregt, beflügelt, antriebslos, willenlos

Lycopodium M - 1x alle 6-8 Wochen
fahl, gelb, alt; herrisch, rührselig, menschenscheu

Silicea M - 1x alle 6-8 Wochen
frostig, trocken, erschöpft; sanft, mißlaunig, empfindlich, schreckhaft

NOTIZEN:

Selbstmord

Selbstmordneigung durch Erhängen

Aurum D200 - 1x bei Bedarf
rot

Arsenicum album D200 - 1x bei Bedarf
blaß

Selbstmordneigung durch Erschießen

Sulfur D200 - 1x bei Bedarf
rot

Antimonium crudum D200 - 1x bei Bedarf
blaß

Selbstmordneigung, aus dem Fenster springen

Belladonna D200 - 1x bei Bedarf
rot

Argentum nitricum D200 - 1x bei Bedarf
blaß

Selbstmordneigung durch Medikamente, Tabletten

Hyoscyamus D200 - 1x bei Bedarf
Schlaftabletten

Belladonna D200 - 1x bei Bedarf
Gift

Selbstmordneigung durch Überfahrenlassen

Lachesis D200 - 1x bei Bedarf
rot

Arsenicum album D200 - 1x bei Bedarf
blaß

Selbstmordneigung, ins Wasser springen

Phosphorus D200 - 1x bei Bedarf
schlank

Pulsatilla D200 - 1x bei Bedarf
rund

bittet, getötet zu werden

Belladonna D200 - 1x bei Bedarf
schlank

NOTIZEN:

Zwangsneurose

Bewegungszwang

Tarantula hispanica D200 - 1x bei Bedarf
maßlos, Glieder zittern

Valeriana D200 - 1x bei Bedarf
nervös; aber Bewegung macht Kopfweh; Wärme steigt vom Magen auf

Absinthium D200 - 1x bei Bedarf
nervös; Tick, Hysterie, Epilepsie; fällt rückwärts

Lachzwang

Ignatia D30 - 1x bei Bedarf
endet meist in Weinen

Moschus D30 - 1x bei Bedarf
unkontrollierbar, erstickt fast dabei

Tarantula hispanica D30 - 1x bei Bedarf
maßlos; ruhelos, Glieder zittern; Musik beruhigt

Platinum D30 - 1x bei Bedarf
laut, ungestüm, demonstrativ; endet meist in Tobsucht

Onaniezwang

Hyoscyamus D200 - 1x bei Bedarf
nach enttäuschter Liebe

Cantharis D200 - 1x bei Bedarf
schmerzhaft; leidet darunter

Strychninum phosphoricum D200 - 1x bei Bedarf
ununterdrückbar gereizt

Ordnungszwang

Natrium muriaticum D200 - 1x monatl.
pingelig im Wesentlichen, schlampiges Zimmer, aber saubere Schultasche

Lycopodium D200 - 1x monatl.
sucht Kleinigkeiten, steigert sich despotisch hinein

Magnesium carbonicum D200 - 1x monatl.
zieht Tischdecken gerade; streitet unberechenbar um Kleinigkeiten

Arsenicum album D200 - 1x monatl.
skrupellos pedantisch, richtet stets Dinge aus; glaubt, nicht genügend getan zu haben

Putzzwang

Luesinum D200 - 1x monatl.
befleckte Empfängnis muß gesäubert werden

Sulfur D200 - 1x monatl.
glaubt alles sei schmutzig, alles stinke

Veratrum album D200 - 1x monatl.
überträgt die verschmutzte, verteufelte Seele auf ihre Umgebung

Helonias D200 - 1x monatl.
säubert ständig ihr Nest für die nächste Periode

Waschzwang

Luesinum D200 - 1x monatl.
wäscht sich ständig die Hände

Sulfur D200 - 1x monatl.
glaubt schmutzig zu sein, duscht den ganzen Tag

Stramonium D200 - 1x monatl.
duscht mehrmals täglich seine verschmutzte Seele

Hyoscyamus D200 - 1x monatl.
blasse Schwester der roten Stramonium

Arsenicum album D200 - 1x monatl.
hat noch nicht genug gesäubert, wäscht dauernd die Hände

Zählzwang

Phosphorus M - einmalig
selbst im Gespräch zählt er die Bücherrücken nebenbei

NOTIZEN:

Listen

Arznei

alter Rufname:	neuer Handelsname:
Acidum benzoicum	Acidum benzoicum e resina
Acidum muriaticum	**Acidum hydrochloricum**
Adonis	Adonis vernalis
Ailanthus	Ailanthus glandulosa
Aletris	Aletris farinosa
Ammonium muriaticum	Ammonium chloratum
Apis	Apis mellifica
Apomorphinum	Apomorphinum hydrochloricum
Aralia	Aralia racemosa
Aranea	Aranea diadema
Argentum	Argentum metallicum
Aristolochia	Aristolochia clematitis
Asarum	Asarum europaeum
Aurum	Aurum metallicum
Bellis	Bellis perennis
Beryllium	Beryllium metallicum
Blatta	Blatta orientalis
Bothrops	Bothrops lanceolatus
Cadmium	Cadmium metallicum
Caladium	Caladium seguinum
Calcium carbonicum	Calcium carbonicum Hahnemanni
Carduus	Carduus marianus
Causticum	Causticum Hahnemanni
Ceanothus	Ceanothus americanus
Cepa	**Allium cepa**
Cerium	Cerium oxalicum
Chimaphila	Chimaphila umbellata
Chionanthus	Chionanthus virginicus
Chloralum	Chloralum hydratum
Cicuta	Cicuta virosa
Cineraria	Cineraria maritima
Cistus	Cistus canadensis
Cobaltum	Cobaltum metallicum
Collinsonia	Collinsonia canadensis
Convallaria	Convallaria majalis
Copaiva	**Balsamum copaivae**
Croton	Croton tiglium
Cuprum	Cuprum metallicum
Cypripedium	Cypripedium pubescens
Datisca	Datisca cannabina
Dioscorea	Dioscorea villosa
Dolichos	Dolichos pruriens
Elaps	Elaps corallinus
Equisetum	Equisetum hiemale
Erigeron	Erigeron canadensis
Ferrum	Ferrum metallicum
Fraxinus	Fraxinus americana

alter Rufname:	**neuer Handelsname:**
Galega	Galega officinalis
Gambogia	**Gutti**
Gnaphalium	Gnaphalium polycephalum
Grindelia	Grindelia robusta
Guajacum	Guaiacum
Harpagophytum	Harpagophytum procumbens
Hedera	Hedera helix
Heloderma	Heloderma horridus
Helonias	Helonias dioica
Iberis	Iberis amara
Juglans regia	Juglans
Lachnanthes	Lachnanthes tinctoria
Lactuca virosa	Lactuca
Lilium	Lilium tigrinum
Lolium	Lolium temulentum
Luffa	Luffa operculata
Lycopus	Lycopus virginicus
Lyssinum	**Hydrophobinum**
Magnesium muriaticum	**Magnesium chloratum**
Manganum	Manganum metallicum
Melilotus	Melilotus officinalis
Mercurius solubilis	Mercurius solubilis Hahnemanni
Mercurius corrosivus	Mercurius sublimatus corrosivus
Murex	Murex purpureus
Mygale	**Aranea avicularis**
Myristica	Myristica sebifera
Naja	Naja tripudians
Natrium muriaticum	**Natrium chloratum**
Niccolum	Niccolum metallicum
Nuphar	Nuphar luteum
Oenanthe	Oenanthe crocata
Onosmodium	Onosmodium virginicum
Origanum	Origanum vulgare
Paeonia	Paeonia officinalis
Passiflora	Passiflora incarnata
Phellandrium	Phellandrium aquaticum
Plantago	Plantago major
Platinum	Platinum metallicum
Plumbum	Plumbum metallicum
Populus	Populus tremuloides
Prunus	Prunus spinosa
Ptelea	Ptelea trifoliata
Quercus	Quercus e glandibus
Raphanus	Raphanus sativus
Rhus tox	Rhus toxicodendron
Robinia	Robinia pseudacacia
Sabal	Sabal serrulatum
Sanguisorba	Sanguisorba officinalis
Sanicula	Sanicula acqua
Secale	Secale cornutum
Senecio	Senecio aureus

alter Rufname:	neuer Handelsname:
Solidago	Solidago virgaurea
Syzygium	Syzygium jambolanum
Tarantula hispanica	Tarantula
Tartarus emeticus	**Tartarus stibiatus**
Tellurium	Tellurium metallicum
Terebinthina	**Oleum terebinthinae**
Teucrium	**Marum verum**
Thallium	Thallium metallicum
Thea	Thea chinensis
Theridion	Theridion curassavicum
Trillium	Trillium pendulum
Tuberculinum (Koch)	Tuberculinum GT
Tuberculinum aviaire	Aviaria
Tuberculinum Denys	Denys bouillon filtré
Urtica urens	Urtica
Ustilago	Ustilago maydis
Vaccinium myrtillus	**Myrtillus**
Vanadium	Vanadium metallicum
Viburnum	Viburnum opulus
Vipera	Vipera berus
Wyethia	Wyethia helenoides
Xanthoxylum	Xanthoxylum fraxineum
Yucca	Yucca filamentosa
Zincum	Zincum metallicum

Glossar

Adams-Stokes-Syndrom	Sauerstoffmangel im Gehirn bei Herzschwäche
Adoleszenter	Heranwachsender
Akkommodation	Anpassungsfähigkeit der Linse beim Sehen
alabasterfarben	grau-weiß wie Alabaster
Anomalie	Fehlverhalten. Abweichung vom Üblichen, geringgradige Entwicklungsstörung
Anschoppung	seröse Ausschwitzung in Lungenbläschen
Antihistaminikum	Allergie linderndes Mittel
apathisch	schlapp, matt, müde, kraftlos, benommen
Arthritis	Gelenkentzündung
asthenisch	schlanker, kraftloser Körperbau
Aszites	Wasseransammlung im Bauch
Ataxie	unkoordinierte Bewegungsabläufe
Atrophie	Verkümmerung, Schwund
azetonämisch	das Blut ist übersäuert
BCG-Impfung	Tuberkulose-Impfung
Brucellose	durch Haustiere übertragene Infektion
Bubonen	Beulen
Cheyne-Stokes-Atmung	sinusartiger Atemrhythmus mit Pausen
cholerisch	aufbrausendes jähzorniges Temperament
Cholesterinsteine	glatte Gallensteine aus Cholesterin
cri encéphalique	schrilles durchdringendes Kindergeschrei
Degeneration	Verkümmerung
Delir, Delirium	latein: irre sein
delirant	irr, wirr
Delirium	latein: irre sein
Delirium tremens	lat: zittriges Irresein durch Alkohol
dernier cri	der letzte Schrei (in der Mode)
destruktiv	zerstörend, bösartig, degenerativ, gereizt, gehässig, zerstörerisch, feindselig, läppisch, geschwätzig
Diathese	angeborene Krankheitsbereitschaft, Organschwäche, Systemminderwertigkeit
Diphtherie	Infektionskrankheit des Rachenraumes
DTP-Impfung	Diphtherie-Tetanus-Keuchhusten-Impfung
Dumping-Syndrom	nach Magen-OP, Essen rutscht in den Darm
Dupuytren	Verkürzung der Sehnen in der Handfläche
Eklampsie	Hirnkrämpfe während der Geburt
elegisch	wehmütig
Elfenbeintumore	verhärtete Metastase im Knochengerüst
Embolie	Arterienverschluß durch Blutgerinnsel
Emphysem	Aufblähung des Lungengewebes
Eosinophilie	Vermehrung der weißen Blutkörperchen im Blut
Erektion	steifes Glied
Erythem	entzündliche Rötung der Haut
erythrozytär	betrifft rote Blutkörperchen
Euphorie	Hochstimmung
euphorisch	in Hochstimmung
Exsudat	Ausscheidung von Blutplasma in Umgebung

exzentrisch	überspannt, verschroben
Fazialis	Gesichtsnerv
Femurkopfepiphyse	am oberen Ende des Oberschenkelknochens
fibrinös	Ausscheidung von Fibrin bei Entzündungen
Fibrom	aus Bindegewebe bestehender Tumor
Fistel	röhrenförmige Verbindung zwischen Organen
Fokalherd	im Körper streuender Eiterherd
Fokaltoxikose	Blutvergiftung durch chronischen Eiterherd
Fontanelle	Schädelnaht
funktionell	Störung ohne krankhaften Befund
Gallertzyste	Verkapselung mit dickflüssigem Inhalt
Gangrän	Gewebsbrand, geschwürig zerfallend
Grünholzfraktur	Knochenbruch wie der Anbruch eines noch grünen Astes
Gummen	gummiartige Geschwulst bei Syphilis
habituell	gewohnheitsmäßig
Halogene	Fluor, Chlor, Brom, Jod
hämorrhagisch	zu Blutungen neigend
Hauterytheme	intensive Hautrötung
Hepatisation, gelb	Ausschwitzung verflüssigt sich
Hepatisation, grau	leukozytäre Einwanderung ins Gewebe
Hepatisation, rot	fibröse Ausschwitzung, Erythrozyten-Auswanderung
Herpes	große Bläschen auf Haut und Schleimhaut
Hyperämie	Mehrdurchblutung
Hypochondrie	eingebildete Krankheit, Trübsinnigkeit
hypochondrisch	ständig um seine Gesundheit besorgt
Hypophyse	Hirnanhangdrüse
hysterisch	latein: hysteron = Gebärmutter, abnorme seelisch-körperliche Reaktion
Impetigo	eitriger gelbkrustiger Hautausschlag
Insektizide	chemische Insektenvertilgungsmittel
interstitiell	im Zwischengewebe eines Organs liegend
Ischias	Beinnerv
Kallusbildung	Neubildung von Knochen an Bruchstellen
Kapillare	kleinste Blutgefäße
Karbunkel	Haarbalgabszesse, in Gruppen angeordnet
Katarrh	Entzündung der Luftröhrenschleimhäute
Kavernenbildung	Hohlraumbildung in der Lunge bei Tuberkulose
Kleieschuppen	kleine weiße Schuppen wie Kleie
Klimakterium	Wechseljahre
Koitus	Geschlechtsverkehr
Kolik	krampfartige Schmerzen im Bauchbereich
Kompositen	korbförmige Blütenpflanzen (Asterazeen)
Konstitution	geistig-seelisch-körperliche Verfassung, erworbene Anpassungsfähigkeit
kontrahiert	zusammengezogen
konvulsiv	schwere Krämpfe, krampfartig
Lanugo	Wollhaar; Säuglingsbehaarung
Laparotomie	"Mal-Gucken-Was-Drin-Ist"-Operation
Latenz	Brütezeit bis zum Krankheitsausbruch
Leukämie	bösartige Lymphdrüsenerkrankung
Leukoplakie	weiße fleckige Schleimhautschrumpfung

leukozytär	betrifft weiße Blutkörperchen
libidinös	sexuelle Lust betreffend
Lichtdermatose	Hautausschlag infolge Lichteinwirkung
lithämisch	überschüssig, übertrieben, wuchernd, prahlerisch, aufdringlich, euphorisch
Lösung	Resorption der Ausschwitzung
lymphatisch	schwächlich, spärlich, unzulänglich, ängstlich, schüchtern, gehemmt
manisch	Gegenphase von depressiv
Metastasen	verstreute Krebs-Tochtergeschwülste
Mitralinsuffizienz	unzureichende Herzklappentätigkeit
Morbus	alte Bezeichnung für Krankheit
mouches volantes	"fliegende Fliegen", Fliegensehen
Mukoviszidose	rezessiv vererbte Stoffwechselerkrankung, zystische Gewebsveränderung (Fibrose)
Myom	gutartige muskuläre Geschwulst
nervös	aufgeregter Geist
Nervus pudendus	Geschlechtsnerv
neuralgisch	Schmerz im Gebiet eines Nerven
Neurofibromatose	Nervengeschwülste in der Haut (Fibrome)
neuropathisch	nervenkrank
Nosode	aus Krankheitsprodukten gewonnene Arznei
Ödem	Wassersucht, wäßrige Schwellung
Onanie	sexuelle Selbstbefriedigung
Pankreas	Bauchspeicheldrüse
PCE-Syndrom	Beschwerden nach einer Gallenoperation
Periduralanästhesie	Schmerzhemmung im Wirbelsäulenkanal
Petechien	kleine Haut- oder Schleimhautblutungen
Pfortader	große, zur Leber führende Blutader
Pfortaderstau	Stau in der zur Leber führenden Blutader
Pförtner	Magenausgang
Phase	bestimmter Zeitabschnitt
phlegmatisch	träge, schwerfällig, gleichgültig
Polio	spinale Kinderlähmung, Poliomyelitis
Präurämie	Vorstufe der Harnvergiftung im Blut
Psora	die vorgegebene Daseins-Minderwertigkeit
Psychopharmaka	Medikamente zur Beeinflussung der Seele
Pulmonalis-Hochdruck	Bluthochdruck in der Lungenarterie
pyknisch	untersetzter gedrungener Körperbau
Quaddeln	allergische juckende Hauterhebungen
Querschnittsläsion	durch Unfall oder Operation bedingte Querschnittslähmung
rachitisch	mangelhafter Knochenaufbau, Vitamin D-Mangel
Recklinghausen	siehe Neurofibromatose
Resorption	Auflösung von Eiter, Erguß, usw.
Rest-N	Rest-Stickstoff im Blut
Risus sardonicus	Lächeln mit nach unten gezogenen Mundwinkeln
RR	Blutdruck
sanguinisch	heiteres, oberflächliches Temperament
Sarkom	bösartige Bindegewebsgeschwulst
Schizophrenie	seelisch-geistig gespaltetes Irresein
Sepsis	Blutvergiftung
septisch	blutvergiftend

serös	Flüssigkeit ausschwitzend
Serosa	Organhäute, die Flüssigkeit ausschwitzen
Serosaschmerz	Schmerzen in den Organhäuten
Sexualneurose	abnorme sexuelle Erlebnisreaktionen
Simile	dem kranken Menschen ähnlichste Arznei
Sklerose	krankhafte Verhärtung eines Organs
solitär	einzeln auftretend
spastisch	griech: zerre; Muskelspannung vermehrt
Stenose	Verengung
Stupor	seelisch-geistig-körperliche Starre
stuporös	seelisch-geistig-körperlich erstarrt
subakut	schleichend, weniger heftig
Subsepsis	schleichende Blutvergiftung
Symphyse	Schambeinfuge
Syphilis	destruktive Geschlechtserkrankung
Tabes	syphilitische Rückenmarks-Schwindsucht
Tetanie	seelisch oder hormonell bedingte Krämpfe
tetanoid	krampfartig wie bei Tetanie
Thrombo	geläufige Abkürzung für Blutplättchen
Thrombose	Gefäßverstopfung durch Blutgerinnsel
Thrombozyten	Blutplättchen
Tic nerveux	nervöses Muskelzucken, vor allem im Gesicht
Toxine	Gifte (durch Erkrankung oder Behandlung)
Toxoplasmose	Infektion: "Katzen-Kratz-Krankheit"
Tranquilizer	Beruhigungsmittel
traumatisch	durch äußere Gewalteinwirkung bedingt
Trigeminus	5. Hirnnerv mit 3 Ästen (Auge, beide Kiefer)
Überdigitalisierung	Überdosierung von Digitalis (Herzmittel)
Ulnarisparese	Lähmung des Ellennervs
Urämie	Harnvergiftung des Blutes
urämisch	von Harnvergiftung im Blut herrührend
uratreich	reich an harnsauren Salzen
Weichselzopf	trockener, spröder, schuppiger, verfilzter Haarzopf
Werlhof	Bluterkrankheit mit Rheuma
zerebral	das Gehirn betreffend
zerebrospinal	im Hirn und Rückenmark
Zirrhose	Leberschrumpfung

Diagnose

latein oder deutsch:	**zu finden unter:**
Abortus	Fehlgeburt
Abrasio	Ausschabung
Abszeß	Abszeß
Adams-Stokes-Syndrom	Adams-Stokes-Syndrom
Adnexitis	Eierstock-Entzündung
Aerophagie	Luftschlucker
Afterkrampf	Afterkrampf
Afterprolaps	Aftervorfall
Agranulozytose	Agranulozytose
Akne rosacea	Gesichtsrose
Akne vulgaris	Akne
Allergie	Allergie
Allergie, Sonne	Sonnenallergie
Alopezie	Haarausfall
Alveolarpyorrhoe	Zahntaschenabszeß
Amaurosis	Blindheit
Amaurosis pars fugax	Augenflimmern
Amenorrhoe	Periode, ausbleibend
amyotrophe Lateralsklerose	Lateralsklerose, amyotrophe
Anämie	Blutarmut
Aneurysma	Aneurysma
Angiektasien	Äderchen-Erweiterung
Angina pectoris	Herzenge
Anosmie	Geruchsverlust
Anurie	Harnverhaltung, akut
Aorteninsuffizienz	Aortaschwäche
Apoplexie	Schlaganfall
Appendix-Reiz	Blinddarmreiz
Appendizitis	Blinddarm-Entzündung
Arcus palatoglossus, spitz zulaufend	hoher Gaumenbogen
Arteriitis	Arterien-Entzündung
Arteriosklerose	Verkalkung
Arthritis acuta	Gelenkentzündung, akut
Arthritis chronica	Gelenkentzündung, chronisch
	Gichtknoten
Asthma, allergisch	Heuasthma
Asthma, im Wechsel mit Ekzem	Asthma im Wechsel mit Ekzem
Astigmatismus	Astigmatismus
Aszites	Aszites
Ataxie	Gangunsicherheit
Atherom	Grützbeutel
Basedow	Basedow
Bartholinitis	Bartholinitis
Bechterew	Bechterew
Blasenpapillom	Blasenpolypen
Blepharitis chronica	Lid-Entzündung
Blepharitis	Lidrand-Entzündung

latein oder deutsch:	**zu finden unter:**
Blepharospasmus	Lidkrampf
Boeck'sches Sarkoid	Boeck
Bradykardie	Herzrhythmusstörungen
Bronchialasthma	Asthma
Bronchitis	Bronchitis
Bronzehautkrankheit	Addison
Bruxismus	Zähneknirschen
Bursitis	Schleimbeutel-Entzündung
Brustwirbelsäulen-Syndrom	Rückenschmerzen
Candidiose	Pilzbefall
Cephalgia	Kopfschmerz
Chalazion	Hagelkorn
Cholelithiasis	Gallensteine
Cholespasmus	Gallenkolik
Cholestase	Gallestau
Chorea major	Veitstanz, groß
Chorea minor	Veitstanz, klein
Chorioiditis	Aderhaut-Entzündung
Claudicatio intermittens	Hinken
Colon irritabile	Colon irritabile
Commotio cerebri	Gehirnerschütterung
Corynebakterien-Infektion	Erythrasma
Crush-Niere	Crush-Niere
Crusta lactea	Milchschorf
Cystolithiasis	Blasensteine
Dakryozystis fistula	Tränensack-Fistel
Dakryozystitis	Tränensack-Entzündung
Dekubitus	Wundliegen
Delirium tremens	Säuferdelir
Dentition	Zahnung
Depression	Depression
Dermatose auf Licht	Lichtdermatose
Diabetes insipidus	Diabetes insipidus
Diabetes mellitus	Diabetes
Dialyse	bei Nephrose Dialyse-Patient
Diarrhoe	Durchfall
Diplopie	Doppeltsehen
Distorsion	Verstauchung, Umknicken
Dupuytren	Dupuytren
Durchblutungsstörungen, arteriell	Durchblutungsstörungen der Arterien
Durchblutungsstörungen, peripher	Durchblutungsstörungen der Glieder
Durchblutungsstörungen, zerebral	Durchblutungsstörungen des Gehirns
Dyskardie	Herzbeschwerden
Dyspnoe	Atemnot
Ekzem	Ekzem
Ekzem, bläschenförmig am Stamm	Bläschenekzem am Stamm
Ekzem, bläschenförmig der Finger	Bäckerekzem
Ekzem im Wechsel mit Asthma	Ekzem im Wechsel mit Asthma
Elephantiasis	Elephantiasis
Embolie	Embolie
Emphysem	Lungenemphysem

latein oder deutsch:	**zu finden unter:**
Endokarditis	Herzentzündung
Endometriose	Endometriose
Endometritis	Endometritis
Enteritis regionalis Crohn	Dünndarmentzündung CROHN
Enterokolitis	Darmentzündung
Entropium	Lid-Einstülpung
Enzephalitis	Hirnentzündung
Epicondylitis	Tennisarm
Epididymitis	Nebenhoden-Entzündung
Epilepsie	Epilepsie
Erbrechen, azetonämisch	azetonämisches Erbrechen
Erysipel	Wundrose
Erythema nodosum	Knotenrose
Erythrasma	Erythrasma
Exanthem	Ausschlag
Exostose	Überbein
Fazialisparese	Fazialisparese
Femurkopfnekrose	Perthes
Fibrillieren, Muskeln	Muskelfibrillieren
Fissura ani	Afterfissur
Fistula	Fisteln
Flatulenz	Blähbauch
Fluor vaginalis	Ausfluß
Foetor ex ore	Mundgeruch
Follikulitis	Haarbalg-Entzündung
Fraktur	Knochenbruch
Furunkel	Furunkel
Ganglion	Ganglion
Gangrän	Brand
Gastritis	Magenschleimhaut-Entzündung
Gastroenteritis acuta	Brechdurchfall
gastrokardialer Symptomenkomplex	Oberbauchsyndrom Roemheld
Gastropathie	Magenbeschwerden
Gehörgangekzem	Gehörgangekzem
Gingivitis	Zahnfleischentzündung
Glaukom	Grüner Star
Gonarthritis	Kniegelenkentzündung
Gonarthrose	Kniegelenkarthrose
Granuloma anulare	Granulom, ringförmig
Graviditas	Schwangerschaft
Hämangiom	Blutschwamm
Hämatemesis	Bluterbrechen
Hämatom	Bluterguß
Hämaturie	Bluthamen
Hämophilie	Bluter-Krankheit
hämorrhagische Diathese	Diathese, hämorrhagisch
Hämorrhoiden	Hämorrhoiden
Harninkontinenz	Harnträufeln
Harnleiterkolik	Harnleiterkolik
harnsaure Diathese	Diathese, harnsaure
Hemeralopie	Sehschwäche

latein oder deutsch:	**zu finden unter:**
Hemianopsie	Halbsichtigkeit
Hepatitis	Leberentzündung
Hepatitis, chronisch-aggressiv	Leberentzündung, chronisch-aggressiv
Hepatomegalie	Leberschwellung
Hepatopathie	Leberbeschwerden
Hepatose	Leberschrumpfung
Hernia diaphragmatica	Zwerchfellbruch
Herpes circinatus	Herpes circinatus
Herpes corneae	Hornhaut-Herpes
Herpes genitalis	Herpes genitalis
Herpes labialis	Herpes labialis
Herpes zoster	Gürtelrose
Herzinsuffizienz	Herzschwäche
Herzklappenfehler	Herzklappenfehler
Hirntrauma	Hirnschaden
Hodentumor	Hoden-Tumor
Hordeolum	Gerstenkorn
Hörsturz	Hörsturz
Halswirbel-Syndrom	Nackenschmerzen
Hydrozele	Wasserbruch
Hydrozephalus	Wasserkopf
Hyperbilirubinämie	Hyperbilirubinämie
Hyperhidrosis	Schweiß, übermäßig
Hyperkeratosis senilis	Alterswarzen
Hyperthyreose	Schilddrüsen-Überfunktion
Hypertonie	Blutdruck, hoch
Hyperventilation	Hyperventilation
Hypogonadismus	Hoden-Unterentwicklung, Hypogonadismus
Hypothyreose	Schilddrüsen-Unterfunktion
Hypotonie	Blutdruck, niedrig
Ichthyosis	Fischschuppenkrankheit
Ikterus	Gelbsucht
Ileosakralarthrose	Kreuzarthrose
Ileus	Darmlähmung
Impetigo vulgaris	Impetigo (Grindflechte)
Induratio penis plastica	Penisvorhaut-Verhärtung
Infarkt, Herz	Herzinfarkt
Infektionen	Infektionen
Inkontinenz, Stuhl	Stuhlinkontinenz
Interkostalneuralgie	Rippen-Nervenschmerz
Iridozyklitis	Regenbogenhaut-Ziliarkörper-Entzündung
Iritis	Regenbogenhaut-Entzündung
Ischialgie	Ischias
Jactatio capitis	Kopfrollen
Juckreiz, im behaarten Kopf	Kopfjucken
Karbunkel	Karbunkel
Karies	Zahnkaries
Karzinom	Krebsgeschwulst
Katarakt	Grauer Star
Katarrh	Grippe
Katheterismus	Katheterismus

latein oder deutsch:	**zu finden unter:**
Keloid	Keloid
Keratitis	Hornhaut-Entzündung
Keratokonus	Hornhautkrümmung
Kiefergelenkarthrose	Kiefergelenk-Arthrose
Klimakterium	Wechseljahre
Kokzygodynie	Steißbeinschmerz
Kolitis mucosa	Dickdarmentzündung, schleimig
Kolitis ulcerosa	Dickdarmentzündung, geschwürig
Kolon-Divertikulose	Dickdarmdivertikel
Konjunktivitis	Bindehaut-Entzündung
Korneatrübung	Hornhaut-Trübung
Koxalgie	Hüftgelenkschmerzen
Koxarthrose	Hüftgelenkarthrose
Krupp	Krupp-Husten
Kryptorchismus	Hoden-Hochstand
Kyphoskoliose	Skoliose
Laryngitis	Kehlkopf-Entzündung
Larynxparese	Kehlkopflähmung
Leberzirrhose	Leberzirrhose
Leukämie	Leukämie
Lichen ruber planus	Ausschlag, kleinpapulös
Lidödem	Lidschwellung
Lidptose	Lidlähmung
Lidzucken	Lidzucken
Lipome	Fettgeschwülste
Lumbago	Hexenschuß
Lungenembolie	Lungenembolie
Lupus vulgaris	Tuberkulose der Haut
Luxation	Gelenk-Auskugelung
Lendenwirbelsäulen-Syndrom	Kreuzschmerzen
Lymphadenitis	Lymphdrüsen-Entzündung
Lymphadenome	Lymphdrüsen-Schwellung
Magenkrampf	Magenkolik
Makuladegeneration	Netzhaut-Entartung
Mammaatrophie	Brustdrüsenschwund
Mammaknoten	Brustknoten
Mastitis	Brustentzündung
Mastodynie	Brustschmerzen
Mastoiditis	Warzenfortsatz-Entzündung
Melanom	Hautkrebs
Menarche	Periode, erste Blutung
Menière	Innenohr-Schwindel
Meningeom	Hirnhauttumor
Meningismus	Hirnhautreizung
Meningitis	Hirnhautentzündung
Menopause	Wechseljahre, danach
Menstruation	Periode
Metastasen	Metastasen
Meteorismus	Oberbauchsyndrom
Migräne	Kopfschmerz
Miktionsstörung	Harnentleerungsstörung

latein oder deutsch:	zu finden unter:
Milchintoleranz des Säuglings	Milchunverträglichkeit
MS	Multiple Sklerose
Mukoviszidose	Mukoviszidose
Mykose	Fußpilz
Myodegeneratio cordis	Herzmuskelschwäche
Myokarditis	Herzentzündungen
Myopie	Sehschwäche
Nachwehen	Geburt, Nachwehen
Nägel, eingewachsen	Nietnägel
Nausea	Übelkeit
Nephritis acuta	Nierenentzündung, akut
Nephritis chronica	Nierenentzündung, chronisch
Nephrolithiasis	Nierensteine
Nephropathie	Nierenbeschwerden
Nephrose	Nierenschrumpfung
Nephrosklerose	Nierenverkalkung
Neuralgie	Nervenschmerz
Neuralgie, Samenstrang	Samenstrangneuralgie
Neuritis	Nervenentzündung
Neurodermitis	Ekzem
Neurofibromatose	Recklinghausen
Nierenblutung	Nierenbluten
Nierengrieß	Nierengrieß
Nierenkolik	Nierenkolik
Nierenzyste	Nierenzyste
Nystagmus	Linsenschlottern
Obstipation	Verstopfung
Obstipationsdiarrhoe	Verstopfungsdurchfall
Ödeme	Wassersucht
Onychophagie	Nägelkauen
Optikusatrophie	Sehnerv-Degeneration
Orchitis	Hoden-Entzündung
Ösophagospasmus	Speiseröhren-Krampf
Ösophagusblutung	Speiseröhren-Blutung
Ösophagusstenose	Speiseröhren-Verengung
Ösophagusvarizen	Speiseröhren-Krampfadern
Osteogenesis imperfecta	Knochenwachstumsstörung
Osteomyelitis chronica	Knocheneiterung, chronisch
Osteoporose	Osteoporose
Otitis externa	Außenohr-Entzündung
Otitis media	Mittelohr-Entzündung
Ovarialgie	Eierstock-Schmerzen
Ovarialtumor	Eierstock-Tumor
Ovarialzyste	Eierstock-Zyste
Pankarditis	Herzentzündungen
Pankreatitis	Pankreatitis
Papillome, Stimmbänder	Stimmbandpapillome
Paralysis agitans	Parkinson
Parästhesien	Mißempfindungen der Haut
Parese	Lähmung, unvollständig
Parese, Blase	Blasenlähmung

latein oder deutsch:	**zu finden unter:**
Parkinson	Parkinson
Parodontose	Zahnfleischschwund
Paronychie	Umlauf
Parotitis	Ohrspeicheldrüsen-Entzündung
Partus	Geburt
PCE-Syndrom	Gallenblasen-OP-Folge
Pemphigus	Blasensucht
Perikarditis	Herzentzündung
perinatales Trauma	Geburtsschaden
Periostitis	Knochenhaut-Entzündung
Periosttrauma	Knochenhaut-Verletzung
Perniones	Frostbeulen
Perniciosa	Perniciosa
Perthes	Perthes
Petechien	Hautblutungen
Phantomschmerz	Amputationsneuralgie
Pharyngitis	Halsschmerzen
Phlegmone	Phlegmone
Pleuritis	Rippenfell-Entzündung
Pleurodynie	Lungenschwäche
Pneumonie	Lungenentzündung
Polypen, im Darm-Trakt	Darmpolypen
Polypen, Nase	Nasenpolypen
Polyzythämie	Polyzythämie
Porphyrie	Porphyrie
Priapismus	Penisversteifungs-Schmerz
Prostataadenom	Prostata-Adenom
Prostatitis	Prostata-Entzündung
progredient chronische Polyarthritis	PCP
progressive Muskelatrophie	Muskelschwund, progressiv
progressive Muskeldystrophie	Muskelschwund, progressiv
Protrusio disci	Bandscheiben-Teilprolaps
Pruritus ani	Afterjucken
Pruritus mammae	Brustjucken
Pruritus sine materia	Juckreiz
Pseudogelenkbildung	Sudeck
Pseudogravidität	Scheinschwangerschaft
Pseudokrupp	Pseudokrupp
Psoriasis	Schuppenflechte
Pterygium	Flügelfell
Pyelitis	Nierenbecken-Entzündung
Pylorospasmus	Pförtnerkrampf
Pyrosis	Sodbrennen
Querschnittsläsion	Querschnittsverletzung
Radikulitis	Wurzelneuritis
Reflux-Ösophagitis	Reflux-Ösophagitis
Reiter	Reiter
Retinaablösung	Netzhaut-Ablösung
Retinablutung	Netzhaut-Blutung
Retinadegeneration	Netzhaut-Degeneration
Retinitis	Netzhaut-Entzündung

latein oder deutsch:	zu finden unter:
Retrobulbärneuritis	Sehnerv-Entzündung
Rhagaden	Schrunden, Einrisse
rheumatischer Formenkreis	Rheuma
Rhinitis	Schnupfen
Rhinitis allergica	Heuschnupfen
Rhinophym	Knollennase
Ringelflechte	Schuppenflechte, girlandenartig
Sarkom	Knochenkrebs
Scabies	Krätze
Scheuermann	Scheuermann
Seborrhoe, Kopf	Kopfschuppen
Seborrhoe, Nase	Nasenschuppen
Sepsis	Blutvergiftung
Singultus	Schluckauf
Sinusitis	Nebenhöhlen-Entzündung
Sklerodermie	Sklerodermie
Skoliose	Skoliose
Spasmophilie	Krampfneigung
Spasmus umbilicalis	Nabelkoliken
spastische Spinalparese	Lähmung, krampfartig
Splenomegalie	Milzschwellung
Spondylitis ankylopoetica	Bechterew
Sterilität	Sterilität, Unfruchtbarkeit
Stomatitis aphthosa	Mundfäule
Strabismus	Schielen
Struma	Kropf
Subsepsis	Blutvergiftung, schleichend
Sudeck	Sudeck
Syringomyelie	Syringomyelie
Tachyarrhythmie	Herzrhythmusstörungen
tachykarder Anfall	Herzrasen
Tachykardie	Herzklopfen
Tarsalgie	Fersenschmerz
Tendovaginitis	Sehnenscheiden-Entzündung
tetanische Krämpfe	Tetanie
Thrombopenie	Thrombopenie
Thrombozytopenie, essentielle	Werlhof
Tic convulsif	Tick, konvulsiv
Tic nerveux	Tick, nervös
Tinnitus	Ohrgeräusche
Tonsillenabszeß	Mandelabszeß
Tonsillitis	Mandelentzündung
Torticollis	Schiefhals
Tremor	Zittern
Trigeminusneuralgie	Trigeminusneuralgie
Trismus	Kiefersperre
Tubenkatarrh	Ohrtrompeten-Katarrh
Ulcus corneae	Hornhaut-Geschwüre
Ulcus cruris	Beingeschwür
Ulcus duodeni	Zwölffingerdarm-Geschwür
Ulcus ventriculi	Magengeschwür

latein oder deutsch:	**zu finden unter:**
Urethritis	Harnröhren-Entzündung
Uterusblutung	Gebärmutter-Blutung
Uterusdescensus	Gebärmutter-Senkung
Uterushypoplasie	Gebärmutter-Unterentwicklung
Uterusmyom	Gebärmutter-Myom
Uterusmyomblutung	Gebärmuttermyom-Blutung
Uterusverlagerung	Gebärmutter-Verlagerung
Uveitis	Aderinnenhaut-Entzündung
Vaginalblutung	Scheiden-Blutung
Vaginalzyste	Scheiden-Zyste
Vaginismus	Vaginismus
Varikozele	Krampfaderbruch
Varizen	Krampfadern
Verrucae	Warzen
Verschlucken	Schluckbeschwerden
Vertigo	Schwindel
Vitiligo	Vitiligo
Vomitus	Erbrechen
Vulvitis	Schamlippen-Entzündung
Werlhof	Werlhof
Zahnfistel	Zahnfistel
Zahngranulom	Zahnwurzelvereiterung
Zerumen	Ohrschmalz
Zervixerosion	Gebärmutterhals-Entzündung
Zöliakie	Sprue
Zyanose, Lippen	Lippenzyanose
Zysten	Zysten
Zystitis	Blasenentzündung
Zystopyelitis acuta	Blasen-Nierenbecken-Entzündung
Zystopyelonephritis	Nierenbecken-Blasen-Entzündung

Literatur

Allen, Henry C.: Leitsymptome wichtiger Arzneimittel, übers. und hrsg. von *M. Freiherr von Ungern-Sternberg*, Burgdorf Verlag, Göttingen, 1987

Allen, Henry C.: Nosoden, 1.Aufl., Barthel & Barthel Verlag, Berg am See, 1987

Allen, Henry J.: Die chronischen Krankheiten, Die Miasmen, übers. und hrsg. von *Renée von Schlick*, R. v. Schlick Verlag, Aachen, 1987

Aubin, M./Picard, P.: Homöopathie im Alltag, mvg-Verlag, Landsberg am Lech, 1986

Barbancey, Jacqueline: Pratique homéopathique en psycho-pathologie, 2 Bände, 2.Aufl., Similia Verlag, Paris, 1987

Barthel, Horst [Hrsg.]: Synthetisches Repertorium, 3 Bände, 3.Aufl., Karl F. Haug Verlag, Heidelberg, 1987

Blackie, Margery G.: The Patient, Not the Cure, 1.Aufl., McDonald and Jane's, London, 1976

Blackie, Margery G.: Lebendige Homöopathie, 1.Aufl., Johannes Sonntag Verlag, München 1990

Boericke, William: Homöopathische Mittel und ihre Wirkungen, übers. v. *M. Harms*, 3.Aufl., Verlag Grundlagen und Praxis, Leer, 1986

Borland, Douglas: Kindertypen, 1.Aufl., Arkana Verlag, Heidelberg, 1986

Candegabe, Eugenio F.: Vergleichende Arzneimittellehre, 1.Aufl., Burgdorf Verlag Göttingen, 1990

Charette, Gilbert: Homöopathische Arzneimittellehre für die Praxis. 2.Aufl., Hippokrates Verlag, Stuttgart, 1978

Clarke, John H.: Taschenbuch homöopathischer Verordnungen, Verlag Volkskunde, 1981

Coulter, Catherine R.: Portraits homöopathischer Arzneimittel, 2.Aufl., Karl F. Haug Verlag, Heidelberg, 1988

Coulter, Catherine R.: Portraits homöopathischer Arzneimittel II, 1.Aufl., Karl F. Haug Verlag, Heidelberg, 1991

Cummings, S./Ullman,D..: Das Hausbuch der Homöopathie, 2.Aufl., Heyne Verlag, München, 1989

Dewey, W.A.: Homöopathie in der täglichen Praxis, 1.Aufl., Barthel & Barthel Verlag, Berg am See, 1985

Dewey, W.A.: Homöopathische Grundlagen in Frage und Antwort, 6.Aufl., Karl F. Haug Verlag, Heidelberg, 1987

Dewey, W.A.: Katechismus der reinen Arzneiwirkungslehre, 2.Aufl., Dr. Willmar Schwabe Verlag, Leipzig, 1921

Dorcsi, Mathias: Handbuch der Homöopathie, 1.Aufl., Orac Verlag, Wien, 1986

Dorcsi, Mathias: Homöopathie (Gesamtwerk), 6 Bände, Karl F. Haug Verlag, Heidelberg, 1982

Dorcsi, Mathias [Hrsg.]: Documenta Homoeopathica, 9 Bände, Karl F. Haug Verlag, Heidelberg, 1979-1988

Dorcsi, Mathias: Bewährte Indikationen in der Homöopathie, 1.Aufl., DHU, Karlsruhe

Enders, Norbert: Hausapotheke für den homöopathischen Patienten, 4.Aufl., Karl F. Haug Verlag, Heidelberg, 1989

Enders, Norbert: Homöopathischer Hausschatz, 2.Aufl., Karl F. Haug Verlag, Heidelberg, 1989

Enders, Norbert: Das "homöopathische" Kind, 1.Aufl., Karl F. Haug Verlag, Heidelberg, 1990

Enders, Norbert: Die "homöopathische" Frau, 1.Aufl., Karl F. Haug Verlag, Heidelberg, 1991

Enders, Norbert: Homöopathische Heuschnupfenfibel, 1.Aufl., Karl F. Haug Verlag, Heidelberg, 1992

Enders, Norbert: Homöopathische Reisefibel, 1.Aufl., Karl F. Haug Verlag, Heidelberg, 1992

Farrington, E.A.: Klinische Arzneimittellehre, 1.Aufl., Burgdorf Verlag, Göttingen, 1979

Fricke, P./Smith, T.: Homöotherapie gynäkologischer Erkrankungen, 1.Aufl., Johannes Sonntag Verlag, Regensburg, 1984

Gaisbauer, Markus: Homöotherapie psychiatrischer und psychosomatischer Erkrankungen, 1.Aufl., Johannes Sonntag Verlag, Regensburg, 1984

Gaisbauer, Markus: Homöotherapie neurologischer Erkrankungen, 1.Aufl., Johannes Sonntag Verlag, Regensburg, 1984

Gallavardin, Jean-Pierre: Psychismus und Homöopathie, 1.Aufl., Karl F. Haug Verlag, Heidelberg, 1987

Gawlik, Willibald: Homöopathie und konventionelle Therapie, 1.Aufl., Hippokrates Verlag, Stuttgart, 1988

Gawlik, Willibald: Arzneimittelbild und Persönlichkeitsportrait, 1.Aufl., Hippokrates Verlag, Stuttgart, 1990

Gutman, William: Grundlage der Homöopathie und das Wesen der Arznei, 1.Aufl., Karl F. Haug Verlag, Heidelberg, 1979

Hackl, Monnica: Als-ob-Symptome in der Homöopathie, 1.Aufl., Johannes Sonntag Verlag, Regensburg, 1986

Hauptmann, Horst: Homöopathie in der kinderärztlichen Praxis, 1.Aufl., Karl F. Haug Verlag, 1991

Horvilleur, Allain: Enzyklopädie der homöopathischen Therapie, 1.Aufl., Karl F. Haug Verlag, 1987

Imhäuser, Hedwig: Homöopathie in der Kinderheilkunde, 2.Aufl., Karl F. Haug Verlag, Heidelberg, 1970

Jahr, G.H.G.: Homöopathische Therapie der Geisteskrankheiten, 1.Aufl., Barthel & Barthel Verlag, Berg am See, 1986

Julian, Othon-André: Materia medica der Nosoden, 3.Aufl., Karl F. Haug Verlag, Heidelberg, 1977

Kent, James Tylor: Arzneimittelbilder, 3.Aufl., Karl F. Haug Verlag, Heidelberg, 1980

Kent, James Tylor / Erbe, W.: Repertorium der homöopathischen Arzneimittellehre, 4.Aufl., Hippokrates Verlag, Stuttgart, 1986

Maury, Emmerick A.: Homöopathische Reiseapotheke, 1.Aufl., TRIAS Verlag, Stuttgart, 1988

Maury, Emmerick A.: Homöopathie von A bis Z für die Familie, 1.Aufl., Hippokrates Verlag, Stuttgart, 1982

Maury, Emmerick A.: Heilen Sie Ihre Kinder mit Homöopathie, 1.Aufl., Paracelsus Verlag, Stuttgart, 1980

Meuris, Jean: Homöopathie in der zahnärztlichen Praxis, 1.Aufl., Karl F. Haug Verlag, Heidelberg, 1983

Mezger, Julius: Gesichtete Homöopathische Arzneimittellehre, 2 Bände, 8.Aufl., Karl F. Haug Verlag, Heidelberg, 1988

Müller, Hugbald V.: Die Psychoanamnese, 1.Aufl., Karl F. Haug Verlag, Heidelberg, 1981

Nash, E.B.: Lokale Leitsymptome, Johannes Sonntag Verlag, Regensburg, 1983

Nash, E.B.: Leitsymptome in der Homöopathischen Therapie, 15.Aufl., Karl F. Haug Verlag, Heidelberg, 1988

Panos, Maesimund/Heimlich Jane: Homöopathische Hausapotheke, Heyne Verlag, München, 1986

Pschyrembel, W.: Klinisches Wörterbuch, 256.Aufl., de Gruyter Verlag, Berlin, 1990

Quilisch, Werner: Die Homöopathische Praxis, 2.Aufl., Hippokrates Verlag, Stuttgart, 1982

Quilisch, Werner: Homöopathische Differentialtherapie, 2.Aufl., Karl F. Haug Verlag, Heidelberg, 1980

Rehm, Emil: Bewährte homöopathische Rezepte, 1.Aufl., Turm Verlag, Bietigheim, 1974

Roy, Ravi und Carola: Selbstheilung durch Homöopathie, Droemer Knauer Verlag, München, 1988

Royal, George: Abriß der homöopathischen Arzneimittellehre, Johannes Sonntag Verlag, Regensburg, 1970

Schlüren, Erwin: Homöopathie in der Frauenheilkunde, 1.Aufl., Karl F. Haug Verlag, Heidelberg, 1977

Stauffer, Karl: Homöopathisches Taschenbuch, Verlag Dr. Madaus & Co., Radeburg bei Dresden 1926

Stauffer, Karl: Klinische Homöopathische Arzneimittellehre, 8.Aufl., Johannes Sonntag Verlag, Regensburg, 1981

Stübler, Martin.: Homöopathische Arzneien, 1.Aufl., TRIAS Verlag, Stuttgart, 1989

Stübler, M. / Krug, E. [Hrsg.]: Leesers Lehrbuch der Homöopathie, 6 Bände, Karl F. Haug Verlag, Heidelberg, 1983 - 1987

Tyler, Margaret L.: Arzneimittelbilder, 1.Aufl., Burgdorf Verlag, Göttingen, 1987

Tyler, Margaret L.: Wichtige Krankheitszustände und ihre homöopathische Behandlung, 1.Aufl., Silvia Stefanovic Verlag, Bielefeld, 1991

Vermeulen, Frans: Kindertypen in der Homöopathie, Johannes Sonntag Verlag, Regensburg, 1988

Voegeli, Adolf: Leit- und wahlanzeigende Symptome der Homöopathie, 3.Aufl., Karl F. Haug Verlag, Heidelberg, 1990

Voegeli, Adolf: Die rheumatischen Erkankungen, 2.Aufl., Karl F. Haug Verlag, Heidelberg, 1990

Voegeli, Adolf: Die Kreislauferkrankungen, 2.Aufl., Karl F. Haug Verlag, Heidelberg, 1990

Voisin, Henri: Materia medica des homöopathischen Praktikers, 1.Aufl., Karl F. Haug Verlag, Heidelberg, 1969

Whitmont, Edward C.: Psyche und Substanz, Essays zur Homöopathie im Lichte der Psychologie C.G. Jungs., 1.Aufl., Burgdorf Verlag, Göttingen, 1987

Whitmont, Edward C.: Konflikt - Krankheit, Homöopathische Kursbücher, Band I, 1.Aufl., Burgdorf Verlag, Göttingen, 1989

Wienrich, Hans: Homöopathie in der Zahnheilkunde, 1.Aufl., Johannes Sonntag Verlag, Regensburg, 1982

Wright-Hubbard, Elizabeth: Das Studium der klassischen Homöopathie, 1.Aufl., Karl F. Haug Verlag, Heidelberg, 1990

Wright-Hubbard, Elizabeth: Kurzlehrgang der Homöopathie, 1.Aufl., Barthel & Barthel Verlag, Berg am See, 1983

Yingling, W.A.: Handbuch der Geburtshilfe, 1.Aufl., Barthel & Barthel Verlag, Berg am See, 1985